全国中医药行业高等教育"十四五"规划教材
全国高等中医药院校规划教材（第十一版）

针灸推拿学

（新世纪第三版）

（供中西医临床医学、康复治疗学、护理学等专业用）

主　编　梁繁荣　刘明军

U0364296

中国中医药出版社
·北 京·

图书在版编目（CIP）数据

针灸推拿学 / 梁繁荣，刘明军主编 . —3 版 . —北京：中国中医药出版社，2023.9
全国中医药行业高等教育"十四五"规划教材
ISBN 978-7-5132-8282-6

Ⅰ . ①针… Ⅱ . ①梁… ②刘… Ⅲ . ①针灸学 – 中医学院 – 教材
②推拿 – 中医学院 – 教材 Ⅳ . ① R24

中国国家版本馆 CIP 数据核字（2023）第 128058 号

融合出版数字化资源服务说明

全国中医药行业高等教育"十四五"规划教材为融合教材，各教材相关数字化资源（电子教材、PPT 课件、视频、复习思考题等）在全国中医药行业教育云平台"医开讲"发布。

资源访问说明

扫描右方二维码下载"医开讲 APP"或到"医开讲网站"（网址：www.e-lesson.cn）注册登录，输入封底"序列号"进行账号绑定后即可访问相关数字化资源（注意：序列号只可绑定一个账号，为避免不必要的损失，请您刮开序列号立即进行账号绑定激活）。

资源下载说明

本书有配套 PPT 课件，供教师下载使用，请到"医开讲网站"（网址：www.e-lesson.cn）认证教师身份后，搜索书名进入具体图书页面实现下载。

中国中医药出版社出版

北京经济技术开发区科创十三街 31 号院二区 8 号楼
邮政编码　100176
传真　010-64405721
河北品睿印刷有限公司印刷
各地新华书店经销

开本 889×1194　1/16　印张 29.25　字数 780 千字
2023 年 9 月第 3 版　2023 年 9 月第 1 次印刷
书号　ISBN 978-7-5132-8282-6

定价　99.00 元
网址　www.cptcm.com

服 务 热 线　010-64405510　　微信服务号　zgzyycbs
购 书 热 线　010-89535836　　微商城网址　https://kdt.im/LIdUGr
维 权 打 假　010-64405753　　天猫旗舰店网址　https://zgzyycbs.tmall.com

如有印装质量问题请与本社出版部联系（010-64405510）
版权专有　侵权必究

全国中医药行业高等教育"十四五"规划教材
全国高等中医药院校规划教材（第十一版）

《针灸推拿学》 编委会

主　编

梁繁荣（成都中医药大学）　　　　　刘明军（长春中医药大学）

副主编（以姓氏笔画为序）

李铁浪（湖南中医药大学）　　　　　赵　琛（上海中医药大学）

赵吉平（北京中医药大学）　　　　　倪光夏（南京中医药大学）

郭太品（云南中医药大学）　　　　　唐成林（重庆中医药学院）

编　委（以姓氏笔画为序）

尤艳利（海军军医大学）　　　　　　田　辉（辽宁中医药大学）

刚晓超（长春中医药大学）　　　　　朱田田（甘肃中医药大学）

朱炜楷（大连医科大学）　　　　　　刘美平（长沙医学院）

齐凤军（湖北中医药大学）　　　　　许　丽（浙江中医药大学）

杜　旭（陕西中医药大学）　　　　　杜晓林（山东中医药大学）

李　敏（广州中医药大学）　　　　　李　敏（首都医科大学）

李正飞（天津中医药大学）　　　　　何玲玲（福建中医药大学）

辛思源（承德医学院）　　　　　　　陈　波（贵州中医药大学）

郑倩华（成都中医药大学）　　　　　洒玉萍（青海大学）

姚长风（安徽中医药大学）　　　　　赖名殷（海南医学院）

谭曾德（黑龙江中医药大学）　　　　熊　俊（江西中医药大学）

霍新慧（新疆医科大学）

李灿东（福建中医药大学校长）

杨　柱（贵州中医药大学党委书记）

余曙光（成都中医药大学校长）

谷晓红（教育部高等学校中医学类专业教学指导委员会主任委员、北京中医药大学教授）

冷向阳（长春中医药大学校长）

宋春生（中国中医药出版社有限公司董事长）

陈　忠（浙江中医药大学校长）

季　光（上海中医药大学校长）

赵继荣（甘肃中医药大学校长）

郝慧琴（山西中医药大学党委书记）

胡　刚（南京中医药大学校长）

姚　春（广西中医药大学校长）

徐安龙（教育部高等学校中西医结合类专业教学指导委员会主任委员、北京中医药大学校长）

高秀梅（天津中医药大学校长）

高维娟（河北中医药大学校长）

郭宏伟（黑龙江中医药大学校长）

彭代银（安徽中医药大学校长）

戴爱国（湖南中医药大学党委书记）

秘书长（兼）

陆建伟（国家中医药管理局人事教育司司长）

宋春生（中国中医药出版社有限公司董事长）

办公室主任

周景玉（国家中医药管理局人事教育司副司长）

张峘宇（中国中医药出版社有限公司副总经理）

办公室成员

陈令轩（国家中医药管理局人事教育司综合协调处副处长）

李秀明（中国中医药出版社有限公司总编辑）

李占永（中国中医药出版社有限公司副总编辑）

芮立新（中国中医药出版社有限公司副总编辑）

沈承玲（中国中医药出版社有限公司教材中心主任）

前 言

　　为全面贯彻《中共中央 国务院关于促进中医药传承创新发展的意见》和全国中医药大会精神，落实《国务院办公厅关于加快医学教育创新发展的指导意见》《教育部 国家卫生健康委 国家中医药管理局关于深化医教协同进一步推动中医药教育改革与高质量发展的实施意见》，紧密对接新医科建设对中医药教育改革的新要求和中医药传承创新发展对人才培养的新需求，国家中医药管理局教材办公室（以下简称"教材办"）、中国中医药出版社在国家中医药管理局领导下，在教育部高等学校中医学类、中药学类、中西医结合类专业教学指导委员会及全国中医药行业高等教育规划教材专家指导委员会指导下，对全国中医药行业高等教育"十三五"规划教材进行综合评价，研究制定《全国中医药行业高等教育"十四五"规划教材建设方案》，并全面组织实施。鉴于全国中医药行业主管部门主持编写的全国高等中医药院校规划教材目前已出版十版，为体现其系统性和传承性，本套教材称为第十一版。

　　本套教材建设，坚持问题导向、目标导向、需求导向，结合"十三五"规划教材综合评价中发现的问题和收集的意见建议，对教材建设知识体系、结构安排等进行系统整体优化，进一步加强顶层设计和组织管理，坚持立德树人根本任务，力求构建适应中医药教育教学改革需求的教材体系，更好地服务院校人才培养和学科专业建设，促进中医药教育创新发展。

　　本套教材建设过程中，教材办聘请中医学、中药学、针灸推拿学三个专业的权威专家组成编审专家组，参与主编确定，提出指导意见，审查编写质量。特别是对核心示范教材建设加强了组织管理，成立了专门评价专家组，全程指导教材建设，确保教材质量。

　　本套教材具有以下特点：

1.坚持立德树人，融入课程思政内容

　　将党的二十大精神进教材，把立德树人贯穿教材建设全过程、各方面，体现课程思政建设新要求，发挥中医药文化育人优势，促进中医药人文教育与专业教育有机融合，指导学生树立正确世界观、人生观、价值观，帮助学生立大志、明大德、成大才、担大任，坚定信念信心，努力成为堪当民族复兴重任的时代新人。

2.优化知识结构，强化中医思维培养

　　在"十三五"规划教材知识架构基础上，进一步整合优化学科知识结构体系，减少不同学科教材间相同知识内容交叉重复，增强教材知识结构的系统性、完整性。强化中医思维培养，突出中医思维在教材编写中的主导作用，注重中医经典内容编写，在《内经》《伤寒论》等经典课程中更加突出重点，同时更加强化经典与临床的融合，增强中医经典的临床运用，帮助学生筑牢中医经典基础，逐步形成中医思维。

3.突出"三基五性"，注重内容严谨准确

坚持"以本为本"，更加突出教材的"三基五性"，即基本知识、基本理论、基本技能，思想性、科学性、先进性、启发性、适用性。注重名词术语统一，概念准确，表述科学严谨，知识点结合完备，内容精炼完整。教材编写综合考虑学科的分化、交叉，既充分体现不同学科自身特点，又注意各学科之间的有机衔接；注重理论与临床实践结合，与医师规范化培训、医师资格考试接轨。

4.强化精品意识，建设行业示范教材

遴选行业权威专家，吸纳一线优秀教师，组建经验丰富、专业精湛、治学严谨、作风扎实的高水平编写团队，将精品意识和质量意识贯穿教材建设始终，严格编审把关，确保教材编写质量。特别是对32门核心示范教材建设，更加强调知识体系架构建设，紧密结合国家精品课程、一流学科、一流专业建设，提高编写标准和要求，着力推出一批高质量的核心示范教材。

5.加强数字化建设，丰富拓展教材内容

为适应新型出版业态，充分借助现代信息技术，在纸质教材基础上，强化数字化教材开发建设，对全国中医药行业教育云平台"医开讲"进行了升级改造，融入了更多更实用的数字化教学素材，如精品视频、复习思考题、AR/VR等，对纸质教材内容进行拓展和延伸，更好地服务教师线上教学和学生线下自主学习，满足中医药教育教学需要。

本套教材的建设，凝聚了全国中医药行业高等教育工作者的集体智慧，体现了中医药行业齐心协力、求真务实、精益求精的工作作风，谨此向有关单位和个人致以衷心的感谢！

尽管所有组织者与编写者竭尽心智，精益求精，本套教材仍有进一步提升空间，敬请广大师生提出宝贵意见和建议，以便不断修订完善。

国家中医药管理局教材办公室
中国中医药出版社有限公司
2023年6月

编写说明

　　针灸推拿学是中医学的重要组成部分。在漫长的历史发展过程中，由于临床经验的不断积累，理论知识日益充实，针灸推拿学早已发展成为一个具有丰富学术内容和较大实用价值的专门学科。自21世纪以来，随着针灸推拿热在全球范围内不断升温，喜欢爱好和应用针灸推拿的人越来越多，针灸推拿医学早已成为在全球范围内应用最广泛的传统医学。

　　全国中医药行业高等教育"十四五"规划教材《针灸推拿学》是由国家中医药管理局宏观指导，国家中医药管理局教材办公室和中国中医药出版社组织编写的。本教材根据教育部关于普通高等教育教材建设与改革的有关精神，为适应新时期我国高等中医药教育的改革与发展需要，贯彻学生实用、教师易教的原则，坚持继承与创新相结合、回归中医传统思维的编写思路，以全国中医药行业高等教育"十三五"规划教材《针灸推拿学》教材为基础，按照普通高等教育本科针灸推拿学（中西医结合）教学大纲和执业医师资格考试大纲要求，注意充分反映中西医临床医学等专业针灸推拿学教学改革的成果修订而成。在修订过程中，我们始终强调精品意识，突出临床特色，坚持体现"三基"（基本知识、基本理论和基本技能）"五性"（思想性、科学性、先进性、启发性和适用性），注重教材的整体优化，注意联系现代针灸推拿科学家临床实际，运用现代针灸推拿研究成果，充分吸收了历版教材的优点。

　　本教材的创新点在于：将针灸与推拿两种疗法有机融合，充分体现针灸推拿学理论与方法的完整性与互补性；腧穴以方便教、学为原则，将常用腧穴按照定位、主治、操作、解剖4个层次编写，并以腧穴表解形式概览每条经脉的所有腧穴，既体现实用性，又体现经络腧穴理论的系统性；针灸手法与推拿手法扼要介绍临床常用内容；治疗部分，在概述、辨证之后，分别介绍针灸和推拿两种治疗方法，以期提高学生防治疾病的技能；积极融入课程思政内容，体现教材服务教育"立德树人"的根本任务；配套大量的数字化资源，包括PPT、视频、图画、习题等，有助于教师的教学与学生的学习。附录部分主要辑录古代针灸歌赋、现代研究进展及临床实用的保健推拿等方法，尽量优化教材内容，避免不必要的重复。本教材供高等医药院校中西医临床医学、康复治疗学、护理学等专业本科教学使用，也可供中医学、针灸推拿学专业学生和中医师、针灸临床工作者的参考用书。

　　党的二十大报告指出，推进健康中国建设，把保障人民健康放在优先发展的战略位置。为此，我们组织全国29所高等医药院校31位具有丰富教学与临床经验的针灸推拿学专家、教授参加编写，分工如下：绪论、经络总论由梁繁荣编写；腧穴总论、经络与腧穴各论由倪光夏、李敏（首都医科大学）、赖名殷、朱田田、朱炜楷、许丽编写；刺法灸法由郭太品、郑倩华、刘美平、何玲玲编写；推拿手法由李铁浪、唐成林、李正飞、许丽编写；针灸推拿治疗总论由刘明军、赵吉平、李铁浪编写；针灸推拿治疗各论由赵吉平、唐成林、李敏（广州中医药大学）、霍新慧、洒玉萍、辛思源、陈波、尤艳利、杜晓林、姚长凤、齐凤军、田辉、许丽、谭曾德、熊俊、杜旭编写；附录由梁繁荣、郭太品、赵琛、刘明军、刚晓超编写。

在编写过程中，各编写单位给予了很大的支持与合作，在此一并表示感谢。同时也感谢历版《针灸推拿学》教材的主编和编委为本版教材编写所奠定的良好基础，并感谢本教材所引用医案、文献、著作的作者们。由于时间紧迫，编者水平有限，若有疏漏不足之处，恳请读者在使用过程中提出宝贵意见，以便再版时修订完善。

《针灸推拿学》编委会

2023 年 5 月

目　录

扫一扫，查阅
本书数字资源

中篇 操作技能

下篇　临床治疗

绪　论

针灸推拿学是中医学的重要组成部分，是以中医理论为指导，运用传统与现代研究方法，研究经络、腧穴及针灸、推拿技术，探讨运用针灸、推拿防治疾病规律的一门学科。其内容包括经络、腧穴、针灸推拿技术及临床治疗等。

针灸推拿疗法具有适应证广、疗效显著、应用方便、经济安全等优点，数千年来深受广大人民的欢迎，对中华民族的繁衍昌盛作出了巨大贡献。

一、针灸推拿学发展简史

（一）针灸推拿学的起源

针灸疗法大约起源于我国新石器时代。古书里保存的一些关于针灸起源的传说资料，都指这个时代。如皇甫谧在《帝王世纪》中记载："尝味百药而制九针。"罗泌《路史》则说："尝草治砭，以治民疾。"又皇甫谧《针灸甲乙经·序》中说："黄帝咨访岐伯、伯高、少俞之徒……而针道生焉。"孙思邈《备急千金要方·序》则说："黄帝受命，创制九针。"

针灸疗法起源于新石器时代，还可以从原始的针刺工具加以论证。距今 2000 多年以前的古书中，经常提到原始的针刺工具是石器，称为砭石。如《左传》收录的公元前 550 年一段史料提到 "美疢不如恶石"；《山海经》记载有 "高氏之山，有石如玉，可以为箴"；《素问·宝命全形论》云 "制砭石小大"。这些都是远古人类以砭石治病的佐证。砭石治病，最初主要是用于刺破脓疡，进而作为刺络泻血之用。我国曾在内蒙古多伦县的新石器时代遗址中发现过一根长 4.5cm 的砭石，一端扁平有弧形刃，可用来切开脓疡，另一端为四棱锥形，可用来放血。在山东省日照市一个新石器时代晚期的墓葬里，还发现过两根殉葬的砭石，长度分别为 8.3cm 和 9.1cm，尖端为三棱锥形和圆锥形，可用它们放血，调和经气。砭石实物的发现，为针刺疗法起源于新石器时代提供了有力的证据。

砭石治病来源于我国东部沿海一带以渔业为生的民族。据《素问·异法方宜论》云："其民食鱼而嗜咸，皆安其处，美其食。鱼者使人热中，盐者胜血。故其民皆黑色疏理，其病皆为痈疡，其治宜砭石。故砭石者，亦从东方来。"这里所说的 "东方"，相当于我国山东一带。近年来，在山东省发现了一批以针砭为题材的汉画像石，画像石上雕刻着半人半鸟形的神医正在用砭石或细针给人治病。鸟形显然来源于原始氏族的图腾崇拜，画像石反映了古代关于针砭起源的传说。

灸法起源于原始社会氏族公社制度时期。据《素问·异法方宜论》曰："北方者，天地所闭藏之域也。其地高陵居，风寒冰冽，其民乐野处而乳食。脏寒生满病，其治宜灸焫。故灸焫者，亦从北方来。"这段记载说明灸法的起源同寒冷环境的生活习惯关系密切。原始社会栖息在北方的人们离不开烤火取暖，加上他们野居乳食的生活习惯，容易患腹部寒痛、胀满等症，非常适于热疗。因而经过长期实践的积累，发明了灸法和熨热疗法。据考察，先民们钻木取火或敲击燧石取火，往往用艾绒作为引火材料，起源于原始社会晚期的骨卜也是用艾绒烧灼动物骨。很明显，这种用艾绒点火的方法，为发明艾灸提供了必要条件。

推拿疗法古称按摩、按跷，是我国最古老的治疗方法之一。原始人类用摩擦生热以温暖肢体，抚摩、按压以减轻或消除病痛，并运用了原始工具——可熨、可针、可摩的砭石进行保健和医疗。用来调节精神情绪和消除疲劳的原始舞蹈，也发展成后世的健身导引、自我推拿和体育疗法。先秦时期，殷商甲骨文就有按摩治病和按摩医师的记载，殷人的主要治疗手段是按摩。名医扁鹊运用按摩、针灸等手段成功抢救了尸厥患者。马王堆汉墓出土的医书《五十二病方》中记载了17种内、外、伤、皮、儿科疾病的推拿疗法和按摩手法、介质、工具等，并有极具特色的药巾按摩法，广泛用于养生保健和治疗。从有人类开始，人们为了求得自身的生存，就要不断地从事劳动，并与自然界各种不利因素作斗争，艰巨的劳动使损伤和疾病成了人类生活的主要威胁。在实践中人们逐渐发现按摩能使疼痛减轻或消失，在此基础上人们逐渐认识了按摩对人体的治疗作用。

（二）针灸推拿学理论体系的形成

春秋战国至秦汉时期，由于生产力的提高和社会制度的变革，各种学术思想的进步和古代哲学思想的影响促进了针灸推拿学从实践经验向理论高度的深化。针刺工具由砭石、骨针、竹针发展成为金属针，从而扩大了针灸疗法的适用范围。据《左传》记载，春秋战国时期的名医医缓、医和均擅长针灸。1973年长沙马王堆三号汉墓出土的医学帛书中，有两部关于经脉的古代著作，记载了十一条经脉的循行、病候和灸法治疗。根据其足臂、阴阳的命名特点，称为《足臂十一脉灸经》和《阴阳十一脉灸经》，反映了针灸推拿学核心理论经络学说的早期面貌。

《黄帝内经》（简称《内经》）的成书，是先秦至西汉医学发展的必然结果。此书约成书于战国至秦汉时期，东汉至隋唐仍有修订和补充。《内经》包括《素问》和《灵枢》两部分，共18卷，162篇，它在汇总前人文献的基础上，以阴阳、五行、脏腑、经络、腧穴、精神、气血、津液等为基本理论，以针灸为主要医疗技术，用无神论观点、整体观点、发展变化的观点、人体与自然界相应的观点论述了人体的生理、病理、诊断要领和防病治病原则，奠定了针灸推拿学基础理论，其中以《灵枢》所载针灸理论更为丰富和系统，故《灵枢》又称《针经》。

《内经》对经络学说尤有精辟的论述，不但对十二经脉的循行走向、络属脏腑及其所主病证均有明确记载，而且对奇经八脉、十二经别、十五别络、十二经筋、十二皮部的走向、分布、功能以及和经络系统相关的根结、标本、气街、四海等亦有记叙。《内经》对腧穴理论也有较多的论述，载有约160个常用穴位的名称，对特定穴理论阐述较详，特别是对五输穴理论阐述较全面，还有原穴、下合穴、十五络穴、五脏背俞穴等也都有载述。《内经》对刺法论述较为详尽，在补泻手法方面提出了迎随补泻、徐疾补泻、呼吸补泻、开阖补泻等。在治疗方面论述了"盛则泻之，虚则补之"等治疗原则。在取穴配穴方面提出了许多具体方法，如俞募配穴法、远道取穴法等。《内经》记载了100多种病证，其中绝大多数疾病都应用针灸治疗。

《难经》是一部可与《内经》相媲美的古典医籍，相传系秦越人（扁鹊）所作。该书内容简要，辨析精微，进一步丰富和充实了针灸学理论体系。其中关于奇经八脉和原气的论述，更补充了《内经》之不足。同时，还提出了八会穴，并对五输穴配五行学说作了详细的解释。发明六经辨证的张仲景，在其著作《伤寒杂病论》中，不仅于方药方面给后人留下许多光辉的典范，而且在针灸学术上也有许多独到的见解和贡献，如在该书中直接与针灸有关的条文达69条，主张针药结合，辨证施治。已佚的《明堂孔穴针灸治要》（即《黄帝明堂经》）应该是这一时期有关腧穴的专著。以外科闻名于世的华佗亦精于针灸，创立了著名的"华佗夹脊穴"，著有《枕中灸刺经》（已佚）。三国时期的曹翕擅长灸法，著有《曹氏灸经》，可惜已失传。

此时期，按摩疗法被广泛应用于医疗实践。在《内经》中记载了按摩可以治疗痹证、痿证、口眼㖞斜和胃痛等，并描述了有关的按摩工具，如"九针"中的"圆针""镍针"。可见那时按摩和针灸的关系较为密切，常常结合使用。《素问·异法方宜论》记载："中央者，其地平以湿，天地所以生万物也众，其民食杂而不劳，故其病多痿厥寒热，其治宜导引按跷，故导引按跷者，亦从中央出也。"这里的中央即我国的中部地区，相当于今之河南洛阳一带。从上述经文中可以推断出，我国的按摩疗法最早发源于河南洛阳地区。秦汉时期出现了我国最早的推拿专著《黄帝岐伯按摩》10卷（已佚）。汉代张仲景首次提出"膏摩"一词，并将其列入保健方法，《金匮要略》载按摩治疗自缢未死者，名医华佗亦用膏摩治疗头眩并作为术后康复常规治疗。

（三）针灸推拿学理论体系的发展

1. 魏晋隋唐时期　魏晋时期的皇甫谧在魏朝甘露年间（256—260年），将《素问》《灵枢》和《明堂孔穴针灸治要》三书中的针灸内容汇而为一，去其重复，择其精要，编撰成《针灸甲乙经》。全书分为12卷128篇，共收349个腧穴，按脏腑、气血、经络、腧穴、脉诊、刺灸法和临床各科病证针灸治疗为次序加以编纂，成为一部最早的体系比较完整的针灸专书，是继《内经》之后对针灸学的又一次总结，在针灸学发展史上起到了承先启后的作用。晋代名医葛洪撰《肘后备急方》，所录针灸医方109条，其中99条为灸方，从而使灸法得到了进一步的发展。其妻鲍姑，亦擅长用灸。晋末到南北朝的徐熙一族，累世精于医术，徐秋夫、徐文伯和徐叔响等都是针灸史上的有名人物。

隋至初唐时期的名医甄权和孙思邈，都精通中医各科。甄权著有《针方》《针经钞》和《明堂人形图》等（均佚）。孙思邈撰有《备急千金要方》和《千金翼方》等书，首载阿是穴法和指寸法，广泛地收录了前代各家的针灸临床经验，并绘制了《明堂三人图》（已佚），"其中十二经脉五色作之，奇经八脉以绿色为之，三人孔穴共六百五十六"，成为历史上最早的彩色经络腧穴图。此外，唐代杨上善在《黄帝明堂经》的基础上，撰《黄帝内经明堂类成》，按十二经脉和奇经八脉的次序论列穴位。王焘编《外台秘要》，大量采录了诸家的灸法。这个时期还有了针对专病的著作，如唐代崔知悌的《骨蒸病灸方》专门介绍灸治痨病方法；刊于862年前的《新集备急灸经》，是我国最早雕版印刷的医书，专论急症用灸。唐太医署掌管医药教育，分设四个医学专业和一个药学专业，针灸是医学专业之一，设"针博士一人，针助教一人，针师十人，针工二十人，针生二十人"，为针灸学的学校教育开创了先河。

这一时期，推拿有较大发展，膏摩疗法和保健按摩得到广泛应用。魏晋时期王叔和的《脉经》有"以药熨之，摩以风膏，灸诸治风穴"的论点。晋代葛洪是第一位系统论述膏摩的医家，其著《肘后备急方》使膏摩成为证治、法则、方药齐备的治疗方法，并将推拿用于难产、肠扭转、真心痛等急症治疗；所著《抱朴子》还载有固齿聪耳保健按摩法。南梁陶弘景在《养性延命录·导引按摩》中介绍了多种养生保健按摩法。南齐龚庆宣撰《刘涓子鬼遗方》介绍了外科膏摩法。隋代巢元方《诸病源候论》在正论之后，独辑养生导引法，力主摩腹疗病养生。唐代为推拿发展的鼎盛时期，太医署设立了推拿专科，开展了有组织的推拿教学和医疗。唐代孙思邈重视日常保健，并首次将膏摩列为小儿保健方法。王焘《外台秘要》汇集了20余部著作中的推拿内容，治疗范围遍及各科，全面反映了晋唐时期推拿的经验和创造。蔺道人《理伤续断方》首次系统论述推拿手法在骨伤科的应用。

2. 宋金元时期　宋代由于印刷术的广泛应用，促进了医学文献的积累，加快了针灸学的传播与发展进程。著名针灸家王惟一在北宋政府支持下，重新考订厘正了354个腧穴的位置及所属经脉，增补了腧穴的主治病证，并于1026年撰成《铜人腧穴针灸图经》，雕印刻碑，由政府颁行。1027年，王惟一设计的两具铜人模型制成，外刻经络腧穴，内置脏腑，作为教学和考核针灸师之用。南宋的针灸家王执中撰《针灸资生经》，重视实践经验，对后世颇有影响。元代著名医学家滑寿，考订经络循行及其与腧穴的联系，在元代忽泰必烈《金兰循经取穴图解》基础上编撰而成《十四经发挥》，首次把任、督脉和十二经脉并称为"十四经"，进一步发展了经络腧穴理论。这个时期长于针灸的名医很多，著作也颇丰富，《备急灸法》《痈疽神秘灸经》《膏肓腧穴灸法》等书问世，标志着针灸在各科的深入发展。南宋初期的席弘，世代皆专针灸，传世的《席弘赋》特别讲究刺法。同时期的窦材著《扁鹊心书》，极力推崇烧灼灸法，每灸数十壮乃至数百壮。当时还有杨介、张济亲自观察尸体解剖，主张用解剖学知识指导针灸取穴。金代何若愚与撰《子午流注针经》的阎明广，提倡按时取穴法。金元名医窦汉卿既推崇子午流注，又提倡八法流注，按时取穴，他所编撰的《标幽赋》是针灸歌赋中的名篇。

推拿方面，宋代庞安时运用按摩催产。张杲《医说》有运用搓滚竹管治疗骨折后脚筋挛缩的推拿按摩法，这一运用机械辅助关节运动、恢复筋腱功能的疗法早于西方400年。《太平圣惠方》系统总结了膏摩疗法，载药摩、膏摩方近百首。《圣济总录》注重对推拿手法的分析，全面论述手法的作用、机制和辨证。金代张子和首将推拿列入中医治疗八法中的汗法，元代朱丹溪创摩腰膏治老人体虚、风湿腰痛，并治妇人白带，流传甚广。元代危亦林创悬吊复位法，治骨折、脱位，领先世界600余年。

3. 明清时期　针灸学术在明代发展到高潮，名家更多，研究的问题更加深入和广阔。明代初期的陈会，中期的凌云，后期的杨继洲，都是名盛华夏的针灸学家，对针灸学术发展颇有影响。明代针灸学术发展的主要成就如下：第一，对前代的针灸文献进行了广泛的搜集整理，出现了许多汇总历代针灸文献的著作。如朱橚的《普济方·针灸门》、徐凤的《针灸大全》、高武的《针灸聚英发挥》、在杨继洲家传著作《卫生针灸玄机秘要》基础上增辑而成的《针灸大成》（收录经穴359个）、吴崑的《针方六集》和张介宾的《类经图翼》等，都是汇总历代针灸文献的著作。第二，针刺手法的研究更加深入，在单式手法的基础上形成了20多种复式手法。其中《针灸大全·金针赋》《针灸大成·三衢杨氏补泻》，李梴的《医学入门·针灸》、汪机的《针灸问对》等，都是载述针刺手法之代表作。第三，灸法从用艾炷的烧灼灸法向用艾卷的温热灸法发展。14世纪开始出现艾卷灸法，后来发展为加进药物的"雷火神针""太乙神针"。第四，对历代不属于经穴的针灸部位进行了整理，在腧穴中列出来"奇穴"这个类别。

小儿推拿在明清时期得到空前发展，并形成了独特的小儿推拿体系。明代《保婴神术·按摩经》附于《针灸大成》卷末，是现存最早的推拿及小儿推拿专著，创小儿推拿八法。它和明代龚云林《小儿推拿方脉活婴秘旨全书》、周于蕃《小儿推拿秘诀》等，详述小儿推拿穴位、手法、证、治，基本奠定了小儿推拿体系。此期正骨推拿也有很大发展。明代朱橚《普济方》和王肯堂《证治准绳》等记载20余种整复手法。清代吴谦把推拿列为伤科八法，所著《医宗金鉴》从诊断、辨证、治疗方面对推拿做了系统总结，而且形成许多较完善的推拿分支，如点穴推拿、一指禅推拿、眼科推拿、伤科推拿、内功推拿等。

从清初到鸦片战争这一历史时期，医者重药而轻针，针灸逐渐转入低潮。18世纪吴谦等人奉敕撰《医宗金鉴·刺灸心法要诀》，以歌诀和插图为主，很切合实用。李学川撰《针灸逢源》，强调辨证取穴，针药并重，并且完整地列出了361个经穴。此时著述虽多，但影响不大。1822年，清王朝竟以"针刺火灸，究非奉君之所宜"为理由，下令太医院停止使用针灸，废止针灸科。

4. 近代与现代　以公元1840年的鸦片战争为转折，中国沦为半殖民地半封建的社会，广大人民陷入深重灾难之中，针灸推拿学受到严重挫折。但由于广大群众相信并且欢迎针灸推拿治病，所以针灸推拿得以在民间继续流传。许多针灸医生为了保存和发展针灸学术，成立针灸学社，编印针灸书刊，开展函授教育，取得一定成效。近代针灸学家承淡安先生为振兴针灸学术做出了很大贡献，被誉为中国针灸事业的复兴者与传播者。

中华人民共和国成立以来，由于党和政府的高度重视，各级政府采取了一系列措施发展中医事业，使针灸学术得到了前所未有的普及和提高。全国各地先后成立了中医院校、中医医院、针灸经络研究所，设置了针灸专业或针灸科，并建立了专门的针灸学院或针灸系，使针灸学在教学、医疗和科研等方面都获得了很大发展。中华人民共和国成立以来，针灸研究大体可分为四个阶段：第一阶段为20世纪50年代，主要是推广普及针灸的知识，编写针灸读物和一般性的临床研究总结；第二阶段为20世纪60年代，比较广泛地进行针灸临床和针麻研究，并且开展了一般性针灸治病原理与针麻原理的研究；第三阶段为20世纪70年代，进入了大规模有组织的广泛而深入开展经络现象、针麻临床和针刺镇痛机理的研究时期；第四阶段为20世纪80年代以来，针灸临床与针麻机理和经络实质的研究更加深入，进入有组织有计划地巩固发展和提高阶段。1976年6月和1984年8月，先后在北京召开了两次全国针灸针麻学术研讨会。1987年11月，在北京召开了世界针灸学会联合会暨第一届世界针灸学术大会。在这三次大会上，我国代表的论文多达1745篇，比较全面地反映了我国20世纪90年代以前针灸、针麻和经络研究的成就。

近50多年来，推拿在临床实践、古籍文献整理、实验研究等方面都有很大发展，并有大量推拿专著问世。1956年上海开办推拿训练班，开展了正规的推拿教学，1958年开设推拿专科门诊及专科学校。1974年上海中医学院（现上海中医药大学）创办第一个针灸推拿骨伤专业，1979年成立了针灸推拿系。此后推拿教学、科研在全国中医院校全面展开，至今已形成膏摩、药摩、自我推拿、保健推拿、正骨推拿、点穴推拿、内功推拿、足按摩、推拿麻醉等流派和方法。推拿方法有文字记载的达400多种，形成了膏摩、药摩及不同推拿介质、推拿器械、推拿功法组成的理论与实践相结合的完整医疗体系。

二、针灸推拿学的对外传播

随着我国对外文化交流，针灸推拿疗法早在魏晋隋唐时期就传入朝鲜、日本、印度等国家。6世纪时针灸传到朝鲜。梁武帝在541年曾派医师和工匠赴百济，朝鲜的新罗王朝在693年设置针博士教授针生。针灸传到日本也是在6世纪。552年我国以《针经》赠日本钦明天皇，562年吴人知聪携《明堂图》等医书赴日。7世纪时日本多次派人来我国学医，702年日本颁布大宝律令，仿唐朝的医学教育制度，设置针灸专业。我国针灸传到朝鲜和日本以后，一直被作为其传统医学的重要组成部分流传至今。随着中外文化交流，针灸也传到东南亚及印度大陆。14世纪时针灸医师邹庚到越南为诸王侯治病，被誉为神医。针灸于16世纪传到欧洲，以后从事针灸者逐渐增多，法国是在欧洲传播针灸学术较早的国家。

新中国成立以来，我国针灸推拿学术的国际影响迅速扩大，并加快了对外传播。我国在20

世纪 50 年代曾帮助前苏联和东欧国家的一些医师学习针灸，自 1975 年以来又与世界卫生组织合作，在北京、上海、南京举办国际针灸班，为许多国家培训了针灸人才。世界卫生组织还支持建立世界针灸学会联合会，公布了 43 种针灸适应证，制定了《经络穴位名称的国际标准》及《针灸临床研究规范》等。目前，全世界已有 190 多个国家和地区开展针灸医疗，从事针灸的专职医师有 20 万～ 30 万人。一些国家和地区还开展了针灸教育和针灸研究工作。1997 年 11 月，美国国立卫生院（national institutes of health，NIH）举行了针刺疗法听证会并明确指出，起源于中国的针刺疗法对许多疾病具有显著疗效，作用确切而副作用极小，可以广泛应用，这对针灸学在世界范围的普及和推广具有重要意义。

三、针灸推拿学的基本内容和学习方法

针灸推拿学的基本内容主要包括针灸推拿理论、针灸推拿技术和针灸推拿临床应用。

针灸推拿理论主要包括经络和腧穴。学习经络必须重点掌握经络的概念、经络系统的组成、经脉的循行规律及分布特点。古人云："学医不知经络，开口动手便错。"腧穴部分要掌握腧穴的概念、主治特点，熟记常用穴尤其是特定穴的定位、主治及临床应用，训练自己准确取穴定位的能力及操作。腧穴的定位要善于在自己或他人身上揣穴而记忆，切忌只背而不实际操作。腧穴的主治要善于总结、分析和归纳。

针灸推拿技术主要包括刺法、灸法和推拿手法，是操作性很强的技能，在掌握基本知识的同时，要以操作练习为主，只有经过长期不懈地训练才能达到要求。进针和手法操作与疗效密切相关，更要认真训练，要善于在自己身上练习和体会。诸如推拿各种手法、无痛进针法、行针得气、针刺补泻、气至病所等都只有通过严格的训练才能掌握。

针灸推拿临床应用是上述知识和技能的综合运用，是根据阴阳、脏腑、经络理论，运用"四诊"诊察疾病以获取病情资料，在此基础上进行相应的辨证、处方，依方施术，或针灸，或推拿，或针灸推拿并用，从而达到治愈各种疾病的目的。由于临床部分是阐述运用针灸推拿治疗疾病的具体内容，要重视在实践中学习，做到早临床、多临床、反复临床，在见习、实习课中多动手、勤思考。只有这样才能掌握针灸推拿临床运用的知识与技能。

针灸推拿学之所以成为一门专门学科，是因为它除了可作为一种医疗手段外，还包含着丰富的辨证论治知识和高深的基础理论。随着人类科学技术的进步和针灸推拿学与其他学科的日益结合，针灸推拿学将会得到更快更好的发展。

思考题

1. 针灸推拿疗法的特点有哪些？

答：针灸推拿疗法是以中医理论为指导，运用针灸、推拿等方法防治疾病的一种外治法，它具有适应证广、疗效显著、应用方便、经济安全等特点，数千年来深受广大人民的欢迎，对中华民族的繁衍昌盛做出了巨大贡献。

2. 最早的针刺工具是什么？它的作用有哪些？

答：最早的针刺工具为石器，称为砭石。如《左传》曰："美疢不如恶石。"《山海经》曰："高氏之山，有石如玉，可以为箴。"这些都是远古人类以砭石治病的佐证。砭石的作用，最初主要是用于刺破脓疡，进而作为刺络泻血之用。我国曾在内蒙古多伦县的新石器时代遗址中发现过一根 4.5cm 长的砭石，一端扁平有弧形刃，可用来切开脓疡，另一端为四棱锥形，可用来放血。在山东省日照市一个新石器时代晚期的墓葬里，还发现过两根殉葬的砭石，长度分别为 8.3cm、

9.1cm，尖端为三棱锥形和圆锥形，可用它们放血，调和经气。砭石实物的发现，为针刺最早的工具是砭石提供了有力的证据。

3. 针灸理论体系的发展经历了哪几个重要的阶段？

答：针灸理论体系的发展经历了三个重要的阶段，被称为三个重要的里程碑。在魏晋时期，皇甫谧将《素问》《灵枢》和《明堂孔穴针灸治要》三部书中的针灸内容汇而为一，去其重复，择其精要，编撰成《针灸甲乙经》。全书分为 12 卷 128 篇，共收 349 个腧穴，按脏腑、气血、经络、腧穴、脉诊、刺灸法和临床各科病证针灸治疗为次序加以编纂，成为一部最早的体系比较完整的针灸专书，是继《内经》之后对针灸学的又一次总结，在针灸学发展史上起到了承先启后的作用，被称为第一个里程碑。宋代由于印刷术的广泛应用，促进了医学文献的积累，加快了针灸学的传播与发展进程。著名针灸家王惟一，在北宋政府支持下，重新考订厘正统一了 354 个腧穴的位置及所属经脉，增补了腧穴的主治病证，于 1026 年撰成《铜人腧穴针灸图经》，由政府颁行，被称为针灸理论体系发展史上的第二个里程碑。针灸学术在明代发展到高潮，名家更多，研究的问题更加深入和广阔。在杨继洲家传著作《卫生针灸玄机秘要》基础上增辑而成的《针灸大成》(收录经穴 359 个) 是对针灸学的又一次全面总结，被称为针灸理论体系发展史上的第三个里程碑。

上篇 基础理论

扫一扫，查阅本章数字资源，含PPT、音视频、图片等

第一节 经络概述

一、经络和经络学说的概念

经络是经脉和络脉的总称，是人体内运行气血的通道。经，有路径的含义，经脉贯通上下，沟通内外，是经络系统中的主干；络，有网络的含义，络脉是经脉别出的分支，较经脉细小，纵横交错，遍布全身。《灵枢·脉度》云："经脉为里，支而横者为络，络之别者为孙。"《灵枢·经脉》说："诸脉之浮而常见者，皆络脉也……经脉者，常不可见也。"

经络学说是阐述人体经络系统的循行分布、生理功能、病理变化及其与脏腑相互关系的一门学说。它是中医理论体系的重要组成部分，贯穿于中医学的生理、病理、诊断和治疗等方面，几千年来一直指导着中医各科的临床实践，与针灸推拿学科的关系尤为密切。在针灸推拿临床上，如经络辨证、选取穴位、针刺补泻等，无不以经络学说为基础。所以《灵枢·经别》说："夫十二经脉者，人之所以生，病之所以成，人之所以治，病之所以起，学之所始，工之所止也。"说明经络在生理、病理、诊断、治疗等方面具有重要意义，而为历代医家所重视。

二、经络系统的组成

经络系统由经脉和络脉组成，是由经脉与络脉相互联系、彼此衔接而构成的体系。其中经脉包括十二经脉、奇经八脉，以及附属于十二经脉的十二经别、十二经

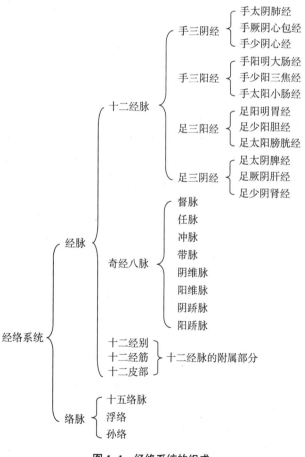

图 1-1 经络系统的组成

筋、十二皮部；络脉包括十五络脉和难以计数的浮络、孙络等（图1-1）。

三、十二经脉

（一）十二经脉的名称

十二经脉的名称由手足、阴阳、脏腑三部分组成，是古人根据阴阳消长所衍化的三阴三阳，结合经脉循行于上肢下肢的特点，以及经脉与脏腑相属的关系而确定的。十二经脉分别隶属于十二脏腑，各经都用其所隶属脏腑的名称，结合其循行于手足、内外、前中后的不同部位，根据阴阳学说而给予不同名称。如将其中隶属于六脏、循行于四肢内侧的经脉称为阴经；隶属于六腑，循行于四肢外侧的经脉称为阳经。并根据阴阳衍化的道理分为三阴经、三阳经，这样就定出了手太阴肺经、手阳明大肠经、足阳明胃经、足太阴脾经、手少阴心经、手太阳小肠经、足太阳膀胱经、足少阴肾经、手厥阴心包经、手少阳三焦经、足少阳胆经、足厥阴肝经的名称。

（二）十二经脉体表循行分布规律

十二经脉在体表左右对称地分布于头面、躯干和四肢，纵贯全身。以正立姿势，两臂下垂、拇指向前的体位为标准，十二经脉中六条阴经分布于四肢内侧和胸腹，其中上肢内侧是手三阴经，下肢内侧是足三阴经；六条阳经分布于四肢外侧和头面、躯干，其中上肢的外侧是手三阳经，下肢的外侧是足三阳经。手、足阳经在四肢的排列是阳明在前、少阳在中、太阳在后；手三阴经在上肢的排列是太阴在前、厥阴在中、少阴在后；足三阴经在小腿下半部及足背，其排列是厥阴在前、太阴在中、少阴在后，至内踝上8寸处足厥阴经同足太阴经交叉后，足厥阴循行在太阴与足少阴之间，便成为太阴在前、厥阴在中、少阴在后。

（三）十二经脉表里属络关系

十二经脉"内属于腑脏，外络于肢节"，在体内与脏腑有明确的属络关系。其中阴经属脏络腑主里，阳经属腑络脏主表。手太阴肺经属肺络大肠，手阳明大肠经属大肠络肺；足阳明胃经属胃络脾，足太阴脾经属脾络胃；手少阴心经属心络小肠，手太阳小肠经属小肠络心；足太阳膀胱经属膀胱络肾，足少阴肾经属肾络膀胱；手厥阴心包经属心包络三焦，手少阳三焦经属三焦络心包；足少阳胆经属胆络肝，足厥阴肝经属肝络胆。

十二经脉除与脏腑有着密切的联系外，相互之间也存在着表里配属关系。《素问·血气形志》曰："足太阳与少阴为表里，少阳与厥阴为表里，阳明与太阴为表里，是为足阴阳也。手太阳与少阴为表里，少阳与心主为表里，阳明与太阴为表里，是为手之阴阳也。"即手太阴肺经与手阳明大肠经相表里，足阳明胃经与足太阴脾经相表里，手少阴心经与手太阳小肠经相表里，足太阳膀胱经与足少阴肾经相表里，手厥阴心包经与手少阳三焦经相表里，足少阳胆经与足厥阴肝经相表里。互为表里的经脉在生理上密切联系，病变时相互影响，治疗时相互为用。

（四）十二经脉循行走向及交接规律

十二经脉的循行走向是：手三阴经从胸走手，手三阳经从手走头，足三阳经从头走足，足三阴经从足走腹（胸）。正如《灵枢·逆顺肥瘦》所载："手之三阴，从脏走手；手之三阳，从手走头；足之三阳，从头走足；足之三阴，从足走腹。"

十二经脉的交接规律是：①相表里的阴经与阳经在四肢末端交接，如手太阴肺经在手食指与手阳明大肠经交接，手少阴心经在手小指与手太阳小肠经交接，手厥阴心包经在手无名指与手少阳三焦经交接，足阳明胃经在足大趾与足太阴脾经交接，足太阳膀胱经在足小趾与足少阴肾经交接，足少阳胆经从足跗上斜趋足大趾丛毛处与足厥阴肝经交接。②同名的阳经与阳经在头面部交接，如手阳明大肠经和足阳明胃经交接于鼻旁，手太阳小肠经与足太阳膀胱经在目内眦交接，手少阳三焦经与足少阳胆经均通于目外眦。③相互衔接的阴经与阴经在胸中交接，如足太阴脾经与手少阴心经交接于心中，足少阴肾经与手厥阴心包经交接于胸中，足厥阴肝经与手太阴肺经交接于肺中。

（五）十二经脉气血循环流注规律

十二经脉的气血流注顺序有一定的规律。经脉运行气血，而气血是通过中焦受纳、腐熟水谷，化生水谷精微而产生的，所以十二经脉气血源于中焦。气血的运行，有赖于肺气的输送，所以十二经脉气血流注从手太阴肺经开始，由肺经逐经相传，形成周而复始、如环无端的传注系统，将气血周流全身，使人体不断地得到营养而维持各组织器官的功能活动。具体的流注次序是：气血流注始于手太阴肺经，然后交手阳明大肠经，再交足阳明胃经、足太阴脾经，继交手少阴心经、手太阳小肠经、足太阳膀胱经、足少阴肾经、手厥阴心包经、手少阳三焦经、足少阳胆经、足厥阴肝经，自肝经上注肺，再返回至肺经，重新再循环，周而复始。正如《灵枢·卫气》曰："阴阳相随，外内相贯，如环之无端。"

（六）十二经脉与脏腑器官的联络

十二经脉除了与体内的五（六）脏六腑相属络外，还与其循行分布的其他组织器官有着密切的联络。临床上辨证分经、循经取穴，多以此为依据。十二经脉与脏腑器官的联络，详见表1-1。

表1-1 十二经脉与脏腑器官的联络

经脉名称	联络的脏腑	联络的器官
手太阴肺经	肺，大肠，中焦，胃口	肺系
手阳明大肠经	大肠，肺	下齿，口，鼻孔
足阳明胃经	胃，脾	鼻，上齿，口唇，耳，喉咙
足太阴脾经	脾，胃，心	咽，舌
手少阴心经	心，小肠，肺	心系，咽，目系
手太阳小肠经	小肠，心，胃	咽，耳，目内、外眦，鼻
足太阳膀胱经	膀胱，肾	目内眦，耳，脑
足少阴肾经	肾，膀胱，肝，肺，心	喉咙，舌
手厥阴心包经	心包，三焦	
手少阳三焦经	三焦，心包	耳，目锐眦
足少阳胆经	胆，肝	目锐眦，耳
足厥阴肝经	肝，胆，胃，肺	阴器，喉咙，颃颡，目系，唇

四、十二经别

十二经别是十二正经离、入、出、合的别行部分，是正经别行深入体腔的支脉。十二经别多从四肢肘膝关节附近的正经别出（离），经过躯干深入体腔与相关的脏腑联系（入），再浅出于体表上行头项部（出），在头项部，阳经经别合于本经经脉，阴经经别合于其相表里的阳经经脉（合）。十二经别按阴阳表里关系汇合成六组，有"六合"之称。

足太阳、足少阴经别从腘部分出，入走肾与膀胱，上出于项，合于足太阳膀胱经；足少阳、足厥阴经别从下肢分出，行至毛际，入走肝胆，上系于目，合于足少阳胆经；足阳明、足太阴经别从髀部分出，入走脾胃，上出鼻頞，合于足阳明胃经；手太阳、手少阴经别从腋部分出，入走心与小肠，上出目内眦，合于手太阳小肠经；手少阳、手厥阴经别从所属正经分出，进入胸中，入走三焦，上出耳后，合于手少阳三焦经；手阳明、手太阴经别从所属正经分出，入走肺与大肠，上出缺盆，合于手阳明大肠经。

由于十二经别有离、入、出、合于人体表里之间的特点，不仅加强了十二经脉的内外联系，更加强了经脉所属络的脏腑在体腔深部的联系，补充了十二经脉在体内外循行的不足，扩大了经穴的主治范围。例如，十二经别通过表里相合的"六合"作用，使得十二经脉中阴经与头部发生联系，从而扩大了手足三阴经穴位的主治范围。手足三阴经穴位之所以可治头面和五官疾病，与阴经经别合于阳经而上头面的循行是分不开的。

五、十二经筋

十二经筋是十二经脉之气结聚散络于筋肉骨节的体系，是附属于十二经脉的筋肉系统。其循行分布均起始于四肢末端，结聚于关节、骨骼部，走向躯干头面。十二经筋行于体表，不入内脏，有刚筋、柔筋之分。刚（阳）筋分布于项背和四肢外侧，以手足阳经经筋为主；柔（阴）筋分布于胸腹和四肢内侧，以手足阴经经筋为主。足三阳经起于足趾，循股外上行结于頄（面）；足三阴经筋起于足趾，循股内上行结于阴器（腹）；手三阳经筋起于手指，循臑外上行结于角（头）；手三阴经筋起于手指，循臑上行结于贲（胸）。

经筋具有约束骨骼、屈伸关节、维持人体正常运动功能的作用，正如《素问·痿论》所载："宗筋主束骨而利机关也。"经筋为病，多为转筋、筋痛、痹证等，针灸治疗多局部取之，如《灵枢·经筋》载："治在燔针劫刺，以知为数，以痛为输。"

六、十二皮部

十二皮部是十二经脉功能活动反映于体表的部位，也是络脉散布之所在。十二皮部的分布区域是以十二经脉在体表的分布范围，即十二经脉在皮肤分属部分为依据而划分的，故《素问·皮部论》指出："欲知皮部，以经脉为纪者，诸经皆然。"

由于十二皮部居于人体最外层，又与经络气血相通，故为机体的卫外屏障，起着保卫机体、抗御外邪和反映病证的作用。

七、奇经八脉

奇经八脉即别道奇行的经脉，有督脉、任脉、冲脉、带脉、阴维脉、阳维脉、阴跷脉、阳跷脉共 8 条，故称为奇经八脉。

奇经之"奇"有两个含义，一读为 qí（音骑），指奇特、奇异，不同于一般的意思。它们与十二正经不同，既不直属脏腑，除任、督外又无专属穴位，且"别道奇行"，故称"奇经"。一读为 jī（音基），单也，因奇经没有表里配合关系。

八脉中督、任、冲脉皆起于胞中，同出会阴，称为"一源三歧"。其中督脉之"督"有总督之意。督脉行于腰背正中，上至头面。任脉之"任"有妊养的意思。任脉循行于腹胸正中，上抵颏部。冲脉之"冲"为要冲。冲脉与足少阴肾经相并上行，环绕口唇。带脉之"带"为腰带。带脉起于胁下，绕行腰间一周。维脉之"维"，有维系、主持之意。阴维脉起于小腿内侧，沿腿股内侧上行，至咽喉与任脉会合。阳维脉起于足跗外侧，沿腿膝外侧上行，至项后与督脉相会。跷脉之"跷"有足跟、矫捷之意。阴跷脉起于足跟内侧，随足少阴等经上行，至目内眦与阳跷脉会合。阳跷脉起于足跟外侧，伴足太阳等经上行，至目内眦与阴跷脉会合，再沿足太阳经上额，于项后会合足少阳经。

奇经八脉交错地循行分布于十二经之间，其作用主要体现在以下几个方面。一是统帅、主导作用：奇经八脉将部位相近、功能相似的经脉联系起来，达到统帅有关经脉气血，协调阴阳的作用。如督脉督领诸阳经，统摄全身阳气和真元，为"阳脉之海"。任脉妊养诸阴经，总调全身阴气和精血，为"阴脉之海"。冲脉起于胞中，与督脉、任脉、足阳明、足少阴等经关系密切，故有"十二经脉之海"和"血海"之称，具有涵蓄十二经气血的作用。带脉约束了纵行躯干部的诸条经脉。阳维脉主一身之表，阴维脉主一身之里，具有维系一身阴经和阳经的作用。阴阳跷脉主肢体两侧的阴阳，调节下肢运动与寤寐。二是沟通、联络作用：奇经八脉在循行分布过程中，与其他各经相互交会沟通，加强了十二经脉之间的相互联系。如手足三阳经共会督脉于大椎，任脉关元、中极穴为足三阴经之交会，冲脉加强了足阳明与足少阴经之间的联系，带脉横绕腰腹，联系着纵行于躯干的各条经脉等。三是蓄积、渗灌的调节作用：奇经八脉纵横交错循行于十二经脉之间，当十二经脉和脏腑之气旺盛时，奇经加以储蓄；当十二经脉生理功能需要时，奇经又能渗灌和供应。正如《难经·二十八难》所说："比与圣人图设沟渠，沟渠满溢，流于深湖，故圣人不能拘通也。而人脉隆盛，入于八脉，而不环周，故十二经亦不能拘之。"奇经八脉循行分布和功能见表 1-2。

表 1-2 奇经八脉循行分布和功能

奇经八脉	循行分布概况	功能
任脉	腹、胸、颏下正中	妊养六阴经，调节全身阴经经气，故称"阴脉之海"
督脉	腰、背、头面正中	督领六阳经，调节全身阳经经气，故称"阳脉之海"
冲脉	与足少阴经相并上行，环绕口唇，且与任、督、足阳明经等有联系	涵蓄十二经气血，故称"十二经脉之海"或"血海"
带脉	起于胁下，环腰一周，状如束带	约束纵行躯干的诸条经脉
阴维脉	起于小腿内侧，并足太阴、厥阴上行，到咽喉合于任脉	维系全身阴经
阳维脉	起于足跗外侧，并足少阳经上行，到项后会于督脉	维系全身阳经
阴跷脉	起于足跟内侧，伴足少阴等经上行，至目内眦与阳跷脉会合	调节下肢运动，司寤寐
阳跷脉	起于足跟外侧，伴足太阳等经上行，至目内眦与阴跷脉会合	调节下肢运动，司寤寐

八、十五络脉

十二经脉和任脉、督脉各自别出一络，加上脾之大络，总计 15 条，称为十五络脉，分别以其所别出处的腧穴命名。另胃也有一条大络，名叫"虚里"，出于左乳下，上贯横膈，联络肺脏，是宗气积聚的处所，故又有"十六络"之说。

十二经脉的别络在四肢肘膝关节以下本经络穴分出后，均走向其相表里的经脉；任脉的别络，从胸骨剑突下鸠尾分出后，散布于腹部；督脉的别络，从尾骨下长强分出后，散布于头部，并走向背部两侧的足太阳经；脾的大络，出于腋下大包穴，散布于胸胁部。全身络脉中，十五络脉较大，络脉中浮行于浅表部位的称为"浮络"。络脉最细小的分支称为"孙络"，遍布全身，难以计数。

四肢部的十二经别络，加强了十二经脉表里经之间的联系。络脉对十二经脉的表里配属关系起着紧密联系的作用，沟通分布于肢体的表经和里经。其中阴经络脉走向阳经，阳经络脉走向阴经，阴阳经的络脉相互交通连接。通过络脉的双重联系，进一步加强了表里两经的关系。

十五络脉为大络，具有统属全身浮络、孙络的作用，从而使十二经脉气血由线状流行逐渐扩展为面状弥散。十二经的络穴部位，即是各经络脉脉气的汇聚点和枢纽；任脉之络，有统属腹部诸阴经络脉的作用；督脉之络有统属头背部诸阳经络脉的作用；脾之大络对人体全部血络均有统属能力。

络脉具有输送营卫气血、渗灌濡养周身组织的作用。《灵枢·本脏》曰："经脉者，所以行血气而营阴阳，濡筋骨，利关节者也。"循行于经脉中的营卫气血，正是通过络脉而布散全身，以温养、濡润所有组织，维持人体正常生理功能。

络脉理论为经络理论的重要组成部分，对针灸临床有重要的指导意义。如根据络脉病候和络脉沟通表里两经的特点，选用络穴治疗相应的络脉病变和表里两经的病变。络脉理论还用于诊察疾病，如通过诊察络脉颜色的变化，可测知脏腑经脉有关方面的病变；指导针刺放血，可治疗相应疾病，如刺络拔罐以放出少许血液，可祛除络脉中的瘀积，达到通畅气血、治疗疾病的目的。

思考题

1. 十二经脉是如何命名的？

答：十二经脉的名称由手足、阴阳、脏腑三部分组成，是古人根据阴阳消长所衍化的三阴三阳，结合经脉循行于上肢下肢的特点，以及经脉与脏腑相属的关系而确定的。

2. 奇经八脉的循行特点有哪些？何谓"一源三歧"？

答：奇经八脉的循行特点是：督脉行于腰背正中，上至头面；任脉循行于腹胸正中，上抵颏部；冲脉与足少阴肾经相并上行，环绕口唇；带脉起于胁下，绕行腰间一周；阴维脉起于小腿内侧，沿腿股内侧上行，至咽喉与任脉会合；阳维脉起于足跗外侧，沿腿膝外侧上行，至项后与督脉相会；阴跷脉起于足跟内侧，随足少阴等经上行，至目内眦与阳跷脉会合；阳跷脉起于足跟外侧，伴足太阳等经上行，至目内眦与阴跷脉会合，再沿足太阳经上额，于项后会合足少阳经。八脉中督、任、冲脉皆起于胞中，同出会阴，故称为"一源三歧"。

第二节 根结、标本与气街、四海理论

一、根结

"根结"指经气的所起与所归，反映出经气上下两极间的关系。"根"指根本、开始，即四肢末端的井穴；"结"指结聚、归结，即头、胸、腹部。《标幽赋》云："更穷四根三结，依标本而刺无不痊。"这里的"四根三结"是指十二经脉以四肢为"根"，以头、胸、腹三部为"结"。《灵枢·根结》记载了足三阴经与足三阳经的根与结，详见表1–3。

表1–3 足三阴经与足三阳经根结

经脉	根（井穴）	结
太阳	至阴	命门（目）
少阳	窍阴	窗笼（耳中）
阳明	厉兑	颡大（钳耳）
少阴	涌泉	廉泉（舌下）
厥阴	大敦	玉英（玉堂），络膻中
太阴	隐白	太仓（胃）

二、标本

"标本"是指经脉腧穴分布部位的上下对应关系。"标"原是树梢，引申为上部，与人体头面胸背的位置相应；"本"是树根，引申为下部，与人体四肢下端相应。

十二经脉均有"标"部与"本"部。如足太阳之本，在足跟以上5寸中，穴为跗阳，其标在两络命门（目），穴为睛明。根据《灵枢·卫气》所载十二经脉标本的位置，结合相应腧穴，列表1–4如下：

表1–4 十二经脉标本

十二经脉	本		标	
	部位	相应腧穴	部位	相应腧穴
足太阳	跟以上5寸	跗阳	两络命门（目）	睛明
足少阳	窍阴之间	足窍阴	窗笼（耳）之前	听会
足阳明	厉兑	厉兑	颊挟颃颡	人迎
足少阴	内踝下上3寸中	交信、复溜	背俞与舌下两脉	肾俞、廉泉
足厥阴	行间上5寸所	中封	背俞	肝俞
足太阴	中封前上4寸中	三阴交	背俞与舌本	脾俞、廉泉
手太阳	外踝之后	养老	命门（目）之上1寸	攒竹

续表

| 十二经脉 | 本 | | 标 | |
	部位	相应腧穴	部位	相应腧穴
手少阳	小指次指之间上2寸	中渚	耳后上角下外眦	丝竹空
手阳明	肘骨中上至别阳	曲池	颜下合钳上	迎香
手太阴	寸口之中	太渊	腋内动脉	中府
手少阴	锐骨之端	神门	背俞	心俞
手厥阴	掌后两筋之间2寸中	内关	腋下3寸	天池

　　十二经脉的"根"与"本","结"与"标"位置相近或相同，意义也相似。"根"有"本"意，"结"有"标"意。"根"与"本"部位在下，皆经气始生始发之地，为经气之所出；"结"与"标"部位在上，皆经气所结、所聚之处，为经气之所归。但它们在具体内容上又有所区别，即"根之上有本""结之外有标"，说明"标本"的范围较"根结"为广。"标本"理论强调经脉分布上下部位的相应关系，而"根结"理论则强调经气两极间的联系。

　　标本根结的理论补充说明了经气的流注运行状况，即经气循行的多样性和弥散作用，强调了人体四肢与头身的密切联系，进一步说明了四肢肘膝以下的腧穴可治疗远隔部位脏腑及头面五官疾病的道理。

三、气街

　　气街是经气聚集运行的共同通路。《灵枢·卫气》曰："胸气有街，腹气有街，头气有街，胫气有街。"《灵枢·动输》云："四街者，气之径路也。"说明了头、胸、腹、胫部有经脉之气聚集循行的通路。

　　《灵枢·卫气》对气街的部位有较详细记载："故气在头者，止之于脑，气在胸者，止之膺与背俞，气在腹者，止之背俞，与冲脉于脐左右之动脉者。气在胫者，止之于气街，与承山踝上以下。"由此可见，气街具有横向为主、上下分部、紧邻脏腑、前后相连的特点，横贯脏腑经络，纵分头、胸、腹、胫是其核心内容。气街理论又从另一个角度阐述了经气运行的规律，为临床配穴处方提供了理论依据。

四、四海

　　四海即髓海、血海、气海、水谷之海的总称，为人体气血精髓等精微物质汇聚之所。"海"是江河之水归聚之处。经络学说认为十二经脉内流行的气血像大地上的水流一样，如百川归海，故《灵枢·海论》云："人有髓海，有血海，有气海，有水谷之海。凡此四者，以应四海也。"

　　四海的部位与气街的部位类似，髓海位于头部，气海位于胸部，水谷之海位于上腹部，血海位于下腹部，各部之间相互联系。

　　四海主持全身的气血、津液，其中脑部髓海为元神之府，是神气的本源，脏腑经络活动的主宰；胸部为气海，宗气所聚之处，贯心脉而行呼吸；胃为水谷之海，是营气、卫气的化源之地，即气血生化之源；冲脉为十二经之海，起于胞宫，伴足少阴经上行，为十二经之根本，三焦原气之所出，乃人体生命活动的原动力，又称"血海"。

　　四海理论进一步明确了经气的组成和来源。四海病变，主要分为有余、不足两大类，临床上可据此辨证施治。

　　思考题

　　1.何谓"四根三结"？

　　答："四根三结"一词出自《标幽赋》。其中"根"指根本、开始，即四肢末端的井穴；"结"指结聚、归结，即头、胸、腹部。"四根三结"是指十二经脉以四肢为"根"，以头、胸、腹三部为"结"。《标幽赋》曰："更穷四根三结，依标本而刺无不痊。"

　　2.标本根结理论有什么临床意义？

　　答：标本根结理论补充说明了经气的流注运行状况，即经气循行的多样性和弥散作用，强调了人体四肢与头身的密切联系，进一步说明四肢肘膝以下的腧穴可治疗远隔部位的脏腑及头面五官疾病的道理。

第三节　经络的作用和经络学说的临床应用

　　《灵枢·经脉》曰："经脉者，所以能决死生，处百病，调虚实，不可不通。"说明经络在生理、病理和疾病的防治等方面具有重要作用。现将经络的作用和经络学说的临床应用分述如下。

一、经络的作用

（一）沟通内外，贯通上下

　　人体的五脏六腑、四肢百骸、五官九窍、皮肉筋骨等组织器官，之所以能保持相对的协调与统一，完成正常的生理活动，是依靠经络系统的联络沟通而实现的。由于十二经脉、十二经别、奇经八脉、十五络脉的存在，纵横交错、入里出表，通上达下，联系了人体的各脏腑器官；而经筋和皮部的存在，联结了肢体筋肉皮肤；再加上细小的浮络和孙络，从而使人体的各脏腑组织器官有机地联系起来。正如《灵枢·海论》所载："夫十二经脉者，内属于腑脏，外络于肢节。"脏腑居于内，肢节居于外，其间是通过经络系统相联系的。

（二）运行气血，营养全身

　　人体的各个脏腑组织器官均需要气血的温养濡润，才能发挥正常作用。而经络正是传注气血的通道，气血通过经络输布全身，以濡润全身各脏腑组织器官，维持机体的正常功能。所以《灵枢·本脏》曰："经脉者，所以行血气而营阴阳，濡筋骨，利关节者也。"这就指明了经络具有运行气血、协调阴阳和营养全身的作用。

（三）抗御病邪，反映证候

　　首先，经络具有抗御病邪的作用，经络的这一作用是建立在运行气血功能之上的。皮肤表面布满了细小的浮络和孙络，里面充满了由经络输送过来的"卫气"，卫气充实，则人体的"腠理致密"，抵抗力强，发挥着抗御外邪的作用。

　　其次，在络脉空虚、正虚邪乘的情况下，经络又是病邪传注的途径。当体表受到病邪侵犯时，可通过络脉传到经脉，再传入脏腑，由表及里，由浅入深。

第三，经络也是脏腑之间、脏腑与体表组织器官之间相互影响的渠道。内脏病变可通过经络反映到体表组织器官，如《灵枢·邪客》曰："肺心有邪，其气留于两肘；肝有邪，其气流于两腋；脾有邪，其气留于两髀；肾有邪，其气留于两腘。"都说明了经络反映病证的功能。

（四）传导感应，调整虚实

此为经络在治疗疾病方面的作用。针刺中的得气和气行现象都是经络传导感应功能的表现。人身经络之气发于周身腧穴，《灵枢·九针十二原》曰："节之交，三百六十五会……所言节者，神气之所游行出入也。"所以针刺操作的主要关键在于调气，所谓"刺之要，气至而有效"。当经络或内脏机能失调时，通过针灸等刺激体表的一定穴位，经络可以将其治疗性刺激传导到有关的部位和脏腑，以发挥其调节人体脏腑气血的功能，从而使阴阳平复，达到治疗疾病的目的。

二、经络学说的临床应用

经络学说在临床上的应用，主要表现在诊断和治疗两个方面。

（一）说明病理变化

在有些疾病的病理过程中，常可在经络循行通路上出现明显的压痛或结节、条索等反应物，以及相应部位皮肤色泽、形态、温度等变化。通过望色、循经触摸反应物和按压等，可推断疾病的病理状况。

（二）指导辨证诊断

1. 辨证归经　经络辨证是以经络学说为依据，根据病变中出现的证候，进行分析归纳，推断其所受累的脏腑与相关的经脉，进而指导临床诊断和治疗。如头痛一证，痛在前额部多与阳明经有关，痛在侧头部多与少阳经有关，痛在后头部多与太阳经有关，痛在颠顶部多与厥阴经和督脉有关。

2. 经络诊察　是通过观察经络所过部位皮肤表面所发生的各种异常改变来诊断疾病的方法。一般包括经络望诊、经络触诊和经络电测定三种方法。

经络望诊主要观察全身经络穴位的色泽、形态变化，如皮肤的皱缩、隆陷、松弛，以及颜色的变异、光泽的明晦、色素的沉着和斑疹的有无等。

经络触诊是在经络腧穴部位上运用按压、触摸等方法来寻找异常变化，如压痛、麻木、硬结、条索状物、肿胀、凹陷等，借以诊断疾病的方法。经络触诊的部位多为特定穴，如背俞穴、募穴以及四肢的原穴、郄穴、合穴等。经络触诊也是确定阿是穴的重要方法。

经络腧穴电测定是利用经络穴位测定仪检测经络腧穴部位的电学参数，借以判断各经气血盛衰的方法。测定内容主要包括经络穴位皮肤的电阻或电位。人体腧穴具有低电阻特性，可受疾病等因素的影响而发生变化。

（三）指导针灸推拿治疗

腧穴的选取、针灸推拿方法的选用是针灸推拿治疗的两大关键，均依靠经络学说的指导。在"经脉所过，主治所及"的原则下，进行循经取穴，如胃痛循经选取足三里、梁丘；胁痛循经选取阳陵泉、太冲；前额阳明头痛，循经选取上肢的合谷穴和下肢的内庭穴等。《四总穴歌》曰："肚腹三里留，腰背委中求，头项寻列缺，面口合谷收。"就是循经取穴的具体体现。内脏病变可通过刺其皮部的方法进行治疗。如皮内埋针或用皮肤针叩刺皮部来进行治疗。经络瘀滞、气血痹阻可刺络放血予以治疗。如目赤肿痛可于太阳穴放血，扭、挫伤局部可通过刺络拔罐治疗。经筋疾患可用"以痛为腧"的阿是穴进行针灸推拿治疗。

（四）指导药物归经

药物按其主治性能归入某经或某几经，简称药物归经，它是在分经辨证的基础上发展起来的。因病证可以分经，主治某些病证的药物也就成为某经或某几经之药。徐灵胎《医学源流论》曰："如柴胡治寒热往来，能愈少阳之病；桂枝治畏寒发热，能愈太阳之病；葛根治肢体大热，能愈阳明之病。盖其止寒热、已畏寒、除大热，此乃柴胡、桂枝、葛根专长之事。因其能治何经之病，后人即指为何经之药。"此外，中医各科药物的临床应用，也有很多是以经络特殊联系的原理为依据的，如目病有时可以不治目而用补肝的方法，因为肝脉上通于目之故；口舌生疮，可清泻小肠，是根据心与小肠为表里，心火上炎，可以导火下行，两经经脉有密切的联系。

思考题

1. 经络的作用有哪些？

答：首先，经络具有沟通内外，贯通上下的作用。经络系统能使人体的各脏腑组织器官有机地联系起来。其次，经络具有运行气血，营养全身的作用。气血通过经络输布全身，以濡润全身各脏腑组织器官，维持机体的正常功能。第三，经络具有抗御病邪，反映证候的作用。如皮肤表面布满了细小的浮络和孙络，里面充满了由经络输送过来的"卫气"，卫气充实，则人体的"腠理致密"，抵抗力强。当体表受到病邪侵犯时，可通过络脉传到经脉，再传入脏腑，由表及里，由浅入深。经络也是脏腑之间、脏腑与体表组织器官之间相互影响的渠道。内脏病变可通过经络反映到体表组织器官。第四，经络具有传导感应，调整虚实的作用。针刺中的得气和气行现象都是经络传导感应功能的表现，通过针灸等刺激体表的一定穴位，经络可以将其治疗性刺激传导到有关的部位和脏腑，以发挥其调节人体脏腑气血的功能，从而使阴阳平复，达到治疗疾病的目的。

2. 经络学说是如何指导针灸推拿治疗的？

答：针灸推拿临床以经络学说为指导，依据"经脉所过，主治所及"的原则进行取穴针灸推拿。如胃痛循经选取足三里、梁丘；胁痛循经选取阳陵泉、太冲等。此外，内脏病变可采用皮内埋针或用皮肤针叩刺皮部来进行治疗；经络瘀滞、气血痹阻可刺络放血予以疏通；经筋疾患可取阿是穴进行施治，这些都是经络学说在针灸推拿治疗中的应用。

扫一扫，查阅本章数字资源，含PPT、音视频、图片等

第一节 腧穴的概念和分类

一、腧穴的概念

腧穴是人体脏腑经络之气血输注于体表的特殊部位。"腧"，又作"俞"，通"输"，有输注、转输的意思；"穴"，有孔隙、空窍的意思，引申指凹陷处。腧穴在《内经》中有"节""会""气穴""气府""骨空"等名称；后世医家又有"孔穴"（《针灸甲乙经》）、"穴道"（《太平圣惠方》）、"腧穴"（《铜人腧穴针灸图经》）和"穴位"（《神灸经纶》）等不同称谓。值得注意的是，虽然"腧""俞""输"三者均指腧穴，但在现在的具体应用中却各有所指。"腧穴"，泛指所有穴位；"俞穴"，专指特定穴中的背俞穴；"输穴"，则是指五输穴中的第三个穴位。

腧穴与人体的经络、脏腑、气血关系密切。对腧穴施以针或灸或推拿等刺激，可以治疗相应的脏腑病证；同时，脏腑的病变也可以通过经络反映到相应的腧穴。所以，腧穴既是疾病的反应点，又是针灸推拿的施术部位。

二、腧穴的分类

腧穴一般分为经穴、奇穴和阿是穴三类。

（一）经穴

凡有固定的名称和位置，且归属于十二经脉和任脉、督脉的腧穴，总称为"十四经穴"，简称"经穴"。经穴分布在十四经循行路线上，有明确的针灸主治证，是腧穴的主要部分。在腧穴的发展过程中，《内经》约记载经穴160个，《针灸甲乙经》记载349穴，宋代《铜人腧穴针灸图经》记载354穴，明代《针灸大成》记载359穴，清代《针灸逢源》记载361穴。中华人民共和国国家标准《腧穴名称与定位（GB/T 12346—2021）》中经穴总数为362穴。

（二）奇穴

凡未归入十四经穴范围，但有具体位置和名称的一类腧穴，统称为"经外奇穴"，简称为"奇穴"。奇穴是在"阿是穴"基础上发展起来的，其主治范围比较单一，多数对某些病证有特殊疗效，如四缝穴治疗小儿疳证、定喘穴治疗哮喘等。

奇穴早在《内经》中就有散在的记载，但直到明代《奇效良方》才将"奇穴"单独立节专

论，收载 26 穴；《针灸大成》始列"经外奇穴"一门，收集了 35 穴；至清代《针灸集成》汇集了 144 个奇穴。可见，历代对奇穴记载不一，还有一部分奇穴在腧穴的发展过程中被归入了经穴。

（三）阿是穴

阿是穴又称"天应穴""不定穴"等。这一类腧穴既无具体的名称，也无固定的位置，只是以压痛点或其他反应点作为刺灸的部位。

"阿是"之称，始见于唐代孙思邈《备急千金要方》中所说的"有阿是之法，言人有病痛，即令捏（掐）其上，若里（果）当其处，不问孔穴，即得便快成（或）痛处，即云阿是，灸刺皆验，故曰阿是穴也"。可见，阿是穴无一定的位置，既可位于病变附近，也可在与其距离较远处。

思考题

1. 什么是腧穴？

答："腧"是"俞"的今用字，《说文解字·舟部》云："俞，空中木为舟也。"本义是把空心树干当作船，用以载人。《说文解字·舟部》云："舟，船也……以济不通。"因此，"俞"可以引申为输注、转输。"穴"，原义为"土室"，引申为孔隙、空窍、凹陷处。《素问·气府论》解释腧穴为"脉气所发"。《灵枢·九针十二原》曰："所言节者，神气之所游行出入也，非皮肉筋骨也。"《针灸甲乙经》引《明堂孔穴针灸治要》称之为"孔穴"，后《千金要方》又载"凡孔穴在身，皆是脏腑荣卫血脉流通，表里往来，各有所主"，《太平圣惠方·针经》称为"穴道"，《铜人腧穴针灸图经》称之为"腧穴"，《神灸经纶》则称之为"穴位"。虽然名称各异，但含义都不外以下几个方面：一为反映经络所内联脏腑的生理、病理活动，腧穴是脏腑经络脉气所发；二为接受外来的刺激信息并传至脏腑以调节其功能。

2. 经穴总数为什么发展到 362 个？

答：关于腧穴的个数，《内经》的不同篇章均明确指出有 365 个，如《素问·气穴论》曰："余闻气穴三百六十五以应一岁……凡三百六十五穴，针之所由行也……孙络三百六十五穴会，亦以应一岁……溪谷三百六十五穴会，亦应一岁。"《素问·气府论》曰："脉气所发者，凡三百六十五穴也。"《灵枢·邪客》曰："岁有三百六十五日，人有三百六十五节。"由此可知，三百六十五穴、溪谷、节的说法，实际上是古人在"天人相参"思想的指导下，利用"取象比类"的方法，将人身上的腧穴比作"一岁"有三百六十五天而来的。《内经》认为天地是一个大宇宙，人体是一个小宇宙，人体的形态结构与天地是相应的。大地、日月、阴阳运行，寒暑交替，一年四季，三百六十五日，随着自然界的变更，人体内的经气也规律地运行于十二经脉中，而脉气所发的穴位也上应三百六十五日。除《内经》外，《韩非子·解老》《吕氏春秋·达郁》《春秋繁露·人副天数》《淮南子·天文训》等书都提到过人有三百六十节，说明战国、秦汉时期，这一说法很通行，这与当时文化背景关系密切。故《内经》腧穴三百六十五，应只是一个约数，《黄帝内经太素》杨上善亦注："此言三百六十五穴者，举大数为言，过与不及，不为非也。"

第二节　腧穴的命名

腧穴的名称各有一定的意义。孙思邈在《千金翼方》中说："凡诸孔穴，名不徒设，皆有深意。"腧穴的名称是历代医家采用取类比象的方法而定的。清代程知（扶生）的《医经理解·穴名解》对腧穴命名意义做了较好的概述："肉之大会为谷，小会为溪，谓经气会于孔穴，如水流之行而会于溪谷也。海，言其所归也。渊、泉，言其深也。狭者为沟、渎。浅者为池、渚也。市、府，言其所聚也。道、里，言其所由也。室、舍，言其所居也。门、户，言其所出入也。尊者为阙、堂。要会者为关、梁也。丘、陵，言其骨肉之高起者也。髎，言其骨之空阔者也。俞，言其气之传输也。天以言乎其上，地以言乎其下也。"了解腧穴命名的含义，有助于熟悉、记忆腧穴的部位和治疗作用。现将腧穴命名归纳介绍如下。

一、天象地理类

1. 以日、月、星、辰命名　如上星、日月、太乙、天枢、太白、璇玑等。
2. 以山、谷、丘、陵命名　如承山、合谷、大陵、梁丘、丘墟等。
3. 以大小水流命名　如太溪、后溪、支沟、水沟、曲池、涌泉、小海、太渊等。
4. 以交通要冲命名　如气冲、水道、关冲、内关、风市等。

二、人事物象类

1. 以动植物名称命名　如鱼际、伏兔、鹤顶、犊鼻、攒竹等。
2. 以建筑居处命名　如天井、玉堂、巨阙、地仓、内庭、神门等。
3. 以生活用具命名　如缺盆、地机、大钟、玉枕、天鼎等。
4. 以人事活动命名　如人迎、百会、归来、足三里等。

三、形态功能类

1. 以解剖部位命名　如腕骨、大椎、曲骨、肩贞、颧髎等。
2. 以脏腑功能命名　如背俞穴和神堂、魄户、魂门、意舍、志室等。
3. 以内外阴阳命名　如三阴交、阴都、阳纲、阴陵泉、阳陵泉、内关、外关等。
4. 以穴位作用命名　如睛明、光明、定喘、牵正、承浆、承泣、听会、气海等。

思考题

腧穴的命名有何临床指导意义？

答：《千金翼方》曰："凡诸孔穴，名不徒设，皆有深意。"恰当掌握腧穴名称的含义，对加深理解腧穴的定位、功能、刺灸注意等各方面均有较大帮助。如腧穴名称中含有谷、池、溪、渊、泉等，则提示该穴多位于四肢躯干凹陷处，如阳谷、合谷、阳池、太溪、阳溪、太渊、渊液、极泉；若穴处骨旁、骨上之空隙或骨之边缘则常以髎字命名，如八髎、颧髎、瞳子髎、肩髎等；再如完骨、京骨、玉枕骨等为古代对乳突、第五跖骨（粗隆）、枕骨之称谓，穴处上三骨之旁，即以骨名来命穴名。有些腧穴名则体现了与功能主治的联系，如风门、风府、风池穴均主治风疾，可疏散外风或平息内风；神门为神明出入之门，故可宁心安神，治疗失眠、健忘、痴呆、癫狂等神志病证；大包为脾之大络，总统阴阳诸络，灌溉五脏六腑，实则其身尽痛，虚则百节皆纵，无所不包。此外，若腧穴名称中含有冲、迎等，其位置多在人体动脉搏动处，故针刺时应注意避开动脉，以免误伤，如大迎、人迎、冲阳、冲门等。

第三节 腧穴的主治特点和规律

一、腧穴的主治特点

腧穴和脏腑、经络之间存在着密切的联系。腧穴有接受刺激、防治疾病的作用。《素问·五脏生成》说："人有大谷十二分，小溪三百五十四名，少十二俞，此皆卫气之所留止，邪气之所客也，针石缘而去之。"因此，通过对腧穴施以针刺、艾灸等刺激，可以通经脉、调气血，使阴阳平衡、脏腑和调，从而达到扶正祛邪的目的。腧穴的主治作用有以下三个方面的特点。

（一）近治作用

近治作用是经穴、奇穴和阿是穴所共有的主治作用特点，即所有腧穴都能治疗其所在部位及邻近部位的病证。例如，眼睛附近的穴位如睛明、承泣、四白、攒竹、瞳子髎等均能治疗眼疾；胃脘部的穴位如中脘、建里、梁门等均能治疗胃病；膝关节周围的穴位如内膝眼、阳陵泉、犊鼻等均能治疗膝关节痛。

（二）远治作用

远治作用是经穴尤其是十二经脉在四肢肘膝关节以下的腧穴的主治特点。这些腧穴不仅能治疗局部病证，还能治疗本经循行所过的远隔部位的病证。如《四总穴歌》所说："肚腹三里留，腰背委中求，头项寻列缺，面口合谷收。"就是腧穴远治作用的具体运用。远治作用是"经脉所过，主治所及"规律的反映。

（三）特殊作用

特殊作用是指某些腧穴具有双向调节作用，或整体调节作用，或相对的特异性作用。大多数穴位都可以针对机体的不同状态，起双向调节作用。如泄泻时，针刺天枢能止泻，便秘时，针刺则能通便；心动过速时，针刺内关能减慢心率，心动过缓时，针刺可加快心率。有些穴位对机体具有整体调节的作用，如足三里、关元、膏肓俞等，能增强人体的防卫、免疫能力。还有一些穴位在主治作用上具有相对的特异性，如大椎退热、至阴矫正胎位等。

二、腧穴的主治规律

腧穴（主要指十四经穴）虽然主治范围较广泛，但亦呈现出一定的规律性，主要有分经主治和分部主治两大规律。

（一）分经主治规律

分经主治规律指某一经脉所属的经穴均可治疗该经循行部位及相应脏腑的病证。如手太阴肺经的经穴可治疗咳嗽、气喘等肺系疾患；足阳明胃经的经穴可治疗腹胀、胃痛等胃肠病。根据腧穴的这一主治规律，后世医家在针灸治疗上有"宁失其穴，勿失其经"之说。另外，位置邻近的经脉，其经穴在某些主治上存在着共性。如同位于上肢内侧的手三阴经，能共同治疗胸部疾病；同位于上肢外侧的手三阳经，能共同治疗咽喉病、热病。现将十四经腧穴分经主治规律归纳如下（表2-1~表2-5）。

表2-1　手三阴经穴主治规律

经名	本经主病	二经同病	三经同病
手太阴经	肺、喉病		
手厥阴经	心、胃病	神志病	胸部病
手少阴经	心病		

表2-2　手三阳经穴主治规律

经名	本经主病	二经同病	三经同病
手阳明经	前头、鼻、口、齿病		
手少阳经	侧头、胁肋病	耳病	眼病、咽喉病、热病
手太阳经	后头、肩胛病，神志病		

表2-3　足三阳经穴主治规律

经名	本经主病	二经同病	三经同病
足阳明经	前头、口齿、咽喉、胃肠病		
足少阳经	侧头、耳项病、胁肋、胆病	项病	神志病、热病眼病
足太阳经	后头、项、背腰、肛肠病		

表2-4　足三阴经穴主治规律

经名	本经主病	二经同病	三经同病
足太阴经	脾胃病		
足厥阴经	肝病	前阴病	腹部病、妇科病
足少阴经	肾、肺、咽喉病		

表2-5　任督二脉经穴主治规律

经名	本经主病	二经同病
任脉	中风脱证、虚寒、下焦病	
督脉	中风昏迷、热病、头面病	神志病、脏腑病、妇科病

（二）分部主治规律

分部主治规律指处于身体某一部位的腧穴均可治疗该部位及某类病证。腧穴的分部主治规律体现了经脉在纵行分经的基础上又有横行分部的关系，说明腧穴的分部主治与腧穴的部位密切相关。一般来说，头面躯干部的腧穴，除任脉、督脉某些腧穴具有特殊或全身性的主治作用外，大部分腧穴一般只能主治腧穴所在部位及邻近脏腑组织器官的病证。四肢部的腧穴，尤其是四肢肘膝关节以下的腧穴，除主治局部和邻近部位的病证外，还能主治该经循行所及的远隔部位的病证，而且越是远离躯干部的腧穴，其主治范围越广。各部经穴主治规律图解如下（图 2-1～图 2-7）。

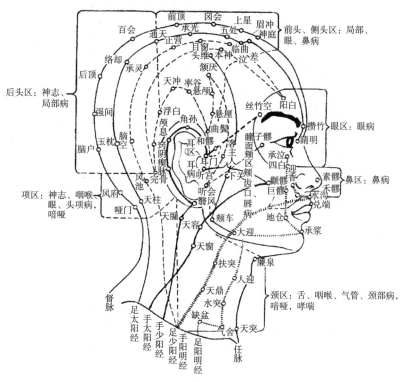

图 2-1 十四经穴分部主治（头面颈项部）

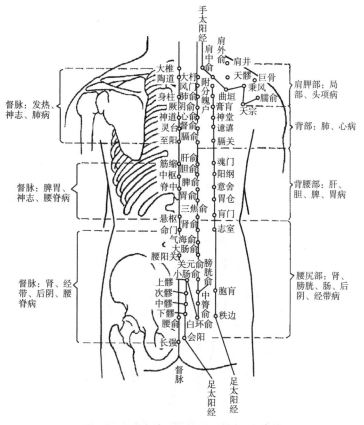

图 2-2 十四经穴分部主治（肩背腰尻部）

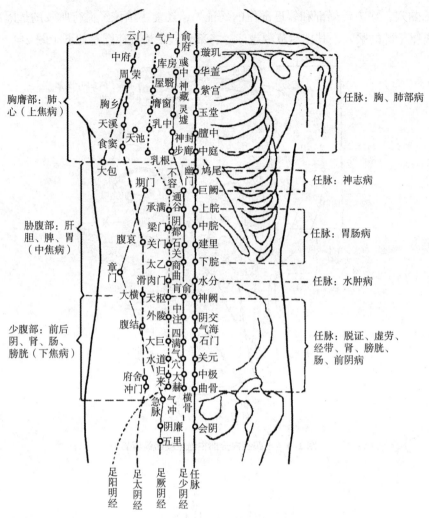

图 2-3　十四经穴分部主治（胸膺胁腹部）

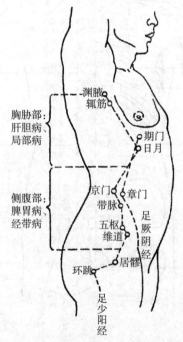

图 2-4　十四经穴分部主治（腋胁侧腹部）

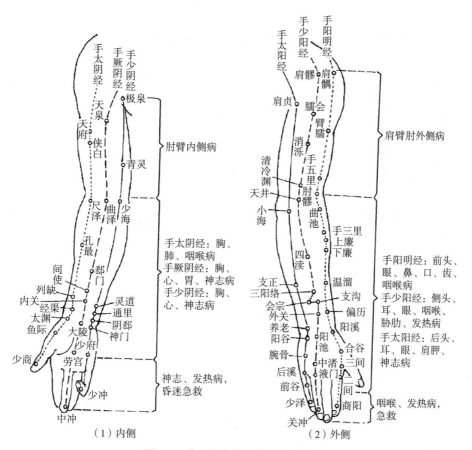

图 2-5　十四经穴分经主治（上肢部）

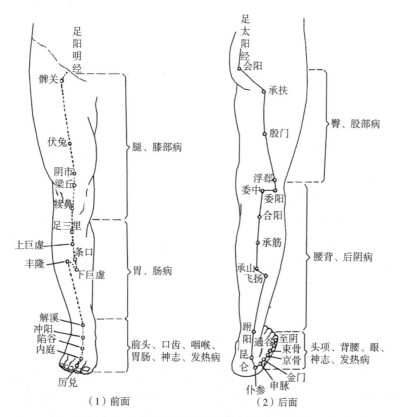

图 2-6　十四经穴分经主治（下肢部前、后面）

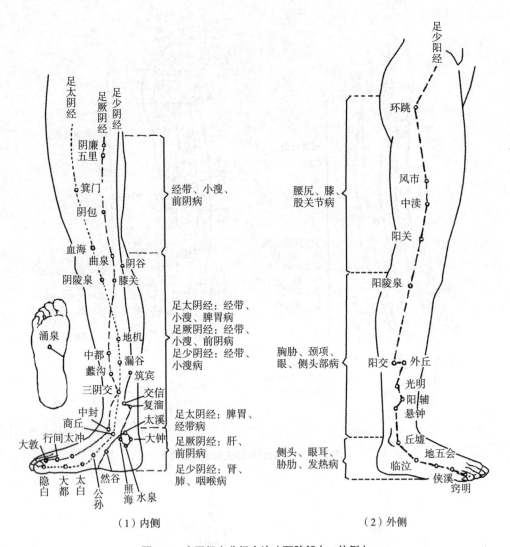

图 2-7　十四经穴分经主治（下肢部内、外侧）

思考题

分经主治和分部主治的规律均可以解释腧穴"异经同治"的作用，该作用的主要生物学基础是什么？

答：现代临床试验和动物实验发现，皮区具有相同或相近神经节段腧穴的主治功效具有一定的相似性；肌层穴位的主治功效规律与皮区相似，在相同或相近神经节段腧穴的主治功效具有相似性；皮区和肌层经穴的主治功效与相关脏腑所在的神经节段具有密切的相关度，而与其他的神经节段在主治上相关度较低。即虽各穴属不同经络，但由于具有相同或相近的神经节段，也具有相似的主治功效，因此表现为"异经同治"。

第四节　特定穴

特定穴是指十四经穴中具有特殊治疗作用，并按特定称号归类的腧穴。根据其不同的分布特点、含义和治疗作用，分为"五输穴""原穴""络穴""俞穴""募穴""郄穴""下合穴""八会穴""八脉交会穴"和"交会穴"十类。在十四经穴中，这些腧穴不仅在数量上占有相当的比例，而且在针灸推拿学的基本理论和临床应用方面也有着极为重要的意义。

一、五输穴

五输穴是指十二经脉分布在肘、膝关节以下的井、荥、输、经、合穴，简称"五输"。有关记载首见于《灵枢·九针十二原》所说："所出为井，所溜为荥，所注为输，所行为经，所入为合。"

（一）内容

古人用自然界水流的变化来形容经气的运行过程，把五输穴中井、荥、输、经、合按经气由小到大、由浅入深进行排列。"井"穴多位于指、趾末端，为经气所出，喻作水的源头，即"所出为井"；"荥"穴多位于掌指或跖趾关节之前，喻作水流尚微，为经气开始流动，即"所溜为荥"；"输"穴多位于掌指或跖趾关节之后，喻水流由小而大，由浅渐深，是经气渐盛，由此注彼的部位，即"所注为输"；"经"穴多位于腕踝关节以上，喻水流变大，畅通无阻，是经气正盛运行经过的部位，即"所行为经"；"合"穴位于肘膝关节附近，喻江河汇入湖海，是经气由此深入，进而会合于脏腑的部位，即"所入为合"。因此，五输穴从四肢末端向肘膝方向依次排列。

五输穴与五行相配，有"五行输"之称。《难经·六十四难》列出了阴阳各经经脉五输穴的五行属性，即"阴井木，阳井金，阴荥火，阳荥水，阴输土，阳输木，阴经金，阳经火，阴合水，阳合土"，均依五行相生的顺序排列。每条经脉均有5个穴位属于五输穴，十二经共有五输穴60个。十二经脉的五输穴及其五行属性如表2-6、表2-7所示。

表2-6 阴经五输穴表

经脉名称	井（木）	荥（火）	输（土）	经（金）	合（水）
手太阴肺经	少商	鱼际	太渊	经渠	尺泽
手厥阴心包经	中冲	劳宫	大陵	间使	曲泽
手少阴心经	少冲	少府	神门	灵道	少海
足太阴脾经	隐白	大都	太白	商丘	阴陵泉
足厥阴肝经	大敦	行间	太冲	中封	曲泉
足少阴肾经	涌泉	然谷	太溪	复溜	阴谷

表2-7 阳经五输穴表

经脉名称	井（金）	荥（水）	输（木）	经（火）	合（土）
手阳明大肠经	商阳	二间	三间	阳溪	曲池
手少阳三焦经	关冲	液门	中渚	支沟	天井
手太阳小肠经	少泽	前谷	后溪	阳谷	小海
足阳明胃经	厉兑	内庭	陷谷	解溪	足三里
足少阳胆经	足窍阴	侠溪	足临泣	阳辅	阳陵泉
足太阳膀胱经	至阴	足通谷	束骨	昆仑	委中

（二）临床应用

1. 按五输穴主病特点选用　《灵枢·顺气一日分为四时》云："病在脏者，取之井；病变于色者，取之荥；病时间时甚者，取之输；病变于音者，取之经；经满而血者病在胃，及以饮食不节得病者，取之于合。"其后《难经·六十八难》又补充说："井主心下满，荥主身热，输主体重节痛，经主喘咳寒热，合主逆气而泄。"综合临床的应用情况，井穴多用于急救，如十二井穴点刺出血，可抢救中风、中暑等昏迷；荥穴主要用于治疗热证，如胃火上炎取内庭，心肝火旺取少府、行间，肺热咳嗽取鱼际，均能清泻本经及所属脏腑的热邪。

2. 按五行生克关系选用　根据五输穴的五行属性，按"生我者为母，我生者为子"，定出各经五输穴中的母穴和子穴，遵循《难经·六十九难》提出的"虚者补其母，实者泻其子"原则，虚证用母穴，实证用子穴，这一取穴法亦称为子母补泻法。具体运用时，分本经子母补泻法和他经子母补泻法。如肝属木，用本经子母补泻法，肝经实证应泻本经子穴，因"木生火"且"火"为"木"之子，故选本经属"火"的荥穴行间；肝经虚证应补本经母穴，因"水生木"且"水"为"木"之母，故选本经五输穴中属"水"的合穴曲泉。若用他经子母补泻法，肝经实证应泻子经子穴，即泻心经（火）荥穴少府（火）；肝经虚证应补母经母穴，即补肾经（水）合穴阴谷（水）。各经五输穴子母补泻取穴详见表2-8。

表2-8　子母补泻取穴表

		脏						腑					
		金	水	木	火	相火	土	金	水	木	火	相火	土
本经子母穴	经脉	肺经	肾经	肝经	心经	心包经	脾经	大肠经	膀胱经	胆经	小肠经	三焦经	胃经
	母穴	太渊	复溜	曲泉	少冲	中冲	大都	曲池	至阴	侠溪	后溪	中渚	解溪
	子穴	尺泽	涌泉	行间	神门	大陵	商丘	二间	束骨	阳辅	小海	天井	厉兑
他经子母穴	母经	脾经	肺经	肾经	肝经	肝经	心经	胃经	大肠经	膀胱经	胆经	胆经	小肠经
	母穴	太白	经渠	阴谷	大敦	大敦	少府	足三里	商阳	足通谷	足临泣	足临泣	阳谷
	子经	肾经	肝经	心经	脾经	脾经	肺经	膀胱经	胆经	小肠经	胃经	胃经	大肠经
	子穴	阴谷	大敦	少府	太白	太白	经渠	足通谷	足临泣	阳谷	足三里	足三里	商阳

3. 按时选用　天人相应是中医整体观念的重要内容，经脉的气血运行和流注与季节及时辰也有密切关系。《难经·七十四难》云："春刺井，夏刺荥，季夏刺输，秋刺经，冬刺合。"春夏之季，阳气在上，人体气血浮行于表，故应浅刺井、荥；秋冬之季，阳气在下，人体气血沉伏于里，故宜深刺经、合。另外，子午流注针法则是根据一日之中十二经脉气血盛衰开合的时辰选用不同的五输穴。

二、原穴、络穴

原穴是脏腑原气输注、经过和留止于十二经脉四肢部的腧穴，又称"十二原"，多分布于腕踝关节附近。络穴是十五络脉从经脉分出之处的腧穴。

（一）内容

原穴名称首载于《灵枢·九针十二原》。"原"即本源、原气之意，是人体生命活动的原动力。十二经脉在四肢部各有一个原穴，阳经之原穴单独存在，位于五输穴中的输穴之后；阴经则以输为原，所谓"阴经之输并于原"（《类经图翼》）。《难经·六十二难》曰："三焦行诸阳，故置一输名原。"即三焦散布原气运行于外部，阳经的脉气较阴经盛长，故于输穴之外另立一原穴。

络穴名称首见于《灵枢·经脉》。"络"有联络、散布之意。十二经脉在肘膝关节以下各有一个络穴，加上位于上腹部的任脉络穴鸠尾、位于尾骶的督脉络穴长强和位于胸胁部的脾之大包，共15穴，故又称"十五络穴"。十二经的络穴有沟通表里两经经气的作用，任脉络穴鸠尾、督脉络穴长强和脾之大络大包能分别沟通腹部、背部和侧胸部的经气。

十二经脉原穴、络穴见表2-9。

表 2-9　十二经脉原穴与络穴表

经脉	原穴	络穴	经脉	原穴	络穴
手太阴肺经	太渊	列缺	手阳明大肠经	合谷	偏历
手厥阴心包经	大陵	内关	手少阳三焦经	阳池	外关
手少阴心经	神门	通里	手太阳小肠经	腕骨	支正
足太阴脾经	太白	公孙	足阳明胃经	冲阳	丰隆
足厥阴肝经	太冲	蠡沟	足少阳胆经	丘墟	光明
足少阴肾经	太溪	大钟	足太阳膀胱经	京骨	飞扬

（二）临床应用

1. 单独应用　原穴与所属脏腑关系密切，主要用于诊断和治疗相关脏腑疾病。《灵枢·九针十二原》曰："五脏有疾也，应出十二原，而原各有所出，明知其原，睹其应，而知五脏之害矣。"五脏发生病变时，常在相应的原穴上出现异常反应（压痛、敏感、电阻改变、温度改变等），诊察原穴的反应变化，结合其他临床体征，可协助诊断相关脏腑疾病。《难经·六十六难》曰："三焦者，原气之别使也，主通行三气，经历于五脏六腑。"原气通过三焦布散于原穴，针灸推拿原穴能通达三焦原气，调整五脏六腑的功能，主治所属脏腑疾病。所以当脏腑发生病变时，常选其相应的原穴。正如《灵枢·九针十二原》所云："五脏六腑之有疾者，皆取其原也。"

络穴既可治疗其络脉病证，又能治疗表里两经的病证。如手太阴肺经之络穴列缺，一方面能治其络脉病，如实证之手部腕侧锐骨和掌中发热，虚证之呵欠频作、小便失禁或频数；另一方面又能疏调表里两经的经气，既可治咳嗽、哮喘、咽喉肿痛等肺经病证，又能疗头痛项强、齿痛等大肠经病证。

2. 配合应用　临床上常把先病经脉的原穴和后病的相表里的经脉络穴相配合，称为"原络配穴法"或"主客原络配穴法"，属表里经配穴法。如肺经先病，大肠经后病，则先取肺经原穴太渊为主，再取大肠经络穴偏历为客。反之，大肠经先病，肺经后病，则先取大肠经原穴合谷为主，后取肺经络穴列缺为客。

三、俞穴、募穴

俞穴是脏腑之气输注于背腰部的腧穴，又称为"背俞穴"。募穴是脏腑之气汇聚于胸腹部的腧穴，又称为"腹募穴"。

（一）内容

俞穴首见于《灵枢·背俞》。俞穴均位于背腰部足太阳膀胱经的第1侧线上，大体依脏腑位置的高低而上下排列。六脏六腑各有1个背俞穴，共12个，分别冠以脏腑之名。

募穴始见于《素问·奇病论》。"募"有聚集、汇合之意。六脏六腑各有1个募穴，共12个。募穴均位于胸腹部的有关经脉上，其位置与其相关脏腑所处部位相近。

每一脏腑均有各自的俞穴和募穴，脏腑背俞穴、募穴见表2-10。

表2-10　六脏六腑背俞穴与募穴表

六脏	背俞穴	募穴	六腑	背俞穴	募穴
肺	肺俞	中府	大肠	大肠俞	天枢
心包	厥阴俞	膻中	三焦	三焦俞	石门
心	心俞	巨阙	小肠	小肠俞	关元
脾	脾俞	章门	胃	胃俞	中脘
肝	肝俞	期门	胆	胆俞	日月
肾	肾俞	京门	膀胱	膀胱俞	中极

（二）临床应用

1.辅助诊断　脏腑发生病变时，常在背俞穴、募穴上出现阳性反应，如压痛、敏感等。因此诊察按压背俞穴、募穴，结合其他症状可判断脏腑疾患。《灵枢·背俞》曰："欲得而验之按其处，应在中而痛解，乃其俞也。"《难经本义·六十七难》曰："阴阳经络，气相交贯，脏腑腹背，气相通应。"说明俞募二穴可相互诊察疾病，即审募而察俞，察俞而诊募。

2.主治脏腑疾病　根据《难经·六十七难》所载"阴病行阳，阳病行阴，故令募在阴，俞在阳"及《素问·阴阳应象大论》所载"从阴引阳，从阳引阴"等论述，脏病（阴病）多与背俞穴（阳部）相关，腑病（阳病）多与募穴（阴部）联系。故临床上一般脏病多选其背俞穴，腑病多选其募穴。如肺病咳喘常选肺俞，大肠病泄泻或便秘多选天枢等。俞募穴可单独使用，也可相互配合应用，即俞募配穴法，属前后配穴法的范畴。如心病怔忡用心俞配巨阙，胃病疼痛选胃俞配中脘等。由于俞、募穴均与脏腑之气密切联系，因此二者配用能发挥其协同作用。

3.背俞穴治疗相关组织器官疾病　背俞穴不仅可治疗相应的脏腑病证，还能治疗与脏腑相关的五官九窍、皮肉筋骨等的病证。如肝开窍于目，主筋，故目疾、筋脉挛急等病可选肝俞；肾开窍于耳，主骨，故耳疾、骨病可选肾俞。

四、郄穴

郄穴是各经经气深聚的部位。郄穴始见于《针灸甲乙经》。郄与"隙"通，有空隙、间隙的意思。十二经脉和奇经八脉中的阴跷脉、阳跷脉、阴维脉、阳维脉各有1个郄穴，共16个，合称"十六郄穴"。郄穴多分布在四肢肘膝关节以下。十六经脉郄穴见表2-11。

表 2-11　十六经脉郄穴表

经脉	郄穴	经脉	郄穴
手太阴肺经	孔最	手阳明大肠经	温溜
手厥阴心包经	郄门	手少阳三焦经	会宗
手少阴心经	阴郄	手太阳小肠经	养老
足太阴脾经	地机	足阳明胃经	梁丘
足厥阴肝经	中都	足少阳胆经	外丘
足少阴肾经	水泉	足太阳膀胱经	金门
阴维脉	筑宾	阳维脉	阳交
阴跷脉	交信	阳跷脉	跗阳

　　郄穴是治疗本经和相应脏腑病证的重要穴位，尤其在治疗急症方面有独特的疗效。一般来说，阴经郄穴多治疗血证，阳经郄穴多治疗痛证。如急性胃脘痛，常取胃经郄穴梁丘；肺病咯血，多用肺经郄穴孔最等。郄穴除单独使用外，常与八会穴配合使用，故有"郄会配穴"之称，如孔最配血会膈俞治疗肺病咯血效果更佳。脏腑疾患也可在相应的郄穴上出现疼痛或压痛，有助于诊断。

五、下合穴

　　下合穴是六腑之气下合于足三阳经的腧穴，又称"六腑下合穴"，首见于《灵枢·邪气脏腑病形》。下合穴共有 6 个，其中胃、胆、膀胱的下合穴在其本经，大肠、小肠的下合穴位于胃经，三焦的下合穴位于膀胱经，其内容见表 2-12。

表 2-12　六腑下合穴表

六腑	小肠	三焦	大肠	膀胱	胆	胃
下合穴	下巨虚	委阳	上巨虚	委中	阳陵泉	足三里

　　下合穴主治六腑病，《灵枢·邪气脏腑病形》记载"合治内腑"，概括了下合穴的主治特点。临床上六腑相关的疾病常选其相应的下合穴治疗，如胃病取足三里，胆病取阳陵泉，肠病泻痢选上巨虚、下巨虚。另外，下合穴也可协助诊断。

六、八会穴

　　八会穴是脏、腑、气、血、筋、脉、骨、髓等精气所聚会的 8 个腧穴。八会穴首载于《难经·四十五难》。"会"即聚会之意。八会穴分散在躯干部和四肢部，其与有关脏腑组织的对应关系见表 2-13。

表 2-13　八会穴表

脏会	腑会	气会	血会	筋会	脉会	骨会	髓会
章门	中脘	膻中	膈俞	阳陵泉	太渊	大杼	绝骨

八会穴主治相关组织、脏腑的病证。如膻中主治气病，能调气理气；膈俞主治血病，可止血活血；阳陵泉主治挛急痿瘫等筋病，能舒筋强筋；太渊主治脉病，以调畅血脉等。

七、八脉交会穴

八脉交会穴是十二经脉与奇经八脉相通的 8 个腧穴，又称"交经八穴""流注八穴"和"八脉八穴"，首见于窦汉卿《针经指南》。八脉交会穴均分布于腕踝关节上下，其配伍及主治病证见表 2-14。

表 2-14　八脉交会穴配伍及主治表

穴名	主治	相配合主治
公 孙	冲脉病证	心、胸、胃疾病
内 关	阴维脉病证	
后 溪	督脉病证	目内眦、颈项、耳、肩部疾病
申 脉	阳跷脉病证	
足临泣	带脉病证	目锐眦、耳后、颊、颈、肩部疾病
外 关	阳维脉病证	
列 缺	任脉病证	肺系、咽喉、胸膈疾病
照 海	阴跷脉病证	

八脉交会穴单独应用，具有治疗各自所通的奇经八脉病证的作用。如后溪通督脉，可治腰脊强痛等督脉病；公孙通冲脉，可治胸腹气逆等冲脉病。同时，临床上常根据两两相合的关系配合应用，治疗两脉相合部位的疾病，如公孙配内关，主治心、胸、胃疾病；列缺配照海，主治肺、咽喉、胸膈疾病。这属于上下配穴法的范畴。

八、交会穴

交会穴是两经或数经相交会的腧穴，首见于《针灸甲乙经》。交会穴多分布于头面、躯干部。交会穴的内容多出自《针灸甲乙经》，现根据该书所载，列经脉交会穴于表 2-15。

表 2-15　经脉交会穴表

	足太阴经	手太阴经	足厥阴经	手厥阴经	足少阴经	手少阴经	足太阳经	手太阳经	足少阳经	手少阳经	足阳明经	手阳明经	任脉	冲脉	督脉	带脉	阴维脉	阳维脉	阴跷脉	阳跷脉	备注
承浆											√	√	○		√						《针灸大成》
廉泉													○				√				
天突													○				√				
上脘								√				√	○								

续表

	足太阴经	手太阴经	足厥阴经	手厥阴经	足少阴经	手少阴经	足太阳经	手太阳经	足少阳经	手少阳经	足阳明经	手阳明经	任脉	冲脉	督脉	带脉	阴维脉	阳维脉	阴跷脉	阳跷脉	备注
中脘								√		√	√		○								手太阳、少阳、足阳明所生
下脘	√												○								
阴交													○		√						
关元	√		√		√								○								
中极	√		√		√								○								
曲骨			√										○								
会阴													○	√	√						
三阴交	○		√		√																
冲门	○		√																		
府舍	○		√														√				
大横	○																√				
腹哀	○																√				
中府	√	○																			
章门			○						√												
期门	√		○														√				
天池				○					√												
横骨					○									√							
大赫					○									√							
气穴					○									√							
四满					○									√							
中注					○									√							
肓俞					○									√							
商曲					○									√							
石关					○									√							
阴都					○									√							
腹通谷					○									√							
幽门					○									√							
照海					○														√		阴跷脉所生
交信					○														√		
筑宾					○												√				
神庭							√				√				○						
水沟											√	√			○						

续表

	足太阴经	手太阴经	足厥阴经	手厥阴经	足少阴经	手少阴经	足太阳经	手太阳经	足少阳经	手少阳经	足阳明经	手阳明经	任脉	冲脉	督脉	带脉	阴维脉	阳维脉	阴跷脉	阳跷脉	备注
百会							✓								○						
脑户							✓								○						
风府															○			✓			
哑门															○			✓			
大椎							✓		✓		✓				○						
陶道							✓								○						《铜人腧穴针灸图经》
长强					✓				✓						○						《铜人腧穴针灸图经》
晴明							○	✓			✓								✓	✓	《素问·气府论》
大杼							○	✓													
风门							○								✓						
附分							○	✓													
跗阳							○													✓	
申脉							○													✓	阳跷脉所生
仆参							○													✓	
金门							○											✓			
臑俞								○										✓		✓	
秉风								○	✓	✓		✓									
颧髎								○		✓											
听宫								○	✓	✓											
瞳子髎								✓	○	✓											
上关									○	✓	✓										
颔厌									○	✓	✓										
听会									○	✓											手少阳脉气所发
悬厘									○	✓	✓										
曲鬓							✓		○												
天冲							✓		○												
率谷							✓		○												
浮白							✓		○												
头窍阴							✓		○												
完骨							✓		○												

续表

	足太阴经	手太阴经	足厥阴经	手厥阴经	足少阴经	手少阴经	足太阳经	手太阳经	足少阳经	手少阳经	足阳明经	手阳明经	任脉	冲脉	督脉	带脉	阴维脉	阳维脉	阴跷脉	阳跷脉	备注
本神									○									√			
阳白									○									√			
头临泣							√		○									√			
目窗									○									√			
正营									○									√			
承灵									○									√			
脑空									○									√			
风池									○									√			
肩井									○	√								√			
日月	√								○									√			
环跳							√		○												
带脉									○							√					
五枢									○							√					
维道									○							√					
居髎									○											√	
阳交									○									√			
臑会										○		√									手阳明之络
丝竹空									√	○											足少阳脉气所发
天髎										○								√			
翳风									√	○											
角孙									√	○											
耳和髎								√	√	○											《铜人腧穴针灸图经》
承泣											○		√							√	
巨髎											○									√	
地仓											○	√								√	
下关									√		○										
头维									√		○							√			
气冲											○			√							冲脉所起
臂臑												○									手阳明络之会
肩髃												○								√	
巨骨												○								√	
迎香											√	○									

注：○为所属经，√为交会经。

交会穴的主要特点是既可以治疗本经病，又可以治疗所交会经脉的疾病。如三阴交既是脾经腧穴，又是足三阴经交会穴，因此，它不仅治疗脾经病证，也可治疗足少阴肾经和足厥阴肝经的病证。又如关元、中极是任脉与足三阴经的交会穴，故不仅能治疗任脉病证，也可治疗足三阴经病证。

思考题

1. 特定穴与根结、标本、气街理论有何联系？

答：特定穴中的五输穴、原穴、络穴、郄穴、八脉交会穴、下合穴皆在根部、本部及"胫气有街"的位置，募穴、背俞穴、八会穴、任督脉的络穴及脾之大络，皆在标部、结部及"胸气有街""腹气有街"的部位。362个经穴中除交会穴外的特定穴总数149个，由于部分腧穴属两种甚至三种特定穴，实际有129个，其中分布在根、本部的有100个，且98个在肘膝以下，分布在结、标部的仅有29个，且集中在躯干，即胸、腹气街。从临床应用中看，分布在根、本部的特定穴，均能主治头、颈、躯干、内脏疾病，即头、胸、腹气街（结、标部）的病证，说明根、本部特定穴的作用广泛，体现了根结、标本理论。而在结、标部的特定穴，能治疗相应脏腑、组织的疾病，正是气街理论的具体运用。

2. 为什么临床上脏病多选其背俞穴，而腑病多选其募穴治疗？

答：《灵枢·卫气》曰："气在胸者，止之膺与背俞。气在腹者，止之背俞。"《难经本义》又言："阴阳经络，气相交灌，脏腑腹背，气相通应。"也就是说脏腑之气可以通过气街与其俞、募穴相联系，而俞募二穴则具体体现了本脏本腑气血横向流注这一生理现象。《难经·六十七难》曰："五脏募皆在阴，而俞在阳者……阴病行阳，阳病行阴。故令募在阴，俞在阳。"即内脏或阴经遭遇病邪，其病气常可从阴而出行于阳分的俞穴，体表或阳经遭遇病邪，其病气常可由阳而入行于阴分的募穴，所以募穴都在胸腹部，背俞穴都在腰背部。在治疗上，《素问·阴阳应象大论》说："善用针者，从阴引阳，从阳引阴……阳病治阴，阴病治阳。"因此临床上属于阴的五脏病多选分布在腰背部的背俞穴，而属于阳的六腑病多选位于胸腹部的募穴治疗。

第五节　腧穴的定位方法

腧穴的定位方法，又称取穴法，是指确定腧穴位置的基本方法。临床上，取穴是否准确，直接影响针灸推拿的疗效，因此，针灸推拿治疗强调准确取穴。常用的腧穴定位方法有以下4种。

一、体表解剖标志定位法

体表解剖标志定位法指以人体解剖学的各种体表标志为依据来确定穴位位置的方法，又称自然标志定位法。人体体表解剖标志可分为固定标志和活动标志两类。

（一）固定标志

固定标志指利用各部位由骨节或肌肉所形成的突起、凹陷及五官轮廓、发际、指（趾）甲、乳头、肚脐等固定标志来取穴的方法。如鼻尖取素髎，两眉中间取印堂，腓骨小头前下缘取阳陵泉，俯首时第7颈椎棘突下取大椎等。

（二）活动标志

活动标志指利用关节、肌肉、皮肤随活动而出现的孔隙、凹陷、皱纹等活动标志来取穴的方法。如张口时在耳屏与下颌髁状突之间取听宫；屈肘时，在肘横纹外侧纹头处取曲池；正坐屈肘，掌心向胸时，在尺骨小头桡侧骨缝中取养老等。

人体体表标志，尤其是固定标志的位置恒定不变，因此，此法是确定腧穴位置的主要依据，其准确性也最高。但由于全身腧穴中分布于体表标志处的仅限于部分穴位，故此法有一定的局限性。

二、骨度分寸定位法

骨度分寸定位法指以体表骨节为主要标志来测量全身各部的长度和宽度，并按自身比例进行折算，用以确定腧穴位置的方法。古称"骨度法"，最早见于《灵枢·骨度》。取用时，将设定的骨节两端之间的长度折成为一定的等分，每一等分定为 1 寸。不论男女老幼、肥瘦高矮，一概以此标准折量作为量取腧穴的依据。图 2-8 和表 2-16 是现在普遍采用的骨度分寸，是以《灵枢·骨度》所规定的人体各部的分寸为基础，结合历代医家创用的折量分寸及中华人民共和国国家标准《腧穴名称与定位（GB/T 12346—2021）》中的"骨度折量定位法"而确定的。

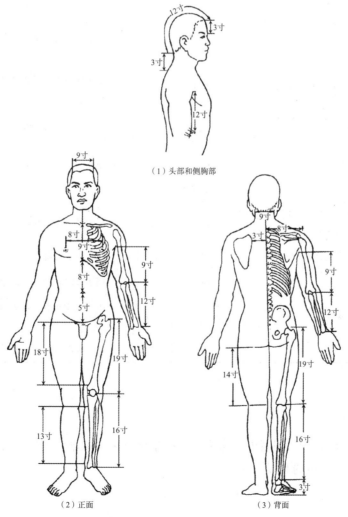

（1）头部和侧胸部

（2）正面　　　　　　　（3）背面

图 2-8　常用骨度分寸示意图

表 2-16　常用骨度分寸表

部位	起止点	折量寸	度量法	说明
头面部	前发际正中至后发际正中	12寸	直寸	用于确定头部腧穴的纵向距离
	眉间（印堂）至前发际正中	3寸	直寸	用于确定前发际及其头部腧穴的纵向距离
	第7颈椎棘突下（大椎）至后发际正中	3寸	直寸	用于确定后发际及其头部腧穴的纵向距离
	两额角发际（头维）之间	9寸	横寸	用于确定头前部腧穴的横向距离
	耳后两乳突（完骨）之间	9寸	横寸	用于确定头后部腧穴的横向距离
胸腹胁部	胸骨上窝（天突）至剑突尖	9寸	直寸	用于确定胸部任脉穴的纵向距离
	剑突尖至脐中	8寸	直寸	用于确定上腹部腧穴的纵向距离
	脐中至耻骨联合上缘（曲骨）	5寸	直寸	用于确定下腹部腧穴的纵向距离
	两乳头之间	8寸	横寸	用于确定胸腹部腧穴的横向距离
	两肩胛骨喙突内侧缘之间	12寸	横寸	用于确定胸部腧穴的横向距离
背腰部	肩胛骨内侧缘至后正中线	3寸	横寸	用于确定背腰部腧穴的横向距离
上肢部	腋前纹头至肘横纹（平尺骨鹰嘴）	9寸	直寸	用于确定上臂前侧及其内侧部腧穴的纵向距离
	腋后纹头至平尺骨鹰嘴（肘横纹）	9寸	直寸	用于确定上臂外侧及其后侧部腧穴的纵向距离
	肘横纹（平尺骨鹰嘴）至腕掌（背）侧远端横纹	12寸	直寸	用于确定前臂部腧穴的纵向距离
下肢部	耻骨联合上缘至髌底	18寸	直寸	用于确定大腿前部及其内侧部腧穴的纵向距离
	髌底至髌尖	2寸	直寸	
	髌尖（膝中）至内踝尖（胫骨内侧髁下方阴陵泉至内踝尖为13寸）	15寸	直寸	用于确定小腿内侧部腧穴的纵向距离
	股骨大转子至腘横纹（平髌尖）	19寸	直寸	用于确定大腿部前外侧部腧穴的纵向距离
	臀沟至腘横纹	14寸	直寸	用于确定大腿后部腧穴的纵向距离
	腘横纹（平髌尖）至外踝尖	16寸	直寸	用于确定小腿外侧及其后侧部腧穴的纵向距离
	内踝尖至足底	3寸	直寸	用于确定足内侧部腧穴的纵向距离

三、手指同身寸定位法

手指同身寸定位法是指以患者的手指为尺寸折量标准来量取腧穴的定位方法，又称"手指比量法"和"指寸法"。常用的有以下 3 种。

（一）中指同身寸

令患者拇指和中指屈曲成环形，以中指中节桡侧两端纹头之间的距离作为1寸（图2-9）。

（二）拇指同身寸

以患者拇指的指间关节的宽度作为1寸（图2-10）。

（三）横指同身寸

令患者第2～5指并拢，以中指中节横纹为标准，其4指的宽度作为3寸（图2-11）。四指相并名曰"一夫"，故用横指同身寸量取腧穴的方法，又称"一夫法"。

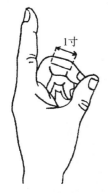
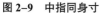
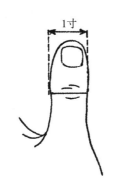
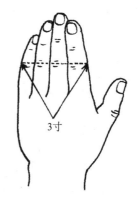

图 2-9　中指同身寸　　　　图 2-10　拇指同身寸　　　　图 2-11　横指同身寸（一夫法）

四、简便定位法

简便定位法是临床中简便易行的一种辅助取穴方法。如两手虎口自然平直交叉，一手食指压在另一手腕后高骨的上方，当食指尽端处取列缺；半握拳，当中指所指处取劳宫；立正姿势，两手自然下垂，于中指端处取风市；垂肩屈肘合腋，于平肘尖处取章门；两耳尖连线中点取百会等。

思考题

近年的针灸研究表明，动物存在着与人类相似的经络与穴位现象，在进行针灸动物实验时，应如何进行腧穴定位呢？

答：动物腧穴的定位方法有：依解剖形态做取穴标志，以体躯局部距离做标志，尾骨同体寸法（动物正对坐骨结节的一节尾椎的长度作为一寸），指量定穴（以中等体型动物为适宜）等。实验动物针刺取穴时，应注意运用比较解剖学和体表标记确定腧穴的位置，将经典针灸与兽医针灸相同的穴位，应用到实验动物上。具体动物取穴可以参考国家级规划教材《实验针灸学》中的动物穴位图谱及文献、《动物针灸穴位图谱》《实验动物针灸穴位图谱》《中国兽医针灸学》等。

第三章
经络与腧穴各论

扫一扫，查阅本章数字资源，含PPT、音视频、图片等

第一节　十二经脉

一、手太阴肺经及腧穴

（一）经脉循行

起于中焦，向下络于大肠，回转过来，沿着胃上口向上通过横膈，入属于肺脏。再从肺系（肺与喉咙相联系的部位）横行出于腋窝之下，向下沿着上臂内侧，行于手少阴心经和手厥阴心包经的前面，再向下到肘中，沿前臂内侧桡骨的前缘，入寸口，经过大鱼际，沿着大鱼际的桡侧缘，出于大指桡侧的末端。它的分支，从腕后分出，沿着食指桡侧边缘直达指端，与手阳明大肠经相交接（图 3–1）。

本经共有 11 穴，起于中府穴，止于少商穴；循行于上肢内侧前缘；本经属肺络大肠，与中焦、胃、肺系相联系。

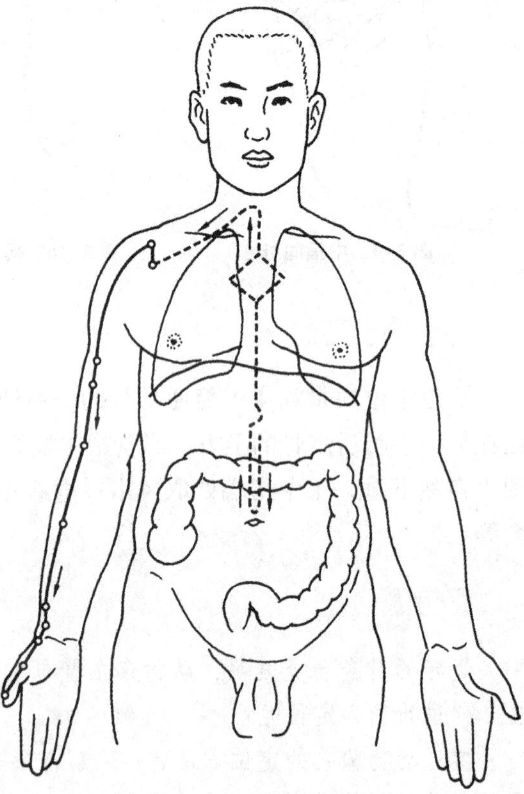

图 3–1　手太阴肺经循行示意图

（二）主治概要

本经腧穴常用于治疗咳嗽、气喘、胸闷、胸痛等肺胸部疾患；感冒等外感性疾病；沿经脉循行部位上的其他病证。

（三）常用腧穴

1. 中府 Zhōngfǔ（LU 1）　肺之募穴

【定位】胸部，横平第 1 肋间隙，锁骨下窝外侧，前正中线旁开 6 寸（图 3–2）。

【功效】宣肺利气，通络止痛。

【主治】①咳嗽、气喘、胸闷、胸痛等胸肺疾患；②肩背痛。

【操作】向外斜刺或平刺0.5～0.8寸；可灸；一指禅推法，点、按、揉法；不可向内深刺，以免伤及肺脏，引起气胸。

【解剖】当胸大肌、胸小肌处，内侧深层为第1肋间内、外肌；上外侧有腋动、静脉，胸肩峰动、静脉；布有锁骨上神经中间支、胸前神经分支及第1肋间神经外侧皮支。

2. 尺泽 Chǐzé（LU 5） 合穴

【定位】肘区，肘横纹上，肱二头肌腱桡侧凹陷中（图3-3）。

【功效】滋阴润肺，宽胸理气，通络止痛。

【主治】①咳嗽，气喘，咯血，咽喉肿痛；②肘臂挛痛；③急性吐泻，中暑，小儿惊风。

【操作】直刺0.8～1.2寸，或点刺出血；可灸；一指禅推法，点、按、揉法。

【解剖】在肘关节，当肘二头肌腱桡侧，肱桡肌起始部；有桡侧腕返动、静脉分支及头静脉；布有前臂外侧皮神经，直下为桡神经。

3. 孔最 Kǒngzuì（LU 6） 郄穴

【定位】前臂前区，腕掌侧远端横纹上7寸，尺泽与太渊连线上（图3-4）。

【功效】清热利肺，凉血止血，通络止痛。

【主治】①咯血，咳嗽，气喘，咽喉肿痛；②肘臂挛痛；③痔疾。

【操作】直刺0.5～1.2寸；可灸；一指禅推法，点、按、揉法。

【解剖】有肱桡肌，在旋前圆肌上端之外缘，桡侧腕长、短伸肌的内缘；有头静脉，桡动、静脉；布有前臂外侧皮神经、桡神经浅支。

4. 列缺 Lièquē（LU 7） 络穴，八脉交会穴（通于任脉）

【定位】前臂，腕掌侧远端横纹上1.5寸，拇短伸肌腱与拇长展肌腱之间，拇长展肌腱沟的凹陷中（图3-4）。

【功效】宣肺理气，祛风散邪。

【主治】①咳嗽，气喘，咽喉肿痛；②头痛，齿痛，项强，口眼㖞斜等头项疾患；③手腕痛。

【操作】向上或向下斜刺0.3～0.8寸；可灸；一指禅推法，点、按、揉法。

【解剖】在肱桡肌腱、拇短伸肌腱与拇长展肌腱之间，桡侧腕长伸肌腱内侧；有头静脉，桡动、静脉分支；布有前臂外侧皮神经和桡神经浅支的混合支。

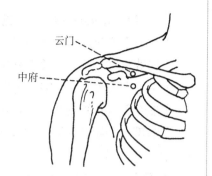

图3-2 手太阴肺经腧穴（一）

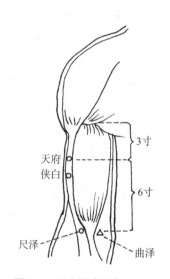

图3-3 手太阴肺经腧穴（二）

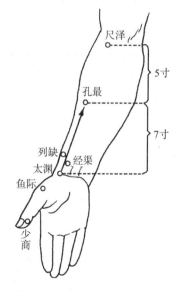

图3-4 手太阴肺经腧穴（三）

5. 太渊 Tàiyuān（LU 9）　输穴，原穴，八会穴之脉会

【定位】腕前区，桡骨茎突与舟状骨之间，拇长展肌腱尺侧凹陷中（图3-4）。

【功效】宣肺利咽，益气复脉，通络止痛。

【主治】①咳嗽，气喘，咯血，胸痛，咽喉肿痛；②无脉症；③腕臂痛。

【操作】避开桡动脉，直刺0.3～0.5寸；可灸；一指禅推法，点、按、揉法。

【解剖】桡侧腕屈肌腱的外侧，拇长展肌腱内侧；有桡动、静脉；布有前臂外侧皮神经和桡神经浅支混合支。

6. 鱼际 Yújì（LU 10）　荥穴

【定位】手外侧，第1掌骨桡侧中点，赤白肉际处（图3-4）。

【功效】宣肺利咽，清热解表。

【主治】①咳嗽，咯血；②发热，咽干，咽喉肿痛，失音；③小儿疳积，乳痛；④掌中热。

【操作】直刺0.5～0.8寸；可灸；治小儿疳积可用割治法；一指禅推法，点、按、揉法。

【解剖】有拇短展肌和拇指对掌肌；血管当拇指静脉回流支；布有前臂外侧皮神经和桡神经浅支混合支。

7. 少商 Shàoshāng（LU 11）　井穴

【定位】手指，拇指末节桡侧，指甲根角侧上方0.1寸（指寸）（图3-4）。

【功效】宣肺利咽，清热解暑，醒脑开窍，通络止痛。

【主治】①咽喉肿痛，鼻衄，咳嗽；②高热，昏迷，癫狂。

【操作】浅刺0.1寸，或点刺出血；可灸；掐法。

【解剖】有指掌固有动、静脉所形成的动、静脉网；布有前臂外侧皮神经和桡神经浅支混合支，正中神经的掌侧固有神经的末梢神经网。

（四）腧穴表解

手太阴肺经腧穴表解，见表3-1。

表3-1　手太阴肺经腧穴表解

穴名	定位	主治	操作
中府（Zhōngfǔ，LU 1） 肺之募穴	胸部，横平第1肋间隙，锁骨下窝外侧，前正中线旁开6寸	①咳嗽、气喘、胸闷、胸痛等胸肺疾患；②肩背痛	向外斜刺或平刺0.5～0.8寸；可灸；一指禅推法，点、按、揉法；不可向内深刺，以免伤及肺脏，引起气胸
云门（Yúnmén，LU 2）	在胸前壁的外上方，肩胛骨喙突上方，前正中线旁开6寸，锁骨下窝凹陷处	①咳嗽，气喘，胸痛；②肩关节内侧痛	向外斜刺或平刺0.5～0.8寸；可灸；一指禅推法，点、按、揉法；不可向内深刺，以免伤及肺脏，引起气胸
天府（Tiānfǔ，LU 3）	在臂内侧面，肱二头肌桡侧缘，腋前纹头下3寸处	①咳嗽，气喘，鼻衄；②瘿气；③上臂内侧痛	直刺0.5～1寸，可灸；一指禅推法，点、按、揉法
侠白（Xiábái，LU 4）	在臂内侧面，肱二头肌桡侧缘，腋前纹头下4寸	①咳嗽，气喘；②干呕，烦满；③上臂内侧痛	直刺0.5～1.2寸；可灸；一指禅推法，点、按、揉法

续表

穴名	定位	主治	操作
尺泽（Chǐzé, LU 5）合穴	肘区，肘横纹上，肱二头肌腱桡侧凹陷中	①咳嗽，气喘，咯血，咽喉肿痛；②肘臂挛痛；③急性吐泻，中暑，小儿惊风	直刺0.8～1.2寸，或点刺出血；可灸；一指禅推法，点、按、揉法
孔最（Kǒngzuì, LU 6）郄穴	前臂前区，腕掌侧远端横纹上7寸，尺泽与太渊连线上	①咯血，咳嗽，气喘，咽喉肿痛；②肘臂挛痛；③痔疾	直刺0.5～1.2寸；可灸；一指禅推法，点、按、揉法
列缺（Lièquē, LU 7）络穴，八脉交会穴（通于任脉）	前臂，腕掌侧远端横纹上1.5寸，拇短伸肌腱与拇长展肌腱之间，拇长展肌腱沟的凹陷中	①咳嗽，气喘，咽喉肿痛；②头痛，齿痛，项强，口眼㖞斜等头项疾患；③手腕痛	向上或向下斜刺0.3～0.8寸，可灸；一指禅推法，点、按、揉法
经渠（Jīngqú, LU 8）	在前臂掌侧面，桡骨茎突与桡动脉之间凹陷处，腕横纹上1寸	①咳嗽，气喘，胸痛，咽喉肿痛；②手腕痛	避开桡动脉，直刺0.3～0.5寸，不灸；一指禅推法，点、按、揉法
太渊（Tàiyuān, LU 9）输穴，原穴，八会穴之脉会	腕前区，桡骨茎突与舟状骨之间，拇长展肌腱尺侧凹陷中	①咳嗽，气喘，咯血，胸痛，咽喉肿痛；②无脉症；③腕臂痛	避开桡动脉，直刺0.3～0.5寸，可灸；一指禅推法，点、按、揉法
鱼际（Yújì, LU 10）荥穴	手外侧，第1掌骨桡侧中点，赤白肉际处	①咳嗽，咯血；②发热，咽干，咽喉肿痛，失音；③小儿疳积，乳痈，掌中热	直刺0.5～0.8寸，可灸；治小儿疳积可用割治法；一指禅推法，点、按、揉法
少商（Shàoshāng, LU 11）井穴	手指，拇指末节桡侧，指甲根角侧上方0.1寸（指寸）	①咽喉肿痛，鼻衄，咳嗽；②高热，昏迷，癫狂	浅刺0.1寸，或点刺出血，可灸；掐法

思考题

1. 中医切脉为何独取寸口？

答：因为寸口属于手太阴肺经所过部位，并正当手太阴肺经原穴太渊处，肺朝百脉，十二经脉气血的运行都与肺气有着直接关系，五脏六腑有病，气血运行失常，可通过肺经反映于寸口，故诊察寸口的变化可诊断疾病。

2. 针刺手太阴肺经穴位应注意哪些？

答：针刺中府、云门穴时，要向外斜刺或平刺，不可向内深刺，以免伤及脏器；针刺太渊穴时要避开桡动脉；针刺列缺穴时要向肘部斜刺，其他部位穴位多直刺。

二、手阳明大肠经及腧穴

（一）经脉循行

起于食指末端（商阳），沿食指桡侧向上，通过第1、第2掌骨之间（合谷），向上进入两筋（拇长伸肌腱和拇短伸肌腱）之间的凹陷处，沿前臂外侧前缘，至肘部外侧，再沿上臂外侧前缘，上走肩端（肩髃），沿肩峰前缘，向上循行至背部，与诸阳经交会于大椎穴，再向下进入缺盆（锁骨上窝部），络于肺，向下通过横膈，属于大肠。

缺盆部支脉：上走颈部，通过面颊，进入下齿中，回绕经口角至上唇，交会于人中，左脉向右，右脉向左，止于对侧鼻孔旁（迎香），与足阳明胃经相接（图3-5）。

本经共有20穴，起于商阳穴，止于迎香穴；循行于上肢外侧前缘；本经属大肠络肺，与齿、口、鼻相联系。

（二）主治概要

本经腧穴主治头面、五官、咽喉病，以及热病、皮肤病、肠腑病、神志病和经脉循行部位的其他病证。

（三）常用腧穴

1. 商阳 Shāngyáng（LI 1）井穴

【定位】手指，食指末节桡侧，指甲根角侧上方0.1寸（指寸）（图3-6）。

【功效】清热利窍，疏经活血。

【主治】①齿痛，咽喉肿痛，耳鸣耳聋等五官疾患；②热病，昏迷。

【操作】浅刺0.1寸，或点刺出血；可灸；掐法。

【解剖】有指及掌背动、静脉网；布有来自正中神经的指掌侧固有神经、桡神经的指背侧神经。

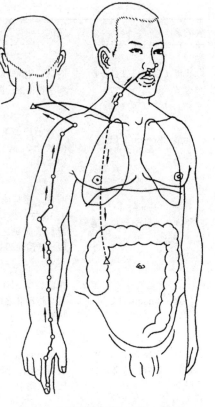

图3-5　手阳明大肠经循行示意图

2. 合谷 Hégǔ（LI 4）原穴

【定位】手背，第2掌骨桡侧的中点处（图3-6）。

【功效】镇痛利窍，清热解表，调经利产，疏经活络。

【主治】①头痛，目赤肿痛，咽喉肿痛，失音，鼻衄，齿痛，口眼㖞斜，耳鸣耳聋等头面五官诸疾；②诸痛证；③热病，无汗，多汗；④经闭，滞产。

【操作】直刺0.5～1寸，针刺时手呈半握拳状，孕妇不宜针；可灸；一指禅推法、点、按、揉法。

【解剖】在第1、2掌骨之间，第1骨间背侧肌中，深层有拇收肌横头；有手背静脉网，为头静脉的起始部，腧穴近侧正当桡动脉从手背穿向手掌之处；布有桡神经浅支的掌背侧神经，深部有正中神经的指掌侧固有神经。

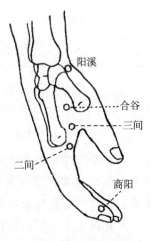

图3-6　手阳明大肠经腧穴（一）

3. 手三里 Shǒusānlǐ（LI 10）

【定位】前臂，肘横纹下2寸，阳溪与曲池连线上（图3-7）。

【功效】疏经活络，理气通腑，清热止痛。

【主治】①手臂无力、疼痛，上肢瘫痪麻木；②腹痛，腹泻；③齿痛，颊肿。

【操作】直刺 1～1.5 寸；可灸；一指禅推法，点、按、揉法。

【解剖】在桡骨的桡侧，桡侧有腕短伸肌及腕长伸肌，深层有旋后肌；布有前臂背侧皮神经及桡神经深支；血管为桡返动脉的分支。

4. 曲池 Qūchí（**LI 11**） 合穴

【定位】肘区，尺泽与肱骨外上髁连线的中点凹陷处（图 3-7）。

【功效】清热利窍，疏经活络，祛风凉血，理气通腑，活血调经。

【主治】①手臂痹痛，上肢不遂；②热病，高血压，癫狂；③腹痛，吐泻，痢疾；④咽喉肿痛，齿痛，目赤肿痛等五官病；⑤瘾疹，湿疹，瘰疬。

【操作】直刺 1～1.5 寸；可灸；一指禅推法，点、按、揉法。

【解剖】桡侧腕长伸肌起始部，肱桡肌的桡侧；有桡返动脉的分支；布有前臂背侧皮神经，内侧深层为桡神经本干。

5. 肩髃 Jiānyú（**LI 15**）

【定位】三角肌区，肩峰外侧缘前端与肱骨大结节两骨间凹陷中（图 3-8）。

【功效】通络止痛，消瘰散结，活血祛风。

【主治】①肩臂挛痛，上肢不遂，手臂挛急；②瘾疹，瘰疬。

【操作】直刺或向下斜刺 0.8～1.5 寸，肩周炎宜向肩关节直刺，上肢不遂宜向三角肌方向斜刺；可灸；一指禅推法，点、按、揉法。

【解剖】有旋肱后动、静脉；布有锁骨上神经、腋神经。

6. 迎香 Yíngxiāng（**LI 20**）

【定位】面部，鼻翼外缘中点旁，鼻唇沟中（图 3-9）。

【功效】通利鼻窍，散风通络，杀虫止痛。

【主治】①鼻塞，鼽衄；②口㖞；③胆道蛔虫病。

【操作】略向内上方斜刺或平刺 0.3～0.5 寸；不宜灸；一指禅推法，点、按、揉法。

【解剖】在上唇方肌中，深部为梨状孔的边缘；有面动、静脉及眶下动、静脉分支；布有面神经与眶下神经的吻合丛。

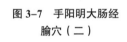

图 3-7 手阳明大肠经腧穴（二）

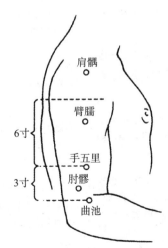

图 3-8 手阳明大肠经腧穴（三）

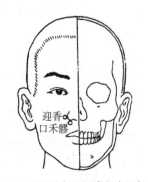

图 3-9 手阳明大肠经腧穴（四）

（四）腧穴表解

手阳明大肠经腧穴表解，见表 3-2。

表 3-2　手阳明大肠经腧穴表解

穴名	定位	主治	操作
商阳（Shāngyáng，LI 1）井穴	手指，食指末节桡侧，指甲根角侧上方 0.1 寸（指寸）	①齿痛，咽喉肿痛，耳鸣耳聋等五官疾患；②热病，昏迷	浅刺 0.1 寸，或点刺出血；可灸；掐法
二间（èrjiān，LI 2）荥穴	手指，第 2 掌指关节桡侧远端赤白肉际处	①鼻衄，齿痛，咽喉肿痛，目痛，口眼㖞斜等五官疾患；②热病	直刺 0.2～0.4 寸；可灸；一指禅推法，点、按、揉法
三间（Sānjiān，LI 3）输穴	手背，第 2 掌指关节桡侧近端凹陷中	①齿痛，咽喉肿痛；②腹胀，肠鸣；③嗜睡	直刺 0.3～0.5 寸；可灸；一指禅推法，点、按、揉法
合谷（Hégǔ，LI 4）原穴	手背，第 2 掌骨桡侧的中点处	①头痛，目赤肿痛，咽喉肿痛，失音，鼻衄，齿痛，口眼㖞斜，耳鸣耳聋等头面五官诸疾；②诸痛证；③热病，无汗，多汗；④经闭，滞产	直刺 0.5～1 寸；针刺时手呈半握拳状，孕妇不宜针；可灸；一指禅推法，点、按、揉法
阳溪（Yángxī，LI 5）经穴	腕区，腕背侧远端横纹桡侧，桡骨茎突远端，解剖学"鼻烟窝"凹陷中	①手腕痛；②头痛，目赤，齿痛，咽喉肿痛，耳鸣耳聋等头面五官疾患	直刺 0.5～0.8 寸；可灸；一指禅推法，点、按、揉法
偏历（Piānlì，LI 6）络穴	前臂，腕背侧远端横纹上 3 寸，阳溪与曲池连线上	①耳鸣耳聋，目赤，鼻衄，喉痛等五官疾患；②手臂酸痛；③腹部胀满，水肿	直刺或斜刺 0.5～0.8 寸；可灸；一指禅推法，点、按、揉法
温溜（Wēnliū，LI 7）郄穴	前臂，腕背侧远端横纹上 5 寸，阳溪与曲池连线上	①急性肠鸣腹痛；②疔疮；③头痛，面肿，咽喉肿痛；④肩背酸痛	直刺 0.5～1 寸；可灸；一指禅推法，点、按、揉法
下廉（Xiàlián，LI 8）	前臂，肘横纹下 4 寸，阳溪与曲池连线上	①肘臂痛；②头痛，眩晕，目痛；③腹胀，腹痛	直刺 0.5～1 寸；可灸；一指禅推法，点、按、揉法
上廉（Shànglián，LI 9）	前臂，肘横纹下 3 寸，阳溪与曲池连线上	①肘臂痛，半身不遂，手臂麻木；②头痛；③肠鸣，腹痛，腹泻	直刺 0.5～1 寸；可灸；一指禅推法，点、按、揉法
手三里（Shǒusānlǐ，LI 10）	前臂，肘横纹下 2 寸，阳溪与曲池连线上	①手臂无力、疼痛，上肢瘫痪麻木；②腹痛，腹泻；③齿痛，颊肿	直刺 1～1.5 寸；可灸；一指禅推法，点、按、揉法
曲池（Qūchí，LI 11）合穴	肘区，尺泽与肱骨外上髁连线的中点凹陷处	①手臂痹痛，上肢不遂；②热病，高血压，癫狂；③腹痛，吐泻，痢疾；④咽喉肿痛，齿痛，目赤肿痛等五官病；⑤瘾疹，湿疹，瘰疬	直刺 1～1.5 寸；可灸；一指禅推法，点、按、揉法

续表

穴名	定位	主治	操作
肘髎（Zhǒuliáo，LI 12）	肘区，肱骨外上髁上缘，髁上嵴的前缘	肘臂部疼痛、麻木、挛急	直刺 0.5～1 寸；可灸；一指禅推法，点、按、揉法
手五里（Shǒuwǔlǐ，LI 13）	臂部，肘横纹上 3 寸，曲池与肩髃连线上	①肘臂挛痛；②瘰疬	避开动脉，直刺 0.5～1 寸；可灸
臂臑（Bìnào，LI 14）	臂部，曲池（LI 11）上 7 寸，三角肌前缘	①肩臂疼痛不遂，颈项拘挛；②瘰疬；③目疾	直刺或向上斜刺 0.8～1.5 寸；可灸；一指禅推法，点、按、揉法
肩髃（Jiānyú，LI 15）	在三角肌区，肩峰外侧缘前端与肱骨大结节两骨间凹陷中	①肩臂挛痛，上肢不遂，手臂挛急；②瘾疹，瘰疬	直刺或向下斜刺 0.8～1.5 寸，肩周炎宜向肩关节直刺，上肢不遂宜向三角肌方向斜刺；可灸；一指禅推法，点、按、揉法
巨骨（Jùgǔ，LI 16）	肩胛区，锁骨肩峰端与肩胛冈之间凹陷中	①肩臂挛痛，臂不举；②瘰疬，瘿气	直刺，微斜向外下方，进针 0.5～1 寸，直刺不可过深，以免刺入胸腔造成气胸；可灸；一指禅推法，点、按、揉法
天鼎（Tiāndǐng，LI 17）	颈部，横平环状软骨，胸锁乳突肌后缘	①暴喑气梗，咽喉肿痛，梅核气；②瘰疬，瘿气	直刺 0.3～0.5 寸；可灸；一指禅推法，点、按、揉法
扶突（Fútū，LI 18）	胸锁乳突肌区，横平喉结，胸锁乳突肌前、后缘中间	①咽喉肿痛，暴喑；②瘿气，瘰疬；③咳嗽，气喘；④颈部手术针麻用穴	直刺 0.5～0.8 寸，针刺时注意避开颈动脉，不可过深，一般不使用电针，以免引起迷走神经反应；可灸；一指禅推法，点、按、揉法
口禾髎（Kǒuhéliáo，LI 19）	面部，横平人中沟上 1/3 与下 2/3 交点，鼻孔外缘直下	①鼻塞，鼽衄；②口喎，口噤	直刺或斜刺 0.3～0.5 寸；可灸；一指禅推法，点、按、揉法
迎香（Yíngxiāng，LI 20）	面部，鼻翼外缘中点旁，鼻唇沟中	①鼻塞，鼽衄；②口喎；③胆道蛔虫病	略向内上方斜刺或平刺 0.3～0.5 寸；不宜灸；一指禅推法，点、按、揉法

思考题

1. 临床治疗中为何常用"面口合谷收"？

答："面口合谷收"是循经取穴的经典，有关"面口合谷收"的现代研究有以下进展：这一理论的解剖学基础与颈部脊髓、网状结构、丘脑、大脑皮质、三叉神经半月节、孤束核均有关系，面神经诱发电位研究显示，针刺合谷穴能使患侧面神经诱发电位波幅显著提高；利用红外热像技术显示针刺合谷穴能引起面口部温度的升高，以口唇部升温最明显；脑功能成像显示，针刺合谷穴后大脑皮质运动区和边缘系统被激活，进而对机体的功能产生影响，由此推测"面口合谷收"的中枢机制可能与大脑皮质运动区和边缘系统密切相关。

2. 针刺手阳明大肠经穴位应注意哪些?

答：孕妇慎用合谷穴，以免引起流产；巨骨穴不可深刺，以免刺入胸腔造成气胸；扶突、天鼎穴进针须缓慢，防止误伤颈动脉。

三、足阳明胃经及腧穴

（一）经脉循行

起于鼻翼旁（迎香），上行到鼻根部，与旁侧足太阳经交会，向下沿着鼻的外侧，进入上齿龈内，回出环绕口唇，向下交会于颏唇沟承浆（任脉）处，再向后沿着下颌骨下方，出于下颌大迎处，沿着下颌角颊车，上行耳前，经过上关（足少阳经），沿着发际，到达前额（神庭）。

面部支脉，从大迎前下走人迎，沿着喉咙，进入缺盆部，向下通过横膈，属于胃，联络脾。

缺盆部直行的经脉，经乳房内侧，向下夹脐旁，进入少腹部气冲。

胃下口部支脉，沿着腹里向下到气冲与直行经脉会合，再由此下行至髀关，直抵伏兔部，下至膝关节，沿着胫骨外侧前缘，下经足跗，进入第2足趾外侧端（厉兑）。

胫部支脉，从膝下三寸（足三里）处分出，进入足中趾外侧端。

足跗部支脉，从足背部（冲阳）分出，进入足大趾内侧端（隐白），与足太阴脾经相接（图3-10）。

本经共有45穴，起于承泣穴，止于厉兑穴；循行于胸腹第二侧线、下肢外侧前缘；本经属胃络脾，与鼻、上齿、口唇、喉咙相联系。

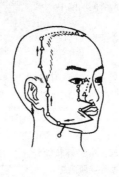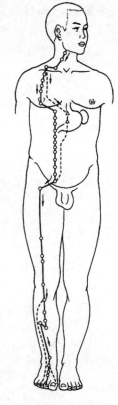

图3-10　足

（二）主治概要

本经腧穴常用于治疗肠鸣、腹胀、泄泻、腹痛、胃痛、呕吐等胃肠病；头痛、面瘫、眼病、牙痛、腮腺炎、咽喉炎等头面五官病；神志病；热病；经脉循行部位的其他病证。

（三）常用腧穴

1. 四白 Sìbái（ST 2）

【定位】面部，眶下孔处（图3-11）。

【功效】清热明目，疏风止痉，通络止痛。

【主治】①目疾（目赤肿痛，目翳，眼睑眴动，迎风流泪）；②口眼㖞斜，三叉神经痛，面肌痉挛；③头痛，眩晕。

【操作】直刺或微向上斜刺0.3～0.5寸，不可深刺，以免伤

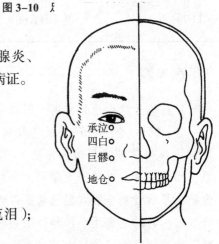

图3-11　足阳明胃经腧穴（一）

及眼球，不可过度提插捻转；不宜灸；点、按、揉法。

【解剖】在眶下孔处，当眼轮匝肌和提上唇肌之间；有面动、静脉分支，眶下动、静脉；有面神经分支，当眶下神经处。

2. 地仓 Dìcāng（ST 4）

【定位】面部，口角旁开 0.4 寸（指寸）（图 3-11）。

【功效】疏风止痉，通络止痛。

【主治】①口角㖞斜，流涎，齿痛，流泪，唇缓不收；②三叉神经痛。

【操作】斜刺或平刺 0.5 ～ 0.8 寸，可向颊车穴透刺；可灸；点、按、揉法。

【解剖】在口轮匝肌中，深层为颊肌；有面动、静脉；布有面神经和眶下神经分支，深层为颊肌神经的末支。

3. 颊车 Jiáchē（ST 6）

【定位】面部，下颌角前上方一横指（中指），闭口咬紧牙时咬肌隆起，放松时按之有凹陷处（图 3-12）。

【功效】疏风止痉，通络止痛。

【主治】①齿痛，牙关不利，颊肿，面肌痉挛；②口角㖞斜。

【操作】直刺 0.3 ～ 0.5 寸，或平刺 0.5 ～ 1 寸，可向地仓穴透刺；可灸；点、按、揉法。

【解剖】在下颌角前方，有咬肌；有咬肌动、静脉；布有耳大神经、面神经及咬肌神经。

4. 下关 Xiàguān（ST 7）

【定位】面部，颧弓下缘中央与下颌切迹之间凹陷中（图 3-12）。

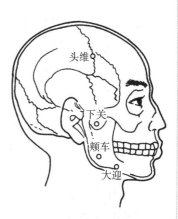

图 3-12　足阳明胃经腧穴（二）

【功效】祛风止痛，聪耳通络。

【主治】①牙关开合不利，齿痛，三叉神经痛；②口眼㖞斜；③耳聋，耳鸣，聤耳。

【操作】直刺 0.5 ～ 1 寸，留针时不可做张口动作，以免弯针、折针；可灸；点、按、揉法。

【解剖】当颧弓下缘，皮下有腮腺，为咬肌起始部；有面横动、静脉，最深层为上颌动、静脉；正当面神经颧眶支及耳颞神经分支，最深层为下颌神经。

5. 头维 Tóuwéi（ST 8）

【定位】头部，额角发际上 0.5 寸，头正中线旁开 4.5 寸（图 3-12）。

【功效】通络止痛，疏风明目。

【主治】①头痛；②目疾（目眩、目痛、迎风流泪、眼睑瞤动、视物不明）。

【操作】平刺 0.5 ～ 1 寸；不宜灸；按、揉法。

【解剖】在颞肌上缘帽状腱膜中；有颞浅动、静脉的额支；布有耳额神经的分支及面神经额颞支。

6. 梁门 Liángmén（ST 21）

【定位】上腹部，脐中上 4 寸，前正中线旁开 2 寸（图 3-13）。

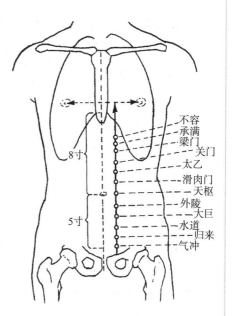

图 3-13　足阳明胃经腧穴（三）

【功效】消积和胃。

【主治】纳少，胃痛，呕吐，腹胀，大便溏薄等胃肠病。

【操作】直刺0.8～1.2寸，过饱者禁针，肝大者慎针或禁针，不宜做大幅度提插；可灸；一指禅推法，点、按、揉法。

【解剖】当腹直肌及其鞘处，深层为腹横肌；有第8肋间动、静脉分支及腹壁上动、静脉；当第8肋间神经分支处（右侧深部当肝下缘、胃幽门部）。

7. 天枢 Tiānshū（ST 25） 大肠募穴

【定位】腹部，横平脐中，前正中线旁开2寸（图3-13）。

【功效】调腑理肠，调经止痛。

【主治】①腹痛，腹胀，肠鸣泄泻，便秘，痢疾等胃肠病；②月经不调，痛经；③水肿，疝气。

【操作】直刺1～1.5寸；可灸；一指禅推法，点、按、揉法。

【解剖】当腹直肌及其鞘处；有第10肋间动、静脉分支及腹壁下动、静脉分支；布有第10肋间神经分支（内部为小肠）。

8. 归来 Guīlái（ST 29）

【定位】下腹部，脐中下4寸，前正中线旁开2寸（图3-13）。

【功效】理气止痛，调经止带，益气升提。

【主治】①小腹痛，疝气，小便不利；②月经不调，痛经，经闭，子宫下垂，带下，阴挺。

【操作】直刺1～1.5寸；可灸；一指禅推法，点、按、揉法。

【解剖】在腹直肌外缘，有腹内斜肌、腹横肌腱膜；外侧有腹壁下动、静脉；布有髂腹下神经。

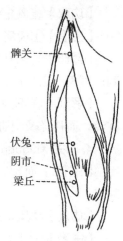

髀关
伏兔
阴市
梁丘

9. 梁丘 Liángqiū（ST 34） 郄穴

【定位】股前区，髌底上2寸，股外侧肌与股直肌肌腱之间（图3-14）。

图3-14 足阳明胃经腧穴（四）

【功效】和胃止痛，疏经活络，宽胸通乳。

【主治】①膝关节肿痛，下肢不遂；②急性胃痛；③乳痈，乳痛。

【操作】直刺1～1.5寸；可灸；一指禅推法，点、按、揉法。

【解剖】在股直肌和股外侧肌之间；有旋股外侧动脉降支；布有股前皮神经、股外侧皮神经。

10. 犊鼻 Dúbí（ST 35）

【定位】膝前区，髌韧带外侧凹陷中，又名外膝眼（图3-15）。

【功效】祛风散寒，疏经活络，通利关节。

【主治】膝痛，屈伸不利，下肢麻痹。

【操作】屈膝，向后内方斜刺0.5～1寸；可灸；点、按、揉法。

【解剖】在髌韧带外缘；有膝关节动、静脉网；布有腓肠外侧皮神经及腓总神经关节支。

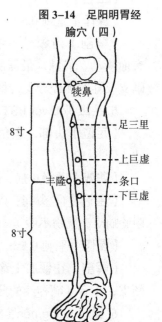

犊鼻
8寸
足三里
上巨虚
丰隆
条口
下巨虚
8寸

图3-15 足阳明胃经腧穴（五）

11. 足三里 Zúsānlǐ（ST 36） 合穴，胃之下合穴

【定位】小腿外侧，犊鼻下 3 寸，犊鼻与解溪连线上（图 3-15）。

【功效】健脾和胃，疏经活络，祛痰镇静，消痈止痛，强壮保健。

【主治】①胃痛，呕吐，噎膈，腹胀，腹泻，消化不良，疳积，痢疾，便秘等胃肠诸疾；②下肢痿痹；③中风，头晕，心悸，高血压，癫狂；④乳痈；⑤虚劳诸症，为强壮保健要穴。

【操作】直刺 1 ～ 2 寸；可灸，强壮保健用，常用温灸法；一指禅推法，点、按、揉法。

【解剖】在胫骨前肌、趾长伸肌之间；有胫前动、静脉；为腓肠外侧皮神经及隐神经的皮支分布处，深层当腓深神经。

12. 上巨虚 Shàngjùxū（ST 37） 大肠下合穴

【定位】小腿外侧，犊鼻下 6 寸，犊鼻与解溪连线上（图 3-15）。

【功效】调腑理肠，疏经活络。

【主治】①肠鸣，腹痛，腹泻，便秘，肠痈等肠胃疾患；②下肢痿痹。

【操作】直刺 1 ～ 2 寸；可灸；一指禅推法，点、按、揉法。

【解剖】在胫骨前肌中；有胫前动、静脉；布有腓肠外侧皮神经及隐神经的皮支，深层当腓深神经。

13. 丰隆 Fēnglóng（ST 40） 络穴

【定位】小腿外侧，外踝尖上 8 寸，胫骨前肌的外缘；条口旁开 1 横指（图 3-15）。

【功效】清窍安神，健脾化痰，疏经活络。

【主治】①头痛，胸痛，眩晕，癫狂，痫证；②咳嗽，痰多，哮喘；③下肢痿痹。

【操作】直刺 1 ～ 1.5 寸；可灸；一指禅推法，点、按、揉法。

【解剖】在趾长伸肌外侧和腓骨短肌之间；有胫前动脉分支；当腓浅神经处。

14. 解溪 Jiěxī（ST 41） 经穴

【定位】踝区，踝关节前面中央凹陷中，踇长伸肌腱与趾长伸肌腱之间（图 3-16）。

【功效】健脾和胃，镇惊宁心，疏经活络。

【主治】①下肢痿痹，足下垂，踝关节肿痛；②头痛，眩晕，癫狂；③腹胀，便秘。

【操作】直刺 0.5 ～ 1 寸；可灸；点、按、揉法。

【解剖】在踇长伸肌腱与趾长伸肌腱之间；有胫前动、静脉；浅部当腓浅神经，深层当腓深神经。

15. 内庭 Nèitíng（ST 44） 荥穴

【定位】足背第 2、3 趾间，趾蹼缘后方赤白肉际处（图 3-16）。

【功效】清热消肿，健脾和胃。

【主治】①齿痛，咽喉肿痛，鼻衄；②热病；③胃病吐酸，腹胀，痢疾，便秘；④足背肿痛，跖趾关节痛。

【操作】直刺或斜刺 0.5 ～ 0.8 寸；可灸；点、按、揉法。

【解剖】有足背静脉网；布有腓浅神经足背内侧皮神经的趾背神经。

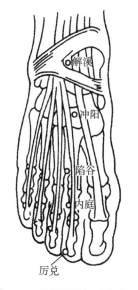

图 3-16 足阳明胃经腧穴（六）

（四）腧穴表解

足阳明胃经腧穴表解，见表3-3。

表3-3　足阳明胃经腧穴表解

穴名	定位	主治	操作
承泣 （Chéngqì， ST 1）	面部，眼球与眶下缘之间，瞳孔直下	①目疾（眼睑瞤动，目赤肿痛，夜盲，迎风流泪）；②口眼㖞斜，面肌痉挛	以左手拇指向上轻推眼球，紧靠眶缘缓慢直刺0.5～1.5寸，不宜提插，以防刺破血管引起血肿，出针后以棉签按压针孔片刻，以防出血；不宜灸；点、按、揉法
四白 （Sìbái，ST 2）	面部，眶下孔处	①目疾（目赤肿痛，目翳，眼睑瞤动，迎风流泪）；②口眼㖞斜，三叉神经痛，面肌痉挛；③头痛，眩晕	直刺或微向上斜刺0.3～0.5寸，不可深刺，以免伤及眼球，不可过度提插捻转；不宜灸；点、按、揉法
巨髎 （Jùliáo，ST 3）	面部，瞳孔直下横平鼻翼下缘，当鼻唇沟外侧	①口角㖞斜，眼睑瞤动；②鼻衄，齿痛，唇颊肿	直刺或斜刺0.3～0.5寸；可灸；点、按、揉法
地仓 （Dìcāng，ST 4）	面部，口角旁开0.4寸（指寸）	①口角㖞斜，流涎，齿痛，流泪，唇缓不收；②三叉神经痛	斜刺或平刺0.5～0.8寸，可向颊车穴透刺；可灸；点、按、揉法
大迎 （Dàyíng，ST 5）	面部，下颌角前方，咬肌附着部的前缘凹陷中，面动脉搏动处	颊肿，面肿，面痛，齿痛，牙关紧闭，口角㖞斜	避开动脉，斜刺或平刺0.3～0.5寸；可灸；按、揉法
颊车 （Jiáchē，ST 6）	面部，下颌角前上方1横指（中指），闭口咬紧牙时咬肌隆起，放松时按之有凹陷处	①齿痛，牙关不利，颊肿，面肌痉挛；②口角㖞斜	直刺0.3～0.5寸，或平刺0.5～1寸，可向地仓穴透刺；可灸；点、按、揉法
下关 （Xiàguān，ST 7）	面部，颧弓下缘中央与下颌切迹之间凹陷中	①牙关开合不利，齿痛，三叉神经痛；②口眼㖞斜；③耳聋，耳鸣，聤耳	直刺0.5～1寸，留针时不可做张口动作，以免弯针、折针；可灸；点、按、揉法
头维 （Tóuwéi，ST 8）	头部，额角发际上0.5寸，头正中线旁开4.5寸	①头痛；②目疾（目眩、目痛、迎风流泪、眼睑瞤动、视物不明）	平刺0.5～1寸；不宜灸；按、揉法
人迎 （Rényíng，ST 9）	颈部，横平喉结，胸锁乳突肌前缘，颈总动脉搏动处	①瘰气，咽喉肿痛，瘰疬；②高血压；③气喘	避开动脉，直刺0.3～0.8寸；点、按、揉法
水突 （Shuǐtū，ST 10）	颈部，横平环状软骨，胸锁乳突肌前缘	①咽喉肿痛；②咳嗽，气喘；③呃逆，瘰疬，瘿瘤	直刺0.3～0.8寸；点、按、揉法
气舍 （Qìshè，ST 11）	胸锁乳突肌区，锁骨上小窝，锁骨胸骨端上缘，胸锁乳突肌胸骨头与锁骨头中间的凹陷中	①咽喉肿痛，瘿瘤，瘰疬；②气喘，呃逆；③颈项强痛	直刺0.3～0.5寸；可灸；点、按、揉法
缺盆 （Quēpén，ST 12）	颈外侧区，锁骨上大窝，锁骨上缘凹陷中，前正中线旁开4寸	①咳嗽，气喘；②咽喉肿痛，缺盆中痛，瘰疬	直刺或斜刺0.3～0.5寸；可灸；拿、点、按、揉法
气户 （Qìhù，ST 13）	胸部，锁骨下缘，前正中线旁开4寸	①咳嗽，气喘，呃逆；②胸胁支满	斜刺或平刺0.5～0.8寸；可灸；点、按、揉法

续表

穴名	定位	主治	操作
库房 （Kùfáng, ST 14）	胸部，第1肋间隙，前正中线旁开4寸	①咳嗽，气喘，咳唾脓血；②胸胁胀痛	斜刺或平刺0.5～0.8寸；可灸；点、按、揉法
屋翳 （Wūyì, ST 15）	胸部，第2肋间隙，前正中线旁开4寸	①咳嗽，气喘，咳唾脓血；②胸胁胀痛；③乳痈，身肿	斜刺或平刺0.5～0.8寸；可灸；点、按、揉法
膺窗 （Yīngchuāng, ST 16）	胸部，第3肋间隙，前正中线旁开4寸	①咳嗽，气喘；②胸胁胀痛；③乳痈	斜刺或平刺0.5～0.8寸；可灸；点、按、揉法
乳中 （Rǔzhōng, ST 17）	胸部，乳头中央	①乳痈；②难产	多用作胸腹部穴的定位标志，一般不作刺灸；点、按、揉法
乳根 （Rǔgēn, ST 18）	胸部，第5肋间隙，前正中线旁开4寸	①乳痈，乳汁少；②咳嗽，气喘，胸痛	斜刺或平刺0.5～0.8寸；可灸；点、按、揉法
不容 （Bùróng, ST 19）	上腹部，脐中上6寸，前正中线旁开2寸	呕吐，胃痛，纳少，腹胀等脾胃病	直刺0.5～0.8寸；过饱者禁针，肝大者右侧慎针或禁针，不宜做大幅度提插；可灸；一指禅推法，点、按、揉法
承满 （Chéngmǎn, ST 20）	上腹部，脐中上5寸，前正中线旁开2寸	胃痛，呕吐，吐血，腹胀，肠鸣，纳少等胃疾	直刺0.8～1寸；可灸；一指禅推法，点、按、揉法
梁门 （Liángmén, ST 21）	上腹部，脐中上4寸，前正中线旁开2寸	纳少，胃痛，呕吐，腹胀，大便溏薄等脾胃病	直刺0.8～1.2寸；过饱者禁针，肝大者慎针或禁针，不宜做大幅度提插；可灸；一指禅推法，点、按、揉法
关门 （Guānmén, ST 22）	上腹部，脐中上3寸，前正中线旁开2寸	腹胀，腹痛，肠鸣腹泻等胃肠病	直刺0.8～1.2寸；可灸；一指禅推法，点、按、揉法
太乙 （Tàiyǐ, ST 23）	上腹部，脐中上2寸，前正中线旁开2寸	①腹痛，腹胀，胃病；②心烦，癫狂	直刺0.8～1.2寸；可灸；一指禅推法，点、按、揉法
滑肉门 （Huáròumén, ST 24）	上腹部，脐中上1寸，前正中线旁开2寸	①腹痛，腹胀，胃痛，呕吐；②癫狂	直刺0.8～1.2寸；可灸；一指禅推法，点、按、揉法
天枢 （Tiānshū, ST 25） 大肠募穴	腹部，横平脐中，前正中线旁开2寸	①腹痛，腹胀，肠鸣泄泻，便秘，痢疾等胃肠病；②月经不调，痛经；③水肿，疝气	直刺1～1.5寸；可灸；一指禅推法，点、按、揉法
外陵 （Wàilíng, ST 26）	下腹部，脐中下1寸，前正中线旁开2寸	①腹痛，疝气；②痛经	直刺1～1.5寸；可灸；一指禅推法，点、按、揉法
大巨 （Dàjù, ST 27）	下腹部，脐中下2寸，前正中线旁开2寸	①小腹胀满，小便不利，疝气；②遗精，早泄	直刺1～1.5寸；可灸；一指禅推法，点、按、揉法
水道 （Shuǐdào, ST 28）	下腹部，脐中下3寸，前正中线旁开2寸	①小腹胀满，腹痛，小便不利，疝气；②痛经，不孕	直刺1～1.5寸；可灸；一指禅推法，点、按、揉法

穴名	定位	主治	操作
归来 (Guīlái, ST 29)	下腹部，脐中下4寸，前正中线旁开2寸	①小腹痛，疝气，小便不利；②月经不调，痛经，经闭，子宫下垂，带下，阴挺	直刺1～1.5寸；可灸；一指禅推法，点、按、揉法
气冲 (Qìchōng, ST 30)	腹股沟区，耻骨联合上缘，前正中线旁开2寸，动脉搏动处	①肠鸣，腹痛，疝气；②月经不调，不孕，阳痿，阴肿等生殖系统疾病	直刺0.5～1寸；可灸；点、按、揉法
髀关 (Bìguān, ST 31)	股前区，股直肌近端，缝匠肌与阔筋膜张肌3条肌肉之间凹陷中	下肢痿痹，腰痛膝冷	直刺1～2.5寸；可灸；点、按、揉法
伏兔 (Fútù, ST 32)	股前区，髌底上6寸，髂前上棘与髌底外侧端的连线上	①下肢痿痹，腰痛膝冷；②疝气，脚气	直刺1～2寸；可灸；点、按、揉法
阴市 (Yīnshì, ST 33)	股前区，髌底上3寸，股直肌肌腱外侧缘	①下肢痿痹，膝关节屈伸不利；②疝气；③腹胀，腹痛	直刺1～1.5寸；可灸；点、按、揉法
梁丘 (Liángqiū, ST 34) 郄穴	股前区，髌底上2寸，股外侧肌与股直肌肌腱之间	①膝关节肿痛，下肢不遂；②急性胃痛；③乳痈，乳痛	直刺1～1.5寸；可灸；一指禅推法，点、按、揉法
犊鼻 (Dúbí, ST 35)	膝前区，髌韧带外侧凹陷中，又名外膝眼	膝痛，屈伸不利，下肢麻痹	屈膝，向后内方斜刺0.5～1寸；可灸；点、按、揉法
足三里 (Zúsānlǐ, ST 36) 合穴，胃下合穴	小腿外侧，犊鼻下3寸，犊鼻与解溪连线上	①胃痛，呕吐，噎膈，腹胀，腹泻，消化不良，疳积，痢疾，便秘等胃肠诸疾；②下肢痿痹；③中风，头晕，心悸，高血压，癫狂；④乳痈；⑤虚劳诸症，为强壮保健要穴	直刺1～2寸；可灸，强壮保健常用温灸法；一指禅推法，点、按、揉法
上巨虚 (Shàngjùxū, ST 37) 大肠下合穴	小腿外侧，犊鼻下6寸，犊鼻与解溪连线上	①肠鸣，腹痛，腹泻，便秘，肠痈等肠胃疾患；②下肢痿痹	直刺1～2寸；可灸；一指禅推法，点、按、揉法
条口 (Tiáokǒu, ST 38)	小腿外侧，犊鼻下8寸，犊鼻与解溪连线上	①下肢痿痹，转筋；②肩臂痛不能举；③脘腹疼痛	直刺1～1.5寸；可灸；一指禅推法，点、按、揉法
下巨虚 (Xiàjùxū, ST 39)小肠下合穴	小腿外侧，犊鼻下9寸，犊鼻与解溪连线上	①腹泻，痢疾，小腹痛；②下肢痿痹；③乳痈	直刺1～1.5寸；可灸；一指禅推法，点、按、揉法
丰隆 (Fēnglóng, ST 40)络穴	小腿外侧，外踝尖上8寸，胫骨前肌的外缘；条口旁开1横指	①头痛，胸痛，眩晕，癫狂，痫证；②咳嗽，痰多，哮喘；③下肢痿痹	直刺1～1.5寸；可灸；一指禅推法，点、按、揉法
解溪 (Jiěxī, ST 41)经穴	踝区，踝关节前面中央凹陷中，踇长伸肌腱与趾长伸肌腱之间	①下肢痿痹，足下垂，踝关节肿痛；②头痛，眩晕，癫狂；③腹胀，便秘	直刺0.5～1寸；可灸；点、按、揉法

续表

穴名	定位	主治	操作
冲阳（Chōngyáng, ST 42）原穴	足背第2跖骨基底部与中间楔状骨关节处，可触及足背动脉	①胃痛；②口眼㖞斜，面肿，齿痛；③癫狂，痫证；④足痿无力	避开动脉，直刺0.3～0.5寸；可灸；点、按、揉法
陷谷（Xiàngǔ, ST 43）输穴	足背第2、3跖骨间，第2跖趾关节近端凹陷中	①面肿，水肿；②足背肿痛；③肠鸣，腹痛；④热病，目赤肿痛	直刺或斜刺0.3～0.5寸；可灸；点、按、揉法
内庭（Nèitíng, ST 44）荥穴	足背第2、3趾间，趾蹼缘后方赤白肉际处	①齿痛，咽喉肿痛，鼻衄；②热病；③胃病吐酸，腹胀，痢疾，便秘；④足背肿痛，跖趾关节痛	直刺或斜刺0.5～0.8寸；可灸；点、按、揉法
厉兑（Lìduì, ST 45）井穴	足趾，第2趾末节外侧，趾甲根角侧后方0.1寸（指寸）	①面肿，鼻衄，齿痛，咽喉肿痛；②热病，多梦，癫狂	浅刺0.1寸；可灸；指掐法

思考题

1. 阳明经为何多气多血？

答：《素向·血气形志篇》曰："夫人之常数……阳明常多气多血。"究其原因，阳明乃气血生化之源，后天之本，故为多气多血之腑，其所属经脉亦多气多血。

2. 为何"有痰必取丰隆"？

答：痰是人体脏腑气血失和、津液运化失常而产生的有形之病理产物，痰浊为病，见症多端，故有"百病多因痰作祟""怪病多痰"等说法。丰隆穴是足阳明胃经的络穴，联络脾经。脾主运化，水湿不化，聚湿生痰。因此，丰隆具有健脾化痰的作用，被广泛应用于多种与痰相关病证的治疗。

3. 针刺足阳明胃经穴位应注意哪些？

答：针刺承泣穴时，不可提插捻转，以防刺破血管引起血肿；针刺人迎穴时，应避开动脉；缺盆穴及胸部各穴不可直刺、深刺，以免伤及肺脏，造成气胸；乳中不宜针刺；孕妇下腹部诸穴禁针。

四、足太阴脾经及腧穴

（一）经脉循行

起于足大趾末端（隐白），沿着大趾内侧赤白肉际，经过大趾本节后的第1跖趾关节后面，上行至内踝前面，再上小腿，沿着胫骨后面，至内踝上8寸处交出足厥阴肝经的前面，经膝股部内侧前缘上行，进入腹部，属脾，联络胃，通过横膈上行，挟咽部两旁，连系舌根，分散于舌下。

胃部支脉，向上通过横膈，流注于心中，与手少阴心经相接（图3-17）。

本经共有21穴，起于隐白穴，止于大包穴；循行于下肢内侧前缘、胸腹第三侧线；本经属脾络胃，与心、舌、咽喉相联系。

60　针灸推拿学

（二）主治概要

本经腧穴主治脾胃病、妇科病、前阴病和经脉循行部位的其他病证。

（三）常用腧穴

1. 隐白 Yǐnbái（SP 1）井穴

【定位】足趾，大趾末节内侧，趾甲根角侧后方0.1寸（指寸）（图3-18）。

【功效】调经止血，健脾宁心。

【主治】①月经过多，崩漏等妇科病；②便血、尿血等慢性出血；③昏厥，癫狂，多梦，惊风；④腹满，暴泻。

【操作】浅刺0.1寸，或三棱针点刺出血；可灸；掐法。

【解剖】有趾背动脉；布有腓浅神经的足背支及足底内侧神经。

2. 太白 Tàibái（SP 3）输穴，脾之原穴

【定位】在跖区，第1跖趾关节近端赤白肉际凹陷中（图3-18）。

【功效】健脾和胃，通络止痛。

【主治】①肠鸣，腹胀，腹泻，呕吐，胃痛，痢疾，便秘等脾胃病证；②体重节痛。

【操作】直刺0.5～0.8寸；可灸；一指禅推法，点、按、揉法。

【解剖】在拇展肌中；有足背静脉网，足底内侧动脉及足跗内侧动脉分支；布有隐神经及腓浅神经分支。

3. 公孙 Gōngsūn（SP 4）络穴，八脉交会穴（通于冲脉）

【定位】在跖区，第1跖骨底的前下缘赤白肉际处（图3-18）。

【功效】健脾和胃，镇静安神，调理冲脉。

【主治】①胃痛，呕吐，腹痛，腹胀，腹泻，痢疾等脾胃肠腑病证；②心烦，失眠，狂证等神志病证；③逆气里急，气上冲心（奔豚气）等冲脉病证。

【操作】直刺0.6～1.2寸；可灸；点、按、揉法。

【解剖】在拇展肌中；有跗内侧动脉分支及足背静脉网；布有隐神经及腓浅神经分支。

4. 三阴交 Sānyīnjiāo（SP 6）

【定位】小腿内侧，内踝尖上3寸，胫骨内侧缘后际（图3-19）。

【功效】健脾利湿，调经助产，宁心安神，调和肝肾，疏经活络。

【主治】①肠鸣，腹胀，腹泻等脾胃虚弱诸症；②月经不调，带下，崩漏，阴挺，经闭，痛经，不孕，滞产，遗精，阳痿，遗尿，疝气，小便不利等生殖泌尿系统疾患；③心悸，失眠，高血压；④下肢痿痹；⑤阴虚诸症；⑥湿疹，神经性皮炎。

【操作】直刺1～1.5寸，孕妇禁针；可灸；一指禅推法，点、按、揉法。

【解剖】在胫骨后缘和比目鱼肌之间，深层有趾长屈肌；有大隐静脉，胫后动、静脉；布有

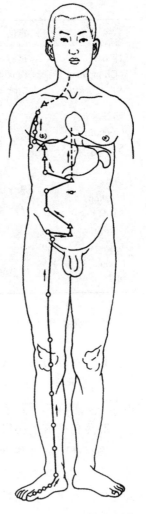

图3-17　足太阴脾经循行示意图

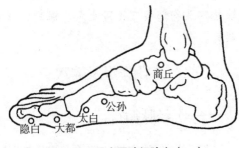

图3-18　足太阴脾经腧穴（一）

小腿内侧皮神经，深层后方有胫神经。

5. 地机 Dìjī（SP 8） 郄穴

【定位】小腿内侧，阴陵泉下 3 寸，胫骨内侧缘后际（图 3-19）。

【功效】调经止崩，健脾利湿，疏经活络。

【主治】①痛经，崩漏，月经不调等妇科病；②腹痛，腹泻，食欲不振等脾胃肠病证；③小便不利，水肿；④疝气。

【操作】直刺 1 ～ 1.5 寸；可灸；一指禅推法，点、按、揉法。

【解剖】在胫骨后缘与比目鱼肌之间；前方有大隐静脉及膝最上动脉的末支，深层有胫后动、静脉；布有小腿内侧皮神经，深层后方有胫神经。

6. 阴陵泉 Yīnlíngquán（SP 9） 合穴

【定位】小腿内侧，胫骨内侧髁下缘与胫骨内侧缘之间的凹陷中（图 3-19）。

【功效】健脾渗湿，通利下焦，通络止痛。

【主治】①腹胀，腹泻，水肿，黄疸；②小便不利；③膝痛；④阴部痛，痛经，遗精。

【操作】直刺 1 ～ 2 寸；可灸；一指禅推法，点、按、揉法。

【解剖】在胫骨后缘和腓肠肌之间，比目鱼肌起点上；前方有大隐静脉、膝最上动脉，最深层有胫后动、静脉；布有小腿内侧皮神经本干，最深层有胫神经。

7. 大横 Dàhéng（SP 15）

【定位】腹部，脐中旁开 4 寸（图 3-20）。

【功效】通腑理肠。

【主治】腹痛，腹泻，便秘等脾胃肠腑病证。

【操作】直刺 1 ～ 2 寸；可灸；一指禅推法，点、按、揉法。

【解剖】在腹外斜肌肌部及腹横肌肌部；有第 10 肋间动、静脉；布有第 10 肋间神经。

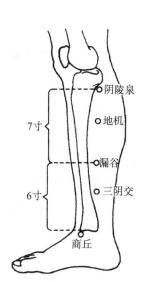

图 3-19　足太阴脾经腧穴（二）

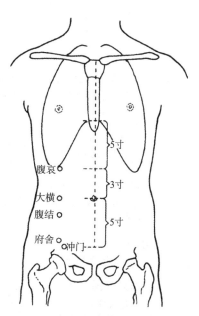

图 3-20　足太阴脾经腧穴（三）

（四）腧穴表解

足太阴脾经腧穴表解，见表3-4。

表3-4 足太阴脾经腧穴表解

穴名	定位	主治	操作
隐白（Yǐnbái, SP 1）井穴	足趾，大趾末节内侧，趾甲根角侧后方0.1寸（指寸）	①月经过多，崩漏等妇科病；②便血、尿血等慢性出血；③昏厥，癫狂，多梦，惊风；④腹满，暴泻	浅刺0.1寸，或三棱针点刺出血；可灸；掐法
大都（Dàdū, SP 2）荥穴	足趾，第1跖趾关节远端，赤白肉际凹陷中	①腹胀，胃痛，呕吐，腹泻，便秘；②热病，无汗，体重肢肿；③心痛，心烦	直刺0.3～0.5寸；可灸；点、按、揉法
太白（Tàibái, SP 3）输穴，脾之原穴	跖区，第1跖趾关节近端，赤白肉际凹陷中	①肠鸣，腹胀，腹泻，呕吐，胃痛，痢疾，便秘等脾胃病证；②体重节痛	直刺0.5～0.8寸；可灸；一指禅推法，点、按、揉法
公孙（Gōngsūn, SP 4）络穴，八脉交会穴（通于冲脉）	跖区，第1跖骨底的前下缘，赤白肉际处	①胃痛，呕吐，腹痛，腹胀，腹泻，痢疾等脾胃肠腑病证；②心烦，失眠，狂证；③逆气里急，气上冲心（奔豚气）等冲脉病证	直刺0.6～1.2寸；可灸；点、按、揉法
商丘（Shāngqiū, SP 5）经穴	踝区，内踝前下方，舟骨粗隆与内踝尖连线中点凹陷中	①胃痛，呕吐，腹痛，腹胀，腹泻，痢疾；②心烦失眠，嗜卧	直刺0.5～0.8寸；可灸；点、按、揉法
三阴交（Sānyīnjiāo, SP 6）交会穴	小腿内侧，内踝尖上3寸，胫骨内侧缘后际	①肠鸣，腹胀，腹泻等脾胃虚弱诸症；②月经不调，带下，崩漏，阴挺，经闭，痛经，不孕，滞产，遗精，阳痿，遗尿，疝气，小便不利等生殖泌尿系统疾患；③心悸，失眠，高血压；④下肢痿痹；⑤阴虚诸症；⑥湿疹，神经性皮炎	直刺1～1.5寸，孕妇禁针；可灸；一指禅推法，点、按、揉法
漏谷（Lòugǔ, SP 7）	小腿内侧，内踝尖上6寸，胫骨内侧缘后际	①腹胀，肠鸣；②小便不利，遗精；③下肢痿痹	直刺1～1.5寸；可灸；一指禅推法，点、按、揉法
地机（Dìjī, SP 8）郄穴	小腿内侧，阴陵泉下3寸，胫骨内侧缘后际	①痛经，崩漏，月经不调等妇科病；②腹痛，腹泻，食欲不振等脾胃病；③小便不利，水肿；④疝气	直刺1～1.5寸；可灸；一指禅推法，点、按、揉法
阴陵泉（Yīnlíngquán, SP 9）合穴	小腿内侧，胫骨内侧髁下缘与胫骨内侧缘之间的凹陷中	①腹胀，腹泻，水肿，黄疸，小便不利；②膝痛；③阴部痛，痛经，遗精	直刺1～2寸；可灸；一指禅推法，点、按、揉法
血海（Xuèhǎi, SP 10）	股前区，髌底内侧端上2寸，股内侧肌隆起处	①月经不调，痛经，经闭，崩漏；②瘾疹，湿疹，丹毒	直刺1～1.5寸；可灸；点、按、揉法
箕门（Jīmén, SP 11）	股前区，髌底内侧端与冲门的连线上1/3与下2/3交点，长收肌和缝匠肌交角的动脉搏动处	①小便不利，五淋，遗尿；②腹股沟肿痛	避开动脉，直刺0.5～1寸；不宜灸；点、按、揉法
冲门（Chōngmén, SP 12）	腹股沟区，腹股沟斜纹中，髂外动脉搏动处的外侧	腹痛，疝气，崩漏，带下	避开动脉，直刺0.5～1寸；可灸；点、按、揉法

续表

穴名	定位	主治	操作
府舍（Fǔshè, SP 13）	下腹部，脐中下4.3寸，前正中线旁开4寸	腹痛，积聚，疝气	直刺1～1.5寸；可灸；点、按、揉法
腹结（Fùjié, SP 14）	下腹部，脐中下1.3寸，前正中线旁开4寸	腹痛，腹泻，大便秘结，疝气	直刺1～2寸；可灸；点、按、揉法
大横（Dàhéng, SP 15）	腹部，脐中旁开4寸	腹痛，腹泻，便秘等脾胃肠腑病证	直刺1～2寸；可灸；一指禅推法，点、按、揉法
腹哀（Fùāi, SP 16）	上腹部，脐中上3寸，前正中线旁开4寸	消化不良，腹痛，便秘，痢疾等脾胃肠腑病证	直刺1～1.5寸；可灸；点、按、揉法
食窦（Shídòu, SP 17）	胸部，第5肋间隙，前正中线旁开6寸	①胸胁胀痛；②嗳气，反胃，腹胀；③水肿	斜刺或向外平刺0.5～0.8寸；点、按、揉法
天溪（Tiānxī, SP 18）	胸部，第4肋间隙，前正中线旁开6寸	①胸胁疼痛，咳嗽；②乳痈，乳汁少	斜刺或向外平刺0.5～0.8寸；可灸；点、按、揉法
胸乡（Xiōngxiāng, SP 19）	胸部，第3肋间隙，前正中线旁开6寸	胸胁胀痛	斜刺或向外平刺0.5～0.8寸；可灸；点、按、揉法
周荣（Zhōuróng, SP 20）	胸部，第2肋间隙，前正中线旁开6寸	①咳嗽，气逆；②胸胁胀满	斜刺或向外平刺0.5～0.8寸；可灸；点、按、揉法
大包（Dàbāo, SP 21）脾之大络	胸外侧区，第6肋间隙，在腋中线上	①咳嗽，气喘；②胸胁痛；③全身疼痛，急性扭伤，四肢无力	斜刺或向后平刺0.5～0.8寸；可灸；点、按、揉法

思考题

1. 三阴交、合谷穴为何孕妇禁针？

答：三阴交为肝、脾、肾三经交会穴，主阴血；合谷为手阳明大肠经之原穴，主阳气。研究证实，合谷穴有双向调节子宫平滑肌的作用，针刺合谷可引起垂体后叶素分泌增加，使宫缩加强；三阴交穴位于腰4神经及其分支分布的范围内，针刺可刺激盆腔神经丛兴奋，对子宫收缩产生一定的影响；临床观察证实电针三阴交、合谷二穴可引起产妇的宫缩变化，使进入第一产程的产妇阵宫缩持续时间延长、阵宫缩间歇时间明显缩短，进而加快产程的进展。

2. 针刺足太阴脾经穴位应注意哪些？

答：胸部诸穴不可直刺、深刺，以免刺伤心脏或伤及肺脏造成气胸；腹部诸穴，深部为胃肠，针刺到一定深度时少提插，以免损伤胃肠；孕妇禁用三阴交穴，以免引起流产；针刺箕门穴时，应避开动脉。

五、手少阴心经及腧穴

（一）经脉循行

手少阴心经，起于心中，出属"心系"（心与其他脏器相联系的部位），通过横膈，联络小肠。

手少阴心经的支脉从心系向上，挟咽喉上行，连系于"目系"（眼球连系于脑的部位）。

手少阴心经直行支脉，从心系上行于肺部，再向外下出于腋窝部（极泉），沿上臂内侧后缘，行于手太阴经和手厥阴经的后面，到达肘窝，沿前臂内侧后缘，至掌后豌豆骨部进入掌内，沿小指桡侧至末端（少冲），与手太阳小肠经相接（图3-21）。

本经共有9穴，起于极泉穴，止于少冲穴；循行于上肢内侧后缘。本经属心络小肠，与心、小肠、肺、咽和目相联系。

（二）主治概要

本经腧穴主治心、胸、神志病和经脉循行部位的其他病证。

（三）常用腧穴

1. 极泉 Jíquán（HT 1）

【定位】腋区，腋窝中央，腋动脉搏动处（图3-22）。

【功效】宁心定悸，通络止痛，活血散结。

【主治】①心痛，心悸等心疾；②肩臂疼痛，胁肋疼痛，臂丛神经损伤；③瘰疬，腋臭；④上肢针麻用穴。

【操作】避开腋动脉，直刺或斜刺0.3～0.5寸；不灸；按、揉、掐法。

【解剖】在胸大肌的外下缘，深层为喙肱肌；外侧为腋动脉；布有尺神经、正中神经、前臂内侧皮神经及臂内侧皮神经。

2. 少海 Shàohǎi（HT 3） 合穴

【定位】肘前区，横平肘横纹，肱骨内上髁前缘（图3-22）。

【功效】宁心安神，通络止痛。

【主治】①心痛，癔病，健忘等心和神志病证；②肘臂挛痛，臂麻手颤；③头项痛，腋胁痛；④瘰疬。

【操作】直刺0.5～1寸；可灸；点、按、揉法。

【解剖】有旋前圆肌、肱肌；有贵要静脉，尺侧上、下副动脉，尺侧返动脉；布有前臂内侧皮神经，外前方有正中神经。

3. 通里 Tōnglǐ（HT 5） 络穴

【定位】前臂前区，腕掌侧远端横纹上1寸，尺侧腕屈肌腱的桡侧缘（图3-23）。

【功效】宁心安神，利窍开咽，通络止痛。

【主治】①心悸，怔忡等心疾；②舌强不语，暴暗等舌窍病证；③腕臂痛。

【操作】直刺0.3～0.5寸，不宜深刺，以免伤及血管和神经，留针时不可做屈腕动作；可灸；点、按、揉法。

【解剖】在尺侧腕屈肌与指浅屈肌之间，深层为指深屈肌；有尺动脉通过；布有前臂内侧皮神经，尺侧为尺神经。

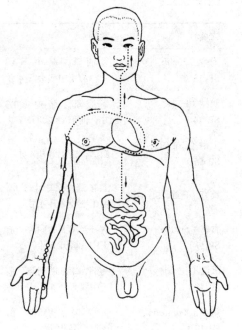

图3-21 手少阴心经循行示意图

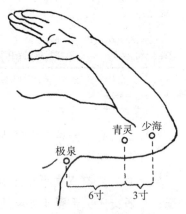

图3-22 手少阴心经腧穴（一）

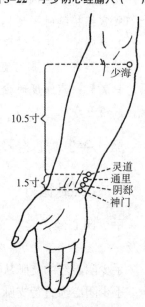

图3-23 手少阴心经腧穴（二）

4. 阴郄 Yīnxì（**HT 6**） 郄穴

【定位】前臂前区，腕掌侧远端横纹上 0.5 寸，尺侧腕屈肌腱的桡侧缘（图 3-23）。

【功效】宁心安神，滋阴清热，凉血固表。

【主治】①心痛，惊悸，失语等心疾；②骨蒸盗汗；③吐血，衄血。

【操作】直刺 0.3 ～ 0.5 寸，不宜深刺，以免伤及血管和神经，留针时不可做屈腕动作；可灸；一指禅推法，点、按、揉法。

【解剖】在尺侧腕屈肌与指浅屈肌之间，深层为指深屈肌；有尺动脉通过；布有前臂内侧皮神经，尺侧为尺神经。

5. 神门 Shénmén（**HT 7**） 输穴，心之原穴

【定位】腕前区，腕掌侧远端横纹尺侧端，尺侧腕屈肌腱的桡侧缘（图 3-23）。

【功效】宁心安神。

【主治】①心痛，心烦，惊悸，怔忡，健忘，失眠，痴呆，癫狂痫等心与神志病证；②头痛，眩晕，高血压；③胸胁痛，目黄；④呕血，吐血。

【操作】直刺 0.3 ～ 0.5 寸；可灸；点、按、揉法。

【解剖】在尺侧腕屈肌与指浅屈肌之间，深层为指深屈肌；有尺动脉通过；布有前臂内侧皮神经，尺侧为尺神经。

6. 少冲 Shàochōng（**HT 9**） 井穴

【定位】小指末节桡侧，指甲根角侧上方 0.1 寸（指寸）（图 3-24）。

【功效】开窍醒神，泻热止痛。

【主治】①心悸，心痛，癫狂等心和神志病证；②热病，昏迷；③臂内后廉痛。

【操作】浅刺 0.1 寸，或点刺出血；可灸；掐法。

【解剖】有指掌侧固有动、静脉所形成的动、静脉网；布有指掌侧固有神经。

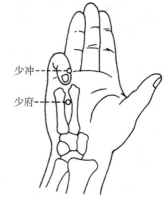

图 3-24 手少阴心经腧穴（三）

（四）腧穴表解

手少阴心经腧穴表解，见表 3-5。

表 3-5 手少阴心经腧穴表解

穴名	定位	主治	操作
极泉（Jíquán, HT 1）	腋区，腋窝中央，腋动脉搏动处	①心痛，心悸等心疾；②肩臂疼痛，胁肋疼痛，臂丛神经损伤；③瘰疬，腋臭；④上肢针麻用穴	避开腋动脉，直刺或斜刺 0.3 ～ 0.5 寸；不灸；按、揉、掐法
青灵（Qīnglíng, HT 2）	前臂区，肘横纹上 3 寸，肱二头肌的内侧沟中	①头痛，阵寒，目黄；②胁痛，肩臂疼痛	直刺 0.5 ～ 1 寸；可灸；点、按、揉法

续表

穴名	定位	主治	操作
少海（Shàohǎi，HT 3）合穴	肘前区，横平肘横纹，肱骨内上髁前缘	①心痛，癔病，健忘等心和神志病证；②肘臂挛痛，臂麻手颤，头项痛，腋胁痛；③瘰疬	直刺 0.5～1 寸；可灸；点、按、揉法
灵道（Língdào，HT 4）经穴	前臂前区，腕掌侧远端横纹上 1.5 寸，尺侧腕屈肌腱的桡侧缘	①心痛，心悸，悲恐善笑；②暴喑，舌强不语，头昏目眩；③肘臂挛痛	直刺 0.3～0.5 寸，不宜深刺，以免伤及血管和神经，留针时不可做屈腕动作；可灸；点、按、揉法
通里（Tōnglǐ，HT 5）络穴	前臂前区，腕掌侧远端横纹上 1 寸，尺侧腕屈肌腱的桡侧缘	①心悸，怔忡等心疾；②舌强不语，暴喑等舌窍病证；③腕臂痛	直刺 0.3～0.5 寸，不宜深刺，以免伤及血管和神经，留针时不可做屈腕动作；可灸；点、按、揉法
阴郄（Yīnxì，HT 6）郄穴	前臂前区，腕掌侧远端横纹上 0.5 寸，尺侧腕屈肌腱的桡侧缘	①心痛，惊悸，失语等心疾；②骨蒸盗汗；③吐血，衄血	直刺 0.3～0.5 寸，不宜深刺，以免伤及血管和神经，留针时不可做屈腕动作；可灸；一指禅推法，点、按、揉法
神门（Shénmén，HT 7）输穴，心之原穴	腕前区，腕掌侧远端横纹尺侧端，尺侧腕屈肌腱的桡侧缘。注：于豌豆骨上缘桡侧凹陷中，在腕掌侧远端横纹上取穴	①心痛，心烦，惊悸，怔忡，健忘，失眠，痴呆，癫狂痫等心与神志病证；②头痛，眩晕，高血压；③胸胁痛，目黄；④呕血，吐血	直刺 0.3～0.5 寸；可灸；点、按、揉法
少府（Shàofǔ，HT 8）荥穴	横平第 5 掌指关节近端，第 4、5 掌骨之间	①心悸，善惊，胸痛；②小便不利，遗尿，阴痒，阴痛；③痈疡；④小指挛痛	直刺 0.3～0.5 寸；点、按、揉法
少冲（Shàochōng，HT 9）井穴	小指末节桡侧，指甲根角侧上方 0.1 寸（指寸）	①心悸，心痛，癫狂等心和神志病证；②热病，昏迷；③臂胸胁痛	浅刺 0.1 寸，或点刺出血；可灸；掐法

思考题

1. 神门穴与大陵穴治疗神志病有何异同？

答：神门穴与大陵穴分别属于手少阴心经和手厥阴心包经，两者都为其所在经脉的输（原）穴，均位于手腕横纹处，属于同一解剖节段，在主治上都有治疗神志病的作用。通过对功能性核磁共振成像（FMRI）技术下针刺神门穴和大陵穴激活不同脑功能区的观察，发现针刺神门穴与大陵穴激活的脑功能区不完全相同，两穴共同激活区为语言、认知功能等相关区域，神门穴特异激活情绪控制等区域，大陵穴特异激活自主神经功能支配等区域。

2. 心与小肠相合的理论依据是什么？

答：人体是一个有机的整体，五脏六腑通过经络相互联系，构成了脏腑间生理上的相互联系，病理上的相互影响。《灵枢·本输》提出的"心合小肠"，言明心与小肠相互影响，其间有经络相通，即手少阴心经属心络小肠，手太阳小肠经属小肠络心。西医学证明，半结扎小肠可引起心脏病理学变化从而影响心功能。

六、手太阳小肠经及腧穴

（一）经脉循行

手太阳小肠经，起于手小指尺侧末端（少泽），沿着手背外侧至腕部，出于尺骨茎突，直上沿着前臂外侧后缘，经尺骨鹰嘴与肱骨内上髁之间，沿上臂外侧后缘，出于肩关节，绕行肩胛部，交会于大椎（督脉），向下进入缺盆部，联络心，沿着食管，通过横膈，到达胃部，属于小肠。

缺盆部支脉，沿着颈部，上达面颊，至目外眦，转入耳中（听宫）。

颊部支脉，上行目眶下，抵于鼻旁，至目内眦（睛明），与足太阳膀胱经相接，而又斜行络于颧骨部（图3-25）。

本经共有19穴，起于少泽穴，止于听宫穴；循行于上肢外侧后缘。本经属小肠络心，与心、胃、咽、目、耳和鼻相联系。

（二）主治概要

本经腧穴主治头面五官病、热病、神志病及经脉循行部位的其他病证。

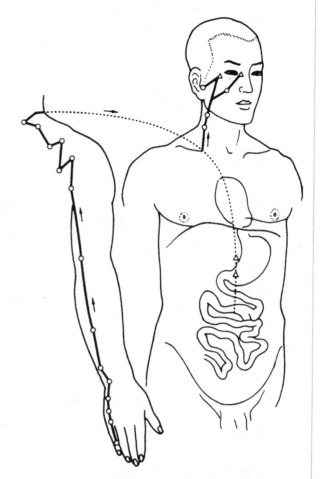

图3-25 手太阳小肠经循行示意图

（三）常用腧穴

1. 少泽 Shàozé（SI 1） 井穴

【定位】小指末节尺侧，指甲根角侧上方0.1寸（指寸）（图3-26）。

【功效】疏经活血，通乳散结，清热醒神，利咽通窍。

【主治】①乳痈，乳汁少等乳房病证；②昏迷，热病；③头痛，目翳，咽喉肿痛，耳鸣，耳聋等头面五官病证；④肩臂外后侧痛。

【操作】浅刺0.1寸或点刺出血，孕妇慎用；可灸；掐法。

【解剖】有指掌侧固有动、静脉，指背动脉形成的动、静脉网；布有尺神经手背支。

2. 后溪 Hòuxī（SI 3） 输穴，八脉交会穴（通于督脉）

【定位】手内侧，第5掌指关节尺侧近端赤白肉际凹陷中（图3-26）。

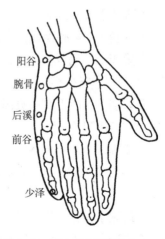

阳谷
腕骨
后溪
前谷

少泽

图3-26 手太阳小肠经腧穴（一）

【功效】疏经活络，清热利窍，安神定志，通督截疟。

【主治】①头项强痛，腰背痛，手指及肘臂挛痛；②耳聋，目赤，目眩，咽喉肿痛等五官病证；③癫狂病；④疟疾。

【操作】直刺 0.5 ～ 1 寸，治手指挛痛可透刺合谷穴；可灸；点、按、揉法。

【解剖】在小指尺侧，第 5 掌骨小头后方，当小指展肌起点外缘；有指背动、静脉，手背静脉网；布有尺神经手背支。

3. 腕骨 Wàngǔ（SI 4） 小肠之原穴

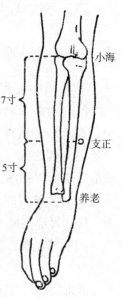

【定位】腕区，第 5 掌骨底与三角骨之间的赤白肉际凹陷中（图 3-26）。

【功效】疏经活络，聪耳明目，清热退黄，通阳截疟。

【主治】①指挛腕痛，头项强痛；②耳鸣，耳聋，目翳，黄疸；③热病，疟疾。

【操作】直刺 0.3 ～ 0.5 寸；可灸；点、按、揉法。

【解剖】在手背尺侧，小指展肌起点外缘；有腕背侧动脉（尺动脉分支），手背静脉网；布有尺神经手背支。

4. 支正 Zhīzhèng（SI 7） 络穴

【定位】前臂后区，腕背侧远端横纹上 5 寸，尺骨尺侧与尺侧腕屈肌之间（图 3-27）。

图 3-27 手太阳小肠经腧穴（二）

【功效】疏经活络，清热宁神，解毒散疣。

【主治】①头痛，项强，肘臂酸痛；②热病，癫狂；③疣症。

【操作】直刺或斜刺 0.5 ～ 0.8 寸；可灸；点、按、揉法。

【解剖】在尺骨背面，尺侧腕伸肌的尺侧缘；有骨间背侧动、静脉；布有前臂内侧皮神经分支。

5. 天宗 Tiānzōng（SI 11）

【定位】肩胛区，肩胛冈中点与肩胛骨下角连线上 1/3 与下 2/3 交点凹陷中（图 3-28）。

【功效】疏经活络，行气宽胸，通乳散结。

【主治】①肩胛疼痛，肩背部损伤；②气喘，乳痈。

【操作】直刺或斜刺 0.5 ～ 1 寸，遇到阻力不可强行进针；可灸；一指禅推法，点、按、揉法。

【解剖】在冈下窝中央冈下肌中；有旋肩胛动、静脉肌支；布有肩胛上神经。

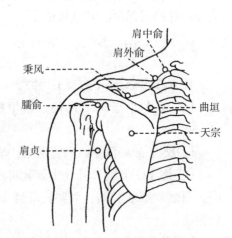

图 3-28 手太阳小肠经腧穴（三）

6. 颧髎 Quánliáo（SI 18）

【定位】面部，颧骨下缘，目外眦直下凹陷中（图 3-29）。

【功效】疏经活络。

【主治】口眼㖞斜，眼睑眴动，齿痛，三叉神经痛等头面五官病证。

【操作】直刺 0.3 ～ 0.5 寸，斜刺或平刺 0.5 ～ 1 寸；可灸；点、按、揉法。

【解剖】在颧骨下颌突的后下缘稍后，咬肌的起始部，颧肌中；有面横动、静脉分支；布有面神经及眶下神经。

7. 听宫 Tīnggōng（SI 19）

【定位】面部，耳屏正中与下颌骨髁状突之间的凹陷中（图3-29）。

【功效】聪耳开窍，疏经活络，安神定志。

【主治】①耳鸣，耳聋，聤耳等诸耳疾；②齿痛；③癫狂痫。

【操作】张口，直刺1～1.5寸，留针时应保持一定的张口姿势；可灸；点、按、揉法。

【解剖】有颞浅动、静脉的耳前支；布有面神经及三叉神经第3支的耳颞神经。

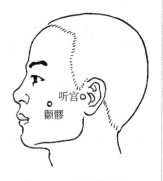

图3-29 手太阳小肠经
腧穴（四）

（四）腧穴表解

手太阳小肠经腧穴表解，见表3-6。

表3-6 手太阳小肠经腧穴表解

穴名	定位	主治	操作
少泽（Shàozé，SI 1）井穴	小指末节尺侧，指甲根角侧上方0.1寸（指寸）	①乳痈，乳汁少等乳房病证；②昏迷，热病；③头痛，目翳，咽喉肿痛，耳鸣，耳聋等头面五官病证；④肩臂外后侧痛	浅刺0.1寸或点刺出血，孕妇慎用；可灸；掐法
前谷（Qiángǔ，SI 2）荥穴	第5掌指关节尺侧远端赤白肉际凹陷中	①热病；②乳痈，乳汁少；③头痛，目痛，耳鸣，咽喉肿痛；④癫狂，痫证	直刺0.3～0.5寸；可灸；点、按、揉法
后溪（Hòuxī，SI 3）输穴，八脉交会穴（通于督脉）	手内侧，第5掌指关节尺侧近端赤白肉际凹陷中	①头项强痛，腰背痛，手指及肘臂挛痛；②耳聋，目赤，目眩，咽喉肿痛等五官病证；③癫狂痫；④疟疾	直刺0.5～1寸，治手指挛痛可透刺合谷穴；可灸；点、按、揉法
腕骨（Wàngǔ，SI 4）小肠之原穴	腕区，第5掌骨底与三角骨之间的赤白肉际凹陷中	①指挛腕痛，头项强痛；②耳鸣，耳聋，目翳，黄疸；③热病，疟疾	直刺0.3～0.5寸；可灸；点、按、揉法
阳谷（Yánggǔ，SI 5）经穴	腕后区，尺骨茎突与三角骨之间凹陷中	①颈颔肿，臂外侧痛，腕痛；②头痛，目眩，耳鸣，耳聋；③热病，癫狂痫	直刺0.3～0.5寸；可灸；点、按、揉法
养老（Yǎnglǎo，SI 6）郄穴	前臂后区，腕背横纹上1寸，尺骨头桡侧凹陷中	①目视不明；②肩、背、肘、臂酸痛	直刺或斜刺0.5～0.8寸；强身保健可用温和灸；点、按、揉法
支正（Zhīzhèng，SI 7）络穴	前臂后区，腕背侧远端横纹上5寸，尺骨尺侧与尺侧腕屈肌之间	①头痛，项强，肘臂酸痛；②热病，癫狂；③疣症	直刺或斜刺0.5～0.8寸；可灸；点、按、揉法
小海（Xiǎohǎi，SI 8）合穴	肘后区，尺骨鹰嘴与肱骨内上髁之间凹陷中	①肘臂疼痛，麻木；②癫痫；③耳鸣，耳聋	直刺0.3～0.5寸；可灸
肩贞（Jiānzhēn，SI 9）	肩胛区，肩关节后下方，腋后纹头直上1寸	①肩臂疼痛，上肢不遂，缺盆中痛；②瘰疬	直刺1～1.5寸，不宜向胸侧深刺；可灸

穴名	定位	主治	操作
臑俞（Nàoshū，SI 10）	肩胛区，腋后纹头直上，肩胛冈下缘凹陷中	①肩臂疼痛，肩不举；②瘰疬	直刺或斜刺 0.5～1.5 寸，不宜向胸侧深刺；可灸
天宗（Tiānzōng，SI 11）	肩胛区，肩胛冈中点与肩胛骨下角连线上 1/3 与下 2/3 交点凹陷中	①肩胛疼痛，肩背部损伤；②气喘，乳痈	直刺或斜刺 0.5～1 寸，遇到阻力不可强行进针；可灸；一指禅推法，点、按、揉法
秉风（Bǐngfēng，SI 12）	肩胛区，肩胛冈中点上方冈上窝中	肩胛疼痛，上肢酸麻	直刺或斜刺 0.5～1 寸；可灸；一指禅推法，点、按、揉法
曲垣（Qūyuán，SI 13）	肩胛区，肩胛冈内侧端上缘凹陷中	肩胛疼痛	直刺或斜刺 0.5～1 寸，宜向锁骨上窝上方刺，不宜向胸侧深刺；可灸
肩外俞（Jiānwàishū，SI 14）	脊柱区，第 1 胸椎棘突下，后正中线旁开 3 寸	肩背疼痛，颈项强急	直刺 0.5～0.8 寸，不宜深刺
肩中俞（Jiānzhōngshū，SI 15）	脊柱区，第 7 颈椎棘突下，后正中线旁开 2 寸	①咳嗽，气喘；②肩背疼痛	斜刺 0.5～0.8 寸，不宜深刺
天窗（Tiānchuāng，SI 16）	在颈部，横平喉结，胸锁乳突肌的后缘	①耳鸣，耳聋，咽喉肿痛，暴喑；②颈项强痛；③瘰疬，癫狂	直刺 0.5～1 寸；可灸；点、按、揉法
天容（Tiānróng，SI 17）	颈部，下颌角后方，胸锁乳突肌前缘凹陷中	①耳鸣，耳聋，咽喉肿痛；②头痛，颈项强痛	直刺 0.5～1 寸，注意避开血管；可灸；点、按、揉法
颧髎（Quánliáo，SI 18）	面部，颧骨下缘，目外眦直下凹陷中	口眼㖞斜，眼睑瞤动，齿痛，三叉神经痛等头面五官病证	直刺 0.3～0.5 寸，斜刺或平刺 0.5～1 寸；可灸；点、按、揉法
听宫（Tīnggōng，SI 19）	面部，耳屏正中与下颌骨髁状突之间的凹陷中	①耳鸣，耳聋，聤耳等诸耳疾；②齿痛；③癫狂痫	张口，直刺 1～1.5 寸，留针时应保持一定的张口姿势；可灸；点、按、揉法

思考题

1. 少泽穴为何可以治疗乳少？

答：少泽为手太阳小肠经的井穴，小肠有分清泌浊的作用，刺之可促使水谷精微由脾转运至全身，补益气血，气血足则乳汁生。而且，小肠与心相表里，心主血脉，乳血同源，针刺少泽能调心气、促排乳，经脉得通，气血得养，乳汁充足。

2. 小肠经穴为何可治疗颈肩综合征？

答：颈肩综合征为持续性或间断性的颈连肩痛或肌肉僵硬不舒，伴上肢疼痛或麻木，上背部肌肉酸痛，头部活动明显受限，为中老年人常见病和多发病。小肠经除了循行上与颈肩综合征的发病部位多有符合之处外，其病候亦相近。《灵枢·经脉》曰："咽痛颔肿，不可以顾，肩似拔，臑似折。"颈肩综合征可因个体差异而病情各不相同，终致"经脉瘀滞、气血不通"，因此，选择发病部位、主病接近的小肠经论治，施以通经行血之法，可奏效。

七、足太阳膀胱经及腧穴

（一）经脉循行

足太阳膀胱经，起于目内眦（睛明），上额，交于颠顶（会百会）。颠顶部支脉，从头顶到耳上角。颠顶部直行的脉，从头顶入里络于脑，回出项部分开下行，一支沿着肩胛内侧，挟着脊柱，到达腰部，从脊旁肌肉进入体腔，联络肾，属于膀胱。

腰部的支脉，向下通过臀部，进入腘窝中。

后项的另一支脉，通过肩胛骨内缘直下，经过臀部（会环跳）下行，沿着大腿后外侧，与腰部下来的支脉会合于腘窝中（委中），由此向下，通过腓肠肌，出于外踝后方，沿着第5跖骨粗隆，至小趾外侧末端（至阴），与足少阴肾经相接（图3-30）。

本经共有67穴，起于睛明穴，止于至阴穴；循行于头面部、项部、背腰部督脉的两侧，下肢后面的正中线及足的外侧部。本经属膀胱络肾，与目、耳、脑相联系。

（二）主治概要

本经腧穴主治头面、项、背、腰、下肢病证及神志病；位于背部两条侧线的背俞穴及其他腧穴主治相应的脏腑病证和有关组织器官的病证。

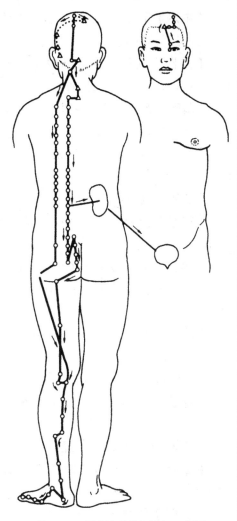

图 3-30　足太阳膀胱经循行示意图

（三）常用腧穴

1. 睛明 Jīngmíng（**BL 1**）

【定位】面部，目内眦内上方眶内侧壁凹陷中（图3-31）。

【功效】清热明目，疏经活络。

【主治】①目赤肿痛，迎风流泪，视物不明，目眩，近视，夜盲，色盲等目疾；②急性腰扭伤，坐骨神经痛。

【操作】嘱患者闭目，医者押手轻推眼球向外侧固定，刺手缓慢进针，紧靠眶缘直刺0.5～1寸；针刺本穴易引起内出血，注意不宜提插或大幅度捻转，出针后需按压针孔片刻。不宜灸。一指禅推法，掐、点、按、揉法。

【解剖】在眶内缘，睑内侧韧带中，深部为眼内直肌。浅层布有三叉神经眼支的滑车上神经，内眦动、静脉的分支或属支；深层有眼动、静脉的分支或属支，眼神经的分支和动眼神经的分支。

2. 攒竹 Cuánzhú（**BL 2**）

【定位】面部，眉头凹陷中，额切迹处（图3-31）。

【功效】疏风止痛，通络明目，宽胸利膈。

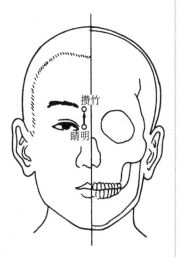

图 3-31　足太阳膀胱经
腧穴（一）

【主治】①头痛，眉棱骨痛；②眼睑𥆧动，眼睑下垂，口眼㖞斜，目视不明，流泪，目赤肿痛等目疾；③呃逆。

【操作】向眉中或眼眶内缘平刺或斜刺 0.5 ～ 0.8 寸，或直刺 0.2 ～ 0.3 寸；禁灸；推攒竹法，点、按、揉法。

【解剖】有额肌及皱眉肌；当额动、静脉处；布有额神经内侧支。

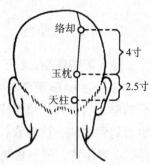

图 3-32　足太阳膀胱经腧穴（二）

3. 天柱 Tiānzhù（BL 10）

【定位】颈后区，横平第 2 颈椎棘突上际，斜方肌外缘凹陷中（图 3-32）。

【功效】疏经活络，清头明目。

【主治】①眩晕，后头痛，项强，肩背腰痛；②鼻塞；③癫狂痫，热病。

【操作】直刺或斜刺 0.5 ～ 0.8 寸，不可向内上方深刺；可灸；一指禅推法，点、按、揉、拿法。

【解剖】在斜方肌起始部，深层为头半棘肌；有枕动、静脉干；布有枕大神经干。

4. 风门 Fēngmén（BL 12）

【定位】脊柱区，第 2 胸椎棘突下，后正中线旁开 1.5 寸（图 3-33）。

【功效】疏风解表，疏经活络。

【主治】①感冒，咳嗽，发热，头痛等外感病证；②项强，胸背痛。

【操作】斜刺 0.5 ～ 0.8 寸；可灸；一指禅推法，点、按、揉法。

【解剖】有斜方肌、菱形肌、上后锯肌，深层为最长肌；有第 2 肋间动、静脉后支；布有第 2、3 胸神经后支的皮支，深层为第 2、3 胸神经后支的肌支。

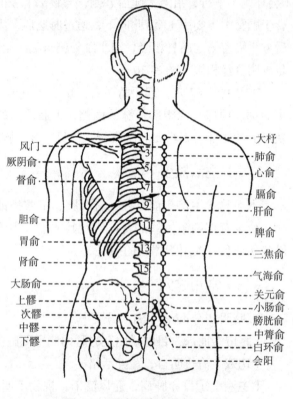

图 3-33　足太阳膀胱经腧穴（三）

5. 肺俞 Fèishū（BL 13）　肺之背俞穴

【定位】脊柱区，第 3 胸椎棘突下，后正中线旁开 1.5 寸（图 3-33）。

【功效】宣肺理气，滋阴清热，疏经活络，祛风止痒。

【主治】①咳嗽，气喘，胸满，鼻塞，咯血等肺疾；②骨蒸潮热，盗汗；③背痛。

【操作】斜刺 0.5 ～ 0.8 寸；可灸；一指禅推法，点、按、揉、弹拨法。

【解剖】有斜方肌、菱形肌，深层为最长肌；有第 3、4 肋间动、静脉后支；布有第 3、4 胸神经后支的皮支，深层为第 3、4 胸神经后支的肌支。

6. 厥阴俞 Juéyīnshū（BL 14）　心包背俞穴

【定位】脊柱区，第 4 胸椎棘突下，后正中线旁开 1.5 寸（图 3-33）。

【功效】宁心安神，泻热通络。

【主治】①心痛，心悸；②咳嗽，胸闷；③呕吐。

【操作】斜刺 0.5 ～ 0.8 寸；可灸；一指禅推法，点、按、揉、弹拨法。

【解剖】有斜方肌、菱形肌，深层为最长肌；有第 4 肋间动、静脉后支；正当第 4 或第 5 胸神经后支的皮支，深层为第 4、5 胸神经后支的肌支。

7. 心俞 Xīnshū（BL 15）　心之背俞穴

【定位】脊柱区，第 5 胸椎棘突下，后正中线旁开 1.5 寸（图 3-33）。

【功效】宁心安神，宽胸理气，滋阴降火。

【主治】①心痛，惊悸，心烦，失眠，健忘，癫痫，盗汗等心与神志病证；②咳嗽，咯血；③遗精、盗汗。

【操作】斜刺 0.5 ～ 0.8 寸；可灸；一指禅推法，点、按、揉、弹拨法。

【解剖】有斜方肌、菱形肌，深层为最长肌；有第 5 肋间动、静脉后支；布有第 5、6 胸神经后支的皮支，深层为第 5 胸神经后支的肌支。

8. 膈俞 Géshū（BL 17）　八会穴之血会

【定位】脊柱区，第 7 胸椎棘突下，后正中线旁开 1.5 寸（图 3-33）。

【功效】和胃降逆，养血止血，清热凉血，益气养阴。

【主治】①胃脘痛；②呕吐，呃逆，气喘等上逆之证；③吐血，贫血等血证；④瘾疹，皮肤瘙痒；⑤潮热，盗汗。

【操作】斜刺 0.5 ～ 0.8 寸；可灸；一指禅推法，点、按、揉、弹拨法。

【解剖】在斜方肌下缘，有背阔肌、最长肌；有第 7 肋间动、静脉后支；布有第 7、8 胸神经后支的皮支，深层为第 7、8 胸神经后支的肌支。

9. 肝俞 Gānshū（BL 18）　肝之背俞穴

【定位】脊柱区，第 9 胸椎棘突下，后正中线旁开 1.5 寸（图 3-33）。

【功效】疏肝利胆，清肝明目，息风定志，活血止痉。

【主治】①黄疸，胁痛，吐血，目赤，眩晕，夜盲；②癫狂病；③脊背痛。

【操作】斜刺 0.5 ～ 0.8 寸；可灸；一指禅推法，点、按、揉、弹拨法。

【解剖】在背阔肌、最长肌和髂肋肌之间；有第 9 肋间动、静脉后支；布有第 9、10 胸神经后支的皮支，深层为第 9、10 胸神经后支的肌支。

10. 胆俞 Dǎnshū（BL 19）　胆之背俞穴

【定位】脊柱区，第 10 胸椎棘突下，后正中线旁开 1.5 寸（图 3-33）。

【功效】疏肝利胆，养阴补虚。

【主治】①黄疸，口苦，胁痛，呕吐，食谷不化；②肺痨，潮热。

【操作】斜刺 0.5 ～ 0.8 寸；可灸；一指禅推法，点、按、揉、弹拨法。

【解剖】在背阔肌、最长肌和髂肋肌之间；有第 10 肋间动、静脉后支；布有第 10、11 胸神经后支的皮支，深层为第 10、11 胸神经后支的肌支。

11. 脾俞 Píshū（BL 20）　脾背俞穴

【定位】脊柱区，第 11 胸椎棘突下，后正中线旁开 1.5 寸（图 3-33）。

【功效】健脾利湿，疏经活络。

【主治】①腹胀，纳呆，呕吐，腹泻，痢疾，便血，水肿；②背痛。

【操作】斜刺 0.5 ～ 0.8 寸；可灸；一指禅推法，点、按、揉、弹拨法。

【解剖】在背阔肌、最长肌和髂肋肌之间；有第 11 肋间动、静脉后支；布有第 11、12 胸神经后支的皮支，深层为第 11、12 胸神经后支肌支。

12. 胃俞 Wèishū（BL 21）　胃之背俞穴

【定位】脊柱区，第 12 胸椎棘突下，后正中线旁开 1.5 寸（图 3-33）。

【功效】健脾和胃。

【主治】①胃脘痛，呕吐，腹胀，肠鸣，食谷不化；②胸胁痛。

【操作】斜刺 0.5 ～ 0.8 寸；可灸；一指禅推法，点、按、揉、弹拨法。

【解剖】在腰背筋膜，最长肌和髂肋肌之间；有肋下动、静脉后支；布有第 12 胸神经和第 1 腰神经后支的皮支，深层为第 12 胸神经和第 1 腰神经后支的肌支。

13. 肾俞 Shènshū（BL 23）　肾之背俞穴

【定位】脊柱区，第 2 腰椎棘突下，后正中线旁开 1.5 寸（图 3-33）。

【功效】补肾填精。

【主治】①耳鸣耳聋，腰痛；②遗尿，遗精，阳痿，月经不调，带下，不孕，不育，小便不利，水肿；③消渴；④咳喘少气。

【操作】直刺 0.5 ～ 1 寸；可灸；一指禅推法，点、按、揉、弹拨法。

【解剖】在腰背筋膜，最长肌和髂肋肌之间；有第 2 腰动、静脉后支；布有第 2、3 腰神经后支的外侧皮支，深层为第 2、3 腰神经后支的肌支。

14. 大肠俞 Dàchángshū（BL 25）　大肠背俞穴

【定位】脊柱区，第 4 腰椎棘突下，后正中线旁开 1.5 寸（图 3-33）。

【功效】疏经活络，通调肠腑。

【主治】①腰腿痛；②腹胀，肠鸣，腹泻，便秘等肠腑病证。

【操作】直刺 0.8 ～ 1.2 寸；可灸；一指禅推法，点、按、揉、弹拨法。

【解剖】在腰背筋膜，最长肌和髂肋肌之间；有第 4 腰动、静脉后支；布有第 4、5 腰神经皮支，深层为第 4、5 腰神经后支的肌支。

15. 膀胱俞 Pángguāngshū（BL 28）　膀胱之背俞穴

【定位】骶区，横平第 2 骶后孔，骶正中嵴旁开 1.5 寸（图 3-33）。

【功效】通调膀胱，疏经活络，清热利湿。

【主治】①小便不利，遗尿等膀胱气化失调病证；②腹泻，便秘；③腰骶痛。

【操作】直刺或斜刺 0.8 ～ 1.2 寸；可灸；一指禅推法，点、按、揉、弹拨法。

【解剖】在骶棘肌起始部和臀大肌起始部之间；有骶外侧动、静脉后支；布有臀中皮神经和臀下神经分支。

16. 次髎 Cìliáo（BL 32）

【定位】骶区，正对第 2 骶后孔中（图 3-33）。

【功效】通调下焦，疏经活络。

【主治】①月经不调，痛经，带下，小便不利，遗精，疝气；②腰骶痛，下肢痿痹。

【操作】直刺 1 ～ 1.5 寸；可灸；点、按、揉法。

【解剖】在臀大肌起始部；当骶外侧动、静脉后支处；为第 2 骶神经后支通过处。

17. 委阳 Wěiyáng（BL 39）　三焦下合穴

【定位】膝部，腘横纹上，股二头肌腱的内侧缘（图 3-34）。

【功效】利水消肿，疏经活络。

【主治】①腹满，小便不利；②腰脊强痛，下肢挛痛。

【操作】直刺 1～1.5 寸；可灸；一指禅推法，点、按、揉法。

【解剖】在股二头肌腱内侧；有膝上外侧动、静脉；布有股后皮神经，正当腓总神经处。

18. 委中 Wěizhōng（BL 40） 合穴，膀胱之下合穴

【定位】膝后区，腘横纹中点（图 3-34）。

【功效】疏经活络，通调胃肠，利水通淋，凉血解毒。

【主治】①腰背痛，下肢痿痹；②腹痛，吐泻；③小便不利，遗尿；④丹毒，疔疮。

【操作】直刺 1～1.5 寸，或用三棱针点刺腘静脉出血；针刺不宜过快、过强，以免伤及血管和神经；可灸；一指禅推法，点、按、揉、拿法。

【解剖】在腘窝正中，有腘筋膜；皮下有股腘静脉，深层内侧为腘静脉，最深层为腘动脉；有股后皮神经，正当胫神经处。

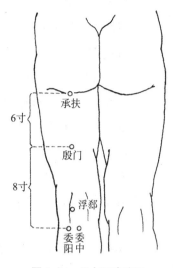

图 3-34 足太阳膀胱经腧穴（四）

19. 膏肓 Gāohuāng（BL 43）

【定位】脊柱区，第 4 胸椎棘突下，后正中线旁开 3 寸（图 3-35）。

【功效】滋阴润肺，疏经活络，补虚益损。

【主治】①咳嗽，气喘，吐血，肺痨等肺系虚损病证；②肩胛背痛；③虚劳诸疾。

【操作】斜刺 0.5～0.8 寸。此穴多用灸法，每次 7～15 壮，或温灸 15～30 分钟；一指禅推法，点、按、揉法。

【解剖】在肩胛骨脊柱缘，有斜方肌、菱形肌，深层为髂肋肌；有第 4 肋间动、静脉背侧支及颈横动脉降支；布有第 3、4 胸神经后支。

20. 志室 Zhìshì（BL 52）

【定位】腰区，第 2 腰椎棘突下，后正中线旁开 3 寸（图 3-35）。

【功效】补肾固精，化湿利水，强腰健脊。

【主治】①遗精，阳痿，小便不利，水肿，月经不调；②腰脊强痛。

【操作】斜刺 0.5～0.8 寸；可灸；一指禅推法，点、按、揉法。

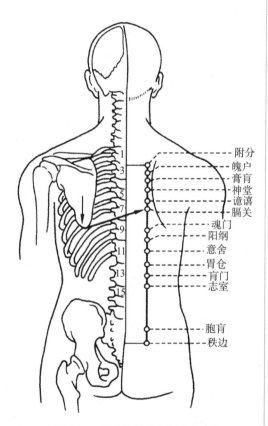

图 3-35 足太阳膀胱经腧穴（五）

附分
魄户
膏肓
神堂
譩譆
膈关
魂门
阳纲
意舍
胃仓
肓门
志室
胞肓
秩边

【解剖】有背阔肌、髂肋肌；有第 2 腰动、静脉背侧支；布有第 2、3 腰神经外侧支。

21. 秩边 Zhìbiān（BL 54）

【定位】骶区，横平第 4 骶后孔，骶正中嵴旁开 3 寸（图 3-35）。

【功效】疏经活络，通调下焦。

【主治】①腰骶痛，下肢痿痹；②小便不利，便秘，痔疾，阴痛。

【操作】直刺 1.5～2 寸；可灸；点、按、揉、拿、弹拨法。

【解剖】有臀大肌，在梨状肌下缘；正当臀下动、静脉处；深层当臀下神经及股后皮神经，外侧为坐骨神经。

22. 承山 Chéngshān（BL 57）

【定位】小腿后区，腓肠肌两肌腹与肌腱交角处（图 3-36）。

【功效】疏经活络，通调大肠。

【主治】①腰腿拘急、疼痛，脚气；②痔疾，便秘。

【操作】直刺 1～2 寸；不宜做过强的刺激，以免引起腓肠肌痉挛；可灸；点、按、揉、拿法。

【解剖】在腓肠肌两肌腹交界下端；有小隐静脉，深层为胫后动、静脉；布有腓肠内侧皮神经，深层为腓神经。

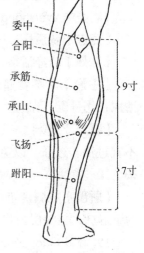

图 3-36 足太阳膀胱经腧穴（六）

23. 飞扬 Fēiyáng（BL 58）络穴

【定位】小腿后区，昆仑穴直上 7 寸，腓肠肌外下缘与跟腱移行处（图 3-36）。

【功效】疏风通窍，活血通络，通调大肠。

【主治】①头痛，目眩，鼻塞，鼻衄；②腰腿疼痛；③痔疾；④癫狂。

【操作】直刺 1～1.5 寸；可灸；一指禅推法，点、按、揉、拿法。

【解剖】有腓肠肌及比目鱼肌；布有腓肠外侧皮神经。

24. 昆仑 Kūnlún（BL 60）经穴

【定位】踝区，外踝尖与跟腱之间的凹陷中（图 3-37）。

【功效】疏经活络，息风止痉，转胎催产。

【主治】①后头痛，项强，目眩，鼻衄，腰骶疼痛，足踝肿痛；②癫痫；③滞产。

【操作】直刺 0.5～0.8 寸，孕妇禁用，经期慎用；可灸；一指禅推法，点、按、拿法。

【解剖】有腓骨短肌；有小隐静脉及外踝后动、静脉；布有腓肠神经。

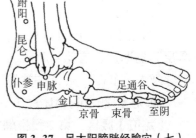

图 3-37 足太阳膀胱经腧穴（七）

25. 申脉 Shēnmài（BL 62）八脉交会穴（通于阳跷脉）

【定位】踝区，外踝尖直下，外踝下缘与跟骨之间凹陷中（图 3-37）。

【功效】通络清脑，安神定志，强腰健膝。

【主治】①头痛，目赤痛，眩晕，失眠，癫狂痫；②腰腿痛。

【操作】直刺 0.3～0.5 寸；可灸；一指禅推法，点、按、揉法。

【解剖】在腓骨长、短肌腱上缘；有外踝动脉网及小隐静脉；布有腓肠神经的足背外侧皮神经分支。

26. 至阴 Zhìyīn（BL 67）井穴

【定位】足趾，小趾末节外侧，趾甲根角侧后方 0.1 寸（指寸）（图 3-37）。

【功效】转胎催产，通窍止痛。

【主治】①胎位不正，滞产；②头痛，目痛，鼻塞，鼻衄。

【操作】浅刺 0.1 寸；可灸，胎位不正用灸法；掐、点、按法。

【解剖】有趾背动脉及趾跖侧固有动脉形成的动脉网；布有趾跖侧固有神经及足背外侧皮神经。

（四）腧穴表解

足太阳膀胱经腧穴表解，见表 3-7。

表 3-7 足太阳膀胱经腧穴表解

穴名	定位	主治	操作
睛明（Jīngmíng，BL 1）	面部，目内眦内上方眶内侧壁凹陷中	①目赤肿痛，迎风流泪，视物不明，目眩，近视，夜盲，色盲等目疾；②急性腰扭伤，坐骨神经痛	嘱患者闭目，医者押手轻推眼球向外侧固定，刺手缓慢进针，紧靠眶缘直刺 0.5～1 寸，针刺本穴易引起内出血，注意不宜提插或大幅度捻转，出针后需按压针孔片刻；禁灸；一指禅推法，掐、点、按、揉法
攒竹（Cuánzhú，BL 2）	面部，眉头凹陷中，额切迹处	①头痛，眉棱骨痛；②眼睑瞤动，眼睑下垂，口眼㖞斜，目视不明，流泪，目赤肿痛等目疾；③呃逆	向眉中或眼眶内缘平刺或斜刺 0.5～0.8 寸，或直刺 0.2～0.3 寸；不宜灸；推攒竹法，点、按、揉法
眉冲（Méichōng，BL 3）	头部，额切迹直上入发际 0.5 寸	①头痛，目眩；②鼻塞，鼻衄	平刺 0.3～0.5 寸；不宜灸；一指禅推法，点、按、揉法
曲差（Qūchā，BL 4）	头部，前发际正中直上 0.5 寸，旁开 1.5 寸	①头痛，目眩，目视不明，目痛；②鼻塞，鼻衄	平刺 0.3～0.5 寸；可灸；一指禅推法，点、按、揉法
五处（Wǔchù，BL 5）	头部，前发际正中直上 1 寸，旁开 1.5 寸	①头痛，目眩；②癫痫	平刺 0.5～0.8 寸；可灸；一指禅推法，点、按、揉法
承光（Chéngguāng，BL 6）	头部，前发际正中直上 2.5 寸，旁开 1.5 寸	①头痛，目眩，呕吐烦心，目视不明；②鼻塞；③热病	平刺 0.3～0.5 寸；可灸；一指禅推法，点、按、揉法
通天（Tōngtiān，BL 7）	头部，前发际正中直上 4 寸，旁开 1.5 寸	①头痛，眩晕；②鼻塞，鼻衄，鼻渊	平刺 0.3～0.5 寸；可灸；一指禅推法，点、按、揉法
络却（Luòquè，BL 8）	头部，前发际正中直上 5.5 寸，旁开 1.5 寸	①头晕，目视不明，耳鸣；②癫狂痫	平刺 0.3～0.5 寸；可灸；一指禅推法，点、按、揉法
玉枕（Yùzhěn，BL 9）	头部，横平枕外隆凸上缘，后发际正中旁开 1.3 寸	①头项痛，目痛；②鼻塞，呕吐	平刺 0.3～0.5 寸；可灸；一指禅推法，点、按、揉法
天柱（Tiānzhù，BL 10）	颈后区，横平第 2 颈椎棘突上际，斜方肌外缘凹陷中	①眩晕，后头痛，项强，肩背腰痛；②鼻塞；③癫狂痫，热病	直刺或斜刺 0.5～0.8 寸，不可向内上方深刺；可灸；推、点、按、揉、拿法
大杼（Dàzhù，BL 11）八会穴之骨会	脊柱区，第 1 胸椎棘突下，后正中线旁开 1.5 寸	①咳嗽；②项强，肩背痛	斜刺 0.5～0.8 寸；可灸；一指禅推法，点、按、揉法

穴名	定位	主治	操作
风门（Fēngmén，BL 12）	脊柱区，第2胸椎棘突下，后正中线旁开1.5寸	①感冒，咳嗽，发热，头痛等外感病证；②项强，胸背痛	斜刺0.5～0.8寸；可灸；一指禅推法，点、按、揉法
肺俞（Fèishū，BL 13）肺之背俞穴	脊柱区，第3胸椎棘突下，后正中线旁开1.5寸	①咳嗽，气喘，胸满，鼻塞，咯血等肺疾；②骨蒸潮热，盗汗；③背痛	斜刺0.5～0.8寸；可灸；一指禅推法，点、按、揉、弹拨法
厥阴俞（Juéyīnshū，BL 14）心包之背俞穴	脊柱区，第4胸椎棘突下，后正中线旁开1.5寸	①心痛，心悸；②咳嗽，胸闷；③呕吐	斜刺0.5～0.8寸；可灸；一指禅推法，点、按、揉、弹拨法
心俞（Xīnshū，BL 15）心之背俞穴	脊柱区，第5胸椎棘突下，后正中线旁开1.5寸	①心痛，惊悸，心烦，失眠，健忘，癫痫，盗汗等心与神志病证；②咳嗽，咯血；③遗精、盗汗	斜刺0.5～0.8寸；可灸；一指禅推法，点、按、揉、弹拨法
督俞（Dūshū，BL 16）	脊柱区，第6胸椎棘突下，后正中线旁开1.5寸	①心痛，胸闷；②寒热、气喘；③腹痛，腹胀，肠鸣，呃逆	斜刺0.5～0.8寸；可灸；一指禅推法，点、按、揉、弹拨法
膈俞（Géshū，BL 17）八会穴之血会	脊柱区，第7胸椎棘突下，后正中线旁开1.5寸	①胃脘痛；②呕吐，呃逆，气喘等上逆之证；③吐血，贫血等血证；④瘾疹，皮肤瘙痒；⑤潮热，盗汗	斜刺0.5～0.8寸；可灸；一指禅推法，点、按、揉、弹拨法
肝俞（Gānshū，BL 18）肝之背俞穴	脊柱区，第9胸椎棘突下，后正中线旁开1.5寸	①黄疸，胁痛，吐血，目赤，眩晕，夜盲；②癫狂痫；③脊背痛	斜刺0.5～0.8寸；可灸；一指禅推法，点、按、揉、弹拨法
胆俞（Dǎnshū，BL 19）胆背俞穴	脊柱区，第10胸椎棘突下，后正中线旁开1.5寸	①黄疸，口苦，胁痛，呕吐，食谷不化；②肺痨，潮热	斜刺0.5～0.8寸；可灸；一指禅推法，点、按、揉、弹拨法
脾俞（Píshū，BL 20）脾之背俞穴	脊柱区，第11胸椎棘突下，后正中线旁开1.5寸	①腹胀，纳呆，呕吐，腹泻，痢疾，便血，水肿；②背痛	斜刺0.5～0.8寸；可灸；一指禅推法，点、按、揉、弹拨法
胃俞（Wèishū，BL 21）胃之背俞穴	脊柱区，第12胸椎棘突下，后正中线旁开1.5寸	①脘痛，呕吐，腹胀，肠鸣，食谷不化；②胸胁痛	斜刺0.5～0.8寸；可灸；一指禅推法，点、按、揉、弹拨法
三焦俞（Sānjiāoshū，BL 22）三焦之背俞穴	脊柱区，第1腰椎棘突下，后正中线旁开1.5寸	①肠鸣，腹胀，呕吐，腹泻，痢疾，水肿等脾胃疾患；②腰背强痛	直刺0.5～1寸；可灸；一指禅推法，点、按、揉、弹拨法
肾俞（Shènshū，BL 23）肾之背俞穴	脊柱区，第2腰椎棘突下，后正中线旁开1.5寸	①耳鸣，耳聋，腰痛；②遗尿，遗精，阳痿，月经不调，带下，不孕，不育，小便不利，水肿；③消渴；④咳喘少气	直刺0.5～1寸；可灸；一指禅推法，点、按、揉、弹拨法
气海俞（Qìhǎishū，BL 24）	脊柱区，第3腰椎棘突下，后正中线旁开1.5寸	①肠鸣腹胀；②痛经，腰痛	直刺0.5～1寸；可灸；一指禅推法，点、按、揉、弹拨法
大肠俞（Dàchángshū，BL 25）大肠之背俞穴	脊柱区，第4腰椎棘突下，后正中线旁开1.5寸	①腰腿痛；②腹胀，肠鸣，腹泻，便秘等肠腑病证	直刺0.8～1.2寸；可灸；一指禅推法，点、按、揉、弹拨法

续表

穴名	定位	主治	操作
关元俞（Guānyuán shū，BL 26）	脊柱区，第5腰椎棘突下，后正中线旁开1.5寸	①腹胀，腹泻；②腰骶痛；③小便频数或不利，遗尿	直刺0.8～1.2寸；可灸；一指禅推法，点、按、揉法
小肠俞（Xiǎocháng shū，BL 27）小肠之背俞穴	骶区，横平第1骶后孔，骶正中嵴旁开1.5寸	①遗精，遗尿，尿血，尿痛，带下；②小腹胀痛，腹泻，痢疾，疝气；③腰骶痛	直刺或斜刺0.8～1寸；可灸；一指禅推法，点、按、揉法
膀胱俞（Páng guāngshū，BL 28）膀胱之背俞穴	骶区，横平第2骶后孔，骶正中嵴旁开1.5寸	①小便不利，遗尿等膀胱气化失调病证；②腹泻，便秘；③腰骶痛	直刺或斜刺0.8～1.2寸；可灸；一指禅推法，点、按、揉、弹拨法
中膂俞（Zhōnglǚ shū，BL 29）	骶区，横平第3骶后孔，骶正中嵴旁开1.5寸	①腹泻，疝气；②腰骶痛	直刺1～1.5寸；可灸；一指禅推法，点、按、揉法
白环俞（Báihuán shū，BL 30）	骶区，横平第4骶后孔，骶正中嵴旁开1.5寸	①遗尿，遗精，月经不调，带下，疝气；②腰骶痛	直刺1～1.5寸；可灸；一指禅推法，点、按、揉法
上髎（Shàngliáo，BL 31）	骶区，正对第1骶后孔中	①大小便不利，月经不调，带下，阴挺，遗精，阳痿；②腰骶痛	直刺1～1.5寸；可灸；点、按、揉法
次髎（Cìliáo，BL 32）	骶区，正对第2骶后孔中	①月经不调，痛经，带下，小便不利，遗精，疝气；②腰骶痛，下肢痿痹	直刺1～1.5寸；可灸；点、按、揉法
中髎（Zhōngliáo，BL 33）	骶区，正对第3骶后孔中	①便秘，腹泻；②小便不利，月经不调，带下；③腰骶痛	直刺1～1.5寸；可灸；点、按、揉法
下髎（Xiàliáo，BL 34）	骶区，正对第4骶后孔中	①腹痛，肠鸣，便秘；②小便不利，带下；③腰骶痛	直刺1～1.5寸；可灸；点、按、揉法
会阳（Huìyáng，BL 35）	骶区，尾骨端旁开0.5寸	①痔疾，痢疾，腹泻；②遗精，阳痿，带下	直刺1～1.5寸；可灸；一指禅推法，点、按、揉法
承扶（Chéngfú，BL 36）	股后区，臀沟的中点	①腰、骶、臀、股部疼痛；②痔疾	直刺1～2寸；可灸；一指禅推法，点、按、揉法
殷门（Yīnmén，BL 37）	股后区，臀沟下6寸，股二头肌与半腱肌之间	腰痛，下肢痿痹	直刺1～2寸；可灸；一指禅推法，点、按、揉法
浮郄（Fúxì，BL 38）	膝后区，腘横纹上1寸，股二头肌腱的内侧缘	①股腘部疼痛、麻木、挛急；②便秘	直刺1～2寸；可灸；一指禅推法，点、按、揉法
委阳（Wěiyáng，BL 39）三焦之下合穴	膝部，腘横纹上，股二头肌腱的内侧缘	①腹满，小便不利；②腰脊强痛，下肢挛痛	直刺1～1.5寸；可灸；一指禅推法，点、按、揉法
委中（Wěizhōng，BL 40）合穴，膀胱之下合穴	膝后区，腘横纹中点	①腰背痛，下肢痿痹；②腹痛，吐泻；③小便不利，遗尿；④丹毒，疔疮	直刺1～1.5寸，或用三棱针点刺腘静脉出血；可灸；一指禅推法，点、按、揉、拿法
附分（Fùfēn，BL 41）	脊柱区，第2胸椎棘突下，后正中线旁开3寸	颈项强痛，肩背拘急，肘臂麻木	斜刺0.5～0.8寸；可灸；一指禅推法，点、按、揉法

穴名	定位	主治	操作
魄户（Pòhù，BL 42）	脊柱区，第3胸椎棘突下，后正中线旁开3寸	①咳嗽，气喘，肺痨；②项强，肩背痛	斜刺0.5～0.8寸；可灸；一指禅推法，点、按、揉法
膏肓（Gāohuāng，BL 43）	脊柱区，第4胸椎棘突下，后正中线旁开3寸	①咳嗽，气喘，吐血，肺痨等肺系虚损病证；②肩胛背痛；③虚劳诸疾	斜刺0.5～0.8寸；可灸；一指禅推法，点、按、揉法
神堂（Shéntáng，BL 44）	脊柱区，第5胸椎棘突下，后正中线旁开3寸	①咳嗽，气喘，胸闷；②脊背强痛	斜刺0.5～0.8寸；可灸；一指禅推法，点、按、揉法
谚语（Yìxǐ，BL 45）	脊柱区，第6胸椎棘突下，后正中线旁开3寸	①咳嗽，气喘；②肩背痛；③疟疾，热病	斜刺0.5～0.8寸；可灸；一指禅推法，点、按、揉法
膈关（Géguān，BL 46）	脊柱区，第7胸椎棘突下，后正中线旁开3寸	①胸闷，嗳气，呕吐；②脊背强痛	斜刺0.5～0.8寸；可灸；一指禅推法，点、按、揉法
魂门（Húnmén，BL 47）	脊柱区，第9胸椎棘突下，后正中线旁开3寸	①胸胁痛，背痛；②呕吐，腹泻	斜刺0.5～0.8寸；可灸；一指禅推法，点、按、揉法
阳纲（Yánggāng，BL 48）	脊柱区，第10胸椎棘突下，后正中线旁开3寸	肠鸣，腹痛，腹泻，黄疸，消渴	斜刺0.5～0.8寸；可灸；一指禅推法，点、按、揉法
意舍（Yìshè，BL 49）	脊柱区，第11胸椎棘突下，后正中线旁开3寸	腹胀，肠鸣，呕吐，腹泻	斜刺0.5～0.8寸；可灸；一指禅推法，点、按、揉法
胃仓（Wèicāng，BL 50）	脊柱区，第12胸椎棘突下，后正中线旁开3寸	胃脘痛，腹胀，小儿食积，水肿	斜刺0.5～0.8寸；可灸；一指禅推法，点、按、揉法
肓门（Huāngmén，BL 51）	腰区，第1腰椎棘突下，后正中线旁开3寸	①腹痛，痞块，便秘；②乳疾	斜刺0.5～0.8寸；可灸；一指禅推法，点、按、揉法
志室（Zhìshì，BL 52）	腰区，第2腰椎棘突下，后正中线旁开3寸	①遗精，阳痿，小便不利，水肿，月经不调；②腰脊强痛	斜刺0.5～0.8寸；可灸；一指禅推法，点、按、揉法
胞肓（Bāohuāng，BL 53）	骶区，横平第2骶后孔，骶正中嵴旁开3寸	①肠鸣，腹胀，腹痛，便秘；②癃闭；③腰脊强痛	直刺1～1.5寸；可灸；一指禅推法，点、按、揉法
秩边（Zhìbiān，BL 54）	骶区，横平第4骶后孔，骶正中嵴旁开3寸	①腰骶痛，下肢痿痹；②小便不利，便秘，痔疾，阴痛	直刺1.5～2寸；可灸；点、按、揉、拿、弹拨法
合阳（Héyáng，BL 55）	小腿后区，腘横纹下2寸，腓肠肌内、外侧头之间	①腰脊强痛，下肢痿痹；②疝气，崩漏	直刺1～2寸；可灸；点、按、揉法
承筋（Chéngjīn，BL 56）	小腿后区，腘横纹下5寸，腓肠肌两肌腹之间	①腰腿拘急、疼痛；②痔疾；③腰背疼痛	直刺1～1.5寸；可灸；点、按、揉、拿法
承山（Chéngshān，BL 57）	小腿后区，腓肠肌两肌腹与肌腱交角处	①腰腿拘急、疼痛，脚气；②痔疾，便秘	直刺1～2寸；可灸；点、按、揉、拿法
飞扬（Fēiyáng，BL 58）络穴	小腿后区，昆仑直上7寸，腓肠肌外下缘与跟腱移行处	①头痛，目眩，鼻塞，鼻衄；②腰腿疼痛；③痔疾；④癫狂	直刺1～1.5寸；可灸；一指禅推法，点、按、揉、拿法
跗阳（Fùyáng，BL 59）阳跷脉郄穴	小腿后区，昆仑直上3寸，腓骨与跟腱之间	①腰骶痛，下肢痿痹，外踝肿痛；②头痛	直刺0.8～1.2寸；可灸；一指禅推法，点、按、拿法

续表

穴名	定位	主治	操作
昆仑（Kūnlún，BL 60）经穴	踝区，外踝尖与跟腱之间的凹陷中	①后头痛，项强，目眩，鼻衄，腰骶疼痛，足踝肿痛；②癫痫；③滞产	直刺0.5～0.8寸，孕妇禁用，经期慎用；可灸；一指禅推法，点、按、揉法
仆参（Púcān，BL 61）	跟区，昆仑直下，跟骨外侧，赤白肉际处	①下肢痿痹，足跟痛；②癫痫；③脚气，水肿	直刺0.3～0.5寸；可灸；一指禅推法，点、按法
申脉（Shēnmài，BL 62）八脉交会穴（通于阳跷脉）	踝区，外踝尖直下，外踝下缘与跟骨之间凹陷中	①头痛，目赤痛，眩晕，失眠，癫狂痫；②腰腿痛	直刺0.3～0.5寸；可灸；一指禅推法，点、按、揉法
金门（Jīnmén，BL 63）郄穴	足背，外踝前缘直下，第5跖骨粗隆后方，骰骨下缘凹陷中	①头痛，腰痛，下肢痿痹，外踝痛；②癫痫；③小儿惊风	直刺0.3～0.5寸；可灸；一指禅推法，点、按法
京骨（Jīnggǔ，BL 64）原穴	跖区，第5跖骨粗隆前下方，赤白肉际处	①头痛，项强，腰痛；②癫痫	直刺0.3～0.5寸；可灸；一指禅推法，点、按法
束骨（Shùgǔ，BL 65）输穴	跖区，第5跖趾关节的近端，赤白肉际处	①头痛，项强，目眩，癫狂；②腰腿痛	直刺0.3～0.5寸；可灸；推、点、按、揉法
足通谷（Zútōnggǔ，BL 66）荥穴	足趾，第5跖趾关节的远端，赤白肉际处	①头痛，项强；②鼻衄；③癫狂	直刺0.2～0.3寸；可灸；一指禅推法，点、按法
至阴（Zhìyīn，BL 67）井穴	足趾，小趾末节外侧，趾甲根角侧后方0.1寸（指寸）	①胎位不正，滞产；②头痛，目痛，鼻塞，鼻衄	浅刺0.1寸；可灸，胎位不正用灸法；掐、点、按法

思考题

1. 睛明穴的针刺要点有哪些？

答：针刺睛明时应嘱患者闭目，医者押手将眼球推向外侧固定，针沿眼眶边缘缓缓刺入0.3～0.5寸，缓慢刺入一定深度后，可轻微捻转，不宜提插以免伤及眼动、静脉引起出血，出针按压针孔。如有出血，应及时压迫冷敷止血，血止后再用热敷消肿。当毫针通过皮肤后，如针尖遇到坚硬的阻力，说明刺到眼眶壁；如针尖遇到弹、韧性阻力，说明刺到眼球壁。凡出现上述两种阻力，都应立即退针，转移到正确的方向后，再继续深刺。若针刺过深，易刺伤视神经，眼动、静脉及颅中窝大脑颞叶等重要结构。

2. 如何理解"腰背委中求"？

答：委中为足太阳膀胱经合穴，膀胱经循行经过腰部，根据"经脉所过，主治所及"的原则，腰部疾病取委中穴治疗。现代应用激光多普勒血流成像仪对比观察针刺委中、阳陵泉等穴对腰部皮肤血流的影响，发现针刺委中穴后膀胱经腰部皮肤血流量明显增大，这种效应有可能导致膀胱经循经低流阻通道阻力下降，疏通经络，产生"通则不痛"的治疗效果。

八、足少阴肾经及腧穴

（一）经脉循行

足少阴肾经起于足小趾之下，斜向足心（涌泉），出于舟骨粗隆下，沿内踝后，进入足跟，再向上行于腿肚内侧，出腘窝内侧，向上行股内后缘，通向脊柱，属于肾，联络膀胱。

其直行的支脉，从肾上贯肝过膈，入肺中，循着喉咙，上挟舌本。

其支脉，从肺出来络心，注入胸中，与手厥阴心包经相交接（图3-38）。

本经共有 27 穴，起于涌泉穴，止于俞府穴；循行于下肢内侧后缘；本经属肾络膀胱，与肝、肺、喉咙、舌本、心相联系。

（二）主治概要

本经腧穴主治妇科、前阴病和肾、肺、咽喉病，以及经脉循行部位的其他病证。

（三）常用腧穴

1. 涌泉 Yǒngquán（**KI 1**） 井穴

【定位】足底，屈足蜷趾时足心最凹陷中（图3-39）。

【功效】醒神开窍，平肝息风，益肾调便，利咽润肺，滋阴清热。

【主治】①昏厥，中暑，癫狂痫，小儿惊风；②头痛，头晕，目眩，失眠；③咯血，咽喉肿痛，喉痹；④大便难，小便不利；⑤奔豚气；⑥足心热。急救要穴之一。

【操作】直刺 0.5～1 寸；可灸；一指禅推法，按、揉法。

【解剖】有趾短屈肌腱、趾长屈肌腱、第二蚓状肌，深层为骨间肌；有来自胫前动脉的足底弓；布有足底内侧神经支。

2. 然谷 Rángǔ（**KI 2**） 荥穴

【定位】足内侧，足舟骨粗隆下方，赤白肉际处（图3-40）。

【功效】益肾调经，温阳固精，清热利湿，疏经活络。

【主治】①月经不调，阴挺，阴痒，白浊；②遗精，阳痿；③消渴，腹泻，小便不利；④咯血，咽喉肿痛；⑤小儿脐风，口噤；⑥下肢痿痹，足跗痛。

【操作】直刺 0.5～1 寸；可灸；一指禅推法，点、按、揉法。

【解剖】有足大趾外展肌；有跖内侧动脉及跗内侧动脉分支；布有小腿内侧皮神经末支及足底内侧神经。

3. 太溪 Tàixī（**KI 3**） 输穴，肾之原穴

【定位】踝区，内踝尖与跟腱之间的凹陷中（图3-40）。

【功效】补肾益气，滋阴利窍，益肾纳气，通调二便，温阳散寒。

【主治】①头痛，目眩，失眠，健忘，咽喉肿痛，齿痛，耳鸣，耳聋；②咳嗽，气喘，咯血，胸痛；③消渴，小便频数，便秘；④月经不调，遗精，阳痿；⑤腰脊痛，下肢厥冷，内踝肿痛。

【操作】直刺 0.5～1 寸；可灸；一指禅推法，点、按、揉法。

【解剖】有胫后动、静脉；布有小腿内侧皮神经，当胫神经经过处。

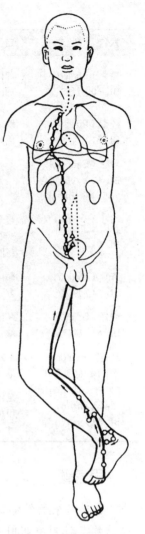

图3-38 足少阴肾经循行示意图

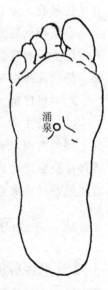

图3-39 足少阴肾经腧穴（一）

4. 大钟 Dàzhōng（KI 4）　络穴

【定位】跟区，内踝后下方，跟骨上缘，跟腱附着部前缘凹陷中（图 3-40）。

【功效】益肾利水，止咳平喘，调神益智，通络止痛。

【主治】①痴呆；②癃闭，遗尿，便秘；③月经不调；④咯血，气喘；⑤腰脊强痛，足跟痛。

【操作】直刺 0.3～0.5 寸；可灸；点、按、揉法。

【解剖】有胫后动脉内侧支；布有小腿内侧皮神经及胫神经的跟骨内侧神经。

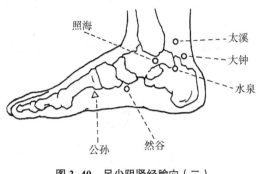

图 3-40　足少阴肾经腧穴（二）

5. 照海 Zhàohǎi（KI 6）　八脉交会穴（通于阴跷脉）

【定位】踝区，内踝尖下 1 寸，内踝下缘边际凹陷中（图 3-40）。

【功效】滋阴调经，宁心安神，清热利咽，通调二便。

【主治】①失眠，癫痫；②咽喉干痛，目赤肿痛；③月经不调，带下，痛经，阴挺，小便频数，癃闭。

【操作】直刺 0.5～0.8 寸；可灸；点、按、揉法。

【解剖】在足大趾外展肌的止点处；后方有胫后动、静脉；布有小腿内侧皮神经，深部为胫神经干。

6. 复溜 Fùliū（KI 7）　经穴

【定位】小腿内侧，内踝尖上 2 寸，跟腱的前缘（图 3-41）。

【功效】补肾利水，敛阴止汗，疏经活络。

【主治】①水肿，汗证（多汗或无汗）；②腹胀，肠鸣，腹泻；③腰脊强痛，下肢痿痹。

【操作】直刺 0.5～1 寸；可灸；点、按、揉法。

【解剖】在比目鱼肌下端移行于跟腱处的内侧；前方有胫后动、静脉；布有腓肠内侧皮神经、小腿内侧皮神经，深层为胫神经。

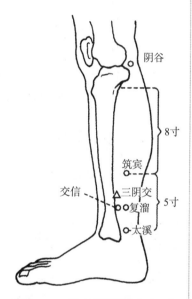

图 3-41　足少阴肾经腧穴（三）

7. 大赫 Dàhè（KI 12）

【定位】下腹部，脐中下 4 寸，前正中线旁开 0.5 寸（图 3-42）。

【功效】补肾益气，温阳散寒。

【主治】①遗精，阳痿；②阴挺，带下，月经不调，痛经；③泄泻，痢疾。

【操作】直刺 1～1.5 寸；可灸；一指禅推法，点、按、揉法。

【解剖】有腹内、外斜肌腱膜，腹横肌腱膜和腹直肌；有腹壁下动、静脉肌支；布有第 12 肋间神经及髂腹下神经。

8. 俞府 Shūfǔ（KI 27）

【定位】胸部，锁骨下缘，前正中线旁开 2 寸（图 3-43）。

【功效】宽胸理气。

【主治】咳嗽，气喘，胸痛，呕吐。

【操作】斜刺或平刺 0.5 ～ 0.8 寸，不可深刺，以免伤及心、肺；可灸；一指禅推法，点、按、揉法。

【解剖】在胸大肌中，有胸内动、静脉的前穿支；布有锁骨上神经前支。

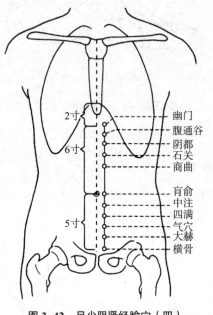

图 3-42　足少阴肾经腧穴（四）

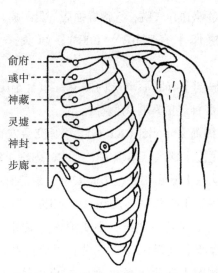

图 3-43　足少阴肾经腧穴（五）

（四）腧穴表解

足少阴肾经腧穴表解，见表 3-8。

表 3-8　足少阴肾经腧穴表解

穴名	定位	主治	操作
涌泉（Yǒngquán，KI 1）井穴	足底，屈足蜷趾时足心最凹陷中	①昏厥，中暑，癫狂痫，小儿惊风；②头痛，头晕，目眩，失眠；③咯血，咽喉肿痛，喉痹；④大便难，小便不利；⑤奔豚气；⑥足心热。急救要穴之一	直刺 0.5 ～ 1 寸；可灸；一指禅推法，按、揉法
然谷（Rángǔ，KI 2）荥穴	足内侧，足舟骨粗隆下方，赤白肉际处	①月经不调，阴挺，阴痒，白浊；②遗精，阳痿；③消渴，腹泻，小便不利；④咯血，咽喉肿痛；⑤小儿脐风，口噤；⑥下肢痿痹，足跗痛	直刺 0.5 ～ 1 寸；可灸；一指禅推法，点、按、揉法
太溪（Tàixī，KI 3）输穴，肾之原穴	踝区，内踝尖与跟腱之间的凹陷中	①头痛，目眩，失眠，健忘，咽喉肿痛，齿痛，耳鸣，耳聋；②咳嗽，气喘，咯血，胸痛；③消渴，小便频数，便秘；④月经不调，遗精，阳痿；⑤腰脊痛，下肢厥冷，内踝肿痛	直刺 0.5 ～ 1 寸；可灸；一指禅推法，点、按、揉法
大钟（Dàzhōng，KI 4）络穴	跟区，内踝后下方，跟骨上缘，跟腱附着部前缘凹陷中	①痴呆；②癃闭，遗尿，便秘；③月经不调；④咯血，气喘；⑤腰脊强痛，足跟痛	直刺 0.3 ～ 0.5 寸；可灸；点、按、揉法

续表

穴名	定位	主治	操作
水泉（Shuǐquán，KI 5）郄穴	跟区，太溪穴直下1寸，跟骨结节内侧凹陷处	①月经不调，痛经，经闭，阴挺；②小便不利；③腹痛，头昏，目花	直刺0.3～0.5寸；可灸；点、按、揉法
照海（Zhàohǎi，KI 6）八脉交会穴（通于阴跷脉）	踝区，内踝尖下1寸，内踝下缘边际凹陷中	①失眠，癫痫；②咽喉干痛，目赤肿痛；③月经不调，带下，痛经，阴挺，小便频数，癃闭	直刺0.5～0.8寸；可灸；点、按、揉法
复溜（Fùliū，KI 7）经穴	小腿内侧，内踝尖上2寸，跟腱的前缘	①水肿，汗证（盗汗、无汗）；②腹胀，肠鸣，腹泻；③腰脊强痛，下肢痿痹	直刺0.5～1寸；可灸；点、按、揉法
交信（Jiāoxìn，KI 8）阴跷脉之郄穴	小腿内侧，内踝尖上2寸，胫骨内侧缘后际凹陷中	①月经不调，崩漏，阴挺，阴痒，疝气，五淋；②腹泻，便秘，痢疾；③膝、股、腘内廉痛	直刺0.8～1.2寸；可灸；点、按、揉法
筑宾（Zhùbīn，KI 9）阴维脉之郄穴	小腿内侧，太溪直上5寸，比目鱼肌与跟腱之间	①癫狂；②疝气；③呕吐涎沫，吐舌；④小腿内侧痛	直刺1～1.5寸；可灸；一指禅推法，点、按、揉法
阴谷（Yīngǔ，KI 10）合穴	膝后区，腘横纹上，半腱肌肌腱外侧缘	①癫狂；②阳痿，疝气，月经不调，崩漏，小便不利；③膝股内侧痛	直刺1～1.5寸；可灸，一指禅推法，点、按、揉法
横骨（Hénggǔ，KI 11）	下腹部，脐中下5寸，前正中线旁开0.5寸	①少腹胀痛；②小便不利，遗尿，遗精，阳痿；③疝气	直刺1～1.5寸；可灸；点、按、揉法
大赫（Dàhè，KI 12）	下腹部，脐中下4寸，前正中线旁开0.5寸	①遗精，阳痿；②阴挺，带下，月经不调，痛经；③泄泻，痢疾	直刺1～1.5寸；可灸；一指禅推法，点、按、揉法
气穴（Qìxué，KI 13）	下腹部，脐中下3寸，前正中线旁开0.5寸	①奔豚气；②月经不调，带下；③小便不利；④腹泻	直刺1～1.5寸；可灸；一指禅推法，点、按、揉法
四满（Sìmǎn，KI 14）	下腹部，脐中下2寸，前正中线旁开0.5寸	①月经不调，崩漏，带下，产后恶露不净；②遗精，小腹痛；③脐下积聚、疝、瘕、水肿	直刺1～1.5寸；可灸，利水多用灸法；一指禅推法，点、按、揉法
中注（Zhōngzhù，KI 15）	下腹部，脐中下1寸，前正中线旁开0.5寸	①月经不调；②腹痛，便秘，腹泻	直刺1～1.5寸；可灸；一指禅推法，点、按、揉法
肓俞（Huāngshū，KI 16）	腹部，脐中旁开0.5寸	①腹痛，腹胀，腹泻，便秘；②月经不调；③疝气	直刺1～1.5寸；可灸；一指禅推法，点、按、揉法
商曲（Shāngqū，KI 17）	上腹部，脐中上2寸，前正中线旁开0.5寸	①胃痛，腹痛，腹胀，腹泻，便秘；②腹中积聚	直刺0.5～0.8寸；可灸；一指禅推法，点、按、揉法
石关（Shíguān，KI 18）	上腹部，脐中上3寸，前正中线旁开0.5寸	①胃痛，呕吐，腹痛，腹胀，便秘；②不孕，产后腹痛	直刺1～1.5寸；可灸；一指禅推法，点、按、揉法
阴都（Yīndū，KI 19）	上腹部，脐中上4寸，前正中线旁开0.5寸	①胃痛，腹胀，便秘；②月经不调，不孕	直刺1～1.5寸；可灸；一指禅推法，点、按、揉法

续表

穴名	定位	主治	操作
腹通谷（Fùtōnggǔ，KI 20）	上腹部，脐中上5寸，前正中线旁开0.5寸	①腹痛，腹胀，胃痛，呕吐；②心痛，心悸，胸痛	直刺0.5～0.8寸；可灸；一指禅推法，点、按、揉法
幽门（Yōumén，KI 21）	上腹部，脐中上6寸，前正中线旁开0.5寸	善哕，呕吐，腹痛，腹胀，腹泻	直刺0.5～0.8寸，不可向上深刺，以免伤及内脏；可灸；一指禅推法，点、按、揉法
步廊（Bùláng，KI 22）	胸部，第5肋间隙，前正中线旁开2寸	①胸痛，呕吐，咳嗽，气喘；②乳痈	斜刺或平刺0.5～0.8寸，不可深刺，以免伤及心、肺；可灸；点、按、揉法
神封（Shénfēn，KI 23）	胸部，第4肋间隙，前正中线旁开2寸	①胸胁支满，咳嗽，气喘；②乳痈；③呕吐，不嗜食	斜刺或平刺0.5～0.8寸，不可深刺，以免伤及心、肺；可灸；点、按、揉法
灵墟（Língxū，KI 24）	胸部，第3肋间隙，前正中线旁开2寸	①胸胁支满，咳嗽，气喘，痰多；②乳痈；③呕吐	斜刺或平刺0.5～0.8寸，不可深刺，以免伤及心、肺；可灸；点、按、揉法
神藏（Shéncáng，KI 25）	胸部，第2肋间隙，前正中线旁开2寸	①胸痛，烦满，咳嗽，气喘；②乳痈；③呕吐，不嗜食	斜刺或平刺0.5～0.8寸，不可深刺，以免伤及心、肺；可灸；点、按、揉法
彧中（Yùzhōng，KI 26）	胸部，第1肋间隙，前正中线旁开2寸	胸胁支满，咳嗽，气喘，痰涌	斜刺或平刺0.5～0.8寸，不可深刺，以免伤及心、肺；可灸；点、按、揉法
俞府（Shūfǔ，KI 27）	胸部，锁骨下缘，前正中线旁开2寸	咳嗽，气喘，胸痛	斜刺或平刺0.5～0.8寸，不可深刺，以免伤及心、肺；可灸；一指禅推法，点、按、揉法

思考题

1. 如何理解"腰为肾之府"？

答：《素问·脉要精微论》曰："腰者，肾之府，转摇不能，肾将惫矣。"通过诱导大鼠直立体位引起腰椎病变的实验方法观察腰与肾的相关性，大鼠直立后腰椎的变化可引发肾组织病理改变，恢复体位后有所改善，用现代实验方法验证了腰与肾关系密切及"腰为肾之府"的中医理论。

2. 涌泉穴敷贴疗法有何作用？

答：历代医家对用药物敷贴本穴积累了丰富的经验。根据所用药物的不同，能起到引热下行、引火归原、引血下行、平肝潜阳、降气平喘、催生坠胞和宣通鼻窍等作用。如用釜底抽薪散（吴茱萸、胡黄连、大黄、胆南星）调敷足心涌泉穴，治疗化脓性腮腺炎、小儿口疮；《外治寿世方》治疗口疮及咽喉疼痛，用吴茱萸醋调敷足心；《外治寿世方》治疗痰喘上气，用胆南星或白芥子,加姜汁调敷足心。

九、手厥阴心包经及其腧穴

(一)经脉循行

本经起于胸中,出属心包络,向下通过横膈,从胸至腹依次联络上、中、下三焦。

胸部支脉,沿着胸中,出于胁部,至腋下3寸处(天池),上行抵腋窝中,沿上臂内侧,行于手太阴和手少阴之间,进入肘窝中,向下行于前臂两筋之间,进入掌中,沿着中指到指端(中冲)。

掌中支脉,从劳宫穴处分出,沿无名指到指端(关冲),与手少阳三焦经相接(图3-44)。

本经共有9穴,起于天池穴,止于中冲穴;循行于上肢掌侧中间;本经属心包络三焦。

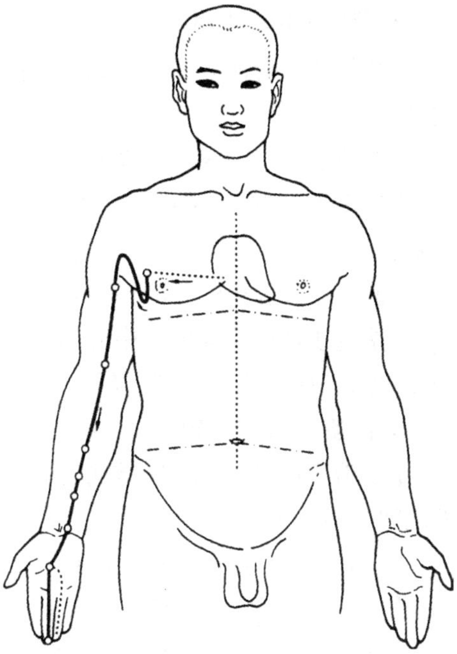

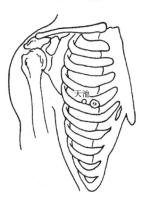

图3-44 手厥阴心包经脉循行示意图

(二)主治概要

本经腧穴常用于治疗心、心包、胸、胃、神志病,以及经脉循行经过部位的其他病证。

(三)常用腧穴

1. 天池 Tiānchí(PC 1)

【定位】胸部,第4肋间隙,前正中线旁开5寸(图3-45)。

【功效】宽胸理气,散结通乳,化痰散瘀。

【主治】①咳嗽,痰多,胸闷,气喘,胸痛;②乳痈;③瘰疬。

【操作】斜刺或平刺0.3~0.5寸,不可深刺,以免伤及心、肺;可灸;一指禅推法,点、按、揉法。

图3-45 手厥阴心包经腧穴(一)

【解剖】其下为胸大肌外下部,胸小肌下部起端,深部为第4肋间内、外肌;有胸腹壁静脉,胸外侧动、静脉分支;布有胸前神经肌支及第4肋间神经。

2. 曲泽 Qūzé(PC 3) 合穴

【定位】肘前区,肘横纹上,肱二头肌腱的尺侧缘凹陷中(图3-46)。

【功效】宁心止痛,和中降逆,运脾止泻,清心泻热,疏经活络。

【主治】①心痛,心悸,善惊;②胃痛,呕血,呕吐;③暑热病;④肘臂挛痛。

【操作】直刺1~1.5寸,或点刺出血;可灸;一指禅推法,点、按、揉法。

【解剖】在肱二头肌腱的尺侧;当肱动、静脉处;布有正中神经的主干。

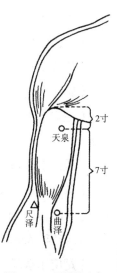

图3-46 手厥阴心包经腧穴(二)

3. 郄门 Xìmén（PC 4）郄穴

【定位】前臂前区，腕掌侧远端横纹上 5 寸，掌长肌腱与桡侧腕屈肌腱之间（图 3-47）。

【功效】宁心安神，清营止血。

【主治】①心痛，心悸，心烦，胸痛；②咯血，呕血，衄血；③疔疮；④癫痫。

【操作】直刺 0.5 ～ 1 寸；可灸；一指禅推法，点、按、揉法。

【解剖】浅层有前臂正中静脉、前臂外侧皮神经和前臂内侧皮神经的分支；深层有骨间动脉和神经等，有正中神经及伴行的动、静脉。

4. 间使 Jiānshǐ（PC 5）经穴

【定位】前臂前区，腕掌侧远端横纹上 3 寸，掌长肌腱与桡侧腕屈肌腱之间（图 3-47）。

【功效】宽胸止痛，和胃降逆，泻热截疟，宁心安神，疏经止痛。

【主治】①心痛，心悸；②胃痛，呕吐；③热病，疟疾；④癫狂痫。

【操作】直刺 0.5 ～ 1 寸；可灸；一指禅推法，点、按、揉法。

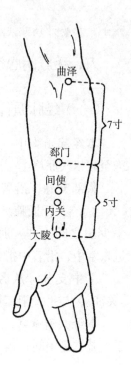

图 3-47　手厥阴心包经
腧穴（三）

【解剖】在桡侧腕屈肌腱与掌长肌腱之间，浅部有指浅屈肌，深部为指深屈肌；有前臂正中动、静脉，深部为前臂掌侧骨间动、静脉；布有前臂内侧皮神经，其下为正中神经，深层有前臂掌侧骨间神经。

5. 内关 Nèiguān（PC 6）络穴，八脉交会穴（通于阴维脉）

【定位】前臂前区，腕掌侧远端横纹上 2 寸，掌长肌腱与桡侧腕屈肌腱之间（图 3-47）。

【功效】宽胸理气，和胃止呕，疏经止痛，宁心安神。

【主治】①心痛，心悸，胸闷；②胃痛，呕吐，呃逆；③胁痛，胁下痞块；④中风，眩晕；⑤失眠，郁证，癫狂痫；⑥偏头痛；⑦热病；⑧肘臂挛痛。

【操作】直刺 0.5 ～ 1 寸；可灸；一指禅推法，点、按、揉法。

【解剖】在桡侧腕屈肌腱与掌长肌腱之间，浅部有指浅屈肌，深部有指深屈肌；有前臂正中动、静脉，深部为前臂掌侧骨间动、静脉；布有前臂内侧皮神经，其下为正中神经，深层有前臂掌侧骨间神经。

6. 大陵 Dàlíng（PC 7）输穴，原穴

【定位】腕前区，腕掌侧远端横纹中，掌长肌腱与桡侧腕屈肌腱之间（图 3-47）。

【功效】宽胸理气，和胃降逆，宁心安神，疏经止痛。

【主治】①心痛，心悸；②胃痛，呕吐，口臭；③胸胁满痛；④喜笑悲恐，癫狂痫；⑤手臂挛痛。

【操作】直刺 0.3 ～ 0.5 寸；可灸；一指禅推法，点、按、揉法。

【解剖】在掌长肌腱与桡侧腕屈肌腱之间，有拇长屈肌和指深屈肌腱；有腕掌侧动、静脉网；布有前臂内侧皮神经、正中神经掌皮支，深层为正中神经本干。

7. 劳宫 Láogōng（PC 8）荥穴

【定位】掌区，横平第 3 掌指关节近端，第 2、3 掌骨之间偏于第 3 掌骨（图 3-48）。

【功效】醒神开窍，宽胸理气，清心泻火，祛风止痒。

【主治】①中风昏迷，中暑；②心痛，烦闷，癫狂痫；③口疮，口臭；④鹅掌风。

【操作】直刺0.3～0.5寸；可灸；一指禅推法，点、按、揉法。

【解剖】在第2、3掌骨之间，下为掌腱膜，第2蚓状肌及指浅、深屈肌腱，深部为拇指内收肌横头的起点，有骨间肌；有指掌侧总动脉；布有正中神经的第2指掌侧总神经。

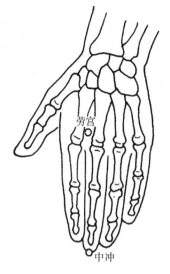

8. 中冲 Zhōngchōng（**PC 9**）　井穴

【定位】手指，中指末端最高点（图3-48）。

【功效】醒神开窍，清心泻热。

【主治】①中风昏迷，舌强不语，中暑，昏厥，小儿惊风；②热病。

图3-48　手厥阴心包经腧穴（四）

【操作】浅刺0.1寸，或点刺出血；掐、点、按、揉法。

【解剖】有指掌侧固有动、静脉所形成的动、静脉网分布；布有正中神经的指掌侧固有神经。

（四）腧穴表解

手厥阴心包经腧穴表解，见表3-9。

表3-9　手厥阴心包经腧穴表解

穴名	定位	主治	操作
天池（Tiānchí，PC 1）	胸部，第4肋间隙，前正中线旁开5寸	①咳嗽，痰多，胸闷，气喘，胸痛；②乳痈；③瘰疬	斜刺或平刺0.3～0.5寸，不可深刺，以免伤及心、肺；可灸；一指禅推法，点、按、揉法
天泉（Tiānquán，PC 2）	臂前区，腋前纹头下2寸，肱二头肌长、短头之间	①心痛，咳嗽，胸胁胀满；②胸背及上臂内侧痛	直刺1～1.5寸；可灸；一指禅推法，点、按、揉法
曲泽（Qūzé，PC 3）合穴	肘前区，肘横纹上，肱二头肌腱的尺侧缘凹陷中	①心痛，心悸，善惊；②胃痛，呕血，呕吐；③暑热病；④肘臂挛痛	直刺1～1.5寸，或点刺出血；可灸；一指禅推法，点、按、揉法
郄门（Xìmén，PC 4）郄穴	前臂前区，腕掌侧远端横纹上5寸，掌长肌腱与桡侧腕屈肌腱之间	①心痛，心悸，心烦，胸痛；②咯血，呕血，衄血；③疔疮；④癫痫	直刺0.5～1寸；可灸；一指禅推法，点、按、揉法
间使（Jiānshǐ，PC 5）经穴	前臂前区，腕掌侧远端横纹上3寸，掌长肌腱与桡侧腕屈肌腱之间	①心痛，心悸；②胃痛，呕吐；③热病，疟疾；④癫狂痫	直刺0.5～1寸；可灸；一指禅推法，点、按、揉法
内关（Nèiguān，PC 6）络穴，八脉交会穴（通于阴维脉）	前臂前区，腕掌侧远端横纹上2寸，掌长肌腱与桡侧腕屈肌腱之间	①心痛，心悸，胸闷；②胃痛，呕吐，呃逆；③胁痛，胁下痞块；④中风，眩晕；⑤失眠，郁证，癫狂痫；⑥偏头痛；⑦热病；⑧肘臂挛痛	直刺0.5～1寸；可灸；一指禅推法，点、按、揉法
大陵（Dàlíng，PC 7）输穴，原穴	腕前区，腕掌侧远端横纹中，掌长肌腱与桡侧腕屈肌腱之间	①心痛，心悸；②胃痛，呕吐，口臭；③胸胁满痛；④喜笑悲恐，癫狂痫；⑤手臂挛痛	直刺0.3～0.5寸；可灸；一指禅推法，点、按、揉法

续表

穴名	定位	主治	操作
劳宫（Láogōng，PC 8）荥穴	掌区，横平第3掌指关节近端，第2、3掌骨之间偏于第3掌骨	①中风昏迷，中暑；②心痛，烦闷，癫狂痫；③口疮，口臭；④鹅掌风	直刺0.3～0.5寸；可灸；一指禅推法，点、按、揉法
中冲（Zhōngchōng，PC 9）井穴	手指，中指末端最高点	①中风昏迷，舌强不语，中暑，昏厥，小儿惊风；②热病	浅刺0.1寸，或点刺出血；掐、点、按、揉法

思考题

1. 心包如何发挥臣使功能？

答：心包位列六脏之一，使神明之心常能虚灵不昧，且可代心受邪，则其作用之重要，自不待言。心之尊高而显赫，有赖于心包之辅弼。心包保心君之明照体现在其传递功能与护卫功能的统一；心包调灵窍之开合体现在其传递出入和护卫屏蔽功能可随环境变化而司其开合启闭；心包助神机之枢转功能体现在对神机的辅助之功，确保心君的辨识明察，慧思巧想，担负传入必要的感知。

2. 曲泽穴如何使用放血疗法？

答：本穴位于血管丰富处，多用放血疗法，主治急性热病、神志病及局部血管病变。常与委中穴相配，称"四弯"穴。操作时患者伸手仰掌，术者押手手掌抵于肘尖部，拇指和其余四指分别紧握在曲泽穴两旁，使欲刺的部位皮肤绷紧，令血络（静脉）暴露，刺手（右手）拇、食指持三棱针针柄，针尖部分依附（紧靠）中指内侧指腹，针尖对准腧穴处的血络（静脉）迅速刺入0.5～1分。注意：体质虚弱患者曲泽、委中慎用放血。

十、手少阳三焦经及腧穴

（一）经脉循行

起于无名指末端（关冲），向上行于小指与无名指之间，沿着手背，出于前臂外侧桡骨和尺骨之间，向上通过肘尖，沿上臂外侧，上达肩部，交出足少阳经的后面，向上进入缺盆部，分布于胸中，散络于心包，向下通过横膈，从胸至腹，属三焦。

胸中支脉，从胸向上，出于缺盆部，上走颈旁，连系耳后，沿耳后直上，出于耳部上行额角，再屈而下行至面颊部，到达眼下部。

耳部支脉，从耳后进入耳中，出走耳前，与前脉交叉于面颊部，到达目外眦（丝竹空之下），与足少阳胆经相接（图3-49）。

本经共有23穴，起于关冲穴，止于丝竹空穴；本经属三焦络心包，与耳、目相联系。

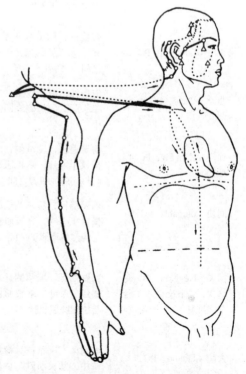

图3-49 手少阳三焦经循行示意图

（二）主治概要

本经腧穴常用于治疗侧头、目、耳、颊、咽喉、胸胁病和热病，以及经脉循行经过部位的其他病证。

（三）常用腧穴

1. 关冲 Guānchōng（**TE 1**） 井穴

【定位】第4手指末节尺侧，指甲根角侧上方0.1寸（指寸）（图3-50）。

【功效】清心利窍，泄热解表。

【主治】①热病，中暑；②头痛，目赤，耳聋，喉痹。

【操作】浅刺0.1寸，或点刺出血；掐、点、按、揉法。

【解剖】有指掌侧固有动、静脉所形成的动、静脉网；布有尺神经的指掌侧固有神经。

2. 中渚 Zhōngzhǔ（**TE 3**） 输穴

【定位】手背，第4、5掌骨间，第4掌指关节近端凹陷中（图3-50）。

【功效】通络止痛，清头利窍，和解少阳。

【主治】①头痛，目赤肿痛，耳鸣，耳聋，喉痹；②热病；③肩背肘臂酸痛，手指不能屈伸。

【操作】直刺0.3～0.5寸；可灸；一指禅推法，点、按、揉法。

【解剖】有第4骨间肌；皮下有手背静脉网及第4掌背动脉；布有尺神经手背支。

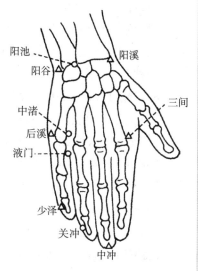

图3-50　手少阳三焦经腧穴（一）

3. 阳池 Yángchí（**TE 4**） 三焦之原穴

【定位】腕后区，腕背侧远端横纹上，指伸肌腱的尺侧缘凹陷中（图3-50）。

【功效】通络止痛，清头利窍，养阴润燥。

【主治】①目赤肿痛，耳聋，喉痹；②消渴，口干；③腕痛，肩臂痛。

【操作】直刺0.3～0.5寸；可灸；一指禅推法，点、按、揉法。

【解剖】有皮下手背静脉网，第4掌背动脉；布有尺侧神经手背支及前臂背侧皮神经末支。

4. 外关 Wàiguān（**TE 5**） 络穴，八脉交会穴（通于阳维脉）

【定位】前臂后区，腕背侧远端横纹上2寸，尺骨与桡骨间隙中点（图3-51）。

【功效】清热利窍，通络止痛，清热解表，解表疏风。

【主治】①热病；②头痛，目赤肿痛，耳鸣，耳聋；③瘰疬，胁肋痛；④上肢痿痹不遂。

【操作】直刺0.5～1寸；可灸；一指禅推法，点、按、揉法。

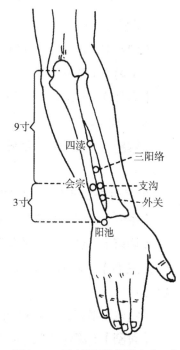

图3-51　手少阳三焦经腧穴（二）

【解剖】在桡骨与尺骨之间，指总深肌与拇长伸肌之间；深层有前臂骨间背侧动脉和掌侧动、静脉；布有前臂背侧皮神经，深层有前臂骨间背侧神经及掌侧神经。

5. 支沟 Zhīgōu（TE 6）经穴

【定位】前臂后区，腕背侧远端横纹上 3 寸，尺骨与桡骨间隙中点（图 3-51）。

【功效】清热通便，清头利窍，通络利胁。

【主治】①便秘；②耳鸣，耳聋，暴喑；③胸肋疼痛；④瘰疬；⑤热病。

【操作】直刺 0.5 ～ 1 寸；可灸；一指禅推法，点、按、揉法。

【解剖】在桡骨与尺骨之间，指总深肌与拇长伸肌之间；深层有前臂骨间背侧动脉和掌侧动、静脉；布有前臂背侧皮神经，深层有前臂骨间背侧神经及掌侧神经。

6. 肩髎 Jiānliáo（TE 14）

【定位】三角肌区，肩峰角与肱骨大结节两骨间凹陷中（图 3-52）。

【功效】疏经活络，祛风泄热。

【主治】臂痛，肩重不能举。

【操作】向肩关节直刺 1 ～ 1.5 寸；可灸；一指禅推法，点、按、揉法。

【解剖】在肩峰后下方，三角肌中；有旋肱后动脉；布有腋神经的肌支。

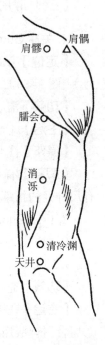

图 3-52　手少阳三焦经腧穴（三）

7. 翳风 Yìfēng（TE 17）

【定位】颈部，耳垂后方，乳突下端前方凹陷中（图 3-53）。

【功效】聪耳利窍，祛风通络，化痰散结。

【主治】①耳鸣，耳聋；②口眼㖞斜，牙关紧闭，齿痛，颊肿；③瘰疬。

【操作】直刺 0.5 ～ 1 寸；可灸；一指禅推法，点、按、揉法。

【解剖】有耳后动、静脉，颈外浅静脉；布有耳大神经，深层为面神经干从茎乳突穿出处。

8. 耳门 Ěrmén（TE 21）

【定位】耳区，耳屏上切迹与下颌骨髁突之间的凹陷中（图 3-53）。

【功效】通窍聪耳，活络止痛，祛风解痉。

【主治】①耳鸣，耳聋，聤耳；②齿痛，颈颔痛。

【操作】微张口，直刺 0.5 ～ 1 寸；可灸；一指禅推法，点、按、揉法。

【解剖】有颞浅动、静脉耳前支；布有耳颞神经、面神经分支。

9. 丝竹空 Sīzhúkōng（TE 23）

【定位】面部，眉梢凹陷中（图 3-53）。

【功效】清热疏风，平肝息风。

【主治】①癫痫；②头痛，眩晕，目赤肿痛，眼睑𥆧动；③齿痛。

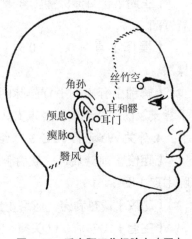

图 3-53　手少阳三焦经腧穴（四）

【操作】平刺 0.3 ～ 0.5 寸；一指禅推法，点、按、揉法。

【解剖】有眼轮匝肌；有颞浅动、静脉额支；布有面神经颧支及耳颞神经分支。

（四）腧穴表解

手少阳三焦经腧穴表解，见表 3-10。

表 3-10　手少阳三焦经腧穴表解

穴名	定位	主治	操作
关冲（Guānchōng，TE 1）井穴	第 4 手指末节尺侧，指甲根角侧上方 0.1 寸（指寸）	①热病，昏厥；②头痛，目赤，耳聋，喉痹	浅刺 0.1 寸，或点刺出血；掐、点、按、揉法
液门（Yèmén，TE 2）荥穴	第 4、5 掌指关节之间，指蹼缘上方的赤白肉际处	①头痛，目赤肿痛，耳鸣，耳聋，喉痹；②疟疾；③手臂痛	直刺 0.3～0.5 寸；可灸；点、按、揉法
中渚（Zhōngzhǔ，TE 3）输穴	手背，第 4、5 掌骨间，第 4 掌指关节近端凹陷中	①头痛，目赤肿痛，耳鸣，耳聋，喉痹；②热病；③肩背肘臂酸痛，手指不能屈伸	直刺 0.3～0.5 寸；可灸；一指禅推法，点、按、揉法
阳池（Yángchí，TE 4）三焦之原穴	腕后区，腕背侧远端横纹上，指伸肌腱的尺侧缘凹陷中	①目赤肿痛，耳聋，喉痹；②消渴，口干；③腕痛，肩臂痛	直刺 0.3～0.5 寸；可灸；一指禅推法，点、按、揉法
外关（Wàiguān，TE 5）络穴，八脉交会穴（通于阳维脉）	前臂后区，腕背侧远端横纹上 2 寸，尺骨与桡骨间隙中点	①热病；②头痛，目赤肿痛，耳鸣，耳聋；③瘰疬，胁肋痛；④上肢痿痹不遂	直刺 0.5～1 寸；可灸；一指禅推法，点、按、揉法
支沟（Zhīgōu，TE 6）经穴	前臂后区，腕背侧远端横纹上 3 寸，尺骨与桡骨间隙中点	①便秘；②耳鸣，耳聋，暴喑；③胁肋疼痛；④瘰疬；⑤热病	直刺 0.5～1 寸；可灸；一指禅推法，点、按、揉法
会宗（Huìzōng，TE 7）郄穴	前臂后区，腕背侧远端横纹上 3 寸，尺骨桡侧缘	①耳鸣，耳聋；②痫证；③上肢痹痛	直刺 0.5～1 寸；可灸；一指禅推法，点、按、揉法
三阳络（Sānyángluò，TE 8）	前臂后区，腕背侧远端横纹上 4 寸，尺骨与桡骨间隙中点	①耳聋，暴喑，齿痛；②手臂痛	直刺 0.5～1 寸；可灸；一指禅推法，点、按、揉法
四渎（Sìdú，TE 9）	肘尖下 5 寸，尺骨与桡骨间隙中点	①耳聋，暴喑，齿痛；②手臂痛	直刺 0.5～1 寸；可灸；一指禅推法，点、按、揉法
天井（Tiānjǐng，TE 10）合穴	屈肘，肘尖上 1 寸凹陷中。注：屈肘 90°时，鹰嘴窝中	①耳聋；②癫痫；③瘰疬，瘿气；④偏头痛，胁肋痛，颈项肩臂痛	直刺 0.5～1 寸；可灸；一指禅推法，点、按、揉法
清冷渊（Qīnglěngyuān，TE 11）	在臂后区，肘尖与肩峰角连线上，肘尖上 2 寸	①头痛，目痛，胁痛；②肩臂痛不能举	直刺 0.8～1.2 寸；可灸；一指禅推法，点、按、揉法
消泺（Xiāoluò，TE 12）	在臂后区，肘尖与肩峰角连线上，肘尖上 5 寸	①头痛，齿痛；②项背痛	直刺 1～1.5 寸；可灸；一指禅推法，点、按、揉法
臑会（Nàohuì，TE 13）	在臂后区，肩峰角下 3 寸，三角肌后下缘	①瘰疬，瘿气；②上肢痹痛	直刺 1～1.5 寸；可灸；一指禅推法，点、按、揉法
肩髎（Jiānliáo，TE 14）	三角肌，肩峰角与肱骨大结节两骨间凹陷中	臂痛，肩重不能举	向肩关节直刺 1～1.5 寸；可灸；一指禅推法，点、按、揉法
天髎（Tiānliáo，TE 15）	在肩胛区，当肩胛骨上角凹陷处	肩臂痛，颈项强急	直刺 0.5～1 寸；可灸；一指禅推法，点、按、揉法

续表

穴名	定位	主治	操作
天牖（Tiānyǒu, TE 16）	在颈部，横平下颌角胸锁乳突肌后缘凹陷中	①头痛，头眩，项强，视物不清，暴聋，鼻衄，喉痹；②瘰疬；③颈项强痛	直刺0.5～1寸；可灸；一指禅推法，点、按、揉法
翳风（Yìfēng, TE 17）	颈部，耳垂后方，乳突下端前方凹陷中	①耳鸣，耳聋；②口眼㖞斜，牙关紧闭，齿痛，颊肿；③瘰疬	直刺0.5～1寸；可灸；一指禅推法，点、按、揉法
瘈脉（Chìmài, TE 18）	耳后乳突中央，当翳风穴与角孙穴沿耳轮连线的下1/3与上2/3交界处	①头痛，耳鸣，耳聋；②小儿惊风	平刺0.3～0.5寸，或点刺静脉出血；可灸；一指禅推法，点、按、揉法
颅息（Lúxī, TE 19）	耳后，当翳风穴与角孙穴沿耳轮连线的上1/3与下2/3交界处	①头痛，耳鸣，耳聋；②小儿惊风	平刺0.3～0.5寸；可灸；一指禅推法，点、按、揉法
角孙（Jiǎosūn, TE 20）	在头部，耳尖正对发际处	①头痛，项强；②目赤肿痛，目翳；③齿痛，颊肿	平刺0.3～0.5寸；可灸；一指禅推法，点、按、揉法
耳门（Ěrmén, TE 21）	耳区，耳屏上切迹与下颌骨髁突之间的凹陷中	①耳鸣，耳聋，聤耳；②齿痛，颈颌痛	微张口，直刺0.5～1寸；可灸；一指禅推法，点、按、揉法
耳和髎（Ěrhéliáo, TE 22）	鬓发后际，平耳郭根前，当颞浅动脉后缘	①头痛，耳鸣；②牙关紧闭，口㖞	避开动脉，平刺0.3～0.5寸；可灸；一指禅推法，点、按、揉法
丝竹空（Sīzhúkōng, TE 23）	面部，眉梢凹陷中	①癫痫；②头痛，眩晕，目赤肿痛，眼睑瞤动；③齿痛	平刺0.3～0.5寸；一指禅推法，点、按、揉法

思考题

1.支沟穴为何善治便秘？

答：五脏气机的调畅，是大肠传导功能正常的基础。三焦气机畅达则腑气通畅，因此治疗便秘多以"调气通腑"为先，调理三焦气机，畅达下焦，通大便之闭结。临床观察电针支沟穴能明显改善便秘患者的临床症状和缩短结肠传输时间，可降低开塞露和泻剂的使用率。

2.两侧头痛为何取少阳经穴？

答：偏头痛多表现为头之一侧疼痛，常局限于额部、颞部和枕部，其辨证归经多责之于手足少阳经。手足少阳经行于头项两侧，针刺后引起双侧颞区脑代谢减低可能是针刺足少阳经穴治疗偏头痛的机制之一。

十一、足少阳胆经及腧穴

（一）经脉循行

起于目外眦（瞳子髎），上行到额角，下耳后，沿颈旁，行手少阳三焦经之前，至肩上，交出手少阳三焦经之后，向下进入缺盆。

耳部支脉，从耳后进入耳中，出走耳前，达目外眦后方。

外眦部支脉，从目外眦处分出，下走大迎，会合手少阳经到达目眶下，下行经颊车，于颈部向下会合前脉于缺盆，然后向下进入胸中，穿过横膈，络于肝，属于胆，沿着胁肋内，下行至腹股沟动脉部，绕阴部毛际，横行进入髋关节部。

缺盆部直行脉，从缺盆下行腋下，经侧胸部、胁肋部，下行会合前脉于髋关节部，再向下沿着大腿外侧、膝外缘下行经腓骨前面，直下到达腓骨下段，下出外踝前面，沿足背部，进入第4趾外侧端（足窍阴）。

足背部支脉，从足背分出，沿第1、2跖骨之间，出于大趾端，穿过趾甲，出趾背毫毛部（大敦），与足厥阴肝经相接（图3-54）。

本经共有44穴，起于瞳子髎穴，止于足窍阴穴；本经属胆络肝，与头、耳、目、胸胁相联系。

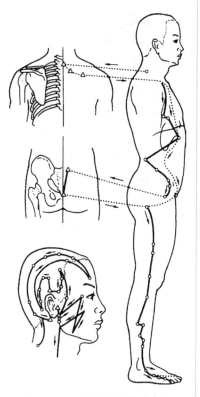

（二）主治概要

本经腧穴常用于治疗肝胆病，侧头、目、耳、咽喉、胸胁病，神志病，热病，以及经脉所过部位的其他疾病。

（三）常用腧穴

图3-54 足少阳胆经循行示意图

1. 瞳子髎 Tóngzǐliáo（GB 1）

【定位】目外眦外侧0.5寸，眶骨外缘凹陷中（图3-55）。

【功效】清热明目，平肝息风。

【主治】①头痛；②目赤肿痛，羞明流泪，内障，目翳等目疾。

【操作】平刺0.3～0.5寸，或三棱针点刺出血；一指禅推法，点、按、揉法。

【解剖】有眼轮匝肌，深层为颞肌；当颧眶动、静脉分布处；布有颧面神经和颧颞神经、面神经的额颞支。

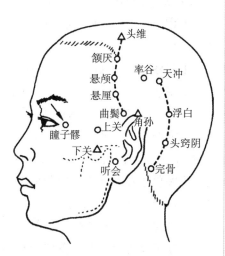

2. 听会 Tīnghuì（GB 2）

【定位】在面部，耳屏间切迹与下颌骨髁状突之间的凹陷中，张口有孔（图3-55）。

图3-55 足少阳胆经腧穴（一）

【功效】开窍聪耳，通络止痛。

【主治】①耳鸣，耳聋，聤耳等耳疾；②面痛，齿痛，口眼㖞斜等面口病证。

【操作】微张口，直刺0.5～0.8寸；可灸；一指禅推法，点、按、揉法。

【解剖】有颞浅动脉耳前支，深部为颈外动脉及面后静脉；布有耳大神经，皮下为面神经。

3. 率谷 Shuàigǔ（GB 8）

【定位】耳尖直上，入发际1.5寸（图3-55）。

【功效】清热息风，通经活络。

【主治】①头痛，眩晕；②小儿急、慢惊风。

【操作】平刺0.5～0.8寸；可灸；一指禅推法，点、按、揉法。

【解剖】在颞肌中；有颞动、静脉顶支；布有耳颞神经和枕大神经会合支。

4. 阳白 Yángbái（GB 14）

【定位】目正视，瞳孔直上，眉上1寸（图3-56）。

【功效】疏风清热，通络明目。

【主治】①头痛；②眼睑下垂，口眼㖞斜；③目眩，目痛，视物模糊，眼睑眴动等目疾。

【操作】平刺0.5～0.8寸；可灸；一指禅推法，点、按、揉法。

【解剖】在额肌中；有额动、静脉外侧支；布有额神经外侧支。

5. 头临泣 Tóulínqì（GB 15）

【定位】在头部，前发际上0.5寸，瞳孔直上（图3-56）。

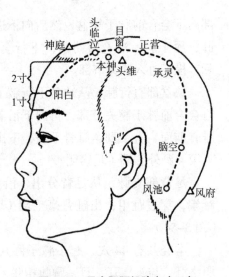

图3-56 足少阳胆经腧穴（二）

【功效】清热祛风，镇静安神。

【主治】①头痛；②目痛，目眩，流泪，目翳等目疾；③鼻塞，鼻渊；④小儿惊痫。

【操作】平刺0.5～0.8寸；可灸；一指禅推法，点、按、揉法。

【解剖】在额肌中；有额动、静脉；布有额神经内、外支会合支。

6. 风池 Fēngchí（GB 20）

【定位】在颈后区，枕骨直下，胸锁乳突肌上端与斜方肌上端之间的凹陷中，平风府穴（图3-56）。

【功效】平肝息风，清头利窍，祛风解表。

【主治】①中风，癫痫，头痛，眩晕，耳鸣等内风为患者；②感冒，鼻塞，衄血，目赤肿痛，羞明流泪，耳聋，口眼㖞斜等外风为患者；③颈项强痛。

【操作】针尖微下，向鼻尖斜刺0.8～1.2寸，或平刺透风府穴；深部中间为延髓，必须严格掌握针刺的角度与深度。可灸。一指禅推法，点、按、揉法。

【解剖】在胸锁乳突肌与斜方肌上端附着部之间的凹陷中，深部为头夹肌；有枕动、静脉分支；布有枕小神经分支。

7. 肩井 Jiānjǐng（GB 21）

【定位】在肩胛区，第7颈椎棘突与肩峰最外侧点连线的中点（图3-57）。

【功效】活络止痛，利气通乳。

【主治】①颈项强痛，肩背疼痛，上肢不遂；②难产，乳痈，乳汁不下等妇产科及乳房疾患；③瘰疬。

【操作】直刺0.3～0.5寸，内有肺尖，慎不可深刺，孕妇禁针；可灸；一指禅推法，点、按、揉法。

【解剖】有斜方肌，深部为肩胛提肌与冈上肌；有颈横动、静脉分支；布有腋神经分支，深部上方为桡神经。

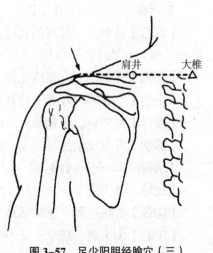

图3-57 足少阳胆经腧穴（三）

8. 日月 Rìyuè（GB 24）　胆之募穴

【定位】乳头直下，第7肋间隙，前正中线旁开4寸

（图 3-58）。

【功效】疏肝利胆，通络止痛。

【主治】①黄疸，胁痛等肝胆病证；②呕吐，吞酸，呃逆等肝胆犯胃病证。

【操作】斜刺或平刺 0.5～0.8 寸，不可深刺，以免伤及脏器；可灸；一指禅推法，点、按、揉法。

【解剖】有肋间内、外肌，肋下缘有腹外斜肌腱膜、腹内斜肌、腹横肌；有第 7 肋间动、静脉；布有第 7 或第 8 肋间神经。

9. 带脉 Dàimài（GB 26）

【定位】侧腹，第 11 肋骨游离端直下平脐处（图 3-59）。

【功效】调经止带，通络止痛。

【主治】①月经不调，闭经，赤白带下等妇科经带病证；②疝气；③腰痛，胁痛。

【操作】直刺 1～1.5 寸；可灸；一指禅推法，点、按、揉法。

【解剖】有侧腹内、外斜肌及腹横肌；有第 12 肋间动、静脉；布有肋下神经。

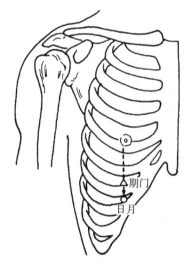

图 3-58 足少阳胆经腧穴（四）

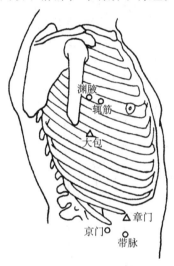

图 3-59 足少阳胆经腧穴（五）

10. 环跳 Huántiào（GB 30）

【定位】侧卧屈股，当股骨大转子最凸点与骶管裂孔连线的外 1/3 与内 2/3 交点处（图 3-60）。

【功效】祛风通络。

【主治】①腰胯疼痛，下肢痿痹，半身不遂等腰腿疾患；②风疹。

【操作】直刺 2～3 寸；可灸；一指禅推法，点、按、揉法。

【解剖】在臀大肌、梨状肌下缘；内侧为臀下动、静脉；布有臀上皮神经、臀下神经，深部正当坐骨神经。

11. 风市 Fēngshì（GB 31）

【定位】在股部，髌底上 7 寸；直立垂手，掌心贴于大腿时，中指尖所指凹陷中，髂胫束后缘（图 3-61）。

【功效】疏经活络，祛风止痒。

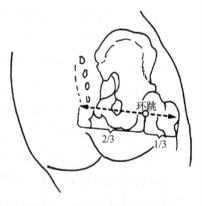

图 3-60 足少阳胆经腧穴（六）

【主治】①下肢痿痹、麻木及半身不遂等下肢疾患；②遍身瘙痒，脚气。

【操作】直刺 1～1.5 寸；可灸；一指禅推法，点、按、揉法。

【解剖】在阔筋膜下，股外侧肌中；有旋股外侧动、静脉肌支；布有股外侧皮神经、股神经肌支。

12. 阳陵泉 Yánglíngquán（GB 34）　合穴，胆之下合穴，八会穴之筋会

【定位】在小腿外侧，腓骨小头前下方凹陷中（图 3-62）。

【功效】疏肝利胆，通络止痛，息风止痉。

【主治】①黄疸，胁痛，口苦，呕吐，吞酸等胆腑病证及肝胆犯胃病证；②膝肿痛，下肢痿痹、麻木等下肢、膝关节疾患；③小儿惊风。

【操作】直刺 1～1.5 寸；可灸；一指禅推法，点、按、揉法。

【解剖】在腓骨长、短肌中；有膝下外侧动、静脉；当腓总神经分为腓浅神经及腓深神经处。

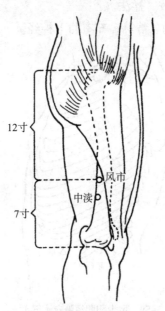

图 3-61　足少阳胆经腧穴（七）

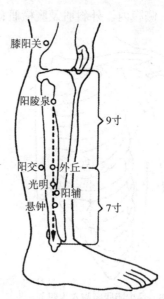

图 3-62　足少阳胆经腧穴（八）

13. 光明 Guāngmíng（GB 37）　络穴

【定位】小腿外侧，外踝尖上 5 寸，腓骨前缘（图 3-62）。

【功效】清肝明目，宽胸通乳。

【主治】①目痛，夜盲，近视，目花等目疾；②胸乳胀痛；③下肢痿痹。

【操作】直刺 1～1.5 寸；可灸；一指禅推法，点、按、揉法。

【解剖】在趾长伸肌和腓骨短肌之间；有胫前动、静脉分支；布有腓浅神经。

14. 悬钟 Xuánzhōng，又名绝骨 Juégǔ（GB 39）　八会穴之髓会

【定位】小腿外侧，外踝高点上 3 寸，腓骨前缘（图 3-62）。

【功效】通络止痛，疏肝利胆，活血祛风。

【主治】①痴呆，中风，半身不遂等脑髓病证；②颈项强痛，胸胁满痛，下肢痿痹。

【操作】直刺 0.5～0.8 寸；可灸；一指禅推法，点、按、揉法。

【解剖】在腓骨短肌与趾长伸肌分歧处；有胫前动、静脉分支；布有腓浅神经。

15. 丘墟 Qiūxū（GB 40）原穴

【定位】外踝前下方，趾长伸肌腱的外侧凹陷中（图3-63）。

【功效】疏肝利胆，活血通络，清热截疟。

【主治】①目赤肿痛，目生翳膜等目疾；②颈项痛，腋下肿，胸胁痛，外踝肿痛等痛证；③下肢痿痹，足内翻，足下垂。

【操作】直刺0.5～0.8寸；可灸；一指禅推法，点、按、揉法。

【解剖】在趾短伸肌起点处；有外踝前动、静脉分支；布有足背外侧皮神经分支及腓浅神经分支。

16. 足临泣 Zúlínqì（GB 41） 输穴，八脉交会穴（通于带脉）

【定位】第4、5跖骨间，第5趾长伸肌腱外侧凹陷处（图3-63）。

【功效】清利头目，调经通乳，疏肝利气，化痰散结，清热截疟。

【主治】①偏头痛，目赤肿痛，胁肋疼痛，足跗疼痛等痛证；②月经不调，乳痈；③瘰疬。

【操作】直刺0.5～0.8寸；可灸；一指禅推法，点、按、揉法。

【解剖】有足背静脉网，第4跖背侧动、静脉；布有足背中间皮神经。

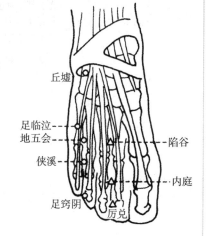

图3-63 足少阳胆经腧穴（九）

17. 足窍阴 Zúqiàoyīn（GB 44）井穴

【定位】第4趾末节外侧，趾甲根角侧后方0.1寸（指寸）（图3-63）。

【功效】清利头目，宁心安神，清热解毒，疏肝消肿。

【主治】①头痛，目赤肿痛，耳鸣，耳聋，咽喉肿痛等头面五官病证；②胸胁痛，足跗肿痛；③热病，失眠；④月经不调。

【操作】浅刺0.1～0.2寸，或点刺出血；可灸；掐、点、按法。

【解剖】有趾背侧动、静脉，跖趾侧动、静脉形成的动、静脉网；布有趾背侧神经。

（四）腧穴表解

足少阳胆经腧穴表解，见表3-11。

表3-11 足少阳胆经腧穴表解

穴名	定位	主治	操作
瞳子髎（Tóngzǐliáo，GB 1）	目外眦外侧0.5寸，眶骨外缘凹陷中	①头痛；②目赤肿痛，羞明流泪，内障，目翳等目疾	平刺0.3～0.5寸，或三棱针点刺出血；一指禅推法，点、按、揉法
听会（Tīnghuì，GB 2）	耳屏间切迹与下颌骨髁状突后缘之间的凹陷中	①耳鸣，耳聋，聤耳等耳疾；②面痛，齿痛，口眼㖞斜等面口病证	微张口，直刺0.5～0.8寸；可灸；一指禅推法，点、按、揉法

穴名	定位	主治	操作
上关（Shàngguān，GB 3）	在面部，颧弓上缘中央凹陷中	①耳鸣，耳聋，聤耳等耳疾；②偏头痛，齿痛，面痛，口眼㖞斜，口噤等面口病证	直刺 0.3～0.5 寸；可灸；一指禅推法，点、按、揉法
颔厌（Hànyàn，GB 4）	头维穴与曲鬓穴弧形连线的上 1/4 与下 3/4 交界处	①头痛，眩晕；②惊痫，瘛疭；③耳鸣，目外眦痛，齿痛等五官病证	平刺 0.5～0.8 寸；可灸；一指禅推法，点、按、揉法
悬颅（Xuánlú，GB 5）	头维穴与曲鬓穴弧形连线的中点	①偏头痛；②目赤肿痛；③齿痛	平刺 0.5～0.8 寸；可灸；一指禅推法，点、按、揉法
悬厘（Xuánlí，GB 6）	在头部，从头维至曲鬓的弧形连线的上 3/4 与下 1/4 交点处	①偏头痛；②目赤肿痛；③耳鸣	平刺 0.5～0.8 寸；可灸；一指禅推法，点、按、揉法
曲鬓（Qūbìn，GB 7）	在头部，耳前鬓角发际后缘与耳尖水平线交点处	头痛连齿，颊颔肿，口噤等头面病证	平刺 0.5～0.8 寸；可灸；一指禅推法，点、按、揉法
率谷（Shuàigǔ，GB 8）	耳尖直上，入发际 1.5 寸	①头痛，眩晕；②小儿急、慢惊风	平刺 0.5～0.8 寸；可灸；一指禅推法，点、按、揉法
天冲（Tiānchōng，GB 9）	耳根后缘直上，入发际 2 寸	①头痛；②癫痫；③牙龈肿痛	平刺 0.5～0.8 寸；可灸；一指禅推法，点、按、揉法
浮白（Fúbái，GB 10）	当耳后乳突的后上方，天冲与完骨的弧形连线的上 1/3 与下 2/3 交点处	①头痛，耳鸣，耳聋，齿痛等头面病证；②瘰气	平刺 0.5～0.8 寸；可灸；一指禅推法，点、按、揉法
头窍阴（Tóuqiàoyīn，GB 11）	当耳后乳突的后上方，天冲与完骨的弧形连线的上 2/3 与下 1/3 交点处	①头痛，眩晕，颈项强痛等头项病证；②耳鸣，耳聋	平刺 0.5～0.8 寸；可灸；一指禅推法，点、按、揉法
完骨（Wángǔ，GB 12）	在头部，乳突后下方凹陷处	①癫痫；②头痛，颈项强痛，喉痹，颊肿，齿痛，口㖞等头项五官病证	平刺 0.5～0.8 寸；可灸；一指禅推法，点、按、揉法
本神（Běnshén，GB 13）	入前发际 0.5 寸，头正中线旁开 3 寸	①癫痫，小儿惊风，中风；②头痛，目眩；③不寐	平刺 0.5～0.8 寸；可灸；一指禅推法，点、按、揉法
阳白（Yángbái，GB 14）	目正视，瞳孔直上，眉上 1 寸	①头痛；②眼睑下垂，口眼㖞斜；③目眩，目痛，视物模糊，眼睑瞤动等目疾	平刺 0.5～0.8 寸；可灸；一指禅推法，点、按、揉法
头临泣（Tóulínqì，GB 15）	在头部，前发际上 0.5 寸，瞳孔直上	①头痛；②目痛，目眩，流泪，目翳等目疾；③鼻塞，鼻渊；④小儿惊痫	平刺 0.5～0.8 寸；可灸；一指禅推法，点、按、揉法
目窗（Mùchuāng，GB 16）	在头部，前发际上 1.5 寸，瞳孔直上	①头痛，鼻塞；②目痛，目眩，远视，近视等目疾；③小儿惊痫	平刺 0.5～0.8 寸；可灸；一指禅推法，点、按、揉法
正营（Zhèngyíng，GB 17）	在头部，前发际上 2.5 寸，瞳孔直上	①头痛，头晕，目眩等头目病证；②齿痛	平刺 0.5～0.8 寸；可灸；一指禅推法，点、按、揉法

续表

穴名	定位	主治	操作
承灵（Chénglíng，GB 18）	在头部，前发际上4寸，瞳孔直上	①头痛，眩晕，目痛；②鼻渊，鼻衄，鼻窒，多涕等鼻疾	平刺0.5～0.8寸；可灸；一指禅推法，点、按、揉法
脑空（Nǎokōng，GB 19）	在头部，横平枕外隆凸的上缘，风池直上	①热病；②头痛，颈项强痛；③目眩，目赤肿痛，鼻痛，耳聋等五官病证；④惊悸，癫痫	平刺0.5～0.8寸；可灸；一指禅推法，点、按、揉法
风池（Fēngchí，GB 20）	在颈后区，枕骨之下，胸锁乳突肌上端与斜方肌上端之间的凹陷中，平风府穴	①中风，癫痫，头痛，眩晕，耳鸣等内风为患者；②感冒，鼻塞，鼻衄，目赤肿痛，羞明流泪，耳聋，口眼㖞斜等外风为患者；③颈项强痛	针尖微下，向鼻尖斜刺0.8～1.2寸，或平刺透风府穴；深部中间为延髓，必须严格掌握针刺的角度与深度；可灸；一指禅推法，点、按、揉法
肩井（Jiānjǐng，GB 21）	在肩胛区，第7颈椎棘突与肩峰最外侧点连线的中点	①颈项强痛，肩背疼痛，上肢不遂；②难产，乳痈，乳汁不下等妇产科及乳房疾患；③瘰疬	直刺0.3～0.5寸，内有肺尖，慎不可深刺，孕妇禁针；可灸；一指禅推法，点、按、揉法
渊腋（Yuānyè，GB 22）	举臂，第4肋间隙中，在腋中线上	①胸满，胁痛；②上肢痹痛，腋下肿	斜刺或平刺0.5～0.8寸，不可深刺，以免伤及脏器；一指禅推法，点、按、揉法
辄筋（Zhéjīn，GB 23）	渊腋穴前1寸，第4肋间隙中	①胸满，气喘；②呕吐，吞酸；③胁痛，腋肿，肩背痛	斜刺或平刺0.5～0.8寸，不可深刺，以免伤及脏器；一指禅推法，点、按、揉法
日月（Rìyuè，GB 24）胆之募穴	乳头直下，第7肋间隙，前正中线旁开4寸	①黄疸，胁痛等肝胆病证；②呕吐，吞酸，呃逆等肝胆犯胃病证	斜刺或平刺0.5～0.8寸，不可深刺，以免伤及脏器；可灸；一指禅推法，点、按、揉法
京门（Jīngmén，GB 25）肾之募穴	侧卧，第12肋游离端下际处	①小便不利，水肿等水液代谢失调的病证；②腹胀，肠鸣，腹泻等胃肠病证；③腰痛，胁痛	直刺0.5～1寸；可灸；一指禅推法，点、按、揉法
带脉（Dàimài，GB 26）	侧腹，第11肋骨游离端垂线与脐水平线的交点处	①月经不调，闭经，赤白带下等妇科经带病证；②疝气；③腰痛，胁痛	直刺1～1.5寸；可灸；一指禅推法，点、按、揉法
五枢（Wǔshū，GB 27）	在下腹部，约平脐下3寸处，髂前上棘内侧	①阴挺，赤白带下，月经不调等妇科病证；②疝气；③少腹痛，腰胯痛	直刺1～1.5寸；可灸；一指禅推法，点、按、揉法
维道（Wéidào，GB 28）	在下腹部，髂前上棘内下0.5寸	①阴挺，赤白带下，月经不调等妇科病证；②疝气；③少腹痛，腰胯痛	直刺或向前下方斜刺1～1.5寸；可灸；一指禅推法，点、按、揉法
居髎（Jūliáo，GB 29）	在臀部，髂前上棘与股骨大转子高点连线的中点处	①腰腿痹痛，瘫痪；②疝气，少腹痛	直刺1～1.5寸；可灸；一指禅推法，点、按、揉法

续表

穴名	定位	主治	操作
环跳（Huántiào，GB 30）	侧卧屈股，当股骨大转子最凸点与骶管裂孔连线的外1/3与内2/3交界处	①腰胯疼痛，下肢痿痹，半身不遂等腰腿疾患；②风疹	直刺2～3寸；可灸；一指禅推法，点、按、揉法
风市（Fēngshì，GB 31）	在股部，腘底上7寸；直立垂手，掌心贴于大腿时，中指尖所指凹陷中，髂胫束后缘	①下肢痿痹、麻木及半身不遂等下肢疾患；②遍身瘙痒，脚气	直刺1～1.5寸；可灸；一指禅推法，点、按、揉法
中渎（Zhōngdú，GB 32）	腘底上5寸，髂胫束后缘	下肢痿痹、麻木及半身不遂等下肢疾患	直刺1～1.5寸；可灸；一指禅推法，点、按、揉法
膝阳关（Xīyángguān，GB 33）	在膝部，股骨外上髁后上缘，股二头肌腱与髂胫束之间的凹陷中	膝腘肿痛、挛急及小腿麻木等下肢、膝关节疾患	直刺1～1.5寸；可灸；一指禅推法，点、按、揉法
阳陵泉（Yánglíngquán，GB 34）合穴，胆之下合穴，八会穴之筋会	在小腿外侧，腓骨小头前下方凹陷中	①黄疸，胁痛，口苦，呕吐，吞酸等胆腑病证及肝胆犯胃病证；②膝肿痛，下肢痿痹、麻木等下肢、膝关节疾患；③小儿惊风	直刺1～1.5寸；可灸；一指禅推法，点、按、揉法
阳交（Yángjiāo，GB 35）阳维脉之郄穴	外踝高点上7寸，腓骨后缘	①惊狂，癫痫等神志病证；②瘿疣；③胸胁满痛；④下肢痿痹	直刺1～1.5寸；可灸；一指禅推法，点、按、揉法
外丘（Wàiqiū，GB 36）郄穴	在小腿外侧，外踝高点上7寸，腓骨前缘	①癫狂；②颈项强痛，胸胁胀满；③下肢痿痹	直刺1～1.5寸；可灸；一指禅推法，点、按、揉法
光明（Guāngmíng，GB 37）络穴	小腿外侧，外踝尖上5寸，腓骨前缘	①目痛，夜盲，近视，目花等目疾；②胸乳胀痛；③下肢痿痹	直刺1～1.5寸；可灸；一指禅推法，点、按、揉法
阳辅（Yángfǔ，GB 38）经穴	小腿外侧，外踝高点上4寸，腓骨前缘	①偏头痛，目外眦痛，咽喉肿痛，腋下肿痛，胸胁满痛等头面躯体痛证；②瘰疬；③下肢痿痹	直刺0.8～1.2寸；可灸；一指禅推法，点、按、揉法
悬钟（Xuánzhōng，又名绝骨Juégǔ，GB 39）八会穴之髓会	小腿外侧，外踝高点上3寸，腓骨前缘	①痴呆，中风，半身不遂等脑髓病证；②颈项强痛，胸胁满痛，下肢痿痹	直刺0.5～0.8寸；可灸；一指禅推法，点、按、揉法
丘墟（Qiūxū，GB 40）原穴	外踝前下方，趾长伸肌腱的外侧凹陷中	①目赤肿痛，目生翳膜等目疾；②颈项痛，腋下肿，胸胁痛，外踝肿痛等痛证；③下肢痿痹，足内翻，足下垂	直刺0.5～0.8寸；可灸；一指禅推法，点、按、揉法
足临泣（Zúlínqì，GB 41）输穴，八脉交会穴（通于带脉）	第4、5跖骨间，第5跖长伸肌腱外侧凹陷处	①偏头痛，目赤肿痛，胁肋疼痛，足跗疼痛等痛证；②月经不调，乳痈；③瘰疬	直刺0.5～0.8寸；可灸；一指禅推法，点、按、揉法
地五会（Dìwǔhuì，GB 42）	第4、5跖骨间，第4跖趾关节近端凹陷中	①头痛，目赤肿痛，腋肿，胁痛，足跗肿痛等痛证；②耳鸣，耳聋；③乳痈	直刺0.3～0.5寸；可灸；一指禅推法，点、按、揉法
侠溪（Xiáxī，GB 43）荥穴	足背，第4、5趾间，趾蹼缘后方赤白肉际处	①惊悸；②头痛，眩晕，耳鸣，耳聋，颊肿，目外眦赤痛等头面五官病证；③胁肋疼痛，膝股痛，足跗肿痛等痛证；④乳痈；⑤热病	直刺0.3～0.5寸；可灸；一指禅推法，点、按、揉法

续表

穴名	定位	主治	操作
足窍阴（Zúqiàoyīn，GB 44）井穴	第 4 趾末节外侧，趾甲根角侧后方 0.1 寸（指寸）	①头痛，目赤肿痛，耳鸣，耳聋，咽喉肿痛等头面五官病证；②胸胁痛，足跗肿痛；③热病，失眠；④月经不调	浅刺 0.1～0.2 寸，或点刺出血；可灸；掐、点、按法

思考题

1. 如何理解"少阳主骨"？

答：《灵枢·经脉》云："胆足少阳之脉……是主骨所生病者，头痛颌痛……胸胁、肋髀、膝外至胫、绝骨、外踝前，及诸节皆痛。"胆味苦，苦走骨，所以胆主骨所病。杨上善注："足少阳脉主骨，络于诸节，故病诸节痛。"《灵枢·终始》曰："少阳终者，耳聋，百节尽纵。"以上记载可能是世界上最早认识到关于骨质疏松的全身性骨骼病证，并发现足少阳胆经可以调控骨骼的生理和病理变化，对以骨痛和骨折为主要临床表现的骨质疏松症有治疗作用。现代临床试验和动物实验已经证实了以上观点。

2. 风池为何善治风疾？

答：风为阳邪，其性轻扬，头顶之上，唯风可到，风池穴在颞颥后发际陷者中，手少阳、阳维之会，乃风邪蓄积之所，可主治内风、外风病证。如《伤寒论》曰："太阳病，初服桂枝汤，反烦不解者，先刺风池、风府，却与桂枝汤则愈。"现代研究也证实，针刺风池、风府穴能有效地改善每条脑血管血流速，改善脑供血情况，提高中风后遗症患者生活及活动能力。

十二、足厥阴肝经及腧穴

（一）经脉循行

足厥阴肝经，起于足大趾背毫毛部（大敦），沿着足背内侧上行，经过内踝前 1 寸处，向上行小腿内侧至内踝上 8 寸处交出足太阴经的后面，上行腘窝内缘，沿着大腿内侧，进入阴毛中，环绕阴部，上达小腹，挟胃旁，属于肝，络于胆，向上通过横膈，分布于胁肋，沿着喉咙的后面，向上进入鼻咽部，连接于"目系"（眼球连系于脑的部位），向上出于前额，与督脉会合于颠顶。

"目系"支脉，从"目系"下行颊里，环绕唇内。

肝部支脉，从肝分出，通过横膈，向上流注于肺，与手太阴肺经相接（图 3-64）。

本经共有 14 穴，起于大敦穴，止于期门穴；本经属肝络胆。

（二）主治概要

本经腧穴主治肝、胆、脾、胃病，妇科病，少腹、前阴病，以及沿经脉所过部位的其他疾病。

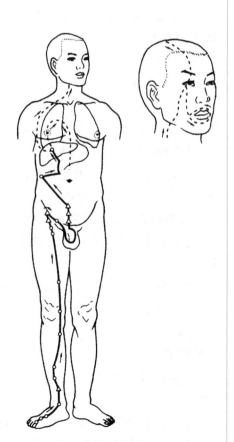

图 3-64 足厥阴肝经循行示意图

（三）常用腧穴

1. 大敦 Dàdūn（**LR 1**） 井穴

【定位】足趾，大趾末节外侧，趾甲根角侧后方 0.1 寸（指寸）（图 3-65）。

【功效】疏肝理气，平肝息风。

【主治】①疝气，少腹痛；②遗尿，癃闭，五淋，尿血等前阴病；③月经不调，崩漏，阴挺等妇科病；④癫痫，善寐。

【操作】浅刺 0.1 ～ 0.2 寸，或点刺出血；掐、点、按法。

【解剖】有趾背动、静脉；布有腓深神经的趾背神经。

2. 行间 Xíngjiān（**LR 2**） 荥穴

【定位】足背，第 1、2 趾间，趾蹼缘后方赤白肉际处（图 3-65）。

【功效】清肝明目，调经止崩，平肝息风，疏肝利胆。

【主治】①中风，癫痫，头痛，目眩，目赤肿痛，青盲，口㖞等肝经风热头目病证；②月经不调，痛经，经闭，崩漏，带下等妇女经带病证；③阴中痛，疝气；④遗尿，癃闭，五淋等泌尿系统病证；⑤胸胁满痛。

【操作】直刺 0.5 ～ 0.8 寸；可灸；一指禅推法，点、按、揉法。

【解剖】有足背静脉网，第 1 跖背动、静脉；正当腓深神经的跖背神经分为趾背神经的分歧处。

3. 太冲 Tàichōng（**LR 3**） 输穴，肝之原穴

【定位】足背，第 1、2 跖骨间，跖骨底结合部前方凹陷中，或触及动脉搏动（图 3-65）。

【功效】清肝明目，调经止崩，平肝息风，疏肝利胆，疏经活络。

【主治】①中风，癫狂痫，小儿惊风，头痛，眩晕，耳鸣，目赤肿痛，口㖞，咽痛等肝经风热病证；②月经不调，痛经，经闭，崩漏，带下等妇科经带病证；③胁痛，腹胀，呕逆，黄疸等肝胃病证；④癃闭，遗尿；⑤下肢痿痹，足跗肿痛。

【操作】直刺 0.5 ～ 0.8 寸；可灸；一指禅推法，点、按、揉法。

【解剖】在趾长伸肌腱外缘；有足背静脉网，第 1 跖背动脉；布有腓深神经的跖背侧神经，深层为胫神经足底内侧神经。

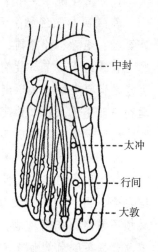

图 3-65　足厥阴肝经腧穴（一）

4. 曲泉 Qūquán（**LR 8**） 合穴

【定位】膝部，腘横纹内侧端，半腱肌肌腱内缘凹陷中（图 3-66）。

【功效】利水通淋，通调冲任，通络止痛。

【主治】①月经不调，痛经，带下，阴挺，阴痒，产后腹痛等妇科病证；②遗精，阳痿，疝气；③小便不利；④膝髌肿痛，下肢痿痹。

【操作】直刺 1 ～ 1.5 寸；可灸；一指禅推法，点、按、揉法。

【解剖】在胫骨内髁后缘，半膜肌、半腱肌止点前上方，缝匠肌后缘；浅层有大隐静脉，深层有腘动、静脉；布有隐神经、

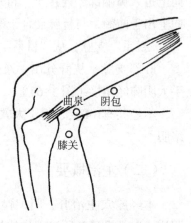

图 3-66　足厥阴肝经腧穴（二）

闭孔神经，深向腘窝可及胫神经。

5. 章门 Zhāngmén（LR 13） 脾之募穴，八会穴之脏会

【定位】侧腹部，在第 11 肋游离端下际（图 3-67）。

【功效】健脾消痞，疏肝利胆。

【主治】①腹痛，腹胀，肠鸣，腹泻，呕吐等胃肠病证；②胁痛，黄疸，痞块（肝脾肿大）等肝脾病证；③小儿疳积。

【操作】直刺 0.8～1 寸；可灸；一指禅推法，点、按、揉法。

【解剖】有腹内、外斜肌及腹横肌；有第 10 肋间动脉末支；布有第 10、11 肋间神经；深部右侧当肝脏下缘，左侧当脾脏下缘。

6. 期门 Qīmén（LR 14） 肝之募穴

【定位】胸部，第 6 肋间隙，前正中线旁开 4 寸（图 3-67）。

【功效】疏肝理气，和胃降逆，解郁通乳。

【主治】①胸胁胀痛，呕吐，吞酸，呃逆，腹胀，腹泻等肝胃病证；②乳痈；③奔豚气；④伤寒热入血室。

【操作】斜刺或平刺 0.5～0.8 寸，不可深刺，以免伤及内脏；可灸；一指禅推法，点、按、揉法。

【解剖】在腹内、外斜肌腱膜中，有肋间肌；有肋间动、静脉；布有第 6、7 肋间神经；深部右侧当肝脏，左侧当脾脏。

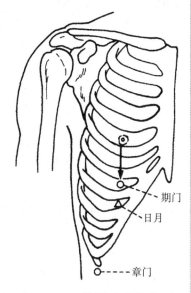

期门
日月
章门

图 3-67 足厥阴肝经腧穴（三）

（四）腧穴表解

足厥阴肝经腧穴表解，见表 3-12。

表 3-12 足厥阴肝经腧穴表解

穴名	定位	主治	操作
大敦（Dàdūn，LR 1）井穴	足大趾末节外侧，趾甲根角旁约 0.1 寸（指寸）	①疝气，少腹痛；②遗尿，癃闭，五淋，尿血等前阴病；③月经不调，崩漏，阴挺等妇科病；④癫痫，善寐	浅刺 0.1～0.2 寸，或点刺出血；掐、点、按法
行间（Xíngjiān，LR 2）荥穴	足背，当第 1、2 趾间的趾蹼缘后方赤白肉际处	①中风，癫痫，头痛，目眩，目赤肿痛，青盲，口喝等肝经风热头目病证；②月经不调，痛经，经闭，崩漏，带下等妇女经带病证；③阴中痛，疝气；④遗尿，癃闭，五淋等泌尿系统病证；⑤胸胁满痛	直刺 0.5～0.8 寸；可灸；一指禅推法，点、按、揉法
太冲（Tàichōng，LR 3）输穴，肝之原穴	足背，第 1、2 跖骨间，跖骨底结合部前方凹陷中，或触及动脉搏动	①中风，癫狂痫，小儿惊风，头痛，眩晕，耳鸣，目赤肿痛，口喝，咽痛等肝经风热病证；②月经不调，痛经，经闭，崩漏，带下等妇科经带病证；③胁痛，腹胀，呕逆，黄疸等肝胃病证；④癃闭，遗尿；⑤下肢痿痹，足跗肿痛	直刺 0.5～0.8 寸；可灸；一指禅推法，点、按、揉法
中封（Zhōngfēng，LR 4）经穴	踝区，内踝前，胫骨前肌肌腱的内侧缘凹陷中	①疝气，遗精；②小便不利；③腰痛，少腹痛，内踝肿痛等痛证	直刺 0.5～0.8 寸；可灸；一指禅推法，点、按、揉法

续表

穴名	定位	主治	操作
蠡沟（Lígōu，LR 5）络穴	小腿内侧，内踝尖上5寸，胫骨内侧面的中央	①月经不调，赤白带下，阴挺，阴痒等妇科病证；②小便不利；③疝气，睾丸肿痛；④足胫疼痛	平刺0.5～0.8寸；可灸；一指禅推法，点、按、揉法
中都（Zhōngdū，LR 6）郄穴	小腿内侧，内踝尖上7寸，胫骨内侧面的中央	①疝气，小腹痛；②崩漏，恶露不尽；③泄泻	平刺0.5～0.8寸；可灸；一指禅推法，点、按、揉法
膝关（Xīguān，LR 7）	膝部，胫骨内侧髁的下方，阴陵泉（SP 9）后1寸	膝髌肿痛，下肢痿痹	直刺1～1.5寸；可灸；一指禅推法，点、按、揉法
曲泉（Qūquán，LR 8）合穴	膝部，腘横纹内侧端，半腱肌肌腱内缘凹陷中	①月经不调，痛经，带下，阴挺，阴痒，产后腹痛等妇科病证；②遗精，阳痿，疝气；③小便不利；④膝髌肿痛，下肢痿痹	直刺1～1.5寸；可灸；一指禅推法，点、按、揉法
阴包（Yīnbāo，LR 9）	股前区，髌底上4寸，股薄肌与缝匠肌之间	①月经不调，小便不利，遗尿；②腰骶痛引少腹	直刺0.8～1.5寸；可灸；一指禅推法，点、按、揉法
足五里（Zúwǔlǐ，LR 10）	股前区，气冲穴直下3寸，动脉搏动处	①少腹痛，小便不通，阴挺，睾丸肿痛；②瘰疬	直刺0.8～1.5寸；可灸；一指禅推法，点、按、揉法
阴廉（Yīnlián，LR 11）	股前区，气冲穴直下2寸	①月经不调，带下；②少腹痛，外阴肿痛	直刺0.8～1.5寸；可灸；一指禅推法，点、按、揉法
急脉（Jímài，LR 12）	腹股沟区，横平耻骨联合上缘，前正中线旁开2.5寸	①少腹痛，疝气；②阴挺，外阴肿痛	避开动脉，直刺0.5～1寸；可灸；一指禅推法，点、按、揉法
章门（Zhāngmén，LR 13）脾之募穴，八会穴之脏会	侧腹部，在第11肋游离端的下际	①腹痛，腹胀，肠鸣，腹泻，呕吐等胃肠病证；②胁痛，黄疸，痞块（肝脾肿大）等肝脾病证；③小儿疳积	直刺0.8～1寸；可灸；一指禅推法，点、按、揉法
期门（Qīmén，LR 14）肝之募穴	胸部，第6肋间隙，前正中线旁开4寸	①胸胁胀痛，呕吐，吞酸，呃逆，腹胀，腹泻等肝胃病证；②乳痈；③奔豚气；④伤寒热入血室	斜刺或平刺0.5～0.8寸，不可深刺，以免伤及内脏；可灸；一指禅推法，点、按、揉法

思考题

1. 四关穴的功用特点是什么？

答：四关穴是指合谷、太冲两对穴相互配伍使用，合谷属阳主气，清轻升散；太冲属阴主血，重浊下行。二穴相合，一阴一阳，一气一血，一升一降，相互制约，相互为用，调和气血，共奏上疏下导，开关宣窍，调畅气机，活血通络之功。

2.《伤寒论》对期门穴是如何应用的？

答：十二经气血运行始出于手太阴肺经之云门而终入于足厥阴肝经之期门，如是循环，故期门穴为气血归入之门户，针刺期门有着泻肝实、清肝热、清血室邪热之功效。《伤寒论》中共有6条原文涉及应用"期门"穴治疗病证。主要有伤寒病中的肝邪乘脾、肝邪乘肺、热入血室和误用汗法后热邪入于肝经的谵语，以及伤寒过经不解等。因此，期门穴在《伤寒论》中的应用广泛，凡妇人热入血室、伤寒过经不解、胸满、胁痛、目疾、胃脘嘈杂等属肝邪动犯者，均可刺之。

第二节　奇经八脉

一、督脉及腧穴

（一）经脉循行

督脉，起于小腹内，下出于会阴部，向后行于脊柱的内部，上达项后风府，进入脑内，上行颠顶，沿前额下行鼻柱，止于上唇系带处（图3-68）。

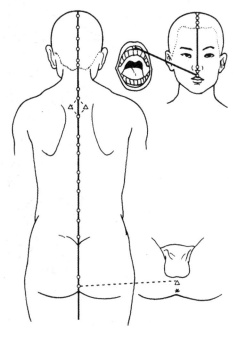

图3-68　督脉循行示意图

本经共有29穴，起于长强穴，止于印堂穴；循行于腰背正中线；与中焦（胃）、肺系、喉咙相联系。

督脉，行于腰背部正中，其脉多次与手足三阳经及阳维脉交会，能总督一身之阳经，故称为"阳脉之海"。督脉行于脊里，上行入脑，并从脊里分出属肾，它与脑、脊髓、肾也有密切联系。

（二）主治概要

本经腧穴主治神志病，热病，腰骶、脊背、头项等局部病证及相应的内脏病证，部分腧穴有急救作用。

（三）常用腧穴

1. 长强 Chángqiáng（GV 1）　督脉络穴
【定位】在会阴区，尾骨下方，当尾骨尖端与肛门连线的中点处（图3-69）。
【功效】止血固脱，通利腰脊，开窍宁神。
【主治】①腹泻，痢疾，便血，便秘，痔疮，脱肛；②癫狂痫，瘛疭，脊强反折。

【操作】紧靠尾骨前面斜刺0.8～1寸，不宜直刺，以免伤及直肠；不宜灸；一指禅推法，点、按、揉法。

【解剖】在肛尾韧带中；有肛门动、静脉分支，棘突间静脉丛的延续部；布有尾神经后支及肛门神经。

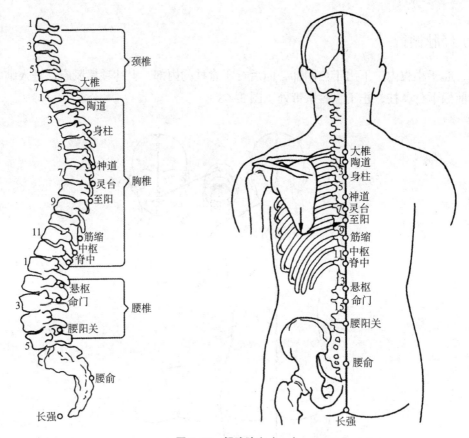

图 3-69　督脉腧穴（一）

2. 腰阳关 Yāoyángguān（**GV 3**）

【定位】脊柱区，第4腰椎棘突下凹陷中，后正中线上（图 3-69）。

【功效】调血固精，壮腰健膝。

【主治】①腰骶疼痛，下肢痿痹；②月经不调，赤白带下；③遗精，阳痿。

【操作】直刺或向上斜刺0.5～1寸；多用灸法；一指禅推法，点、按、揉法。

【解剖】在腰背筋膜、棘上韧带及棘间韧带中；有腰动脉后支和棘间皮下静脉丛；布有腰神经后支的内侧支。

3. 命门 Mìngmén（**GV 4**）

【定位】脊柱区，第2腰椎棘突下凹陷中，后正中线上（图 3-69）。

【功效】补肾培元，强壮腰脊。

【主治】①腰脊强痛，下肢痿痹；②月经不调，赤白带下，痛经，经闭，不孕；③遗精，阳痿，精冷不育，小便频数；④小腹冷痛，腹泻。

【操作】直刺或向上斜刺0.5～1寸；多用灸法；一指禅推法，点、按、揉法。

【解剖】在腰背筋膜、棘上韧带及棘间韧带中；有腰动脉后支和棘间皮下静脉丛；布有腰神经后支的内侧支。

4. 至阳 Zhìyáng（GV 9）

【定位】脊柱区，第 7 胸椎棘突下凹陷中，后正中线上（图 3-69）。

【功效】疏肝利胆，止咳平喘，强壮腰脊。

【主治】①黄疸，胸胁支满；②咳嗽，气喘；③腰背疼痛，脊强。

【操作】向上斜刺 0.5～1 寸；可灸；一指禅推法，点、按、揉法。

【解剖】在腰背筋膜、棘上韧带及棘间韧带中；有第 7 肋间动脉后支和棘间皮下静脉丛；布有第 7 胸神经后支的内侧支；深部为脊髓。

5. 大椎 Dàzhuī（GV 14）

【定位】脊柱区，第 7 颈椎棘突下凹陷中，后正中线上（图 3-69）。

【功效】解表退热，止咳平喘，宁心安神，清热凉血，强壮腰脊。

【主治】①热病，疟疾，恶寒发热，咳嗽，气喘，胸痛；②骨蒸潮热；③癫狂痫，小儿惊风；④项强，脊痛；⑤风疹，痤疮。

【操作】向上斜刺 0.5～1 寸，常用点刺出血；可灸；一指禅推法，点、按、揉法。

【解剖】在腰背筋膜、棘上韧带及棘间韧带中；有颈横动脉分支和棘间皮下静脉丛；布有第 8 颈神经后支的内侧支；深部为脊髓。

6. 哑门 Yǎmén（GV 15）

【定位】颈后区，第 2 颈椎棘突上际凹陷中，后正中线上（图 3-70）。

【功效】开喑利喉，宁心安神，通络止痛。

【主治】①暴喑，舌缓不语；②中风，癫狂痫，癔病；③头重，头痛，颈项强痛。

【操作】正坐位，头微前倾，项部放松，向下颌方向缓慢刺入 0.5～1 寸；不可向上深刺，以免刺入枕骨大孔，伤及延髓。可悬灸；一指禅推法，点、按、揉法。

【解剖】在项韧带和项肌中，深部为弓间韧带和脊髓；有枕动、静脉分支及棘间静脉丛；布有第 3 颈神经和枕大神经支。

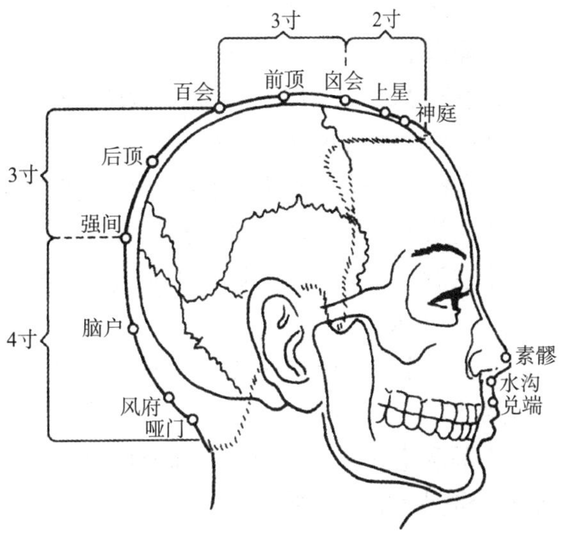

图 3-70 督脉腧穴（二）

7. 风府 Fēngfǔ（GV 16）

【定位】颈后区，枕外隆凸直下，两侧斜方肌之间凹陷中（图 3-70）。

【功效】醒神开窍，疏风止痛。

【主治】①中风，癫狂痫，癔病；②眩晕，头痛，颈项强痛；③咽喉肿痛，失音，目痛，鼻衄。

【操作】正坐位，头微前倾，项部放松，向下颌方向缓慢刺入 0.5～1 寸；不可向上深刺，以免刺入枕骨大孔，伤及延髓。可悬灸；一指禅推法，点、按、揉法。

【解剖】在项韧带和项肌中，深部为环枕后膜和小脑延髓池；有枕动、静脉分支及棘间静脉丛；布有第 3 颈神经和枕大神经分支。

8. 百会 Bǎihuì（GV 20）

【定位】头部，前发际正中直上 5 寸（图 3-70）。

【功效】醒脑开窍，宁心安神，平肝潜阳，升阳固脱。

【主治】①中风，痴呆，癫狂痫，癔病，瘰疬；②头风，头痛，眩晕，耳鸣；③惊悸，失眠，健忘；④脱肛，阴挺，腹泻。

【操作】平刺 0.5～0.8 寸；升阳举陷可用灸法；一指禅推法，点、按、揉法。

【解剖】在帽状腱膜中；有左右颞浅动、静脉及左右枕动、静脉吻合网；布有枕大神经及额神经分支。

9. 素髎 Sùliáo（GV 25）

【定位】面部，鼻尖的正中央（图 3-70）。

【功效】宣通鼻窍，醒神救逆。

【主治】①昏迷，惊厥，新生儿窒息；②鼻渊，鼻衄，喘息。

【操作】向上斜刺 0.3～0.5 寸，或点刺出血；不宜灸；为急救要穴之一。

【解剖】在鼻尖软骨中；有面动、静脉鼻背支；布有筛前神经鼻外支（眼神经分支）。

10. 水沟 Shuǐgōu（GV 26，又名人中 Rénzhōng）

【定位】面部，人中沟的上 1/3 与下 2/3 交点处（图 3-70）。

【功效】醒神开窍，息风止痉，通利腰脊，祛风通络。

【主治】①昏迷，晕厥，中风，中暑，癔病，癫狂痫，急、慢惊风；②鼻塞，鼻衄，面肿，口喎，齿痛，牙关紧闭；③闪挫腰痛。

【操作】向上斜刺 0.3～0.5 寸，强刺激，或指甲掐按；不宜灸；为急救要穴之一。

【解剖】在口轮匝肌中；有上唇动、静脉；布有眶下神经分支及面神经颊支。

11. 印堂 Yìntáng（GV 29）

【定位】头部，两眉毛内侧端中间的凹陷中（图 3-71）。

【功效】醒脑镇惊，活络通窍。

【主治】①头痛，眩晕；②鼻渊，鼻衄，目赤肿痛；③小儿惊风，失眠。

【操作】提捏局部皮肤，向下平刺 0.3～0.5 寸，或用三棱针点刺出血。

【解剖】在降眉间肌中；布有眼神经的分支滑车上神经，面神经颞支和内眦动脉。

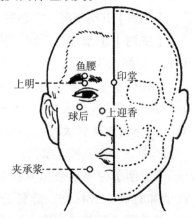

图 3-71 督脉腧穴（三）

（四）腧穴表解

督脉腧穴表解，见表 3-13。

表 3-13 督脉腧穴表解

穴名	定位	主治	操作
长强（Cháng qiáng, GV 1）络穴	会阴区，尾骨下方，当尾骨尖端与肛门连线的中点处	①腹泻，痢疾，便血，便秘，痔疮，脱肛；②癫狂痫，瘰疬，脊强反折	紧靠尾骨前面斜刺 0.8～1 寸，不宜直刺，以免伤及直肠；不宜灸；一指禅推法，点、按、揉法
腰俞（Yāoshū, GV 2）	骶区，正当骶管裂孔处，后正中线上	①腹泻，痢疾，便血，便秘，痔疮，脱肛；②月经不调，经闭；③腰脊强痛，下肢痿痹；④癫痫	向上斜刺 0.5～1 寸；可灸；一指禅推法，点、按、揉法
腰阳关（Yāo yángguān, GV 3）	脊柱区，第 4 腰椎棘突下凹陷中，约与髂嵴相平，后正中线上	①腰骶疼痛，下肢痿痹；②月经不调，赤白带下；③遗精，阳痿	直刺或向上斜刺 0.5～1 寸；多用灸法；一指禅推法，点、按、揉法

续表

穴名	定位	主治	操作
命门（Mìngmén, GV 4）	脊柱区，第2腰椎棘突下凹陷中，后正中线上	①腰脊强痛，下肢痿痹；②月经不调，赤白带下，痛经，经闭，不孕；③遗精，阳痿，精冷不育，小便频数；④小腹冷痛，腹泻	直刺或向上斜刺0.5～1寸；多用灸法；一指禅推法，点、按、揉法
悬枢（Xuánshū, GV 5）	脊柱区，第1腰椎棘突下凹陷中，后正中线上	①腰脊强痛；②腹胀，腹痛，完谷不化，腹泻，痢疾	直刺或向上斜刺0.5～1寸；可灸；一指禅推法，点、按、揉法
脊中（Jǐzhōng, GV 6）	脊柱区，第11胸椎棘突下凹陷中，后正中线上	①癫痫；②黄疸，腹泻，痢疾，小儿疳积；③痔疮，脱肛，便血；④腰脊强痛	向上斜刺0.5～1寸；可灸；一指禅推法，点、按、揉法
中枢（Zhōngshū, GV 7）	脊柱区，第10胸椎棘突下凹陷中，后正中线上	①黄疸，呕吐，腹满，胃痛，食欲不振；②腰背疼痛	向上斜刺0.5～1寸；可灸；一指禅推法，点、按、揉法
筋缩（Jīnsuō, GV 8）	脊柱区，第9胸椎棘突下凹陷中，后正中线上	①癫狂痫，抽搐，脊强；②背痛，四肢不收，筋挛拘急；③胃痛，黄疸	向上斜刺0.5～1寸；可灸；一指禅推法，点、按、揉法
至阳（Zhìyáng, GV 9）	脊柱区，第7胸椎棘突下凹陷中，后正中线上	①黄疸，胸胁支满；②咳嗽，气喘；③腰背疼痛，脊强	向上斜刺0.5～1寸；可灸；一指禅推法，点、按、揉法
灵台（Língtái, GV 10）	脊柱区，第6胸椎棘突下凹陷中，后正中线上	①咳嗽，气喘；②脊痛，项强；③疔疮	向上斜刺0.5～1寸；可灸；一指禅推法，点、按、揉法
神道（Shéndào, GV 11）	脊柱区，第5胸椎棘突下凹陷中，后正中线上	①心痛，心悸，怔忡，失眠，健忘；②中风不语，癫痫；③咳嗽，气喘；④腰脊强，肩背痛	向上斜刺0.5～1寸；可灸；一指禅推法，点、按、揉法
身柱（Shēnzhù, GV 12）	脊柱区，后正中线上，第3胸椎棘突下凹陷中	①身热，头痛，咳嗽，气喘；②惊厥，癫狂痫；③腰脊强痛；④疔疮发背	向上斜刺0.5～1寸；可灸；一指禅推法，点、按、揉法
陶道（Táodào, GV 13）	脊柱区，第1胸椎棘突下凹陷中，后正中线上	①热病，疟疾；②恶寒发热，咳嗽，气喘，骨蒸潮热；③癫狂，脊强	向上斜刺0.5～1寸；可灸；一指禅推法，点、按、揉法
大椎（Dàzhuī, GV 14）	脊柱区，第7颈椎棘突下凹陷中，后正中线上	①热病，疟疾，恶寒发热，咳嗽，气喘，骨蒸潮热，胸痛；②癫狂痫，小儿惊风；③项强，脊痛；④风疹，痤疮	向上斜刺0.5～1寸，常用点刺出血；可灸；一指禅推法，点、按、揉法
哑门（Yǎmén, GV 15）	颈后区，第2颈椎棘突上际凹陷中，后正中线上	①暴喑，舌缓不语；②中风，癫狂痫，癔病；③头重，头痛，颈项强痛	正坐位，头微前倾，项部放松，向下颌方向缓慢刺入0.5～1寸；不可向上深刺，以免刺入枕骨大孔，伤及延髓；可悬灸；一指禅推法，点、按、揉法
风府（Fēngfǔ, GV 16）	颈后区，枕外隆凸直下，两侧斜方肌之间凹陷中	①中风，癫狂痫，癔病；②眩晕，头痛，颈项强痛；③咽喉肿痛，失音，目痛，鼻衄	正坐位，头微前倾，项部放松，向下颌方向缓慢刺入0.5～1寸；不可向上深刺，以免刺入枕骨大孔，伤及延髓；可悬灸；一指禅推法，点、按、揉法

续表

穴名	定位	主治	操作
脑户（Nǎohù, GV 17）	头部，枕外隆凸的上缘凹陷中	①头晕，项强；②失音；③癫痫	平刺 0.5～0.8 寸；可灸；一指禅推法，点、按、揉法
强间（Qiáng jiān, GV 18）	头部，后发际正中直上 4 寸	①头痛，目眩，项强；②癫狂	平刺 0.5～0.8 寸；可灸；一指禅推法，点、按、揉法
后顶（Hòudǐng, GV 19）	头部，后发际正中直上 5.5 寸	①头痛，眩晕；②癫狂痫	平刺 0.5～0.8 寸；可灸；一指禅推法，点、按、揉法
百会（Bǎihuì, GV 20）	头部，前发际正中直上 5 寸	①中风，痴呆，癫狂痫，瘛病，痦疭；②头风，头痛，眩晕，耳鸣；③惊悸，失眠，健忘；④脱肛，阴挺，腹泻	平刺 0.5～0.8 寸；升阳举陷可用灸法；一指禅推法，点、按、揉法
前顶（Qiándǐng, GV 21）	头部，前发际正中直上 3.5 寸处	①头痛，眩晕；②鼻渊；③癫痫	平刺 0.5～0.8 寸；可灸；一指禅推法，点、按、揉法
囟会（Xìnhuì, GV 22）	头部，前发际正中直上 2 寸	①头痛，眩晕；②鼻渊；③癫痫	平刺 0.5～0.8 寸；可灸；一指禅推法，点、按、揉法；小儿前囟未闭者禁针
上星（Shàng xīng, GV 23）	头部，前发际正中直上 1 寸	①头痛，目痛，鼻渊，鼻衄；②热病，疟疾；③癫狂	平刺 0.5～0.8 寸；可灸；一指禅推法，点、按、揉法
神庭（Shéntíng, GV 24）	头部，前发际正中直上 0.5 寸	①癫狂痫，中风；②头痛，目眩，失眠，惊悸；③目赤，目翳，鼻渊，鼻衄	平刺 0.5～0.8 寸；可灸；一指禅推法，点、按、揉法
素髎（Sùliáo, GV 25）	面部，鼻尖的正中央	①昏迷，惊厥，新生儿窒息；②鼻渊，鼻衄，喘息	向上斜刺 0.3～0.5 寸，或点刺出血；不宜灸；为急救要穴之一
水沟（Shuǐgōu, 又名人中 Rén zhōng, GV 26）	面部，在人中沟的上 1/3 与下 2/3 交点处	①昏迷，晕厥，中风，中暑，瘛病，癫狂痫，急、慢惊风；②鼻塞，鼻衄，面肿，口歪，齿痛，牙关紧闭；③闪挫腰痛	向上斜刺 0.3～0.5 寸，强刺激，或指甲掐按；不宜灸；为急救要穴之一
兑端（Duìduān, GV 27）	面部，上唇结节的中点	①昏迷，晕厥，癫狂，瘛病；②口歪，口噤，口臭，齿痛；③消渴嗜饮	向上斜刺 0.2～0.3 寸
龈交（Yínjiāo, GV 28）	上唇内，上唇系带与齿龈连接处	①口歪，口噤，口臭，齿衄，齿痛，鼻衄，面赤颊肿；②癫狂，项强	向上斜刺 0.2～0.3 寸，或点刺出血
印堂（Yìntáng, GV 29）	头部，两眉毛内侧端中间的凹陷中	①头痛，眩晕，鼻渊，鼻衄，目赤肿痛；②小儿惊风，失眠	提捏局部皮肤，向下平刺 0.3～0.5 寸，或用三棱针点刺出血

思考题

1. 督脉为"阳脉之海"在临床中如何应用？

答：督脉作为阳脉之海，与各脏腑联系密切，能够调控全身阳气的运行，推动各脏腑经络的功能。督脉的瘀阻和不足都可以导致阳气输布的失常，阳无所立，阴邪立生。所以善用督脉，查其虚实，调和阳气，顺应人体阳主阴从的状态，从而达到防治疾病的目的。在针灸临床上，运用通督扶阳和补督扶阳的方法，治疗脑卒中后手足浮肿、痉挛性瘫痪、腰椎间盘突出症、肌萎缩侧索硬化症、五更泻、类风湿性关节炎等疗效显著。

2.督脉与脊髓有何联系?

答:督脉与脊髓有密切的关系,督脉与脊髓不仅在循行路线、解剖位置上有共同性,而且生理上相互依存,病理上也相互影响。脊髓是督脉循行的一段,功能的一部分。督脉循行于人体背部,入络于脑,若脉气失调,就会出现"实则脊强,虚则头重"等脊柱有关病证。临床上,脊髓的疾病、脑病、督脉病均可取督脉经穴治疗。

3.针刺督脉穴位应注意哪些?

答:针刺风府、哑门等穴及脊柱区其他的穴位时,要注意掌握一定的方向、角度、深度等,针刺时要手法得当,不宜大幅度提插、捻转和长时间的留针,以免伤及脊髓等重要组织器官,产生严重的不良后果。

二、任脉及其腧穴

(一)经脉循行

任脉,起于小腹内,下出会阴,向上行于阴毛部,沿着腹内,向上经过关元等穴,到达咽喉部,再上行环绕口唇,经过面部,进入目眶下(承泣),联系于目(图3-72)。

本经共有24穴,起于会阴穴,止于承浆穴;循行于胸腹正中线;与中焦(胃)、肺系、喉咙相联系。

任脉,行于胸腹正中线,其脉多次与手足三阴及阴维脉交会,能总任一身之阴经,故称"阴脉之海"。任脉起于胞中,与女子妊娠有关,故有"任主胞胎"之说。

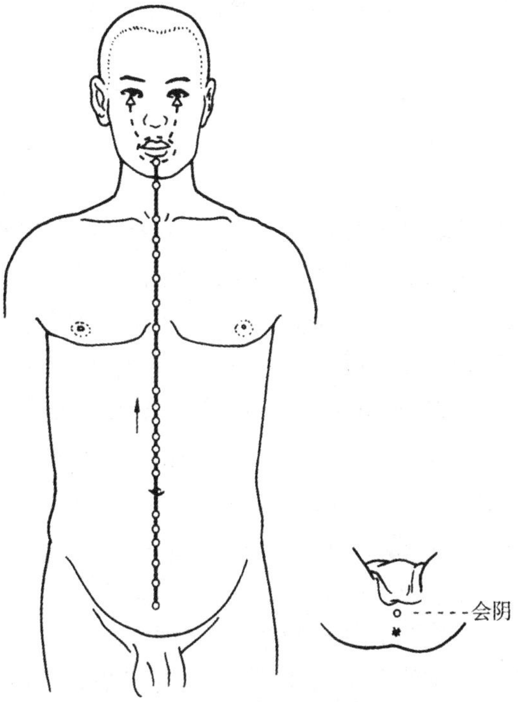

(二)主治概要

本经腧穴主治少腹、脐腹、胃脘、胸、颈、咽喉、头面等局部病证和相应的内脏器官病证,部分腧穴有强壮作用或可治疗神志病。

图3-72 任脉循行示意图

(三)常用腧穴

1.中极 Zhōngjí(CV 3) 膀胱之募穴

【定位】下腹部,脐中下4寸,前正中线上(图3-73)。

【功效】通利小便,益肾调经。

【主治】①遗尿,小便不利,癃闭;②遗精,阳痿,不育;③月经不调,崩漏,阴挺,阴痒,不孕,产后恶露不尽,带下。

【操作】直刺1~1.5寸应在排尿后针刺;可灸;一指禅推法,点、按、揉法。孕妇慎用。

【解剖】在腹白线上,内部为乙状结肠;有腹壁浅动、静脉分支和腹壁下动、静脉分支;布有髂腹下神经的前皮支。

2. 关元 Guānyuán（CV 4）小肠之募穴

【定位】下腹部，脐中下 3 寸，前正中线上（图 3-73）。

【功效】升阳举陷，益肾调经，通利小便，健脾止泻。

【主治】①中风脱证，虚劳冷惫；②少腹疼痛，腹泻，痢疾，脱肛，疝气；③五淋，便血，尿血，癃闭，尿频；④遗精，阳痿，早泄，白浊；⑤月经不调，痛经，经闭，崩漏，带下，阴挺，恶露不尽，胞衣不下。

【操作】直刺 1～1.5 寸应在排尿后针刺；多用灸法；一指禅推法，点、按、揉法。孕妇慎用。

【解剖】在腹白线上，深部为小肠；有腹壁浅动、静脉分支和腹壁下动、静脉分支；布有第 12 肋间神经前皮支的内侧支。

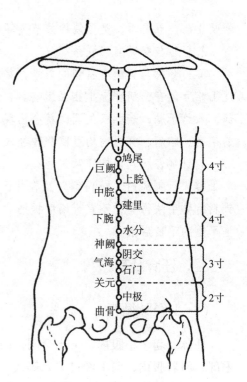

图 3-73 任脉腧穴（一）

3. 气海 Qìhǎi（CV 6）肓之原穴

【定位】下腹部，脐中下 1.5 寸，前正中线上（图 3-73）。

【功效】升阳补气，益肾调经，通调二便。

【主治】①虚脱，形体羸瘦，脏气衰惫，乏力；②水谷不化，绕脐疼痛，腹泻，痢疾，便秘；③小便不利，遗尿；④遗精，阳痿，疝气；⑤月经不调，痛经，经闭，崩漏，带下，阴挺，产后恶露不尽，胞衣不下；⑥水肿，气喘。

【操作】直刺 1～1.5 寸；多用灸法；一指禅推法，点、按、揉法。孕妇慎用。

【解剖】在腹白线上，深部为小肠；有腹壁浅动、静脉分支和腹壁下动、静脉分支；布有第 11 肋间神经前皮支的内侧支。

4. 神阙 Shénquè（CV 8）

【定位】脐区，脐中央（图 3-73）。

【功效】回阳固脱，健脾利湿。

【主治】①阳气暴脱，形寒神惫，尸厥，风痫；②腹痛，腹胀，腹泻，痢疾，便秘，脱肛；③水肿，鼓胀，小便不利。

【操作】一般不针，多用艾条灸或艾炷隔盐灸法。

【解剖】在脐窝正中，深部为小肠；有腹壁下动、静脉；布有第 10 肋间神经前皮支的内侧支。

5. 下脘 Xiàwǎn（CV 10）

【定位】上腹部，脐中上 2 寸，前正中线上（图 3-73）。

【功效】健脾和胃。

【主治】①腹痛，腹胀，腹泻，呕吐，完谷不化；②小儿疳积，痞块。

【操作】直刺 1～1.5 寸；可灸；一指禅推法，点、按、揉法。

【解剖】在腹白线上，深部为横结肠；有腹壁上、下动、静脉交界处的分支；布有第 8 肋间神经前皮支的内侧支。

6. 中脘 Zhōngwǎn（**CV 12**） **胃之募穴，八会穴之腑会**

【定位】上腹部，脐中上 4 寸，前正中线上（图 3-73）。

【功效】健脾和胃，宁心安神，疏肝利胆。

【主治】①胃痛，腹胀，纳呆，呕吐，吞酸，呃逆，痞积，黄疸；②癫狂痫，脏躁，尸厥，失眠，惊悸，哮喘。

【操作】直刺 1～1.5 寸；可灸；一指禅推法，点、按、揉法。

【解剖】在腹白线上，深部为胃幽门部；有腹壁上动、静脉；布有第 7、8 肋间神经前皮支的内侧支。

7. 膻中 Dànzhōng（**CV 17**） **心包之募穴，八会穴之气会**

【定位】胸部，横平第 4 肋间隙，前正中线上（图 3-74）。

【功效】止咳平喘，宽胸通乳，和胃降逆。

【主治】①咳嗽，气喘，胸闷，心痛，噎膈，呃逆；②产后乳少，乳痈。

【操作】平刺 0.3～0.5 寸；可灸；一指禅推法，点、按、揉法。

【解剖】在胸骨体上；有胸廓内动、静脉的前穿支；布有第 4 肋间神经前皮支的内侧支。

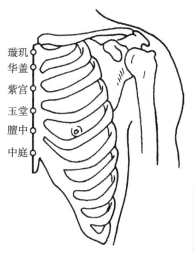

图 3-74 任脉腧穴（二）

8. 天突 Tiāntū（**CV 22**）

【定位】颈前区，胸骨上窝中央，前正中线上（图 3-75）。

【功效】宣肺理气，开喑利喉，行气散结。

【主治】①咳嗽，哮喘，胸痛，咽喉肿痛，暴喑；②瘿气，梅核气，噎膈。

【操作】先直刺 0.2～0.3 寸，然后将针尖向下，紧靠胸骨柄后方刺入 1～1.5 寸；必须严格掌握针刺的角度和深度，以防刺伤肺和有关动、静脉；可灸；一指禅推法，点、按、揉法。

【解剖】在胸骨切迹中央，左、右胸锁乳突肌之间，深层为胸骨舌骨肌和胸骨甲状肌；皮下有颈静脉弓，甲状腺下动脉分支，深部为气管，向下胸骨柄后方为无名静脉及主动脉弓；布有锁骨上神经前支。

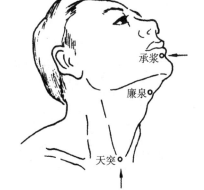

图 3-75 任脉腧穴（三）

9. 廉泉 Liánquán（**CV 23**）

【定位】颈前区，喉结上方，舌骨上缘凹陷中，前正中线上（图 3-75）。

【功效】开喑利喉。

【主治】①舌强不语，暴喑，喉痹，吞咽困难；②舌缓流涎，舌下肿痛，口舌生疮。

【操作】向舌根斜刺 0.5～0.8 寸；可灸；一指禅推法，点、按、揉法。

【解剖】在舌骨上方，左、右颏舌骨肌之间，深部为会厌，下方为喉门，有甲状舌骨肌、舌肌；有颈前浅静脉，甲状腺上动、静脉；布有颈皮神经的分支，深层为舌根，有舌下神经及舌咽神经的分支。

10. 承浆 Chéngjiāng（**CV 24**）

【定位】面部，颏唇沟的正中凹陷处（图 3-75）。

【功效】祛风泻火，宁心安神。

【主治】①口歪，齿龈肿痛，流涎；②暴喑，癫狂。

【操作】斜刺 0.3 ～ 0.5 寸；可灸；一指禅推法，点、按、揉法。

【解剖】在口轮匝肌和颏肌之间；有下唇动、静脉分支；布有面神经的下颌支及颏神经分支。

（四）腧穴表解

任脉腧穴表解，见表 3-14。

表 3-14　任脉腧穴表解

穴名	定位	主治	操作
会阴（Huìyīn，CV 1）	会阴区，男性在阴囊根部与肛门连线的中点处；女性在大阴唇后联合与肛门连线的中点处	①溺水窒息，昏迷，癫狂痫；②小便不利，遗尿，阴痛，阴痒，脱肛，阴挺，痔疮；③遗精，月经不调	直刺 0.5 ～ 1 寸；可灸；急救可用强刺激针法或点、按、法。孕妇慎用
曲骨（Qūgǔ，CV 2）	下腹部，脐中下 5 寸，当耻骨联合上缘中点处，前正中线上	①少腹胀满，小便不利，遗尿；②遗精，阳痿，阴囊湿痒；③月经不调，痛经，赤白带下	直刺 1 ～ 1.5 寸，应在排尿后针刺；可灸；一指禅推法，点、按、揉法。孕妇慎用
中极（Zhōngjí，CV 3）膀胱之募穴	下腹部，脐中下 4 寸，前正中线上	①遗尿，小便不利，癃闭；②遗精，阳痿，不育；③月经不调，崩漏，阴挺，阴痒，不孕，产后恶露不尽，带下	直刺 1 ～ 1.5 寸，应在排尿后针刺；可灸；一指禅推法，点、按、揉法。孕妇慎用
关元（Guānyuán，CV 4）小肠之募穴	下腹部，脐中下 3 寸，前正中线上	①中风脱证，虚劳冷惫；②少腹疼痛，腹泻，痢疾，脱肛，疝气；③五淋，便血，尿血，癃闭，尿频；④遗精，阳痿，早泄，白浊；⑤月经不调，痛经，经闭，崩漏，带下，阴挺，恶露不尽，胞衣不下	直刺 1 ～ 1.5 寸，应在排尿后针刺；多用灸法；一指禅推法，点、按、揉法。孕妇慎用
石门（Shímén，CV 5）三焦之募穴	下腹部，脐中下 2 寸，前正中线上	①腹胀，腹泻，痢疾，绕脐疼痛；②奔豚气，疝气，水肿，小便不利；③遗精，阳痿；经闭，带下，崩漏，产后恶露不尽	直刺 1 ～ 1.5 寸；可灸；一指禅推法，点、按、揉法。孕妇慎用
气海（Qìhǎi，CV 6）肓之原穴	下腹部，脐中下 1.5 寸，前正中线上	①虚脱，形体羸瘦，脏气衰惫，乏力；②水谷不化，绕脐疼痛，腹泻，痢疾，便秘；③小便不利，遗尿；④遗精，阳痿，疝气；⑤月经不调，痛经，经闭，崩漏，带下，阴挺，产后恶露不尽，胞衣不下；⑥水肿，气喘	直刺 1 ～ 1.5 寸；多用灸法；一指禅推法，点、按、揉法。孕妇慎用
阴交（Yīnjiāo，CV 7）	下腹部，脐中下 1 寸，前正中线上	①腹痛，水肿，疝气，小便不利；②月经不调，崩漏，带下	直刺 1 ～ 1.5 寸；可灸；一指禅推法，点、按、揉法。孕妇慎用
神阙（Shénquè，CV 8）	脐区，脐中央	①阳气暴脱，形寒神惫，尸厥，风痫；②腹痛，腹胀，腹泻，痢疾，便秘，脱肛；③水肿，鼓胀，小便不利	一般不针，多用艾条灸或艾炷隔盐灸法
水分（Shuǐfēn，CV 9）	上腹部，脐中上 1 寸，前正中线上	①水肿，小便不利；②腹痛，腹泻，反胃吐食	直刺 1 ～ 1.5 寸；水病多用灸法；一指禅推法，点、按、揉法

续表

穴名	定位	主治	操作
下脘（Xiàwǎn，CV 10）	上腹部，脐中上2寸，前正中线上	①腹痛，腹胀，腹泻，呕吐，完谷不化；②小儿疳积，痞块	直刺1～1.5寸；可灸；一指禅推法，点、按、揉法
建里（Jiànlǐ，CV 11）	上腹部，脐中上3寸，前正中线上	①胃痛，呕吐，食欲不振；②腹胀，腹痛；③水肿	直刺1～1.5寸；可灸；一指禅推法，点、按、揉法
中脘（Zhōngwǎn，CV 12）胃之募穴，八会穴之腑会	上腹部，脐中上4寸；前正中线上	①胃痛，腹胀，纳呆，呕吐，吞酸，呃逆，疳积，黄疸；②癫狂痫，脏躁，尸厥，失眠，惊悸，哮喘	直刺1～1.5寸；可灸；一指禅推法，点、按、揉法
上脘（Shàngwǎn，CV 13）	上腹部，脐中上5寸，前正中线上	①胃痛，呕吐，呃逆，腹胀；②癫痫	直刺1～1.5寸；可灸；一指禅推法，点、按、揉法
巨阙（Jùquè，CV 14）心之募穴	上腹部，脐中上6寸，前正中线上	①癫狂痫；②胸痛，心痛，心悸；③呕吐，吞酸	向下斜刺0.5～1寸；可灸；一指禅推法，点、按、揉法。不可深刺，以免伤及肝脏
鸠尾（Jiūwěi，CV 15）络穴，膏之原穴	上腹部，胸剑联合下1寸，前正中线上	①癫狂痫；②胸满，咳喘；③皮肤痛或瘙痒	向下斜刺0.5～1寸；可灸；一指禅推法，点、按、揉法
中庭（Zhōngtíng，CV 16）	上腹部，胸剑联合中点处，前正中线上	①胸腹胀满，噎膈，呕吐；②心痛，梅核气	平刺0.3～0.5寸；可灸；一指禅推法，点、按、揉法
膻中（Dànzhōng，CV 17）心包之募穴，八会穴之气会	胸部，横平第4肋间隙，前正中线上	①咳嗽，气喘，胸闷，心痛，噎膈，呃逆；②产后乳少，乳痈	平刺0.3～0.5寸；可灸；一指禅推法，点、按、揉法
玉堂（Yùtáng，CV 18）	胸部，横平第3肋间隙，前正中线上	①咳嗽，气喘，胸闷，胸痛，乳房胀痛；②喉痹，咽痛	平刺0.3～0.5寸；可灸；一指禅推法，点、按、揉法
紫宫（Zǐgōng，CV 19）	胸部，横平第2肋间隙，前正中线上	咳嗽，气喘，胸痛	平刺0.3～0.5寸；可灸；一指禅推法，点、按、揉法
华盖（Huágài，CV 20）	胸部，横平第1肋间隙，前正中线上	咳嗽，气喘，胸痛，喉痹	平刺0.3～0.5寸；可灸；一指禅推法，点、按、揉法
璇玑（Xuánjī，CV 21）	胸部，胸骨上窝下1寸，前正中线上	咳嗽，气喘，胸痛，咽喉肿痛	平刺0.3～0.5寸；可灸；一指禅推法，点、按、揉法
天突（Tiāntū，CV 22）	颈前区，胸骨上窝中央，前正中线上	①咳嗽，哮喘，胸痛，咽喉肿痛，暴喑；②瘿气，梅核气，噎膈	先直刺0.2～0.3寸，然后将针尖向下，紧靠胸骨柄后方刺入1～1.5寸；必须严格掌握针刺的角度和深度，以防刺伤肺和有关动、静脉；可灸；一指禅推法，点、按、揉法
廉泉（Liánquán，CV 23）	颈前区，喉结上方，舌骨上缘凹陷中，前正中线上	①舌强不语，暴喑，喉痹，吞咽困难；②舌缓流涎，舌下肿痛，口舌生疮	向舌根斜刺0.5～0.8寸；可灸；一指禅推法，点、按、揉法
承浆（Chéngjiāng，CV 24）	面部，颏唇沟的正中凹陷处	①口歪，齿龈肿痛，流涎；②暴喑，癫狂	斜刺0.3～0.5寸；可灸；一指禅推法，点、按、揉法

思考题

答：1.任脉中古人所言禁针穴位诸多，怎样理解？

任脉诸穴大都位于胸腹部，内为重要脏器之所在。古人所言禁针，是长期医疗实践的结晶，是从实践总结出来的宝贵经验，值得后人重视和警惕，避免医疗事故的发生。如患者患有肺气肿、肝大、急腹症、尿潴留等疾病尤应慎重，防患于未然。但是由于古代在历史条件、医疗环境、消毒程度、针具制作等方面受到限制，因此出现相同的穴位在不同的朝代有不同的观点。应认识到古代知识的狭窄性，也有的穴位因偶然失事，而被视为禁忌之穴。因此在现代临床上处方选穴应该灵活运用。

2.敷脐疗法的优势在哪里？

答：脐为先天之结蒂，后天之气舍，介于上下焦之间，为治疗真阳虚衰、下虚厥冷、中阳不振、胃肠虚寒、寒凝血结等病证的常用穴。中药敷脐疗法的应用在我国已有两千多年的历史，现代临床广泛运用于内、外、妇、儿等各科疾病的治疗中，不仅简、便、验、廉，而且毒副反应小、无痛苦，患者乐于接受。在人们回归自然的理念越来越浓厚的今天，敷脐疗法越来越受到重视，以后将在预防保健领域发挥更大的作用。

第三节　经外奇穴

一、头颈部

1.四神聪（Sìshéncōng，**EX-HN 1**）

【定位】头顶部，当百会前后左右各1寸，共4穴（图3-76）。

【主治】①头痛，眩晕，失眠，健忘，癫痫；②目疾。

【操作】平刺0.5～0.8寸；可灸；一指禅推法，点、按、揉法。

【解剖】在帽状腱膜中，有枕大神经、滑车上神经、耳颞神经分布，并有枕动脉、颞浅动脉、额动脉的吻合网分布。

2.太阳（Tàiyáng，**EX-HN 5**）

【定位】颞部，当眉梢与目外眦之间，向后约一横指的凹陷处（图3-77）。

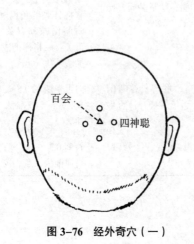

图3-76　经外奇穴（一）

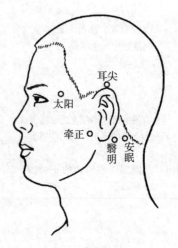

图3-77　经外奇穴（二）

【主治】①头痛；②目疾；③面瘫。

【操作】直刺或斜刺 0.3 ～ 0.5 寸，或点刺出血；可灸；一指禅推法，点、按、揉法。

【解剖】在颞筋膜及颞肌中，浅层有上颌神经颧颞支和颞浅动脉分布，深层有下颌神经肌支和颞浅动脉肌支分布。

3. 牵正（Qiānzhèng，EX-HN 16）

【定位】面颊部，耳垂前 0.5 ～ 1 寸处（图 3-77）。

【主治】口喎，口疮，牙痛。

【操作】向前斜刺 0.5 ～ 0.8 寸；可灸；一指禅推法，点、按、揉法。

【解剖】在咬肌中，浅层有耳大神经分布，深层有面神经颊支、下颌神经咬肌支和咬肌动脉分布。

4. 翳明（Yìmíng，EX-HN 14）

【定位】在颈部，当翳风后 1 寸（图 3-77）。

【主治】①头痛，眩晕，失眠；②目疾，耳鸣。

【操作】直刺 0.5 ～ 1 寸；可灸；一指禅推法，点、按、揉法。

【解剖】在胸锁乳突肌上，穴区浅层有耳大神经和枕小神经分布；深层有副神经、颈神经后支和耳后动脉分布；再深层有迷走神经干、副神经干和颈内动、静脉经过。

5. 安眠（Ānmián，EX-HN 22）

【定位】项部，当翳风穴与风池穴连线的中点（图 3-77）。

【主治】①失眠，头痛，眩晕；②心悸；③癫狂。

【操作】直刺 0.8 ～ 1.2 寸；可灸；一指禅推法，点、按、揉法。

【解剖】在胸锁乳突肌上，穴区浅层有耳大神经和枕小神经分布；深层有副神经、颈神经后支和耳后动脉分布；再深层有迷走神经干、副神经干和颈内动、静脉经过。

二、躯干部

1. 子宫（Zǐgōng，EX-CA 1）

【定位】下腹部，当脐中下 4 寸，中极旁开 3 寸（图 3-78）。

【主治】①阴挺；②月经不调，痛经，崩漏；③不孕。

【操作】直刺 0.8 ～ 1.2 寸；可灸；一指禅推法，点、按、揉法。

【解剖】在腹内、外斜肌中，穴区浅层有髂腹下神经和腹壁浅动脉分布；深层有髂腹股沟神经的肌支和腹壁下动脉分布；再深层可进入腹腔刺及小肠。

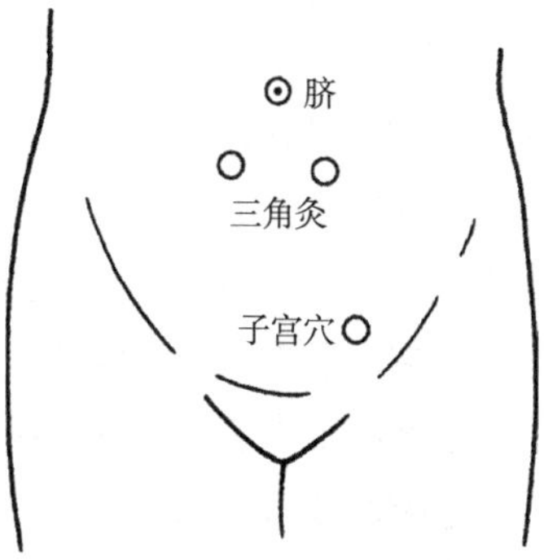

2. 定喘（Dìngchuǎn，EX-B 1）

【定位】背部，当第 7 颈椎棘突下，旁开 0.5 寸（图 3-79）。

【主治】①哮喘，咳嗽；②肩背痛，落枕。

【操作】直刺 0.5 ～ 0.8 寸；可灸；一指禅推法，点、按、揉法。

【解剖】在斜方肌、菱形肌、上后锯肌、头夹肌、头半棘肌中，穴区浅层有颈神经后支的皮支分布；深层有颈神经后支的肌支、副神经和颈横动脉、颈深动脉分布。

⊙ 脐

三角灸

子宫穴

图 3-78 经外奇穴（三）

3. 夹脊（Jiájǐ，**EX-B 2**）

【定位】背腰部，当第1胸椎至第5腰椎棘突下两侧，后正中线旁开0.5寸，一侧17穴，左右共34穴（图3-79）。

【主治】适应范围较广，其中上胸部的穴位治疗心肺、上肢疾病；下胸部的穴位治疗胃肠疾病；腰部的穴位治疗腰腹及下肢疾病。

【操作】直刺0.3～0.5寸，或用梅花针叩刺；可灸；一指禅推法，点、按、揉法。

【解剖】在背肌浅层（斜方肌、菱形肌、胸腰筋膜、后锯肌）及背肌深层（竖脊肌）中，穴区浅层有胸或腰神经后支的皮支分布；深层有胸或腰神经后支和肋间后动脉、腰动脉分布。

4. 腰眼（Yāoyǎn，**EX-B 7**）

【定位】腰部，当第4腰椎棘突下，旁开约3.5寸凹陷中（图3-79）。

【主治】①腰痛；②月经不调，带下；③虚劳。

【操作】直刺1～1.5寸；可灸；一指禅推法，点、按、揉法。

【解剖】在背阔肌、腰方肌中，穴区浅层有第3腰神经后支的皮支分布；深层有第4腰神经后支的肌支和腰动脉分布。

三、四肢部

1. 二白（Èrbái，**EX-UE 2**）

【定位】前臂掌侧，腕横纹上4寸，桡侧腕屈肌腱的两侧，一侧各1穴，一臂2穴，左右两臂共4穴（图3-80）。

【主治】①痔疾，脱肛；②前臂痛，胸胁痛。

【操作】直刺0.5～0.8寸；可灸；一指禅推法，点、按、揉法。

【解剖】在指浅屈肌、拇长屈肌（桡侧穴）和指深屈肌（尺侧穴）中，穴区浅层有前臂内、外侧皮神经分布；深层有桡动脉干、桡神经浅支（桡侧穴）和正中神经（尺侧穴）经过，并有正中神经肌支和骨间前动脉分布。

2. 腰痛点（Yāotòngdiǎn，**EX-UE 7**）

【定位】手背侧，当第2、3掌骨及第4、5掌骨之间，当腕横纹与掌指关节中点处，一侧2穴，左右共4穴（图3-81）。

【主治】急性腰扭伤。

【操作】由两侧向掌中斜刺0.5～0.8寸；可灸；一指禅推法，点、按、

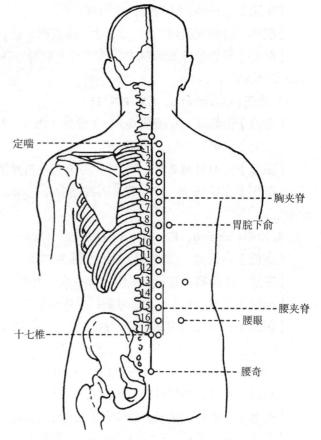

图3-79 经外奇穴（四）

定喘 胸夹脊 胃脘下俞 腰夹脊 腰眼 十七椎 腰奇

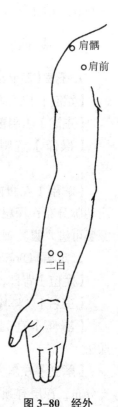

图3-80 经外奇穴（五）

肩髃 肩前 二白

揉法。

【解剖】在桡侧腕短伸肌腱（桡侧穴）和小指伸肌腱（尺侧穴）中，穴区浅层有桡神经浅支的手背支（桡侧穴）和尺神经手背支（尺侧穴）分布；深层有桡神经肌支和掌背动脉分布。

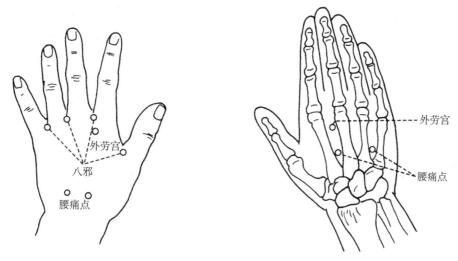

图 3-81　经外奇穴（六）

3. 外劳宫（Wàiláogōng，**EX-UE 8**）

【定位】手背侧，当第 2、3 掌骨间，指掌关节后约 0.5 寸处（指寸）（图 3-81）。

【主治】①落枕，手臂肿痛；②脐风。

【操作】直刺 0.5 ～ 0.8 寸；可灸；点、按、揉法。

【解剖】在第 2 骨间背侧肌中，穴区有桡神经浅支的指背神经、手背静脉网和掌背动脉。

4. 四缝（Sìfèng，**EX-UE 10**）

【定位】第 2 ～ 5 指掌侧，近端指间关节横纹的中央，一手 4 穴，左右共 8 穴（图 3-82）。

【主治】①小儿疳积；②百日咳。

【操作】点刺出血或挤出少许黄色透明黏液。

【解剖】在指深屈肌腱中，穴区浅层有掌侧固有神经和指掌侧固有动脉分布；深层有正中神经肌支（桡侧两个半手指）和尺神经肌支（尺侧一个半手指）分布。

5. 十宣（Shíxuān，**EX-UE 11**）

【定位】手十指尖端，距指甲游离缘 0.1 寸（指寸），左右共 10 穴（图 3-83）。

【主治】①昏迷；②癫痫；③高热，咽喉肿痛。

【操作】浅刺 0.1 ～ 0.2 寸，或点刺出血。

【解剖】有指掌侧固有神经（桡侧三个半手指由正中神经发出，尺侧一个半手指由尺神经发出）和掌侧固有动脉分布。

6. 中魁（Zhōngkuí，**EX-UE 4**）

【定位】中指背侧近端指间关节的中点处（图 3-83）。

【主治】噎膈，呕吐，食欲不振，呃逆。

【操作】直刺 0.2 ～ 0.3 寸；艾炷灸 5 ～ 7 壮；点、按、揉法。

【解剖】有桡、尺神经的指背神经和指背动脉分布。

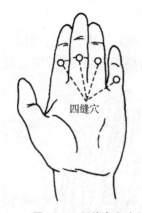

图 3-82　经外奇穴（七）

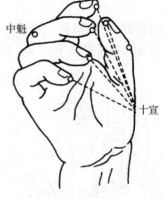

图 3-83　经外奇穴（八）

7. 百虫窝（Bǎichóngwō，EX–LE 3）

【定位】屈膝，大腿内侧，髌底内侧端上 3 寸，即血海上 1 寸（图 3-84）。

【主治】①虫积；②风湿痒疹，下部生疮。

【操作】直刺 1.5 ～ 2 寸；可灸；一指禅推法，点、按、揉法。

【解剖】在股内侧肌中，穴区浅层有股神经前皮支分布；深层有股神经肌支和股动脉分布。

8. 内膝眼（Nèixīyǎn，EX–LE 4）

【定位】屈膝，髌韧带内侧凹陷处的中央（图 3-84）。

【主治】①膝痛、腿痛；②脚气。

【操作】向膝中斜刺 0.5 ～ 1 寸，或透刺犊鼻；可灸；一指禅推法，点、按、揉法。

【解剖】浅层有隐神经分支和股神经前皮支分布；深层有股神经关节支和膝关节动脉网分布。

9. 胆囊（Dǎnnáng，EX–LE 6）

【定位】小腿外侧上部，当腓骨小头前下方凹陷处（阳陵泉）直下 2 寸（图 3-85）。

【主治】①急、慢性胆囊炎，胆石症，胆道蛔虫病；②下肢痿痹。

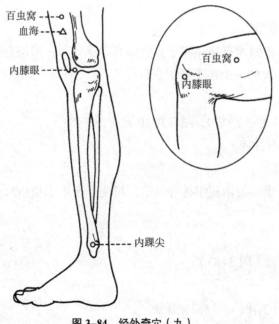

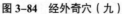

图 3-84　经外奇穴（九）

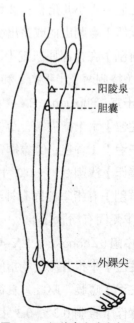

图 3-85　经外奇穴（十）

【操作】直刺 1 ～ 2 寸；可灸；一指禅推法，点、按、揉法。

【**解剖**】在腓骨长肌中，穴区浅层有腓肠外侧皮神经分布；深层有腓深神经干和胫前动、静脉经过，并有腓浅神经肌支和胫前动脉分布。

10. 阑尾（Lánwěi，**EX-LE 7**）

【**定位**】小腿前侧上部，当犊鼻下5寸，胫骨前缘旁开一横指（中指）（图3-86）。

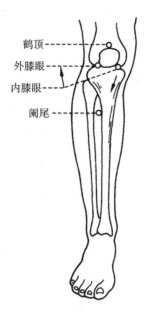

鹤顶
外膝眼
内膝眼
阑尾

图3-86　经外奇穴（十一）

【**主治**】①急、慢性阑尾炎；②消化不良；③下肢痿痹。

【**操作**】直刺1.5～2寸；可灸；一指禅推法，点、按、揉法。

【**解剖**】在胫骨前肌、小腿骨间膜、胫骨后肌中，穴区浅层有腓肠外侧皮神经分布；深层有腓深神经干和胫前动、静脉经过，并有腓深神经肌支、胫神经肌支和胫前动脉分布。

四、腧穴表解

经外奇穴表解，见表3-15。

表3-15　经外奇穴表解

穴名	定位	主治	操作
四神聪（Sìshéncōng，EX-HN 1）	头顶部，当百会前后左右各1寸，共4穴	①头痛，眩晕，失眠，健忘，癫痫；②目疾	平刺0.5～0.8寸；可灸；一指禅推法，点、按、揉法
鱼腰（Yúyāo，EX-HN 4）	额部，瞳孔直上，眉毛中	①眉棱骨痛；②眼睑𥆧动，眼睑下垂，目赤肿痛，目翳；③口眼㖞斜	平刺0.3～0.5寸；不宜灸；一指禅推法，点、按、揉法
太阳（Tàiyáng，EX-HN 5）	颞部，当眉梢与目外眦之间，向后约一横指的凹陷处	①头痛；②目疾；③面瘫	直刺或斜刺0.3～0.5寸，或点刺出血；可灸；一指禅推法，点、按、揉法
牵正（Qiānzhèng，EX-HN 16）	面颊部，耳垂前0.5～1寸处	口㖞，口疮，牙痛	向前斜刺0.5～0.8寸；可灸；一指禅推法，点、按、揉法
耳尖（ěrjiān，EX-HN 6）	在耳区，在外耳轮的最高点	①目疾；②头痛；③咽喉肿痛	直刺0.1～0.2寸，或点刺出血；可灸

穴名	定位	主治	操作
球后（Qiúhòu，EX-HN 7）	面部，当眶下缘外 1/4 与内 3/4 交界处	目疾	轻压眼球向上，向眶缘缓慢直刺 0.5～1.5 寸，不宜提插；不宜灸
上迎香（Shàng yíngxiāng，EX-HN 8）	面部，当鼻翼软骨与鼻甲的交界处，近鼻唇沟上端处	鼻渊，鼻部疮疖	向内上方平刺 0.3～0.5 寸
金津、玉液（Jīnjīn，EX-HN 12；Yùyè，EX-HN 13）	口腔内，当舌系带两侧静脉上，左为金津，右为玉液	①口疮，舌强，舌肿；②呕吐，消渴	点刺出血
翳明（Yìmíng，EX-HN 14）	在颈部，当翳风后 1 寸	①头痛，眩晕，失眠；②目疾，耳鸣	直刺 0.5～1 寸；可灸；一指禅推法，点、按、揉法
安眠（Ānmián，EX-HN 22）	项部，当翳风穴与风池穴连线的中点	①失眠，头痛，眩晕；②心悸；③癫狂	直刺 0.8～1.2 寸；可灸；一指禅推法，点、按、揉法
子宫（Zǐgōng，EX-CA 1）	下腹部，当脐中下 4 寸，前正中线旁开 3 寸	①阴挺；②月经不调，痛经，崩漏；③不孕	直刺 0.8～1.2 寸；可灸；一指禅推法，点、按、揉法
定喘（Dìng chuǎn，EX-B 1）	背部，当第 7 颈椎棘突下，旁开 0.5 寸	①哮喘，咳嗽；②肩背痛，落枕	直刺 0.5～0.8 寸；可灸；一指禅推法，点、按、揉法
夹脊（Jiájǐ，EX-B 2）	背腰部，当第 1 胸椎至第 5 腰椎棘突下两侧，后正中线旁开 0.5 寸，一侧 17 穴，左右共 34 穴	适应范围较广，其中上胸部的穴位治疗心肺、上肢疾病；下胸部的穴位治疗胃肠疾病；腰部的穴位治疗腰腹及下肢疾病	直刺 0.3～0.5 寸，或用梅花针叩刺；可灸；一指禅推法，点、按、揉法
胃脘下俞（Wèi wǎnxiàshū，EX-B 3）	背部，当第 8 胸椎棘突下，旁开 1.5 寸	①胃痛，腹痛，胸胁痛；②消渴	斜刺 0.3～0.5 寸；可灸
痞根（Pǐgēn，EX-B 4）	腰部，当第 1 腰椎棘突下，后正中线旁开 3.5 寸	痞块，腰痛	直刺 0.5～1 寸；可灸；一指禅推法，点、按、揉法
腰眼（Yāoyǎn，EX-B 7）	腰部，当第 4 腰椎棘突下，后正中线旁开约 3.5 寸凹陷中	①腰痛；②月经不调，带下；③虚劳	直刺 1～1.5 寸；可灸；一指禅推法，点、按、揉法
十七椎（Shíqī zhuī，EX-B 8）	腰部，当后正中线上，第 5 腰椎棘突下凹陷中	①腰腿痛，下肢瘫痪；②崩漏，月经不调；③小便不利	直刺 0.5～1 寸；可灸
腰奇（Yāoqí，EX-B 9）	骶部，当尾骨端直上 2 寸，骶角之间凹陷中	①癫痫，头痛，失眠；②便秘	向上平刺 1～1.5 寸；可灸
十宣（Shíxuān，EX-UE 11）	手十指尖端，距指甲游离缘 0.1 寸（指寸），左右共 10 穴	①昏迷；②癫痫；③高热，咽喉肿痛	浅刺 0.1～0.2 寸，或点刺出血

续表

穴名	定位	主治	操作
四缝（Sìfèng, EX-UE 10）	第2～5指掌侧，近端指关节的中央，一手4穴，左右共8穴	①小儿疳积；②百日咳	点刺出血或挤出少许黄色透明黏液
八邪（Bāxié, EX-UE 9）	手背侧，微握拳，第1～5指间，指蹼缘后方赤白肉际处，左右共8穴	①手背肿痛，手指麻木；②烦热，目痛；③毒蛇咬伤	斜刺0.5～0.8寸，或点刺出血；可灸；一指禅推法，点、按、揉法
中魁（Zhōng kuí, EX-UE 4）	中指背侧近端指间关节的中点处	噎膈，呕吐，食欲不振，呃逆	针刺0.2～0.3寸；艾炷灸5～7壮；点、按、揉法
腰痛点（Yāo tòngdiǎn, EX-UE 7）	手背侧，当第2、3掌骨及第4、5掌骨之间，当腕横纹与掌指关节中点处，一侧2穴，左右共4穴	急性腰扭伤	由两侧向掌中斜刺0.5～0.8寸；可灸；一指禅推法，点、按、揉法
外劳宫（Wàiláo gōng, EX-UE 8）	手背侧，当第2、3掌骨间，指掌关节后约0.5寸处（指寸）	①落枕，手臂肿痛；②脐风	直刺0.5～0.8寸；可灸；点、按、揉法
二白（Èrbái, EX-UE 2）	前臂掌侧，腕横纹上4寸，桡侧腕屈肌腱的两侧，一侧各1穴，一臂2穴，左右两臂共4穴	①痔疾，脱肛；②前臂痛，胸胁痛	直刺0.5～0.8寸；可灸；一指禅推法，点、按、揉法
鹤顶（Hèdǐng, EX-LE 2）	膝上部，髌底中点的上方凹陷处	膝痛，足胫无力，瘫痪	直刺0.8～1寸；可灸；一指禅推法，点、按、揉法
百虫窝（Bǎi chóngwō, EX-LE 3）	屈膝，大腿内侧，髌底内侧端上3寸，即血海上1寸	①虫积；②风湿痒疹，下部生疮	直刺1.5～2寸；可灸；一指禅推法，点、按、揉法
内膝眼（Nèixī yǎn, EX-LE 4）	屈膝，髌韧带内侧凹陷处的中央	①膝痛，腿痛；②脚气	向膝中斜刺0.5～1寸，或透刺犊鼻；可灸；一指禅推法，点、按、揉法
胆囊（Dǎnnáng, EX-LE 6）	小腿外侧上部，当腓骨小头前下方凹陷处（阳陵泉）直下2寸	①急、慢性胆囊炎，胆石症，胆道蛔虫病；②下肢痿痹	直刺1～2寸；可灸；一指禅推法，点、按、揉法
阑尾（Lánwěi, EX-LE 7）	小腿前侧上部，当犊鼻下5寸，胫骨前缘旁开一横指（中指）	①急、慢性阑尾炎；②消化不良；③下肢痿痹	直刺1.5～2寸；可灸；一指禅推法，点、按、揉法
外踝尖（Wàihuái jiān, EX-LE 9）	足外侧面，外踝凸起处	①脚趾拘急，踝关节肿痛；②脚气；③牙痛	常用灸法
八风（Bāfēng, EX-LE 10）	足背侧，第1～5趾间，趾蹼缘后方赤白肉际处，一足4穴，左右共8穴	①跗肿痛，趾痛；②毒蛇咬伤；③脚气	斜刺0.5～0.8寸，或点刺出血；可灸；一指禅推法，点、按、揉法

思考题

1. 经外奇穴"奇"在哪里？

答：经外奇穴是指尚未归属十四经的腧穴，虽在十四经之外，却是针灸腧穴的重要组成部分，是对十四经穴的补充，分别具有名称奇、部位奇、取法奇、功效奇的特点。

2. 孙思邈对奇穴有哪些贡献？

答：唐以前的医学文献中对奇穴的记述甚少，《千金》二书记载奇穴近200个。其中收录的奇穴分为两类：一类是有名奇穴，即有穴名、有部位的奇穴，如当阳、当容等；另一类是无名奇穴，即有部位、无穴名的奇穴，如"腰痛，灸脚跟上横纹中白肉际十壮良"等。

3. 临床如何选用华佗夹脊穴？

答：华佗夹脊穴被广泛应用于以下三个方面：①局部病变：脊柱本身的病变、骨质增生、关节错位紊乱、脊椎间盘的病变等。②脏腑病证：夹脊穴较背俞穴易于得到针感，且更安全，常被用来治疗脏腑病证。③远端病变：四肢病变，如上肢疼痛、麻木、肌肉萎缩等，腰部病变所引起的坐骨神经痛等。

第四节　小儿推拿特定穴

一、头颈部

1. 天门

【定位】两眉中点至前发际呈一直线。

【功效】疏风解表，开窍醒脑，通鼻窍。

【主治】开天门常用于治疗外感发热、头痛等症，多与推坎宫、揉太阳等合用；若用于治疗惊惕不安、烦躁不宁，多与清肝经、按揉百会等同用。对体质虚弱、出汗较多、佝偻病患儿慎用。

【操作】用两拇指自下而上交替直推30～50次，称开天门，亦称推攒竹（图3-87）；若自眉心推至囟门30～50次，则称"大开天门"。

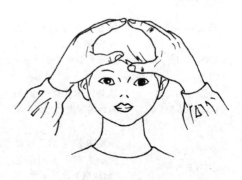

图3-87　开天门

2. 坎宫

【定位】眉心至眉梢呈一横线。

【功效】疏风解表，醒脑明目，止头痛。

【主治】推坎宫常用于治疗外感发热、头痛等症，多与开天门、揉太阳等合用；若用于治疗目赤痛，多与清肝经、掐揉小天心、清天河水等同用。

【操作】用两拇指自眉心向两侧眉梢做分推30～50次，称推坎宫，亦称分推头阴阳（图3-88）。

3. 耳后高骨

【定位】耳后入发际，乳突后缘高骨下凹陷中。

【功效】疏风解表，安神除烦。

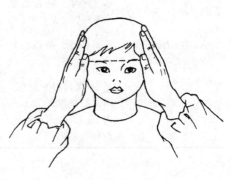

图3-88　推坎宫

【主治】揉耳后高骨常用于治疗感冒头痛，多与开天门、推坎宫、揉太阳等合用；亦能安神除烦，治神昏烦躁等症。

【操作】用拇指或中指端揉 30 ～ 50 次，称揉耳后高骨（图 3-89）；或用两拇指推运 30 ～ 50 次，称运耳后高骨。

4. 山根

【定位】两目内眦中间，鼻梁上低凹处。

【功效】开窍醒脑。

【主治】掐山根常用于治疗惊风、昏迷、抽搐等症，多与掐人中、掐老龙等合用。

【操作】用拇指甲掐 3 ～ 5 次，称掐山根。

5. 天柱骨

【定位】后发际正中至大椎穴呈一直线。

【功效】降逆止呕，祛风散寒。

【主治】推、刮天柱骨常用于治疗呕恶等症，多与横纹推向板门、揉中脘等合用；若用于治疗外感发热、颈项强痛等症，多与拿风池、掐揉二扇门等同用；用刮法可治暑热发痧等症。

【操作】用拇指或食、中指指面自上向下直推 100 ～ 300 次，称推天柱骨（图 3-90）；或用汤匙边蘸水边自上向下刮，刮至皮下轻度瘀血即可，称刮天柱骨。

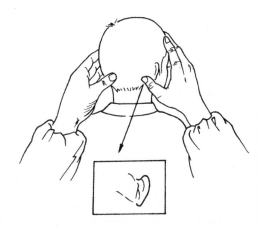

图 3-89　揉耳后高骨

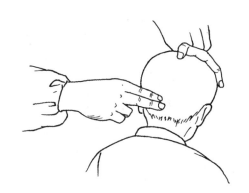

图 3-90　推天柱骨

二、胸腹部

1. 乳旁

【定位】乳头外旁开 0.2 寸。

【功效】宽胸理气，止咳化痰。

【主治】治疗胸闷、咳嗽、痰鸣、呕吐等症。

【操作】用中指端揉 30 ～ 50 次，称揉乳旁。

2. 胁肋

【定位】从腋下两胁至天枢穴处。

【功效】顺气化痰，除胸闷，开积聚。

【主治】治疗小儿食积、痰壅、气逆所致的胸闷、腹胀等症；治疗肝脾肿大，须久久搓摩。中气下陷、肾不纳气者慎用本穴。

【操作】患儿正坐，术者两手掌从两胁腋下搓摩至天枢穴水平处，称搓摩胁肋，又称按弦走搓摩（图 3-91），搓摩 50 ～ 100 次。

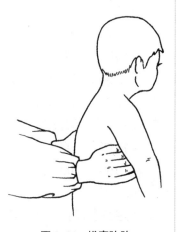

图 3-91　搓摩胁肋

3. 腹

【定位】腹部。

【功效】摩腹：消食、理气、降气。分推腹阴阳：健脾和胃，理气消食。

【主治】摩腹常用于治疗乳食停滞，胃气上逆引起之恶心、呕吐、腹胀等症，临床上多与运八卦、推脾经、按揉足三里等相配合；治疗小儿厌食症多与揉板门、运八卦、捏脊等相配合。补法能健脾止泻，用于脾虚、寒湿型腹泻；泻法能消食导滞、通便，用于治疗便秘、腹胀、厌食、伤乳食泻等，多与分腹阴阳同用；平补平泻则能和胃，久摩之有消食导滞、强壮身体的作用，常与补脾经、捏脊、按揉足三里合用，为小儿保健常法。

【操作】用掌面或四指摩腹5分钟，称摩腹（图3-92）；逆时针方向摩为补，顺时针方向摩为泻，往返摩之为平补平泻；用两拇指端沿肋弓角边缘或自中脘至脐，向两旁分推100～200次，称分推腹阴阳（图3-93）。

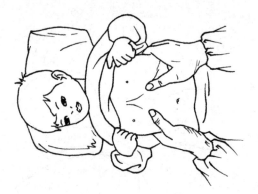
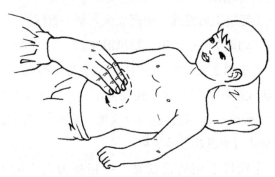

图3-92　此图为分推腹阴阳　　　　　　　　　图3-93　此图为摩腹

4. 脐

【定位】脐中。

【功效】温阳散寒，补益气血，健脾和胃，消食导滞。

【主治】常用于治疗小儿腹泻、便秘、腹痛、疳积等症，多与摩腹、推上七节骨、揉龟尾同用，简称"龟尾七节，摩腹揉脐"。

【操作】用中指端或掌根揉100～300次；用拇指和食、中二指抓住肚脐抖揉100～300次，均称为揉脐。用掌或指摩，称摩脐。

5. 丹田

【定位】小腹部，脐下2寸与3寸之间。

【功效】培肾固本，温补下元，分清别浊。

【主治】用于治疗小儿先天不足、寒凝少腹及腹痛、疝气、遗尿、脱肛等症，常与补肾经、推三关、揉外劳宫等合用；用于治疗尿潴留常与推箕门、清小肠等合用。

【操作】用掌摩2～3分钟，称摩丹田；用拇指或中指端揉100～300次，称揉丹田（图3-94）。

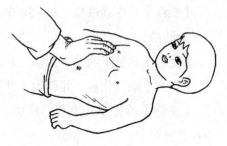

图3-94　揉丹田

6. 肚角

【定位】脐下2寸，旁开2寸大筋处。

【功效】健脾和胃，理气消滞。

【**主治**】拿肚角为止腹痛的要法，可治疗各种原因所致腹痛，以寒痛、伤食痛尤佳。因本法刺激强度较大，一般在诸手法完成后进行，以防小儿哭闹影响治疗。

【**操作**】用拇、食、中三指深拿 3 ～ 5 次，称拿肚角（图 3-95）；用中指端按穴处 3 ～ 5 次，称按肚角。

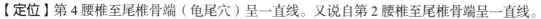

图 3-95 拿肚角

三、背腰骶部

1. 七节骨

【**定位**】第 4 腰椎至尾椎骨端（龟尾穴）呈一直线。又说自第 2 腰椎至尾椎骨端呈一直线。

【**功效**】温阳止泻，泻热通便。

【**主治**】推上七节骨多用于治疗虚寒腹泻或久痢等症，临床上与按揉百会、揉丹田等相配合，还可用于治疗气虚下陷、遗尿等病证。若属实热证，则不宜用本法，用后多令患儿腹胀或出现其他变证。推下七节骨多用于治疗肠热便秘或痢疾等症。若腹泻属虚寒者，不可用本法，以免滑脱。

【**操作**】以拇指螺纹面桡侧或食、中两指螺纹面着力，自下向上作直推法 100 ～ 300 次，称推上七节骨（图 3-96）；若自上向下作直推法 100 ～ 300 次，称推下七节骨。

2. 龟尾

【**定位**】在尾椎骨端。

【**功效**】通调督脉，调理大肠。

【**主治**】龟尾穴性平和，既能止泻又能通便，多与揉脐、推七节骨等相配合，以治疗腹泻、便秘、脱肛、遗尿等病证。

【**操作**】用拇指端或中指端着力，揉动 100 ～ 300 次，称揉龟尾（图 3-97）。

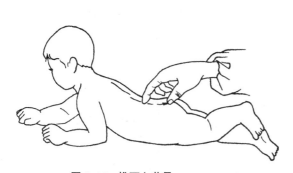

图 3-96 推下七节骨

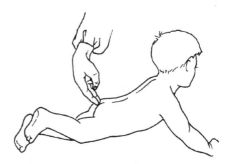

图 3-97 揉龟尾

3. 脊柱

【**定位**】自第一胸椎至尾椎端呈一直线。

【**功效**】调阴阳，和脏腑，理气血，通经络。

【**主治**】常用于治疗发热、惊风、夜啼、疳积、腹泻、腹痛、呕吐、便秘等病证。推脊法具有清热的功能，多与清天河水、退六腑、推涌泉等相配合，用于治疗发热、惊风等病证。捏脊法具有强健身体的功能，是小儿保健推拿常用的主要手法之一，多与补脾经、补肾经、推三关、摩腹、按揉足三里等相配合，治疗先天和后天不足的一些慢性病证均有一定的效果。捏脊法单用称捏脊疗法，不仅可用于治疗小儿腹泻、疳积等病证，还可用于治疗成人的失眠、肠胃病、月经不调等病证。按脊法多与揉肾俞、按揉腰俞、拿委中、拿承山等相配合，用于治疗腰背强痛、角弓反张、下焦阳气虚弱等病证。

【操作】用食、中两指螺纹面着力，自上而下在脊柱穴上做直推法 100～300 次，称推脊（图 3-98）；用捏法自下而上反复操作 3～7 遍，称捏脊；用拇指螺纹面着力，自大椎穴向下依次按揉脊柱骨至龟尾穴 3～5 遍，称按脊。

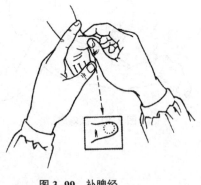

图 3-98　推脊

四、上肢部穴位

1. 脾经（脾土）

【定位】①拇指末节螺纹面；②拇指桡侧缘。

【功效】补脾经：健脾胃，补气血。清脾经：清热利湿，化痰止呕。清补脾经：和胃消食，增进食欲。

【主治】补脾经常用于治疗脾胃虚弱，气血不足所致食欲不振、肌肉消瘦、消化不良等，常与补胃经、揉中脘、摩腹、按揉足三里等合用。清脾经常用于治疗湿热熏蒸、皮肤发黄、恶心呕吐、腹泻痢疾、食积等实证，多与清胃经、揉板门、清大肠、揉中脘、揉天枢等合用。清补脾经常用于治疗饮食停滞，脾胃不和而引起的胃脘痞闷、吞酸纳呆、腹泻、呕吐等病证，多与运八卦、揉板门、分腹阴阳等相配合。但小儿脾胃薄弱，不宜攻伐太甚，一般多用补法，体壮邪实者方能用清法。

【操作】补脾经（图 3-99）：术者一手持小儿拇指以固定，另一手以拇指螺纹面旋推小儿拇指螺纹面；或将小儿拇指屈曲，以拇指端循小儿拇指桡侧缘由指尖向指根方向直推 100～500 次；清脾经（图 3-100）：术者一手持小儿拇指以固定，另一手以拇指从指尖向指根方向直推小儿拇指螺纹面；或一手持小儿拇 指伸直以固定，另一手以拇指指端自小儿拇指桡侧缘由指根向指尖方向直推 100～500 次；往返推为平补平泻，称清补脾经。补脾经和清脾经、清补脾经统称为推脾经。

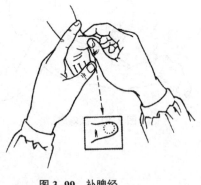

图 3-99　补脾经

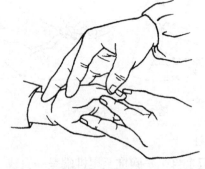

图 3-100　清脾经

2. 肝经（肝木）

【定位】食指末节螺纹面或食指掌面，由指尖至指根呈一直线。

【功效】平肝泻火，息风镇惊，解郁除烦。

【主治】清肝经常用于治疗惊风、抽搐、烦躁不安、五心烦热等实证，多与掐人中、掐老龙、掐十宣、揉小天心、清心经等合用。肝经宜清不易补，若虚证需补时则应补后加清，或以补肾经代之，称为滋肾养肝法。

【操作】补肝经：术者一手持小儿食指以固定，另一手以拇指螺纹面旋推小儿食指螺纹面；

或沿整个食指掌面自指尖推向指根 100 ～ 500 次。清肝经：术者一手持小儿食指以固定，另一手以拇指端自食指尖向指根方向直推食指螺纹面；或沿整个食指掌面自指根推向指尖 100 ～ 500 次。补肝经和清肝经统称为推肝经。

3. 心经（心火）

【定位】中指末节螺纹面或中指掌面，由指尖至指根呈一直线。

【功效】清热退心火。

【主治】清心经常用于治疗心火亢盛所致高热神昏、面赤口疮、小便短赤等，多与清天河水、清小肠等同用。补心经能养心安神。本穴宜清不宜补，补之恐动心火。若气血不足而见心烦不安、睡卧露睛等症，需用补法时，可补后加清，或以补脾经代之。

【操作】补心经：术者一手持小儿中指以固定，另一手以拇指螺纹面旋推小儿中指螺纹面；或沿整个中指掌面自指尖推向指根 100 ～ 500 次。清心经：术者一手持小儿中指以固定，另一手以拇指指端自中指尖向指根方向直推中指螺纹面；或沿整个中指掌面自指根推向指尖 100 ～ 500 次。补心经和清心经统称为推心经。

4. 肺经（肺金）

【定位】无名指末节螺纹面或无名指掌面，由指尖至指根呈一直线。

【功效】补肺经：补肺气。清肺经：宣肺清热，疏风解表，止咳化痰。

【主治】补肺经常用于治疗虚性咳喘、遗尿、自汗、盗汗等，常与补脾经、揉二人上马、推上三关等合用。清肺经常用于脏热喘咳、感冒发热、便秘等实证，多与清天河水、退六腑、推揉膻中、运内八卦等同用。

【操作】补肺经：术者一手持小儿无名指以固定，另一手以拇指螺纹面旋推小儿无名指末节螺纹面；或沿整个无名指掌面自指尖推向指根 100 ～ 500 次。清肺经：术者一手持小儿无名指以固定，另一手以拇指指端自无名指尖向指根方向直推无名指螺纹面；或沿整个无名指掌面自指根推向指尖 100 ～ 500 次。补肺经和清肺经统称为推肺经。

5. 肾经（肾水）

【定位】小指末节螺纹面或小指掌面稍偏尺侧，由指尖至指根呈一直线。

【功效】补肾经：补肾益脑，温养下元。清肾经：清利下焦湿热。

【主治】补肾经常用于治疗先天不足、久病体虚、肾虚久泻、多尿、遗尿、虚汗、喘息等症，多与补脾经、补肺经、揉肾俞、擦命门、捏脊等合用。清肾经常用于治疗膀胱蕴热、小便赤涩、腹泻等病证，多与掐揉小天心、清小肠、推箕门等相配合。肾经穴临床上多用补法，需用清法时，多以清小肠代之。

【操作】补肾经：术者一手持小儿小指以固定，另一手以拇指螺纹面旋推小儿小指末节螺纹面；或沿整个小指掌面自指根直推向指尖 100 ～ 500 次。清肾经：术者一手持小儿小指以固定，另一手以拇指指端自小指指尖向指根方向直推小指螺纹面；或沿整个小指掌面自指尖直推向指根 100 ～ 500 次。补肾经和清肾经统称为推肾经。

6. 大肠

【定位】食指桡侧缘，自食指尖至虎口成一直线。

【功效】补大肠：涩肠固脱，温中止泻。清大肠：清利肠腑，除湿热，导积滞。

【主治】补大肠常用于治疗虚寒腹泻、脱肛等病证，常与补脾经、推三关、补肾经、揉脐、分腹阴阳、推上七节骨合用。清大肠常用于治疗湿热、积食滞留肠道，身热腹痛，痢下赤白，大便秘结等症。常与清天河水、退六腑、分腹阴阳、清脾经、清肺经、推下七节骨、揉龟尾等同用。大肠亦称三关，可用于小儿望诊。

【操作】补大肠：用拇指桡侧缘自患儿食指尖直推向虎口 100 ～ 500 次（图 3-101）。清大肠：用拇指桡侧缘自患儿虎口推向食指尖 100 ～ 500 次。补大肠和清大肠统称为推大肠。

7. 小肠

【定位】小指尺侧边缘，自指尖到指根呈一直线。

【功效】补小肠：温补下焦。清小肠：清利下焦湿热，泌别清浊。

【主治】补小肠常用于治疗下焦虚寒、多尿、遗尿，常与补脾经、补肺经、补肾经、揉丹田、揉肾俞、擦腰骶部合用。清小肠常用于治疗小便短赤不利、尿闭、水泻等症，若心经有热，移热于小肠，配合清天河水，可加强清热利尿的作用。

【操作】补小肠：用拇指桡侧缘自患儿指尖推向指根 100 ～ 500 次（图 3-102）；清小肠：用拇指桡侧缘自患儿指根推向指尖 100 ～ 500 次。补小肠和清小肠统称为推小肠。

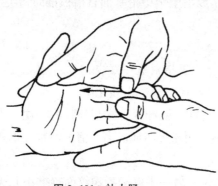

图 3-101 补大肠

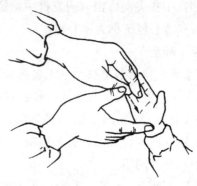

图 3-102 补小肠

8. 肾顶

【定位】小指顶端。

【功效】收敛元气，固表止汗。

【主治】揉肾顶常用于治疗自汗、盗汗或大汗淋漓不止等症，阴虚盗汗多与揉肾经、揉二人上马、补肺经等同用。

【操作】用中指或拇指端按揉，揉 100 ～ 500 次，称揉肾顶（图 3-103）。

9. 肾纹

【定位】小指掌面远侧指间关节横纹处。

【功效】祛风明目，散瘀结。

【主治】揉肾纹常用于治疗目赤肿痛，多与清心经、清肝经等合用；治疗口舌生疮、弄舌，常与清胃经、清心经、清天河水同用；治疗高热、呼吸气凉、手足逆冷等症，常与清肝经、清心经、清肺经、揉小天心、退六腑、清天河水、推脊同用。

【操作】用中指或拇指端按揉，揉 100 ～ 500 次，称揉肾纹（图 3-104）。

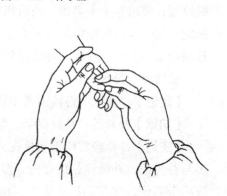

图 3-103 揉肾顶

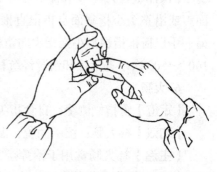

图 3-104 揉肾纹

10. 掌小横纹

【定位】掌面小指根下，尺侧掌纹头。

【功效】清热散结，宽胸宣肺，化痰止咳。

【主治】揉掌小横纹常用于治疗喘咳、口舌生疮等。治疗喘咳常与清肺经、退六腑、开璇玑同用；治疗口舌生疮常与清心经、清胃经、清天河水同用。此穴是治百日咳、肺炎的要穴，可治疗肺部湿性啰音。

【操作】用中指或拇指端按揉 100～500 次，称揉掌小横纹（图 3-105）。

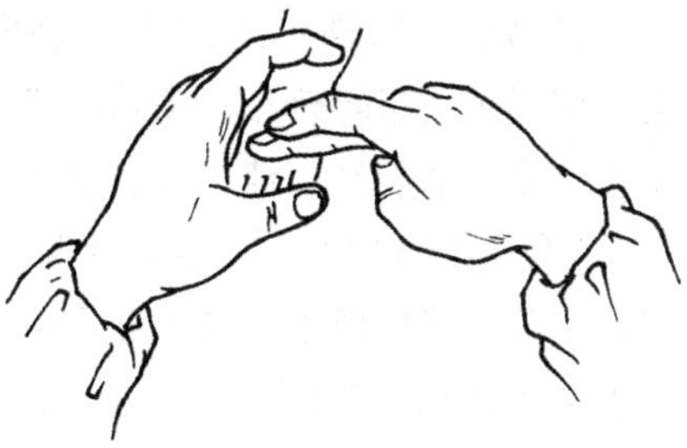

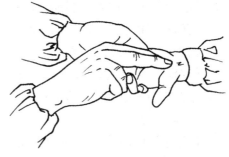

图 3-105　揉掌小横纹

11. 小横纹

【定位】掌面食、中、无名、小指掌指关节横纹处。

【功效】退热，消胀散结。

【主治】推掐小横纹常用于治疗脾胃热结、口唇溃破及腹胀等症；脾虚作胀者，兼补脾经；口唇溃破、口舌生疮者，常与清脾经、清胃经、清天河水合用；推小横纹常用于治疗肺部干性啰音。

【操作】掐小横纹：用拇指甲自食指横纹至小指横纹依次掐或掐揉 3～5 次；推小横纹：将患儿四指并拢，用拇指桡侧从患儿食指横纹推至小指横纹 100～150 次。

12. 四横纹

【定位】掌面食、中、无名、小指第 1 指间关节横纹处。

【功效】掐四横纹：退热除烦，散瘀结。推四横纹：调中行气，和气血，清胀满。

【主治】掐四横纹常用于治疗胸闷痰喘，多与运八卦、推肺经、推膻中等合用；推四横纹常用于治疗疳积、腹胀、气血不和、消化不良等症，常与补脾经、揉中脘等合用；亦可用毫针或三棱针点刺出血治疗疳积，为治疳要穴。

【操作】掐四横纹：用拇指甲依次从食指横纹至小指横纹掐或掐揉 3～5 次；推四横纹：将患儿四指并拢用拇指螺纹面从食指横纹处推向小指横纹处 100～300 次。

13. 小天心

【定位】大、小鱼际交接处凹陷中。

【功效】揉小天心：清热、镇惊、利尿、明目。掐、捣小天心：镇惊安神。

【主治】揉小天心常用于治疗心经有热而致的目赤肿痛、口舌生疮、惊惕不安，或心经有热下移小肠而见小便短赤等症，多与清心经、清天河水、清肝经等同用。揉小天心还可用于治疗新生儿硬皮病、黄疸、遗尿、水肿、痘疹欲出不透等。掐、捣小天心常用于治疗惊风抽搐、夜啼、惊惕不安等症。若惊风眼翻、斜视，多与掐老龙、掐人中、清肝经等合用。眼上翻者向下掐、捣；右斜视则向左掐、捣；左斜视则向右掐、捣。

【操作】揉小天心：用中指端揉 100～150 次（图 3-106）；掐小天心：以拇指甲掐 3～5 次；捣小天心：用中指尖或屈曲的指间关节捣 10～30 次。

图 3-106　揉小天心

14. 胃经

【定位】拇指掌面近掌端第一节，或大鱼际桡侧缘赤白肉际由掌根至拇指根呈一直线。

【功效】补胃经：健脾胃，助运化。清胃经：清中焦湿热，和胃降逆，泻胃火，除烦止渴。

【主治】补胃经常用于治疗脾胃虚弱、消化不良、腹胀纳呆等症，多与补脾经、揉中脘、摩腹、按揉足三里等合用。清胃经常用于治疗上逆呕恶、脘腹胀满、发热烦渴、便秘纳呆、衄血等实证，多与清脾经、清大肠、推天柱骨、退六腑、揉天枢、推下七节骨等同用。

【操作】补胃经：术者一手持小儿拇指以固定，另一手以拇指螺纹面旋推小儿拇指掌面近掌端第一节；或以拇指端自小儿大鱼际桡侧缘从指根向掌根方向直推 100 ～ 500 次。清胃经：术者一手持小儿拇指以固定，另一手以拇指螺纹面沿小儿近掌端第一节从指间关节向指根方向直推；或另一手以拇指端自小儿大鱼际桡侧缘从掌根向拇指根方向直推 100 ～ 500 次。补胃经和清胃经统称推胃经。

15. 板门

【定位】手掌大鱼际平面。

【功效】健脾和胃，消食化滞。

【主治】揉板门常用于治疗乳食停积、食欲不振或嗳气、腹胀、腹泻、呕吐等症，多与推小横纹合用。板门推向横纹能健脾止泻，常与推脾经、推大肠、推上七节骨合用；横纹推向板门能和胃降逆止呕，常与清胃经同用。

【操作】揉板门：拇指端揉 50 ～ 100 次（图 3-107）；板门推向横纹：自指根推向腕横纹，推 100 ～ 300 次（图 3-108）；反向推 100 ～ 300 次，称横纹推向板门。

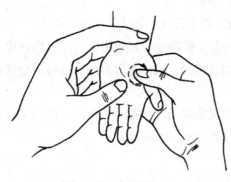
图 3-107　揉板门

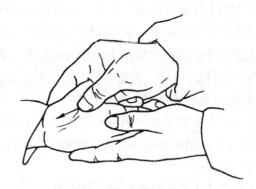
图 3-108　板门推向横纹

16. 内劳宫

【定位】掌心中，屈指时中指端与无名指端之间中点。

【功效】揉内劳宫：清热除烦。运内劳宫：清心、肾两经虚热。

【主治】揉内劳宫常用于治疗心经有热所致口舌生疮、发热、烦渴等症，常与清小肠、清心经、清天河水、揉小天心等同用。

【操作】揉内劳宫：用拇指端或中指端揉 100 ～ 300 次；运内劳宫（水底捞明月）：用拇指腹自患儿小指根掐运，经掌小横纹、小天心至内劳宫止，运 10 ～ 30 次。

17. 内八卦

【定位】手掌面，以掌心为圆心，从圆心至中指根横纹的 2/3 处为半径，所作圆周，八卦穴即在此圆周上（对小天心者为坎，对中指者为离，在拇指侧离至坎半圆的中心为震，在小指侧半圆的中心为兑）。共八个方位，即乾、坎、艮、震、巽、离、坤、兑。

【功效】顺运内八卦：宽胸理气，止咳化痰。逆运内八卦：降气平喘，行滞消食。

【主治】顺运内八卦常用于治疗痰结喘嗽、乳食内伤、胸闷、腹胀、呕吐及纳呆等症，多与推脾经、推肺经、揉板门、揉中脘等合用；逆运内八卦常用于治疗痰喘呕吐等，多与补脾经、补肺经、推三关、推天柱骨、推膻中等同用。

【操作】顺运内八卦：用拇指自离卦运至兑卦，顺时针运 100 ～ 500 次；逆运内八卦：从兑卦运至离卦（运至离宫时，应从拇指上运过，否则恐动心火），逆时针运 100 ～ 500 次。根据症状，还可按部分运，运 100 ～ 200 次，称分运内八卦。

18. 总筋

【定位】掌后腕横纹中点。

【功效】揉总筋：清心经热，散结止痉，通调周身气机。掐总筋：镇惊止痉。

【主治】揉总筋常用于治疗口舌生疮、潮热、夜啼等实热证，多与清天河水、清心经合用；掐总筋常用于治疗惊风抽搐，多与掐人中、拿合谷、掐老龙等同用。

【操作】揉总筋：用拇指端按揉 100 ～ 300 次（图3-109）；掐总筋：用拇指甲掐 3 ～ 5 次。

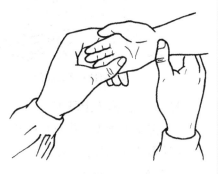

图 3-109　揉总筋

19. 大横纹

【定位】仰掌，掌后横纹，近拇指端称阳池，近小指端称阴池。

【功效】分阴阳：平衡阴阳，调和气血，行滞消食。合阴阳：行痰散结。

【主治】分阴阳用于阴阳不调、气血不和所致寒热往来、烦躁不安及乳食停滞、腹胀、腹泻、呕吐等症，多与开天门、分推坎宫、揉太阳、掐总筋合用。如实热证重分阴池，虚寒证重分阳池。合阴阳用于痰结喘嗽、胸闷等症，与揉肾纹、清天河水同用。

【操作】分推大横纹（分阴阳）：两拇指置患儿掌后横纹中央，由总筋向两旁分推 30 ～ 50 次（图3-110）；合阴阳：自两侧向总筋合推 30 ～ 50 次。

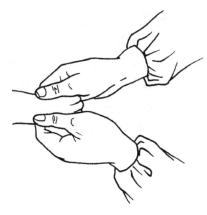

图 3-110　分推大横纹

20. 老龙

【定位】中指甲根后一分处。

【功效】醒神开窍。

【主治】掐老龙多用于急救，主治急惊风、高热抽搐、不省人事。若急惊暴死，掐之知痛有声者易治，不知痛而无声者，一般难治。

【操作】以拇指甲掐 3 ～ 5 次，或醒后即止，称掐老龙（图3-111）。

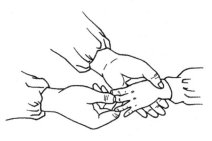

图 3-111　掐老龙

21. 二扇门

【定位】掌背中指根本节两侧凹陷处。

【功效】发汗透表，退热平喘。

【主治】掐、揉两扇门是发汗要法。治疗体虚外感，常与揉肾顶、补脾经、补肾经等合用。揉两扇门要稍用力，速度宜快，多用于风寒外感。

【操作】揉二扇门：用食、中指端揉穴位处 100 ～ 500 次（图3-112）；掐二扇门：用两拇指甲掐之，继而揉之，掐 3 ～ 5 次，称掐二扇门（图 3-113）。

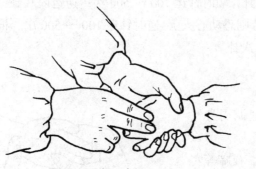

图 3-112　揉二扇门

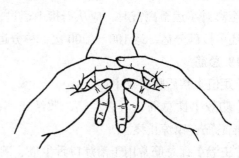

图 3-113　掐二扇门

22. 二人上马（上马）

【定位】手背无名指及小指掌指关节后凹陷中。

【功效】滋阴补肾，顺气散结，利水通淋。

【主治】揉上马为补肾滋阴的要法。临床上用揉法为多，主要用于阴虚阳亢、潮热烦躁、牙痛、小便赤涩淋沥等症。揉上马常与揉小横纹合用，治疗肺部感染有干性啰音，久不消失者。湿性啰音配揉掌小横纹，多揉亦有效。

【操作】揉二人上马：拇指端揉 100 ～ 500 次；掐二人上马：用拇指甲掐 3 ～ 5 次。

23. 外劳宫

【定位】掌背中，与内劳宫相对处。

【功效】温阳散寒，升阳举陷，兼能发汗解表。

【主治】本穴性温，用于一切寒证。临床上以揉法多用，治疗外感风寒、鼻塞流涕、脏腑积寒、完谷不化、肠鸣腹泻、寒痢腹痛、疝气等症。治疗脱肛、遗尿常与补脾经、补肾经、推三关、揉丹田等合用。

【操作】揉外劳宫：用中指端揉 100 ～ 300 次；掐外劳宫：以拇指甲掐 3 ～ 5 次。

24. 五指节

【定位】掌背五指近侧指间关节。

【功效】安神镇惊，祛风痰，通关窍。

【主治】掐五指节主要用于惊惕不安、惊风等症，多与清肝经、掐老龙等合用；揉五指节主要用于胸闷、痰喘、咳嗽等症，多与运内八卦、推揉膻中等合用。经常搓捻五指节有利于小儿智力发育，可用于小儿保健。

【操作】掐揉五指节：用拇指甲由小指或从拇指依次掐之，继以揉之，各掐 3 ～ 5 次，揉 30 ～ 50 次；揉五指节：以拇、食指揉搓之，揉搓 30 ～ 50 次。

25. 左端正

【定位】中指甲根桡侧赤白肉处。

【功效】升提中气，止泻。

【主治】揉左端正常用于治疗水泻、痢疾等症，多与推脾经、推大肠合用。

【操作】用拇指甲掐 5 次或用拇指指腹揉 50 次，称掐揉左端正。

26. 右端正

【定位】中指甲根尺侧赤白肉处。

【功效】降逆止呕。

【主治】揉右端正常用于治疗胃气上逆而引起的恶心呕吐等症。多与清胃经、横纹推向板门合用。掐左右端正还具有醒神开窍、止血作用，常用于治疗小儿惊风，多与掐老龙、清肝经等同用。在中指第3节横纹起至端正处用线绕扎中指（不可太紧），可止鼻衄。

【操作】用拇指甲掐5次或用拇指指腹揉50次，称掐揉右端正。

27. 外八卦

【定位】掌背外劳宫周围，与内八卦相对处。

【功效】宽胸理气，通滞散结。

【主治】常用于治疗胸闷、腹胀、便结等症，多与摩腹、推揉膻中等合用。

【操作】用拇指做顺时针方向掐运，掐3～5次，运100～300次，称运外八卦。

28. 一窝风

【定位】手背腕横纹正中凹陷处。

【功效】温中行气，止痹痛，利关节。

【主治】常用于治疗受寒、食积等原因引起的腹痛等症，多与拿肚角、推三关、揉中脘等合用。对寒滞经络引起的痹痛及风寒感冒等症也可应用。

【操作】用中指或拇指端按揉100～300次，称揉一窝风（图3-114）。

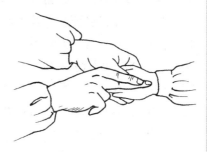

图3-114　揉一窝风

29. 膊阳池

【定位】腕背横纹上3寸，尺桡骨之间。

【功效】止头痛，通大便，利小便。

【主治】治头痛常与开天门、分推坎宫、揉太阳等合用；治疗大便秘结多与推下七节骨、摩腹等合用；治疗小便赤涩短少多与清小肠同用。

【操作】掐膊阳池：拇指甲掐3～5次，继而揉之；揉膊阳池：以中指端揉100～300次。

30. 三关

【定位】前臂桡侧缘，阳池（太渊）至曲池呈一直线。

【功效】温阳散寒，补气行气，发汗解表。

【主治】三关穴主治一切虚寒病证。常用于治疗气血虚弱，命门火衰，下元虚冷，阳气不足引起的四肢厥冷、面色无华、食欲不振、疳积、吐泻等症，多与补脾经、补肾经、揉丹田、捏脊、摩腹等合用；治疗风寒感冒、怕冷无汗或疹出不透等症，多与清肺经、推攒竹、掐揉二扇门等合用。

【操作】用拇指桡侧面或食、中指腹自腕横纹推向肘，推100～500次，称推三关（图3-115）；屈患儿拇指，自拇指外侧端推向肘称为大推三关。

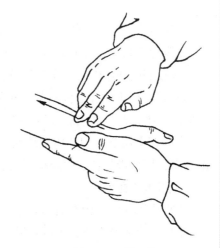

图3-115　推三关

31. 天河水

【定位】前臂正中，自总筋至洪池（曲泽）呈一直线。

【功效】清热解表，泻火除烦。

【主治】本法性微凉，清热力平和，善清卫、气分热，清热而不伤阴。治一切热证，多用于五心烦热、口燥咽干、唇舌生疮、夜啼等症，常与清心经、退六腑同用。若用于外感风热所致感冒发热、头痛、恶风、汗微出、咽痛等症，则多与推攒竹、推坎宫、揉太阳等同用。

【操作】用食、中指腹自腕横纹推向肘横纹100～500次，称清（推）天河水（图3-116）。

32. 六腑

【定位】前臂尺侧，自阴池至肘（dǒu）呈一直线。

【功效】清热凉血解毒。

【主治】退六腑性寒凉，适用于一切实热病证，治疗温病邪入营血、脏腑郁热积滞、壮热烦渴、腮腺炎及肿毒等实热证。与补脾经合用止汗。脾虚腹泻者慎用。常与推三关同用，能平衡阴阳，防止大凉大热，清热而不伤正气。若寒热夹杂，以热为主，则可以退六腑三数、推三关一数之比推之；若以寒为重，则可以推三关三数、退六腑一数之比推之。

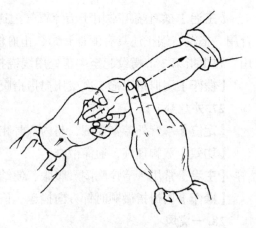

图 3-116　清天河水

【操作】手拇指或食、中指腹自肘横纹推向腕横纹，推100～500次，称退六腑或推六腑（图3-117）。

五、下肢部穴位

1. 箕门

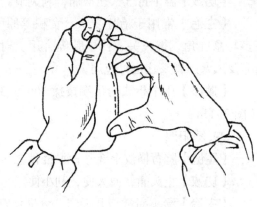

图 3-117　推六腑

【定位】在大腿内侧，膝盖上缘至腹股沟呈一直线。

【功效】利尿，清热。

【主治】常用于治疗癃闭、小便赤涩不利、尿闭、水泻及该处痿软无力等病证。推箕门性平和，有较好的利尿作用，多与揉丹田、按揉三阴交等相配合，用于治疗尿潴留等病证；与清小肠等相配合，用于治疗心经有热的小便赤涩不利等病证。治疗尿闭，自上往下推；治疗水泻无尿，自下向上推；治疗股内痛或该处痿软无力，则轻拿箕门穴处的肌筋。

【操作】用食、中两指螺纹面着力，自膝盖内侧上缘向上直推至腹股沟处100～300次，称推箕门；用拇指与食、中两指相对着力，提拿该处肌筋3～5次，称拿箕门。

2. 百虫（血海）

【定位】在膝上内侧肌肉丰厚处，当髌骨内上缘2.5寸处。

【功效】通经活络，平肝息风。

【主治】百虫穴常用于治疗四肢抽搐、下肢痿躄不用。多与拿委中、按揉足三里等相配合，以治疗下肢瘫痪、痹痛等病证；若用于惊风抽搐，则手法刺激宜重。

【操作】用拇指端稍用力按揉百虫10～30次，称按揉百虫；用拇指与食、中两指指端着力，提拿百虫3～5次，称拿百虫。

思考题

1. 小儿推拿有哪些应用领域？

答：小儿保健推拿虽起步较晚，但在预防新生儿高胆红素血症，促进早产儿、新生儿和婴儿生长发育，预防反复呼吸道感染和支气管哮喘，治疗厌食症等方面有独特的优势和效果，在儿童保健领域发挥了重要的作用。

2.小儿推拿特定穴有什么特点？

答：小儿推拿特定穴是指小儿本身具有的特定的穴位，在穴位形态上不仅具有"点"状，还有"面"状和"线"状之分；在穴位分布上不按归经分类，而是以两手分布居多，所谓"小儿百脉汇于两掌"。

中篇　操作技能

第四章

刺法灸法

扫一扫，查阅本章数字资源，含PPT、音视频、图片等

第一节　毫针刺法

一、毫针的构造、规格和检查

（一）毫针的构造

1. 毫针材料　毫针是用金属制作而成的。目前，临床广泛应用的是不锈钢毫针，它具有较高的强度和韧性，针体挺直滑利，能耐高热、防锈蚀，不易被化学物品腐蚀，牢固耐用。也有用其他金属制作的毫针，如金针、银针，其传热、导电性能优于不锈钢针，但强度、韧性不如不锈钢针，加之价格昂贵，一般临床很少应用。而较早应用的铜针、铁针、普通钢针，容易锈蚀，弹性、韧性、牢固性差，临床已不采用。

2. 毫针结构　毫针一般由针尖、针身、针根、针柄和针尾5个部分组成（图4-1）。

针尖：指针身的尖端锋锐部分，亦称针芒。

针身：指针尖与针柄之间的部分，又称针体。毫针的长短、粗细规格主要指此而言。

针根：指针身与针柄连接的部分。

针柄：指用金属丝缠绕呈螺旋状的针根至针尾部分。

针尾：指针柄的末端部分，亦称针顶。

3. 毫针形状　根据毫针针柄与针尾的构成和形状不同，可分为：环柄针（又称圈柄针），即针柄用镀银或经氧化处理的金属丝缠绕成环行者；花柄针（又称盘龙针），即针柄中间用两根金属丝交叉缠绕呈盘龙形者；平柄针（又称平头针），即针柄也用金属丝缠绕，其尾部平针柄者；管柄针，即针柄用金属薄片（不锈钢丝或铝丝）制成管状者；新型钢柄针，即针柄用铜管镀镍仿不锈钢制成圆形者。上述5种针形中，平柄针和管柄针主要在进针器和进针管的辅助下使用（图4-2）。

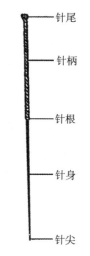

图 4-1　毫针的结构

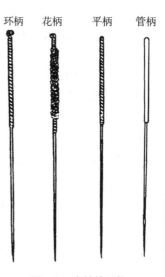

图 4-2　毫针的形状

（二）毫针的规格

毫针的规格，以针身的长度和直径来区分（表4-1、表4-2）。

表4-1 毫针的长度规格表

寸	0.5	1.0	1.5	2.0	2.5	3.0	3.5	4.0	4.5
长度（mm）	15	25	40	50	65	75	90	100	115

表4-2 毫针的直径规格表

号数	26	27	28	29	30	31	32	33
直径（mm）	0.45	0.42	0.38	0.34	0.32	0.30	0.28	0.26

临床上一般以粗细为28～30号（0.32～0.38mm）和长短为1～3寸（25～75mm）者最为常用。短毫针主要用于耳穴及肌肉浅薄部位腧穴的浅刺；长毫针多用于肌肉丰厚部位腧穴的深刺或透刺；细针多应用于头面、眼区及小儿、体虚患者；粗针多用于四肢、腰臀等部位，以及瘫痪、麻木等针感迟钝患者。毫针的粗细与针刺的强度有关，故临床使用时需要根据辨证进行选用。

（三）毫针的检查

毫针在使用之前或使用之后，必须严格检查。如果发现损坏或不符合要求者，必须剔除。为了防止针刺意外的发生，选择毫针时应注意以下几点：

1. 针尖不宜过锐，须圆而不钝，不可有卷毛或钩曲现象。
2. 针身宜光滑挺直，坚韧而富有弹性；如发现针身有弯曲或斑剥明显者，当弃之不用。
3. 针根必须牢固，不能有剥蚀或松动现象。

二、针刺前的准备

（一）针具的选择

临床上应根据患者的性别、年龄、形体的肥瘦、体质的强弱、病情的虚实、病变部位的表里深浅和腧穴所在的部位，选择长短、粗细适宜的针具。《灵枢·官针》曰："九针之宜，各有所为，长短大小，各有所施也。"一般而言，男性、体壮、形肥、病变部位较深者，可选较粗略长的毫针；女性、体弱、形瘦，且病变部位较浅者，应选用较短、较细的针具；皮薄肉少之处和针刺较浅的腧穴，选针宜短而针身宜细；皮厚肉多而针刺宜深的腧穴，应选用针身稍长、稍粗的毫针。临床上选针常以将针刺入腧穴应至之深度，而针身露在皮肤上稍许为宜。总之，选择针具应适宜，否则难以取得针感和达到治疗效果。

（二）消毒

针刺治病要有严格的无菌观念，切实做好消毒工作。针刺前的消毒范围应包括针具器械、医者的双手、患者的施术部位、治疗室用具等。

1. 针具器械消毒　针具、器械的消毒方法很多，可以根据具体情况选择下列方法，其中以高压蒸汽灭菌法为佳。

（1）高压蒸汽灭菌法　将毫针等针具用布包好，放在密闭的高压蒸气锅内灭菌。一般在 $1 \sim 1.4 kg/cm^2$ 的压力、$115 \sim 123℃$ 的高温下，保持 30 分钟以上，即可达到消毒灭菌的目的。

（2）药液浸泡消毒法　将针具放入 75% 乙醇内浸泡 $30 \sim 60$ 分钟，取出用消毒巾或消毒棉球擦干后使用。也可置于器械消毒液内浸泡，如"84"消毒液，可按规定浓度和时间进行浸泡消毒。直接和毫针相接触的针盘、针管、针盒、镊子等，用 2% 戊二醛溶液浸泡 $15 \sim 20$ 分钟，达到消毒目的后才能使用。经过消毒的毫针，必须放在消毒过的针盘内，并用消毒布或消毒纱布遮盖好。

（3）煮沸消毒法　将毫针等器具用纱布包裹后，放在盛有清水的消毒煮锅内，进行煮沸。一般在水沸后再煮 $15 \sim 20$ 分钟，亦可达到消毒目的。

已消毒的毫针，应用时只能一针一穴。消毒毫针只能使用一次，不能重复使用。

2. 医者手指消毒　在针刺前，医者应先用肥皂水将手洗刷干净，待干再用 75% 乙醇棉球擦拭后，方可持针操作。持针施术时，医者应尽量避免手指直接接触针身，如某些刺法需要触及针身时，必须用消毒干棉球作隔物，以确保针身无菌。

3. 针刺部位消毒　在患者需要针刺的穴位皮肤上用 75% 乙醇棉球擦拭消毒，或先用 2% 碘酊涂擦，稍干后，再用 75% 乙醇棉球擦拭脱碘。擦拭时应从腧穴部位的中心点向外绕圈消毒。当穴位皮肤消毒后，应保持洁净，切忌接触污物，防止重新污染。

4. 治疗室内的消毒　针灸治疗室内的消毒，包括治疗台上的床垫、枕巾、毛毯、垫席等物品，要按时换洗晾晒，如采用一人一用的消毒垫布、垫纸、枕巾则更好。治疗室也应定期消毒净化，保持空气流通、环境卫生洁净。

（三）体位的选择

患者体位选择是否得当，对腧穴的正确定位，针刺的施术操作，持久的留针及防止晕针、滞针、弯针甚至折针等都有很大影响。针刺时，患者体位的选择既要有利于腧穴的正确定位，又要便于针灸的施术操作和较长时间的留针而不致疲劳。临床上针刺的常用体位主要有以下几种：

1. 仰卧位　患者身体平卧于床，头面、胸腹朝上的体位。适宜于取头、面、胸、腹和四肢等部位的腧穴（图 4-3）。

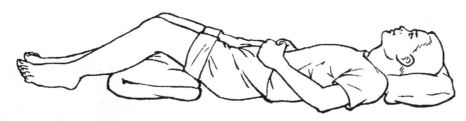

图 4-3　仰卧位

2. 侧卧位　患者身体一侧着床，头面、胸腹朝向一侧的体位。适宜于取侧头、侧胸、侧腹、臀和下肢外侧等部位的腧穴（图 4-4）。

3. 俯卧位　患者身体俯伏于床，头面、胸腹朝下的体位。适宜于取头、项、脊背、腰骶部、下肢背侧及上肢等部位的腧穴（图 4-5）。

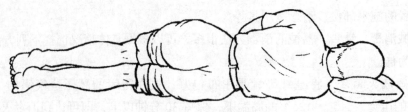

图 4-4　侧卧位

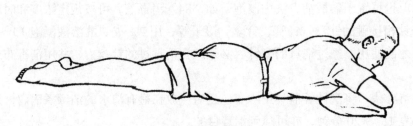

图 4-5　俯卧位

4. 仰靠坐位　患者身体正坐，背靠于椅，头后仰，面朝上的体位。适宜于取前头、颜面和颈前等部位的腧穴（图 4-6）。

5. 俯伏坐位　患者身体正坐，两臂屈伏于案上，头前倾或伏于臂上，面部朝下的体位。适宜于取后头、项、肩背部的腧穴（图 4-7）。

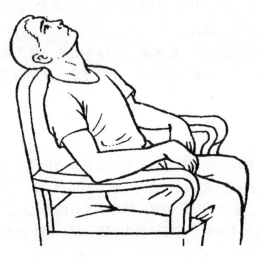

图 4-6　仰靠坐位

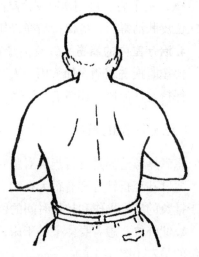

图 4-7　俯伏坐位

6. 侧伏坐位　患者身体正坐，两臂侧伏于案上，头侧伏于臂，面部朝向一侧的体位。适宜于取头侧部、颈侧部、面颊及耳前后等部位的腧穴（图 4-8）。

临床上除上述常用体位外，对某些腧穴还应根据腧穴的具体要求而采取适当的体位。同时也应注意根据处方所取腧穴的位置，尽可能用一种体位针刺取穴。如因治疗要求和某些腧穴定位的特点而必须采用两种不同体位时，应根据患者的体质、病情等具体情况灵活掌握。对初诊、精神紧张或年老、体弱、病重的患者，有条件时，应尽量采取卧位，以防患者感到疲劳或晕针等。

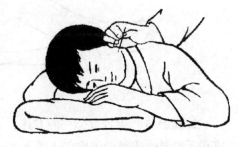

图 4-8　侧伏坐位

三、进针方法

在进行针刺操作时，一般应双手协同操作，紧密配合。临床上一般用右手持针操作，主要是拇、食、中指夹持针柄，其状如执毛笔（图4-9），故右手称为"刺手"；左手爪切按压所刺部位或辅助针身，故称左手为"押手"。刺手的作用，是掌握针具，施行手法操作：进针时运指力于针尖，而使针刺入皮肤；行针时左右捻转、上下提插和弹震刮搓；出针时进行手法操作等。押手的作用，主要是固定腧穴的位置，夹持针身协助刺手进针，使针身有所依附，保持针身垂直、力达针尖，以利于进针，减少刺痛和协助调节、控制针感。故

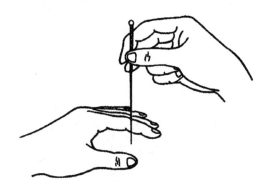

图4-9　持针姿势

《难经·七十八难》说："知为针者信其左，不知为针者信其右。"《标幽赋》更进一步阐述其义："左手重而多按，欲令气散；右手轻而徐入，不痛之因。"

具体的进针方法，临床常用以下几种：

（一）单手进针法

单手进针法，即只用刺手将针刺入穴位的方法。其以右手的拇、食指持针，中指端紧靠穴位，指腹抵住针体中部，当拇、食指向下用力时，中指也随之屈曲，将针刺入，直至所需的深度。此外，也可用拇、食指夹持针体，中指尖抵触穴位，拇、食指所夹持的针沿中指尖端迅速刺入，不施捻转（图4-10）。针入穴位后，中指即离开应针之穴，此时拇、食、中指可随意配合，施行补泻。此法多用于较短的毫针。

（二）双手进针法

1. 指切进针法　又称爪切进针法，用左手拇指或食指端切按在腧穴位置的旁边，右手持针，紧靠左手指甲面将针刺入腧穴（图4-11）。此法适宜于短针的进针。

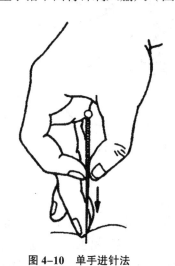

图4-10　单手进针法

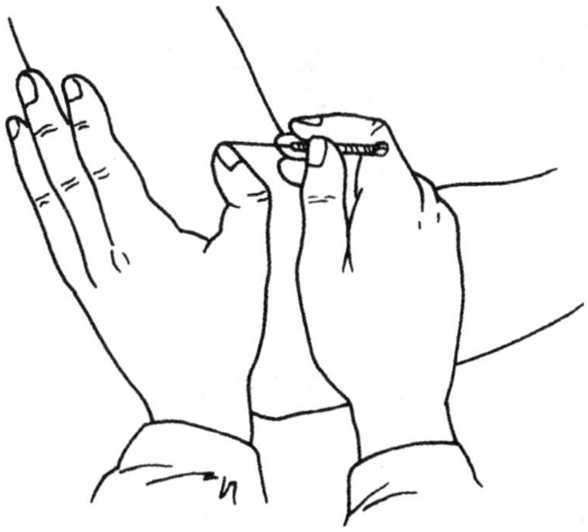

图4-11　指切进针法

2. 夹持进针法　又称骈指进针法，即用左手拇、食二指持捏消毒干棉球，夹住针身下端，将

针尖固定在所刺腧穴的皮肤表面位置；右手捻动针柄，将针刺入腧穴（图 4-12）。此法适用于长针的进针。

3. 舒张进针法 用左手拇、食二指将针刺入腧穴部位的皮肤向两侧撑开，使皮肤绷紧，右手持针，使针从左手拇、食二指的中间刺入（图 4-13）。此法主要用于皮肤松弛部位的腧穴。

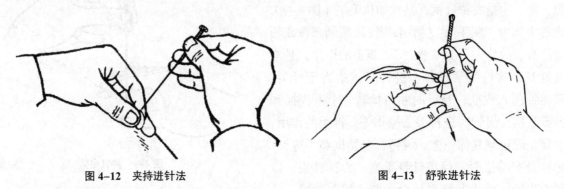

图 4-12 夹持进针法   图 4-13 舒张进针法

4. 提捏进针法 用左手拇、食二指将针刺入腧穴部位的皮肤提起，右手持针，从捏起的上端将针刺入（图 4-14）。此法主要用于皮肉浅薄部位的腧穴，如印堂穴等。

（三）针管进针法

备好塑料、玻璃或金属制成的针管，针管长度比毫针短 2～3 分，以便露出针柄；针管的直径，以能顺利通过针尾为宜。进针时左手持针管，将针装入管内，针尖与针管下端平齐，置于应刺的腧穴上，针管上端露出针柄 2～3 分，用右手食指叩打针尾或用中指弹击针尾，即可使针刺入，然后退出针管，再运用行针手法（图 4-15）。此法进针不痛。现代还有特制的弹簧进针器进针。

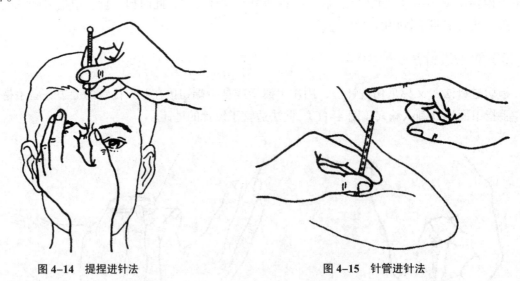

图 4-14 提捏进针法   图 4-15 针管进针法

四、针刺的方向、角度与深度

在针刺操作过程中，掌握正确的针刺方向、角度和深度，是增强针感、提高疗效、防止意外的关键。临床上，同一腧穴由于针刺的方向、角度和深度不同，所产生针感的强弱、感传的方向和治疗效果常有明显的差异。因此，应根据施术腧穴所在的具体位置、患者体质、病情和针刺手法等实际情况，灵活掌握针刺方向、角度和深度。

（一）针刺的方向

针刺的方向是指针尖所朝的方向。针刺方向的正确与否，影响着针刺的刺激量，是决定针刺量效的因素之一，从而影响疗效。确定针刺的方向主要根据以下3个方面：

1. 根据经络循行定方向　即根据针刺补泻的需要，为达到"迎随补泻"的目的，在针刺时结合经脉循行的方向，或顺经而刺，或逆经而刺。一般来说，当行补法时，针尖须与经脉循行的方向一致；而当行泻法时，针尖与经脉循行的方向相反。

2. 根据腧穴位置定方向　即根据针刺腧穴所在部位的特点，为保证针刺的安全，某些部位必须朝向某一特定的方向或部位。如针刺哑门穴时，针尖应朝向下颌方向缓慢刺入；针刺廉泉穴时，针尖应朝向舌根方向缓慢刺入；针刺背部的某些腧穴，针尖要朝向脊柱等。

3. 根据病性病位定方向　即根据病情的治疗需要，为使针刺的感应达到病变所在部位，针刺时针尖应朝向病所，也就是说要达到"气至病所"的目的，采用行气手法时须依病情决定针刺的方向。

（二）针刺的角度

针刺的角度是指进针时针身与皮肤表面所形成的夹角（图4-16）。针刺的角度通常根据腧穴所在的位置和医者针刺时所要达到的目的来确定。一般分为以下3种角度：

1. 直刺　直刺是指针身与皮肤表面呈90°左右垂直刺入。此法适用于人体大部分腧穴。

2. 斜刺　斜刺是指针身与皮肤表面呈45°左右倾斜刺入。此法适用于肌肉浅薄处或内有重要脏器，或不宜直刺、深刺的腧穴。

3. 平刺　平刺即横刺、沿皮刺，是指针身与皮肤表面呈15°左右沿皮刺入。此法适用于皮薄肉少部位的腧穴，如头部的腧穴等。

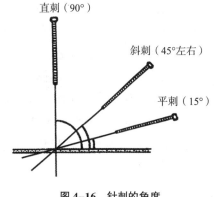

图4-16　针刺的角度

（三）针刺的深度

在临床实际中，根据患者的体质、年龄、病情、部位等方面的不同，进针的深度也有一定的差别。

1. 年龄　年老体弱，气血衰退；小儿娇嫩，稚阴稚阳，均不宜深刺。中青年身强体壮者，可适当深刺。

2. 体质　对形瘦体弱者宜相应浅刺，形盛体强者宜适当深刺。

3. 病情　阳证、新病宜浅刺，阴证、久病宜深刺。

4. 部位　头面、胸腹及皮薄肉少处的腧穴宜浅刺。

五、行针手法

毫针进针后，为了使患者产生针刺感应，或进一步调整针感的强弱，以及使针感向某一方向扩散、传导而采取的操作方法，称为"行针"，亦称"运针"。行针手法包括基本手法和辅助手法两类。

（一）基本手法

行针的基本手法是毫针刺法的基本动作，临床常用的主要有提插法和捻转法两种。两种基本手法临床施术时既可单独应用，又可配合应用。

1. 提插法　即将针刺入腧穴一定深度后，施以上提下插的操作手法。这种使针由浅层向下刺入深层的操作谓之插，从深层向上引退至浅层的操作谓之提，如此反复地上下纵向运动的行针手法，即为提插法（图4-17）。对于提插幅度的大小、层次的变化、频率的快慢和操作时间的长短，应根据患者的体质、病情、腧穴部位和针刺目的等的不同灵活掌握。使用提插法时指力一定要均匀一致，幅度不宜过大，一般以3～5分钟为宜，频率不宜过快，每分钟60次左右，保持针身垂直，不改变针刺角度、方向和深度。通常认为行针时提插的幅度大，频率快，刺激量就大；反之，提插的幅度小，频率慢，刺激量就小。

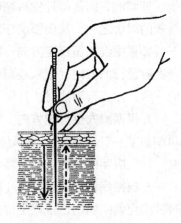

图 4-17　提插法

2. 捻转法　即将针刺入腧穴一定深度后，施以向前向后捻转动作的操作手法。这种使针在腧穴内反复前后来回地旋转行针手法，即为捻转法（图4-18）。捻转角度的大小、频率的快慢、时间的长短等，需根据患者的体质、病情、腧穴的部位、针刺目的等具体情况而定。使用捻转法时，指力要均匀，角度要适当，一般应掌握在180°～360°，不能单向捻针；否则针身易被肌纤维等缠绕，引起局部疼痛和导致滞针而出针困难。一般认为捻转角度大，频率快，刺激量大；捻转角度小，频率慢，刺激量小。

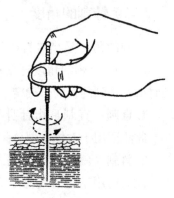

图 4-18　捻转法

（二）辅助手法

行针的辅助手法，是行针基本手法的补充，是为了促使得气和加强针刺感应的操作手法。临床常用的行针辅助手法有以下几种。

1. 循法　是指医者用手顺着经脉的循行径路，在腧穴的上下部轻柔循按的方法（图4-19）。《针灸大成》曰："凡下针，若气不至，用指于所属部分经络之路，上下左右循之，使气血往来，上下均匀，针下自然气至沉紧。"此法能激发经气的运行，促使针后易于得气。针刺不得气时，可用循法催气。

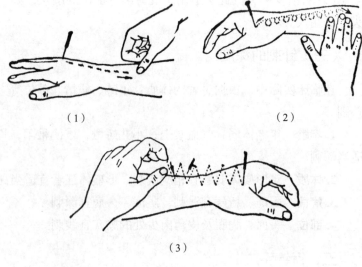

（1）　　　　　　　（2）

（3）

图 4-19　循法

2. 弹法　是指在留针过程中，医者以手指轻弹针尾或针柄，使针体微微振动，以加强针感，助气运行的方法（图 4-20）。《针灸问对》曰："如气不行，将针轻弹之，使气速行。"本法有催气、行气的作用。

3. 刮法　是指毫针刺入一定深度后，经气未至，以拇指或食指的指腹抵住针尾，用拇指、食指或中指指甲，由上而下频频刮动针柄，促使得气的方法（图 4-21）。本法在针刺不得气时应用可激发经气，如已得气者可以加强针刺感应的传导和扩散。

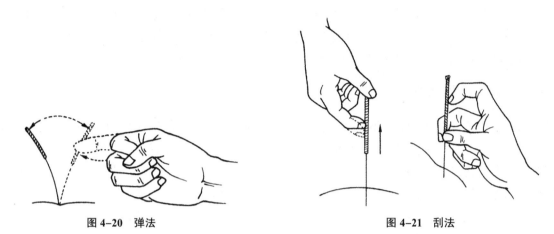

图 4-20　弹法　　　　　　　　　　　　　　图 4-21　刮法

4. 摇法　是指毫针刺入一定深度后，手持针柄，将针轻轻摇动，以行经气的方法（图 4-22）。《针灸问对》有"摇以行气"的记载。其法有二：一是直立针身而摇，以加强得气的感应；二是卧倒针身而摇，使经气向一定方向传导。

5. 飞法　是指针后不得气者，用右手拇、食指持针柄，细细捻搓数次，然后张开两指，一搓一放，反复数次，状如飞鸟展翅，故称飞法（图 4-23）。《医学入门·杂病穴法》载："以大指次指捻针，连搓三下，如手颤之状，谓之飞。"本法的作用在于催气、行气，并使针刺感应增强。

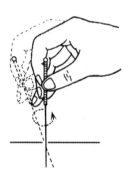

6. 震颤法　是指针刺入一定深度后，右手持针柄，用小幅度、快频率的提插、捻转手法，使针身轻微震颤的方法（图 4-24）。本法可促使针下得气，增强针刺感应。

图 4-22　摇法

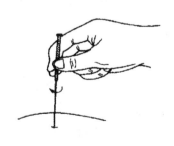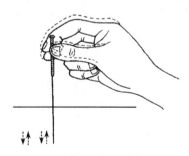

图 4-23　飞法　　　　　　　　　　　　　图 4-24　震颤法

六、针刺得气

（一）得气的概念

古称"气至"，近称"针感"，是指毫针刺入腧穴一定深度后，施以提插或捻转等行针手法，使针刺部位产生特殊的感觉和反应，谓之得气，亦称"针感"。针下是否得气，临床上可以从两个方面分析判断：一是患者对针刺的感觉和反应，当针刺腧穴得气时，患者的针刺部位有酸胀、麻重等自觉反应，有时出现热、凉、痒、痛、抽搐、蚁行等感觉，或呈现沿着一定方向和部位传导和扩散的现象。少数患者还会出现循经性肌肤震颤等反应，有的还可见到针刺腧穴部位的循经性皮疹带或红、白线等现象。二是医者刺手指下的感觉，能体会到针下沉紧、涩滞或针体颤动等反应。若针刺后未得气，患者则无任何特殊感觉或反应，医者刺手亦感觉到针下空松、虚滑。正如窦汉卿在《标幽赋》中所说："轻滑慢而未来，沉涩紧而已至……气之至也，如鱼吞钩饵之浮沉；气未至也，如闲处幽堂之深邃。"这可以说是对得气与否所作的最形象的描述。

（二）得气的临床意义

得气与否及气至的迟速，不仅关系到针刺的治疗效果，而且可以借此窥测疾病的预后。《灵枢·九针十二原》曰："刺之要，气至而有效。"充分说明得气的重要意义。临床上一般是得气迅速时疗效较好，得气较慢时效果较差，不得气时就可能没有治疗效果。《金针赋》也说："气速效速，气迟效迟。"其次，在临床上若刺之而不得气时，就要分析经气不至的原因，或因取穴定位不准确，手法运用不当，或为针刺角度有误，深浅失度；对此就应重新调整腧穴的针刺部位、角度、深度，运用必要的针刺手法，这样再次行针时，一般即可得气。

（三）催气、候气与守气

1. 催气　针刺后若不得气，可以均匀地进行提插、捻转，或轻轻摇动针柄，亦可用弹、循、刮等方法，以激发经气，促其气至，这就是催气。

2. 候气　候气是将针留置于所刺腧穴之内，安静地、较长时间地留针，亦可间歇地运针，施以提插、捻转等催气手法，直待气至。《针灸大成》说："用针之法，以候气为先。"说明了候气法在针法中的重要性。《素问·离合真邪论》指出："静以久留，以气至为故，如待所贵，不知日暮。"这就提示当针刺不得气时，应耐心候气，以气至为度，从而表明候气之法是促其得气的方法之一。

3. 守气　得气是临床取得疗效的关键，一旦得气就必须谨慎地守护其气，防止其散失，这就是守气。《素问·宝命全形论》说："经气已至，慎守勿失。"此外，应针对患者的体质、病情虚实状态，施以相应的针刺补泻手法。

七、针刺补泻

针刺补泻是通过针刺腧穴，采用适当的手法激发经气以补益正气、疏泄邪气，调节人体的脏腑经络功能，促使阴阳平衡而恢复健康的方法。《灵枢·九针十二原》说："虚实之要，九针最妙，补泻之时，以针为之。"《备急千金要方·用针略例》指出："凡用针之法，以补泻为先。"可见针刺补泻是针刺治病的一个重要环节，也是毫针刺法的核心内容。

补法，泛指能鼓舞正气，使低下的功能恢复正常的针刺方法；泻法，泛指能疏泄邪气，使亢进的功能恢复正常的针刺方法。补泻手法贯穿从进针到出针的整个针刺过程。同时，针刺补泻手法效应还受患者功能状态和体质等影响，故临床上，应临证综合思考应用。

（一）单式补泻手法

1. 捻转补泻　是指以捻转时用力的方向，或捻转的角度、频率、力度、时间分补泻的手法。

针下得气后，以拇指左转时用力重，速度快，捻转角度小，频率慢，操作时间短者为补法；反之，以拇指右转时用力重，速度快，捻转角度大，频率快，操作时间长者为泻法（图 4-25、图 4-26）。

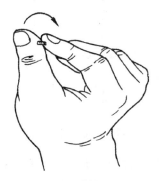 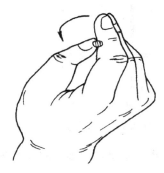

图 4-25　左转为补　　　　　　　　图 4-26　右转为泻

2. 提插补泻　以针下得气后，先浅后深，重插轻提，提插幅度小，频率慢，操作时间短者谓之补；先深后浅，轻插重提，提插幅度大，频率快，操作时间长者谓之泻（图 4-27、图 4-28）。

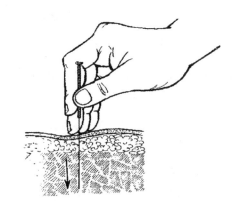 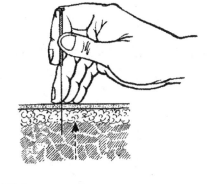

图 4-27　提插补法

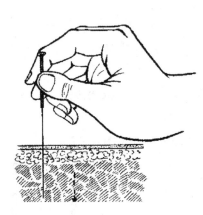 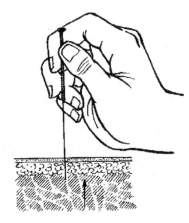

图 4-28　提插泻法

3. 疾徐补泻　是指以掌握进针、出针及行针快慢分补泻的手法。进针时徐徐刺入，少捻转，疾速出针者为补法；进针时疾速刺入，多捻转，徐徐出针者为泻法（图 4-29、图 4-30）。

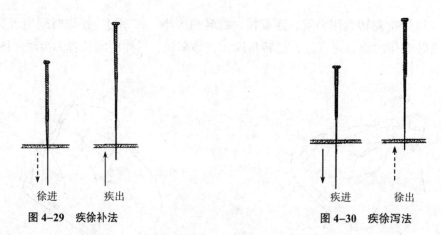

图 4-29　疾徐补法　　　　　　　图 4-30　疾徐泻法

4. 迎随补泻　是指以针刺方向与经脉循行方向是否一致分补泻的手法。针尖迎着经脉循行方向刺入者为泻法，针尖随着经脉循行方向刺入者为补法（图 4-31、图 4-32）。

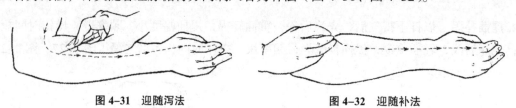

图 4-31　迎随泻法　　　　　　　　图 4-32　迎随补法

5. 呼吸补泻　是指将针刺手法与患者呼吸相结合施以补泻的手法。患者呼气时进针，吸气时出针为补法；患者吸气时进针，呼气时出针为泻法（图 4-33、图 4-34）。

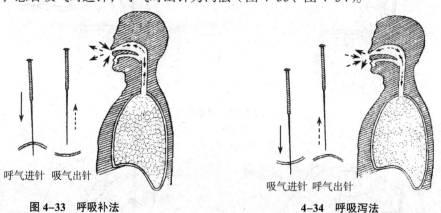

图 4-33　呼吸补法　　　　　　　　4-34　呼吸泻法

6. 开阖补泻　指以出针时是否按压针孔分补泻的手法。出针后迅速按闭针孔为补法，出针时摇大针孔而不按为泻法（图 4-35、图 4-36）。

7. 平补平泻　是指进针得气后均匀地提插、捻转后即可出针（图 4-37）。

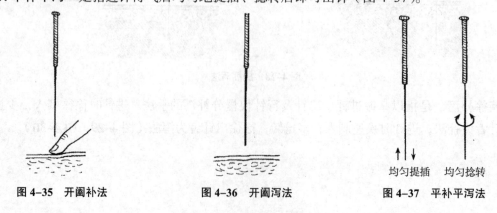

图 4-35　开阖补法　　　　图 4-36　开阖泻法　　　　图 4-37　平补平泻法

（二）复式补泻手法

1. 烧山火 将穴位和可刺深度分为浅、中、深三层（天、人、地三部），先浅后深，每层各做紧按慢提（或用捻转补法）九数，然后退回至浅层，称为一度（图4-38）。如此反复操作数度，使针下产生热感。在操作过程中，可配合呼吸补泻法中的补法。多用于治疗冷痹顽麻、虚寒性疾病等。

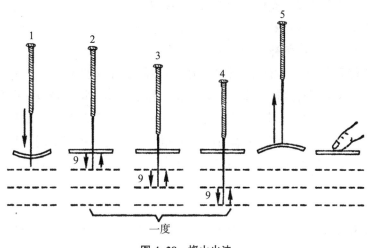

图 4-38　烧山火法

2. 透天凉 针刺入后直插深层，按深、中、浅的顺序，在每一层中紧提慢按（或用捻转泻法）六数，称为一度（图4-39）。如此反复操作数度，使针下产生凉感。在操作过程中，可配合呼吸补泻法中的泻法。多用于治疗热痹、急性痈肿等实热性疾病。

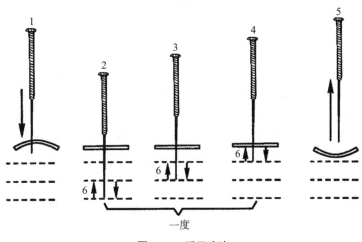

图 4-39　透天凉法

（三）影响针刺补泻效应的因素

1. 机体所处的功能状态 在不同的病理状态下，针刺可以产生不同的调节作用（即补泻效果）。当机体处于虚惫状态而呈虚证时，针刺可以起到扶正补虚的作用。若机体处于虚脱状态时，针刺还可以起到回阳固脱的作用。当机体处于邪盛状态而呈实热、邪闭的实证时，针刺可以起到清热启闭、祛邪泻实的作用。例如，胃肠功能亢进而痉挛疼痛时，针刺可解痉止痛；胃肠功能抑制而蠕动缓慢、腹胀纳呆时，针刺可加强胃肠蠕动，提高消化功能，消除腹胀，增进食欲。大量的临床实践和实验研究表明，针刺当时机体的功能状态，是产生针刺补泻效果的主要因素。

2. 腧穴作用的相对特异性　腧穴的主治功用不仅具有普遍性，而且具有相对特异性。人体不少腧穴，如关元、气海、命门、膏肓、五脏背俞穴等，都能鼓舞人体正气，促使功能旺盛，具有强壮作用，适宜于补虚益损。此外，很多腧穴，如人中、委中、十二井、十宣等，都能疏泄病邪，抑制人体功能亢进，具有祛邪作用，适宜于祛邪泻实。当施行针刺补泻时，必须结合腧穴作用的相对特异性，才能产生针刺补泻的效果。

3. 针具及手法轻重因素　影响针刺补泻的因素与使用针具的粗细、长短，刺入的角度、深度，行针时的幅度、频率等有直接关系。一般来说，粗毫针用的指力较重，刺激量大；细毫针用的指力较轻，刺激量就小。毫针刺入腧穴的角度、深度不同，其刺激的轻重程度也不同，一般直刺、深刺的量要大些，平刺、浅刺的量要小些。行针时的幅度、频率不同，与针刺手法轻重密切相关。提插幅度大、捻转角度大、频率快者，其刺激量就大。反之，其刺激量就小。

八、留针

将针刺入腧穴施术后，使针留置腧穴内称为留针。留针的目的是加强针刺的作用和便于继续行针施术。留针的方法有静留针和动留针两种。静留针是指在留针过程中不再行针；动留针是指在留针过程中作间歇性行针。一般病证只要针下得气而施以适当的补泻手法后，即可出针或留针 10 ～ 20 分钟。但对于一些特殊病证，如急性腹痛，破伤风，角弓反张，寒性、顽固性疼痛或痉挛性病证，可适当延长留针时间，有时留针可达数小时，以便在留针过程中作间歇性行针，以增强、巩固疗效。在临床上留针与否或留针时间的长短，不可一概而论，应根据患者具体病情而定。

九、出针

出针，又称起针、退针，指将针拔出的方法。在施行针刺手法或留针达到预定针刺目的和治疗要求后，即可出针。

出针的方法，一般以左手拇、食指两指持消毒干棉球轻轻按压于针刺部位，右手持针做轻微的小幅度捻转，并随势将针缓慢提至皮下（不可单手用力过猛），静留片刻，然后出针。出针时，依补泻的不同要求，分别采取"疾出"或"徐出"及"疾按针孔"或"摇大针孔"的方法出针。当针退出后，要仔细查看针孔是否出血，询问针刺部位有无不适感，检查核对针数有否遗漏，还应注意有无晕针延迟反应现象。

十、针刺异常情况的预防及处理

（一）晕针

晕针是在针刺过程中患者发生的晕厥现象。

1. 原因　患者体质虚弱，精神紧张，或疲劳、饥饿、大汗、大泻、大出血之后，或体位不当，或医者在针刺时手法过重，可致针刺时或留针过程中发生此症。

2. 现象　患者突然出现精神疲倦，头晕目眩，面色苍白，恶心欲吐，多汗心慌，四肢发冷，血压下降，脉沉细，或神志昏迷，仆倒在地，唇甲青紫，二便失禁，脉微细欲绝。

3. 处理 立即停止针刺，将针全部起出。使患者平卧，注意保暖，轻者仰卧片刻，给饮温开水或糖水后，即可恢复正常；重者在上述处理基础上，可刺人中、素髎、内关、足三里，灸百会、关元、气海等穴，即可恢复。若仍不省人事，呼吸细微，脉细弱者，可考虑配合其他治疗或采用急救措施。

4. 预防 对于晕针应注重预防。如初次接受针刺治疗或精神过度紧张、身体虚弱者，应先做好解释，消除对针刺的顾虑，同时选择舒适持久的体位，最好采用卧位。选穴宜少，手法要轻。若饥饿、疲劳、大渴时，应令进食、休息、饮水后再予针刺。医者在针刺治疗过程中，要精神专一，随时注意观察患者的神色，询问患者的感觉，一旦有不适等晕针先兆，可及早采取处理措施，防患于未然。

（二）滞针

在行针时或留针后医者感觉针下涩滞，捻转、提插、出针均感困难而患者感觉痛剧时，称为滞针。

1. 原因 患者精神紧张，当针刺入腧穴后，患者局部肌肉强烈收缩，或行针手法不当，向单一方向捻针太过，以致肌肉组织缠绕针体而成滞针。留针时间过长，有时也可出现滞针。

2. 现象 针在体内，捻转不动，提插、出针均感困难，若勉强捻转、提插时，则患者痛不可忍。

3. 处理 若患者精神紧张，局部肌肉过度收缩时，可稍延长留针时间，或于滞针腧穴附近，进行循按或叩弹针柄，或在附近再刺一针，以宣散气血而缓解肌肉的紧张。由于行针不当，或单向捻针而致者，可向相反方向将针捻回，并用刮柄、弹柄法，使缠绕的肌纤维回释，即可消除滞针。

4. 预防 对精神紧张者，应先做好解释工作，消除患者不必要的顾虑。注意行针的操作手法和避免单向捻转，若用搓法时，应注意与提插法的配合，则可避免肌纤维缠绕针身而防止滞针的发生。

（三）弯针

进针时或将针刺入腧穴后，针身在体内形成弯曲，称为弯针。

1. 原因 医者进针手法不熟练，用力过猛、过速，以致针尖碰到坚硬组织器官，或患者在针刺或留针时移动体位，或针柄受到某种外力压迫、碰击等，均可造成弯针。

2. 现象 针柄改变了进针或刺入留针时的方向和角度，提插、捻转及出针均感困难，而患者感到疼痛。

3. 处理 出现弯针后，即不得再行提插、捻转等手法。如针系轻微弯曲，应慢慢将针起出。若弯曲角度过大时，应顺着弯曲方向将针起出。若由患者移动体位所致，应使患者慢慢恢复原来体位，待局部肌肉放松后，再将针缓缓起出，切忌强行拔针以免使针断入体内。

4. 预防 医者进针手法要熟练，指力要均匀，并要避免进针过速、过猛。选择适当体位，在留针过程中，嘱患者不要随意变动体位，注意保护针刺部位，针柄不得受外物硬碰和压迫。

（四）断针

断针又称折针，是指针体折断在人体内。

1. 原因　针具质量欠佳，针身或针根有损伤剥蚀，进针前失于检查，针刺时将针身全部刺入腧穴；行针时强力提插、捻转、肌肉猛烈收缩；留针时患者随意变更体位，或弯针、滞针未能进行及时的正确处理等，均可造成断针。

2. 现象　行针时或出针后发现针身折断，其断端部分针身尚露于皮肤外，或断端全部没入皮肤之下。

3. 处理　医者态度必须从容镇静，嘱患者切勿变动原有体位，以防断针向肌肉深部陷入。若残端部分针身显露于体外时，可用手指或镊子将针起出。若断端与皮肤相平或稍凹陷于体内者，可用左手拇、食二指垂直向下挤压针孔两旁，使断针暴露于体外，右手持镊子将针取出。若断针完全深入皮下或肌肉深层时，应在 X 线下定位，手术取出。

4. 预防　为了防止折针，应仔细地检查针具，对不符合质量要求的针具应剔除不用。避免过猛、过强地行针。在行针或留针时，应嘱患者不要随意更换体位。针刺时更不宜将针身全部刺入腧穴，应留部分针身在体外，以便于针根断折时取针。在进针、行针过程中，如发现弯针时，应立即出针，切不可强行刺入、行针。对于滞针等亦应及时正确地处理，不可强行硬拔。

（五）血肿

针刺部位出现皮下出血而引起的肿痛，称为血肿。

1. 原因　针尖弯曲带钩，使皮肉受损，或刺伤血管所致。

2. 现象　针后，针刺部位肿胀疼痛，继则皮肤呈现紫色。

3. 处理　微量的皮下出血而引起局部小块青紫时，一般不必处理，可以自行消退。若局部肿胀疼痛较剧，青紫面积大而且影响活动功能时，可先进行冷敷止血，然后再做热敷或在局部轻轻揉按，以促使局部瘀血消散吸收。

4. 预防　仔细检查针具，熟悉人体解剖部位，避开血管针刺，出针时立即用消毒干棉球揉按压迫针孔。

（六）气胸

气胸指的是由于针刺伤及肺脏，使空气进入胸膜腔而出现的一系列症状。

1. 原因　由于针刺胸背、腋、胁、缺盆等部位的腧穴时，直刺过深，伤及肺脏，而引起创伤性气胸。

2. 现象　轻者出现胸痛胸闷、心慌、呼吸不畅，甚则呼吸困难、唇甲发绀、出汗、血压下降等症。体检时，可见患侧胸部肋间隙变宽，胸部叩诊呈过清音，气管向健侧移位，听诊时呼吸音明显减弱或消失。有的病例针刺当时并无明显异常现象，隔几小时后才逐渐出现胸痛、胸闷、呼吸困难等症状。

3. 处理　一旦发生气胸，应立即起针，并让患者采取半卧位休息，要求患者心情平静，切勿因恐惧而反转体位。一般漏气量少者，可自然吸收。医者要密切观察，随时对症处理，如给予镇咳、消炎类药物，以防止肺组织因咳嗽扩大创口，加重漏气和感染。对严重病例需及时组织抢救，如胸腔排气、少量慢速输氧等。

4. 预防　医者在进行针刺过程中精神必须高度集中，令患者选择适当的体位，严格掌握进针的深度、角度。

（七）刺伤内脏

刺伤内脏是指由于针刺的角度和深度不正确而造成相应内脏损伤。

1. 原因　主要是医者缺乏解剖学、腧穴学知识，对腧穴和脏器的部位不熟悉，加之针刺过深，或提插幅度过大，刺入内脏而致内脏损伤。

2. 现象　刺伤肝、脾时，可引起内出血，患者可感到肝区或脾区疼痛，有的可向背部放射。如出血不止，腹腔积血过多，会出现腹痛、腹肌紧张，并有压痛及反跳痛等急腹症症状。刺伤心脏时，轻者可出现心前区强烈刺痛，重者有剧烈撕裂痛，引起心外射血，即刻导致休克等危重情况。刺伤肾脏时，可出现腰痛、肾区叩击痛、血尿，严重时血压下降、休克。刺伤胆囊、膀胱、胃、肠等空腔脏器时，可引起局部疼痛、腹膜刺激征或急腹症等症状。

3. 处理　损伤轻者，卧床休息一段时间后，一般即可自愈。如损伤较重或继续有出血倾向者，应加用止血药，或局部作冷敷止血处理，并加强观察，注意病情及血压变化。若损伤严重，出血较多，出现休克时，则必须迅速采取输血等急救措施。

4. 预防　医者要学好解剖学、腧穴学，掌握腧穴结构，明确腧穴下的脏器组织。针刺胸腹、腰背部腧穴时，应控制针刺深度，行针幅度不宜过大。

（八）刺伤脑或脊髓

刺伤脑或脊髓是指由于针刺的角度和深度不正确而引起脑或脊髓损伤。

1. 原因　针刺后头部的一些腧穴，如风府、哑门、大椎、风池及背部第1腰椎以上督脉穴和华佗夹脊穴时，若针刺过深，或针刺方向、角度不当均可伤及脑或脊髓，造成严重后果。

2. 现象　如误伤延髓时，可出现头痛、恶心、呕吐、呼吸困难、休克和神志昏迷等。如刺伤脊髓，可出现触电样感觉向肢端放射，甚至引起暂时性肢体瘫痪，有时可危及生命。

3. 处理　当出现上述症状时，应及时出针。轻者，需安静休息，经过一段时间后，可自行恢复；重者，则应请有关科室如神经外科医务人员会诊，进行及时抢救。

4. 预防　凡针刺督脉第1腰椎以上腧穴及华佗夹脊穴都要认真掌握针刺深度、方向和角度。如针刺风府、哑门穴，不可向上斜刺，也不可针刺过深；悬枢穴以上的督脉腧穴及华佗夹脊穴均不可深刺。上述腧穴在行针时只宜采用捻转手法，尽量避免提插，禁用捣刺手法。

十一、针刺的注意事项

1. 患者在过于饥饿、疲劳，精神过度紧张时，不宜立即进行针刺。对身体瘦弱、气虚血亏的患者，进行针刺时手法不宜过强，并应尽量选用卧位。

2. 妇女怀孕3个月以内者，不宜针刺小腹部的腧穴。怀孕3个月以上者，腹部、腰骶部腧穴也不宜针刺。至于三阴交、合谷、昆仑、至阴等一些具有通经活血作用的腧穴，在怀孕期亦应禁刺；妇女行经时，若非为了调经，亦不应针刺。

3. 小儿囟门未合时，头顶部的腧穴不宜针刺。

4. 常有自发性出血或损伤后出血不止的患者，不宜针刺。

5. 皮肤有感染、溃疡、瘢痕或肿瘤的部位，不宜针刺。

6. 对胸、胁、腰、背等脏腑所居之处的腧穴，不宜直刺、深刺。肝、脾肿大，肺气肿患者更应注意。

7. 针刺眼区和项部的风府、哑门等穴及脊椎部的腧穴，要注意掌握一定的角度，更不宜大幅度的提插、捻转和长时间留针，以免伤及重要组织器官，产生严重的不良后果。

8.对尿潴留等患者在针刺小腹部的腧穴时，也应掌握适当的针刺方向、角度、深度等，以免误伤膀胱等器官。

思考题

1.进针的方法有哪些？如何区分使用？

答：单手进针法多用于较短的毫针进针及双侧腧穴同时进针；指切进针法适宜于短针的进针；夹持进针法适用于长针的进针；舒张进针法主要用于皮肤松弛部位腧穴的进针；提捏进针法主要用于皮肉浅薄部位腧穴的进针；针管进针法进针不痛，可以用于惧针的患者。

2.实行补泻手法的依据有哪些？

答：①辨别虚实：通过四诊合参辨别证候虚实，作为针刺补泻的依据，虚证采用针刺补法，实证采用针刺泻法，虚实不明显采用平补平泻法，属气机紊乱的采用导气法。通过脉象变化判断虚实，作为针刺补泻的依据，如《灵枢·终始》曰："脉实者深刺之，以泄其气；脉虚者浅刺之，使精气无得出，以养其脉，独出其邪气。"对于虚实夹杂的情况，一般根据虚实的多少确定补泻的先后，复杂情况要先补正气，后泻邪气。②审察经气：根据切循按弹和针下感应辨别经气虚实，虚表现为麻痹、厥冷、陷下、瘦弱，针下空虚、感觉迟钝，实表现为疼痛、红肿、硬结、肥大，针下紧涩、感觉过敏；根据得气针感辨别正邪虚实，决定补泻，如《灵枢·终始》曰："邪气来也紧而疾，谷气来也徐而和。"根据补泻效应辨别手法是否适宜，若施行补泻手法后，虚者针感由弱转强，或出现热感，说明补泻手法适宜，起到了补虚扶正的治疗作用，若施行补泻手法后，实者针感由盛转衰，强烈感应变得柔和，或出现凉感，说明补泻手法适宜，起到了祛邪泻实的治疗作用。

第二节 灸 法

灸，灼烧的意思。灸法是以艾绒为主要燃烧材料，烧灼、熏熨体表的病变部位或腧穴，通过经络腧穴的作用，达到防治疾病的一种方法。灸法古称"灸焫"。《医学入门·针灸》说："凡病药之不及，针之不到，必须灸之。"说明灸法与针药相互补充，相辅相成。施灸的原料很多，但以艾叶为主，因其气味芳香，辛温味苦，容易燃烧，火力温和，故为施灸佳料。《名医别录》载："艾味苦，微温，无毒，主灸百病。"

一、灸法的作用及补泻

（一）灸法的作用

1.防病保健 灸法可以激发人体正气，增强抗病能力，无病时施灸有防病保健的作用。《备急千金要方·灸例》说："凡人吴蜀地游宦，体上常须三两处灸之，勿令疮暂瘥，则瘴疠温疟毒气不能著人也。"《扁鹊心书·须识扶阳》云："人于无病时，常灸关元、气海、命门、中脘，虽未得长生，亦可保百余年寿矣。"通过增强人体抗病能力而达到强身保健目的的灸法称为保健灸，《诸病源候论·小儿杂病诸候》又称之为"逆灸"。

2.温经散寒 灸火的温和热力具有温通经络、驱散寒邪之功用。《素问·异法方宜论》说："脏寒生满病，其治宜灸焫。"临床上艾灸可用于治疗风寒湿痹和寒邪为患的胃脘痛、腹痛、泄泻、痢疾等病证。

3. 扶阳固脱　灸火的热力具有扶助阳气、举陷固脱之功能。《素问·生气通天论》说："阳气者，若天与日，失其所则折寿而不彰。"说明了阳气的重要性。阳衰则阴盛，阴盛则为寒、为厥，甚则欲脱，此时就可用艾灸来温补，以扶助虚脱之阳气。《扁鹊心书·须识扶阳》说："真气虚则人病，真气脱则人死，保命之法，灼艾第一。"《伤寒论·辨厥阴病脉证并治》也说："下利，手足逆冷，无脉者，灸之。"可见阳气下陷或欲脱之危证，可用灸法。临床上，各种虚寒证、寒厥证、虚脱证和中气不足、阳气下陷而引起的遗尿、脱肛、阴挺、崩漏、带下等病证皆可用灸法治疗。

4. 消瘀散结　艾灸具有行气活血、消瘀散结的作用。《灵枢·刺节真邪》说："脉中之血，凝而留止，弗之火调，弗能取之。"气为血之帅，血随气行，气得温则行，气行则血亦行。灸能使气机通调，营卫和畅，故瘀结自散。所以，临床常用于气血凝滞之疾，如乳痈初起、瘰疬、瘿瘤等病证。

5. 引热外行　艾火的温热能使皮肤腠理开放，毛窍通畅，使热有去路，从而引热外行。《医学入门·针灸》说："热者灸之，引郁热之气外发。"故灸法同样可用于某些热性病，如疖肿、带状疱疹、丹毒、甲沟炎等。对阴虚发热者也可使用灸法，可选用膏肓、四花穴等治疗骨蒸潮热、虚痨咳喘。

（二）施灸的补泻方法

灸法的补泻需根据辨证施治的原则，虚证用补法，实证用泻法。关于艾灸的补泻，始载于《内经》。《灵枢·背俞》说："气盛则泻之，虚则补之。以火补者，毋吹其火，须自灭也；以火泻者，疾吹其火，传其艾，须其火灭也。"因此，艾灸补法是在点燃艾炷后，不吹艾火，待其自然缓缓燃尽为止，以补其虚；艾灸泻法是在点燃艾炷后，以口快速吹旺艾火至燃尽，使艾火的热力迅速透达穴位深层，以泻邪气。

二、灸法的分类、操作方法及适应证

（一）灸法的分类

灸法分类，见图 4-40。

（二）灸法的操作方法及适应证

1. 艾炷灸　将艾炷放在穴位上施灸称艾炷灸。艾炷灸可分为直接灸和间接灸两类（图 4-41）。

（1）**直接灸**　又称明灸、着肤灸，是将艾炷直接置放在皮肤上施灸的一种方法（图

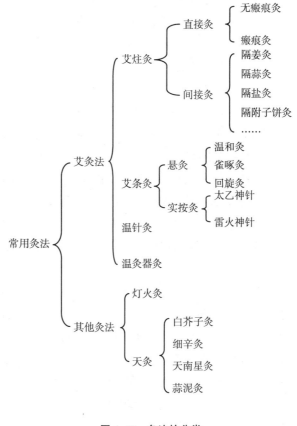

图 4-40　灸法的分类

4-42）。根据灸后对皮肤刺激的程度不同，分为无瘢痕灸和瘢痕灸两种。

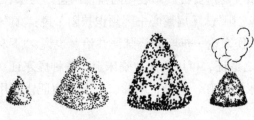

图 4-41　艾炷灸

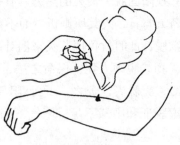

图 4-42　直接灸

①无瘢痕灸：又称非化脓灸，临床上多用中、小艾炷。施灸前先在施术部位涂以少量凡士林，以增加黏附性，然后放置艾炷，从上端点燃，当燃剩2/5左右、患者感到烫时，用镊子将艾炷夹去，换炷再灸，一般灸 3 ～ 7 壮，以局部皮肤红晕为度。因施灸后皮肤不起疱不留瘢痕，故名。此法适用于慢性虚寒性疾病，如眩晕、慢性腹泻、风寒湿痹等。

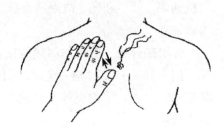

图 4-43　瘢痕灸缓痛拍打法

②瘢痕灸：又称化脓灸，临床上多用小艾炷，亦有用中艾炷者。施灸前先在施术部位上涂以少量大蒜汁，以增加黏附性和刺激作用，然后放置艾炷，从上端点燃，当烧近皮肤时患者有灼痛感，可用手在穴位四周拍打以减轻疼痛（图 4-43）。应用此法一般每壮艾炷须燃尽后除去灰烬，方可换炷，按前法再灸，可灸 3 ～ 9 壮。灸毕，在施灸穴位上贴敷消炎药膏，1 周左右可化脓（脓液色白清稀）形成灸疮。灸疮 5 ～ 6 周愈合，留有瘢痕，故称瘢痕灸。在灸疮化脓期间，需注意局部清洁，每天换药膏 1 次，以避免继发感染（脓液黄稠）。《针灸资生经·治灸疮》说："凡着艾得疮，所患即瘥，如不发，其病不愈。"可见灸疮的发和不发与疗效有密切关系。因此，应叮嘱患者多吃羊肉、豆腐等营养丰富的食物以促进灸疮的透发。就灸疮而言，是局部组织烫伤后的无菌性化脓现象，可对穴位局部产生持续性刺激，有治病保健作用。临床常用于治疗哮喘、慢性胃肠病、瘰疬等，但由于这种方法灸后遗有瘢痕，故灸前必须征求患者的同意。

（2）间接灸　又称隔物灸、间隔灸，即在艾炷与皮肤之间用某种物品隔垫而施灸的一种方法（图 4-44）。

隔物灸法种类很多，广泛用于治疗临床各种病证。所隔的物品有动物、植物和矿物类中药。药物因病证而异，既有单方，又有复方。由于间隔灸可发挥艾灸和药物的双重作用，故有较好的治疗效果。现将临床常用的几种方法介绍如下。

①隔姜灸：将鲜生姜切成直径 2 ～ 3cm、厚 0.2 ～ 0.3cm薄片，中间以针穿刺数孔，上置艾炷放在应灸的腧穴或患处，然后点燃施灸，当艾炷燃尽后，可易炷再灸，以皮肤红晕而不起疱为度。在施灸过程中，若患者感觉灼热不可忍受时，可将姜片向上提起，或缓慢移动姜片，再行灸治。此法应用很广，多用于因寒而致的呕吐、腹痛、泄泻、风寒湿痹和外感表证等。

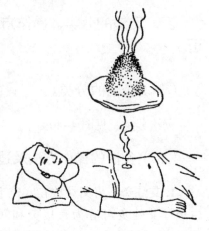

图 4-44　间接灸

②隔蒜灸：将鲜大蒜头切成厚 0.2～0.3cm 薄片，中间以针穿刺数孔，上置艾炷放在应灸的腧穴部位或患处，然后点燃施灸，待艾炷燃尽，易炷再灸。因大蒜液对皮肤有刺激性，灸后容易起疱，若不使起疱，可将蒜片向上提起，或缓慢移动蒜片，再行灸治。此法多用于治疗瘰疬、肺结核、腹中积块及未溃疮疡等。此外，尚有一种自大椎穴起至腰俞穴铺敷蒜泥，上置艾炷施灸的铺灸法，因形似长蛇，故名长蛇灸。民间用于治疗虚劳、顽痹等病证。

③隔盐灸：因本法只用于脐部，又称神阙灸。用纯净干燥的食盐填敷于脐部，使其与脐平，上置艾炷施灸，患者稍感灼痛，即更换艾炷。也可于盐上放置姜片后再施灸。此法有回阳、救逆、固脱之功，但需连续施灸，不拘壮数，以待脉起、肢温、证候改善。临床上常用于治疗急性寒性腹痛、吐泻、痢疾、小便不利、中风脱证等。

④隔附子饼灸：以附子片或附子药饼作间隔物。药饼的制法是将附子研成细末，以黄酒调和，制成直径约 3cm、厚约 0.8cm 的附子饼，中间以针穿刺数孔，上置艾炷，放在应灸腧穴或患处，点燃施灸。由于附子辛温大热，有温肾补阳的作用，故多用于治疗命门火衰而致的阳痿、早泄、遗精、宫寒不孕和疮疡久溃不敛的病证。

2. 艾条灸 又称艾卷灸，即用桑皮纸包裹艾绒卷成圆筒形的艾卷，也称艾条，将其一端点燃，对准穴位或患处施灸的一种方法。有关艾卷灸的最早记载，见于明代朱权的《寿域神方》一书，其中有"用纸窬卷艾，以纸隔之点穴，于隔纸上用力实按之，待腹内觉热，汗出即瘥"的记载。后来发展为在艾绒内加进药物，再用纸卷成条状艾卷施灸，名为"雷火针"和"太乙针"。在此基础上又演变为现代的单纯艾条灸和药物艾条灸。

按操作方法艾条灸可分为悬灸、实按灸两种，现介绍如下。

（1）悬灸 按其操作方法不同，又可分为温和灸、雀啄灸、回旋灸等。

①温和灸：将艾条的一端点燃，一手持艾条对准应灸的腧穴或患处，在距离皮肤 2～3cm 处进行熏烤（图 4-45），以患者局部有温热感而无灼痛为宜，一般每穴灸 10～15 分钟，至皮肤红晕为度。如果遇到局部知觉减退患者或小儿等，医者可将另一手的食、中两指置于施灸部位两侧，这样可以通过医者的手指来测知患者局部受热程度，以便随时调节艾条高度，控制施灸时间，防止烫伤。

②雀啄灸：施灸时，艾条点燃的一端与施灸部位皮肤之间的距离并不固定，而是像鸟雀啄食一样，一上一下施灸（图 4-46）。

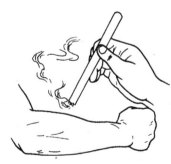 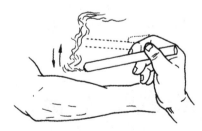

图 4-45 温和灸　　　　　　　　　　图 4-46 雀啄灸

③回旋灸：施灸时，艾条点燃的一端与施灸部位的皮肤之间虽保持一定的距离，但不固定，而是向左右方向移动或反复旋转地施灸（图 4-47）。

以上方法一般病证均可采用，但温和灸、回旋灸多用于治疗慢性病，雀啄灸多用于治疗急性病。

（2）**实按灸**　施灸时，先在施灸腧穴部位或患处垫上布或纸数层，然后将药物艾条的一端点燃，趁热按在施术部位上，使热力透达深部，若艾火熄灭，再点再按（图4-48）；或者以布6～7层包裹艾火熨于穴位，若火熄灭，再点再熨。最常用的为太乙针灸和雷火针灸，适用于风寒湿痹、痿证和虚寒证。

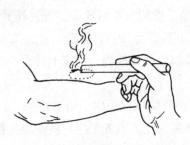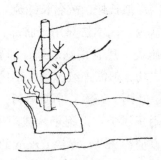

图4-47　回旋灸　　　　　　　　　　　图4-48　实按灸

①太乙针灸的制作：艾绒100g，硫黄6g，麝香、乳香、没药、松香、桂枝、杜仲、枳壳、皂角、细辛、川芎、独活、雄黄、白芷、全蝎各1g，上药研成细末，和匀。先取艾绒24g，均匀铺在30cm×30cm桑皮纸上，次取药末6g，均匀掺在艾绒里，然后卷紧如爆竹状，外用鸡蛋清涂抹，再糊上桑皮纸1层，两头留空3cm，捻紧即成。

②雷火针灸的制作：艾绒100g，沉香、木香、乳香、茵陈、羌活、干姜各9g，麝香少许，共为细末。余制作方法与太乙针灸相同。

3. 温针灸　是针刺与艾灸相结合的一种方法，适用于既需要针刺留针，又需施灸的疾病。在针刺得气后，将针留在适当的深度，在针柄上穿置一段长约2cm的艾条施灸，或在针尾上搓捏少许艾绒点燃施灸，直待燃尽，除去灰烬，每穴每次可施灸1～3壮，施灸完毕再将针取出（图4-49）。此法是一种简便易行的针灸并用的方法，其艾绒燃烧的热力可通过针身传入体内，使其发挥针和灸的作用，达到治疗目的。应用此法应注意防止艾火脱落烧伤皮肤。

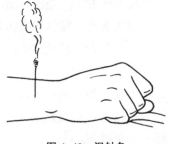

图4-49　温针灸

4. 温灸器灸　温灸器是一种专门用于施灸的器具，用温灸器施灸的方法称温灸器灸。临床常用的温灸器有温灸盒、温灸架和温灸筒等。

（1）**温灸盒灸**　将适量的艾绒或艾条置于灸盒的金属网上，点燃后将灸盒放于施灸部位灸治（图4-50、图4-51）。适用于腹、腰等面积较大部位的治疗。

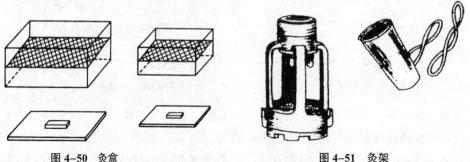

图4-50　灸盒　　　　　　　　　　　图4-51　灸架

（2）**温灸筒灸**　将适量的艾绒置于温灸筒内，点燃后盖上灸筒盖，执筒柄于患处施灸（图

4-52）。

5. 其他灸法 又称非艾灸法，是指以艾绒以外的物品作为施灸材料的灸治方法。常用的有以下几种：

（1）**灯火灸** 又称灯草灸、灯草焠、打灯火、油捻灸，是民间沿用已久的简便灸法。取10～15cm长的灯心草或纸绳，蘸麻油或其他植物油，浸渍3～4cm长，燃火前用软棉纸吸去浮油，以防点火后油滴下烫伤皮肤，点燃后将其对准穴位，迅速接触皮肤，随即听到"叭"的声音后，快速将灯心草移开，如无爆焠之声可重复一次（图4-53）。灸后皮肤有一点发黄，偶尔也会起小疱。此法主要用于小儿痄腮、喉蛾、吐泻、麻疹、惊风等病证。

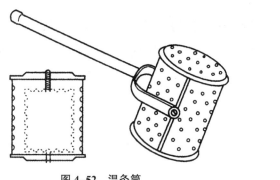

图4-52 温灸筒

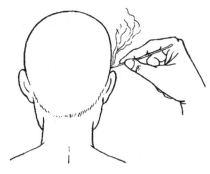

图4-53 灯火灸

（2）**天灸** 又称药物灸、发疱灸。它是将一些具有刺激性的药物涂敷于穴位或患处，促使局部皮肤起疱的方法。所用药物多是单味中药，也有用复方者。临床上常用的中药有白芥子、细辛、天南星、蒜泥等，分别为白芥子灸、细辛灸、天南星灸和蒜泥灸。

①白芥子灸：将适量白芥子研成细末，用水调和成糊状，敷贴于穴位或患处。敷贴1～3小时，以局部皮肤灼热疼痛为度。一般可用于治疗咳喘、关节痹痛、口眼㖞斜等病证。

②细辛灸：取适量细辛研成细末，加醋少许调和成糊状，敷于穴位上。敷贴1～3小时，以局部皮肤灼热疼痛为度。如敷涌泉或神阙穴治疗小儿口腔炎等。

③天南星灸：取适量天南星研成细末，用生姜汁调和成糊状，敷于穴位上，以麝香膏固定。敷贴1～3小时，以局部皮肤灼热疼痛为度。如敷颊车、颧髎穴治疗面神经麻痹等。

④蒜泥灸：将大蒜捣烂如泥，取3～5g贴敷于穴位上。每次敷贴1～3小时，以局部皮肤灼热疼痛为度。如敷涌泉穴治疗咯血、衄血，敷合谷穴治疗扁桃体炎，敷鱼际穴治疗喉痹等。

三、施灸的注意事项

（一）施灸的先后顺序

古人对于施灸的先后顺序有明确的论述，如《备急千金要方·灸例》说："凡灸，当先阳后阴……先上后下。"《明堂灸经》也说："先灸上，后灸下；先灸少，后灸多。"这是说应先灸阳经，后灸阴经；先灸上部，再灸下部；就壮数而言，先灸少而后灸多；就大小而言，先灸艾炷小者而后灸大者。但临床上需结合病情，灵活应用，不能拘泥不变。如脱肛的灸治，则应先灸长强以收肛，后灸百会以举陷，便是先灸下而后灸上。此外，施灸应注意在通风的环境中进行。

（二）施灸的禁忌

1. 面部穴位、乳头、大血管等处均不宜使用直接灸，以免烫伤形成瘢痕。关节活动部位亦不适宜用化脓灸，以免化脓溃破，不易愈合，甚至影响功能活动。

2. 一般空腹、过饱、极度疲劳和对灸法恐惧者，应慎施灸。对于体弱患者，灸治时艾炷不宜过大，刺激量不可过强，以防晕灸。一旦发生晕灸，应立即停止施灸，并及时处理，其方法同晕针。

3. 身体过于虚弱，或有糖尿病、皮肤病的患者不宜使用瘢痕灸。

4. 孕妇的腹部和腰骶部不宜施灸。

5. 施灸过程中要防止燃烧的艾绒脱落烧伤皮肤和衣物。

（三）灸后的处理

施灸过量，时间过长，局部出现水疱，只要不擦破，可任其自然吸收；如水疱较大，可用消毒毫针刺破水疱，放出水液，再涂以龙胆紫；瘢痕灸者，在灸疮化脓期间，疮面切勿用手搔抓，应保护痂皮，并保持清洁，防止感染。

思考题

1. 影响灸法发挥疗效的因素有哪些？

答：①灸感，近年来的研究表明，大凡在施灸中，能够出现透热、扩热、传热、循经感传、局部不热或微热而远部较热等灸感者，多属于对灸法的热刺激较为敏感者，其灸疗的效果也好。②灸量与疗效密切相关，达到一定的灸量就会产生一定的灸效，如《医宗金鉴·刺法心法要诀》所说："凡灸诸病，必火足气到，始能求愈。"③灸法补泻，《灵枢·背腧》说："气盛则泻之，虚则补之。以火补者，毋吹其火，须自灭也；以火泻者，疾吹其火，传其艾，须其火灭也。"指出灸法亦须根据辨证施治的原则进行补虚泻实。

2. 艾灸对人体的调节作用表现在哪些方面？

答：《灵枢·官能》曰："针所不为，灸之所宜。"《医学入门》亦说："凡病药之不及，针之不到，必须灸之。"①防病保健：早在《素问·骨空论》就提到："犬所啮之处灸之三壮，即以犬伤病法灸之。"《备急千金要方》云："凡人吴蜀地游宦，体上常须三两处灸之，勿令疮暂瘥，则瘴疠温疟毒气不能著人也。"这些均说明艾灸能预防传染病。民间亦说："若要身体安，三里常不干""三里灸不绝，一切灾病息"。灸足三里、中脘、命门、关元、气海等穴可使人胃气盛，阳气足，精血充，从而加强身体抵抗力，病邪难犯。②温经散寒：《灵枢·刺节真邪》曰："脉中之血，凝而留止，弗之火调，弗能取之。"《灵枢·禁服》亦云："陷下者，脉血结于中，中有著血，血寒故宜灸之。"通过热灸对经络穴位的温热性刺激，可以温经散寒，加强机体气血运行，达到临床治疗寒证和厥证的目的。③扶阳固脱：人生赖阳气为根本，得其所则人寿，失其所则人夭。凡大病危疾，阳气衰微，阴阳离决等症，大艾炷重灸关元、神阙等穴，由于艾叶有纯阳的性质，再加上火本属阳，两阳相得，往往可以起到扶阳固脱，回阳救逆，挽救垂危之疾的作用，此为其他穴位刺激疗法所不及。④消瘀散结：灸法治疗痈疽首见于《内经》，历代医籍均将灸法作为本病证的一个重要治法。灸之温热刺激，可使气血调和，营卫通畅，起到行气活血、消肿散结的作用。因此，大凡气血凝滞及形成肿块者均是灸法的适宜病证，如乳痈初起、瘰疬、瘿瘤等，特别是疮疡阴证之日久不溃、久溃不敛者，使用灸法治疗，更显示出独特的治疗效果。⑤引热外行：《备急千金要方》指出灸法对脏腑实热有宣泄的作用，金元医家朱丹溪认为热证用灸乃"从治"之意，《医学入门》则阐明热证用灸的机制："热者灸之，引郁热之气外发，火就燥之义也。"总之，灸能散寒，又能清热，表明对机体原来的功能状态起双向调节作用。

第三节 拔罐法

一、拔罐法的起源和发展

拔罐法是以罐为工具，利用燃火、抽气、挤压等方法排除罐内空气，造成负压，使罐体吸附于腧穴或应拔部位，产生刺激，使局部皮肤充血、瘀血，以达到防病治病的目的。

拔罐疗法，古称角法。在马王堆汉墓出土的帛书《五十二病方》中已有记载。晋代医家葛洪的《肘后备急方》中有用制成罐状的兽角拔脓血治疗疮疡脓肿的记载。唐代王焘《外台秘要》则进一步阐述了"角法"的操作方法："刺破患处，用竹管吸拔出血。"清代赵学敏《本草纲目拾遗》中对拔罐疗法的出处、操作方法、适应病证等方面做了详细的介绍。此后，拔罐疗法逐步发展，罐具从兽角、竹筒发展为陶罐、玻璃罐，乃至抽气罐、挤压罐；操作方法也从单纯留罐发展为推罐、闪罐等多种形式；适应范围从简单的吸拔脓血发展为治疗风寒痹痛、虚劳喘急等外感内伤的数百种疾患。拔罐疗法具有温经散寒、祛风除湿、舒筋活络、行气活血、清热泻火等功效。

二、罐的种类

罐的种类很多，目前常用的罐有以下4种。

（一）竹罐

用直径3～5cm坚固无损的青竹，制成6～8cm或8～10cm长的竹管，一端留节做底，另一端去节做罐口，用刀刮去青皮和内膜，用砂纸磨光，制成两端稍小，中间稍大的腰鼓状圆筒。竹罐的优点是取材容易，经济易制，轻巧而不易摔损，适于蒸煮；缺点是容易燥裂、漏气，吸附力不大。

（二）陶罐

用陶土烧制而成，罐口光整，口底稍小，腔大如鼓，状如缸状。优点是吸附力大，易于高温消毒；缺点是质地较重，易于损毁且罐体不透明，不能及时观察被拔部位充血、瘀血情况。

（三）玻璃罐

玻璃罐是在陶罐的基础上，改用耐热质硬的透明玻璃烧制成的罐具。其形如球状，罐口平滑，腔大底圆，分大、中、小三种型号。优点是质地透明，可以随时观察被拔部位皮肤充血、瘀血程度，且吸附力大，适用于全身各个部位，易于清洗消毒，是目前临床上最常用的罐具之一；缺点是容易摔碎、损坏（图4-54）。

（四）抽气罐

抽气罐是用各种材料制成的，罐体加置活塞抽气装置的一种新型罐具。抽气罐罐体多由透明塑料和环保橡胶所制，规格尺寸多样，可适当选择。新型抽气罐的优点是操作安全，使用简便，不易破碎，易于保存，可用于身体多部位拔罐，且吸附力可以根据需要适当调节（图4-55）。

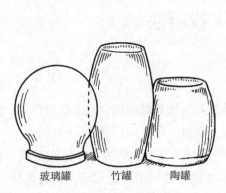

玻璃罐　竹罐　陶罐

图 4-54　常用罐

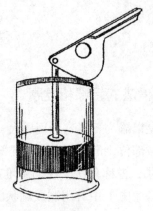

图 4-55　抽气罐

三、拔罐的方法

拔罐法根据其吸拔方法不同，分为火罐法、煮罐法和抽气罐法三种。临床多选用玻璃罐、竹罐或有机材料所制罐。依据所选罐体材质，在使用前要选用浸泡消毒法或高压蒸汽灭菌法对罐体进行消毒。

（一）火罐法

本法是利用火在罐内燃烧耗氧、气体受热膨胀等原理，使罐内形成负压，继而将罐体吸附于施术部位，借助温热效力和局部瘀血灶的刺激发挥治疗作用。火罐法主要适用于玻璃罐和陶罐。

本法吸拔力的强度与所用罐具的尺寸大小、罐内燃火的大小、扣罐时机的选择等因素有关，可根据临床治疗需要灵活掌握。临床上常用的有以下几种方法：

1. 闪火法　用镊子或止血钳等夹住蘸有 95% 乙醇的棉球，用火将棉球点燃后在罐内壁中段绕 1～2 圈，或伸入罐内稍作停留后迅速退出并立即将罐扣在施术部位上。此法因罐内无火比较安全，并且不受体位限制，是临床最常用的拔罐方法；但需注意操作时不要将罐口烧烫，以免烫伤皮肤（图 4-56）。

2. 投火法　将纸片折成宽筒条状，点燃后投入罐内，迅速将罐扣在施术部位上。此法多用于身体侧面横向拔罐，需注意的是在将纸条投入罐内时，未燃的一端应向下（图 4-57）。

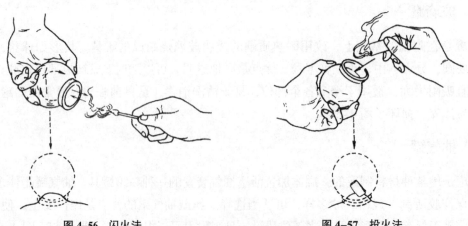

图 4-56　闪火法　　　　　　　　　　图 4-57　投火法

3. 贴棉法　将直径约为 2cm、厚薄适中的棉花片浸少量 95% 乙醇，然后将蘸有乙醇的棉花片贴在罐体内壁的中段，并以火柴点燃，点燃后迅速将罐扣在施术部位上，即可吸住。此法亦多用于身体侧面横向拔罐，操作时需防蘸取乙醇过多，流滴于瓶口而引起皮肤烫伤。

4. 滴酒法 向罐内滴入 3 ~ 4 滴 95% 乙醇，转动罐子，使乙醇均匀地附着于罐体内壁，用火点燃酒精后，将罐口朝下，并迅速将罐具扣在施术部位上，即可吸住。操作时应注意乙醇不可滴入过多，扣罐需要更为敏捷。

5. 架火法 将类似饮料瓶盖样、不易燃烧且不易传热的承载体放于施术部位，并在其内部放置适量的乙醇棉球，先将乙醇棉球点燃，然后用罐具罩住火焰上方稍停顿后扣在施术部位上，即可吸住。此法的优点是火源安稳、不易烧灼皮肤；缺点是只适用于身体平卧位的纵向吸拔。操作时需注意切勿让乙醇棉球燃烧过久，致使承载体过热而烫伤皮肤。

（二）煮罐法

一般选用竹罐倒置在锅内加水煮沸，使用时用卵圆钳倒夹竹罐的底端，甩去罐内沸水，并用湿毛巾紧扣罐口片刻后，趁热将罐扣在施术部位上。此法适用于身体任何部位的拔罐，优点是可根据病情需要在锅中放入适量的活血药物以增强疗效；缺点是吸拔力小，操作时需动作快捷。

（三）抽气罐法

本法是利用电动或手动真空泵将罐体内部空气抽出形成负压使罐体吸附于治疗部位，进而达到相应的治疗目的。具体操作方法是先将特制罐具紧扣在治疗部位上，然后用真空泵将罐内空气抽出，使罐内产生负压，即可吸住；或利用力学方法将特制罐具内的空气排出，形成负压。其优点是操作安全、无烫伤之虞，可广泛应用于各种体位。

四、拔罐法的临床应用

拔罐法依其运用形式的不同而有留罐法、闪罐法、走罐法、药罐法、留针拔罐法和刺血（刺络）拔罐法之分，可根据病变部位和疾病情况选择应用。

（一）留罐法

留罐法又称坐罐法，是拔罐中最常用的一种方法，拔罐后将罐留置于施术部位一定时间，视吸拔部位状态确定留罐时间的长短，一般留罐 3 ~ 5 分钟。留罐法可分为单罐法和多罐法两种形式，适用于神经痛、软组织损伤及其他气滞血瘀病证。其中病变部位明确、范围局限、痛有定处的病证，可选用单罐法，如胃痛可单选中脘穴拔罐；若病变范围较大，可选用多罐法，如肩背痛则可选择多个背俞穴拔罐。

（二）闪罐法

闪罐法是将罐吸拔于应拔部位后立即取下，如此反复吸拔多次，至皮肤潮红充血或瘀血的一种拔罐方法。适用于肌肉比较松弛、吸拔不紧或留罐有困难的部位及不宜留罐的患者，如小儿、年轻女性的面部，同时局部皮肤麻木或功能减退的虚证患者亦适用此法。闪罐法操作时一般采用闪火法，所选用的罐体尺寸不宜过大。

（三）走罐法

走罐法又称推罐法、飞罐法，需选用罐口平滑的玻璃罐，先在罐口或在欲走罐的部位均匀涂抹液体石蜡或正红花油等中药酊剂，采用闪火法将罐吸拔于应拔部位，然后以手握住罐底，向前进方向倾斜着力，同时将罐口前边略提起、慢慢推动，使罐在吸附状态下沿着经脉或肌肉纹理做往复运动数次，以皮肤潮红为度。此法一般适用于面积较大、肌肉丰厚的部位，如脊背、腰臀、大腿等部位（图4-58）。

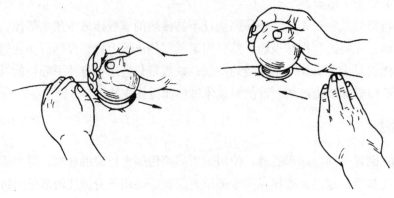

图4-58 走罐法

（四）药罐法

药罐法有两种应用形式。

1. 煮药罐法 先将竹罐放在恒温加热锅内加水（内置布袋包装的中药复方汤剂）蒸煮10余分钟备用，再按照煮罐法的操作方法将罐吸拔于施术部位，留罐时间为5～15分钟。此法多用于治疗风湿痹痛、肌肤麻木不仁等病证。临床上最为常用的中药复方汤剂处方是：麻黄、艾叶、羌活、独活、防风、秦艽、木瓜、川椒、生乌头、曼陀罗花、刘寄奴、乳香、没药各15g。

2. 贮药罐法 先在罐内存储适量的已煎好的中药复方汤剂，再按照抽气罐法的操作方法将罐吸拔于施术部位，留罐时间为5～15分钟。此法临床上多用于治疗风湿痹痛、咳喘、感冒、慢性胃肠炎、消化不良、牛皮癣等病证。常用的中药复方汤剂有辣椒水、两面针酊、生姜汁等，亦可根据病情配制药液。

（五）留针拔罐法

留针拔罐法是将针刺和拔罐相结合应用的一种方法。操作时先于相关腧穴上针刺得气后留针，再以针为中心，将罐拔上，留置10～15分钟，然后起罐、起针。

（六）刺血（刺络）拔罐法

先用三棱针或粗毫针、小针刀、皮肤针、滚刺筒等，按病变部位的大小、出血量多少和刺血法的要求，刺破小血管，然后拔以火罐，以拔出少量血液为度。此法可增强刺血法的疗效，临床应用广泛，尤其适用于治疗各种急慢性组织损伤、神经性皮炎、痤疮、皮肤瘙痒症、丹毒、哮喘、坐骨神经痛等病证。

五、拔罐法的作用和适应范围

临床实践表明，本法具有温经散寒、祛风除湿、行气止痛、益气温阳、清热降火、舒筋活血、消肿散结、祛腐拔脓、扶正固本等作用。实验研究表明，本法主要有机械刺激和温热刺激两种作用形式，对神经、血管、内分泌、呼吸、循环、肌肉等机体系统可发挥综合调节效应，可用于治疗风湿痹痛、肩背腰腿痛、感冒、发热、咳嗽、哮喘、胃痛、腹痛、腹泻、痛经、闭经、中风偏瘫、肥胖症等。

六、拔罐的注意事项

（一）起罐方法

操作时先用一手握住罐体，另一手紧贴罐口边缘用拇指或食指将皮肤轻轻按下，或将排气罐的进气阀拉起，使空气缓慢进入罐内，待负压消除即可将罐取下，此过程亦称启罐、脱罐。操作时需注意不宜硬拔罐体，以免损伤皮肤（图 4-59）。

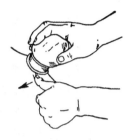

图 4-59 起罐法

（二）拔罐的禁忌

眼球、喉部、腋窝、会阴等部不宜拔罐。皮肤有过敏、溃疡、水肿及大血管分布部位，不宜拔罐。高热抽搐者和孕妇的腹部、腰骶部位，亦不宜拔罐。

（三）拔罐后的处理

1. 将罐具拔于应拔部位后，要注意询问患者的感觉，观察其局部和全身反应。若患者感觉拔罐部位紧束、酸胀、温暖舒适，罐内肌肤突起有充血或瘀血，为正常现象；若患者明显感觉吸拔部位烧灼、疼痛，则为吸拔力过大；若患者毫无感觉或感觉轻微，则为吸拔力过小。吸拔力过大和吸拔力过小都应将罐起下重拔。

2. 拔罐期间，如果患者出现头晕、恶心、面白、肢冷、胸闷、心慌，甚至晕厥等晕罐现象时，应及时起罐，让患者平卧于诊床，注意保暖，必要时配合相关抢救措施。

3. 用火罐时应注意勿灼伤或烫伤皮肤。若烫伤或因留罐时间太长而皮肤起水疱时，小疱无须处理，仅敷以消毒纱布，防止擦破即可；水疱较大时，先用消毒针将液体放出，后涂以龙胆紫药水，或用消毒纱布包敷，以防感染。

思考题

临床上对患者进行拔罐治疗时，如何根据不同体质、不同年龄的人群确定所使用罐具的尺寸大小、拔罐的力度、留罐的时间及治疗时间？

答：老年、儿童、体质虚弱及初次接受拔罐者，拔罐数量宜少，尺寸宜小，力度宜小，留罐时间宜短。妊娠妇女及婴幼儿应慎用拔罐方法。留罐时间可根据年龄、病情、体质等情况而定，一般留罐时间为 5 ～ 15 分钟，若肌肤反应明显、皮肤薄弱、年老或儿童则留罐时间不宜过长。治疗的间隔时间，按局部皮肤颜色和病情变化决定，同一部位拔罐一般隔日 1 次，急性病痊愈为止，慢性病以 7 ～ 10 次为 1 个疗程，两个疗程之间应间隔 3 ～ 5 日（或等罐瘢痕迹消失）。

第四节　三棱针法、皮肤针法、电针法、穴位注射法

一、三棱针法

三棱针法是用三棱针刺破血络或腧穴，放出适量血液，或挤出少量液体，或挑断皮下纤维组织，以治疗疾病的方法。三棱针古称"锋针"，为九针之一，是一种"泄热出血"的常用工具。《灵枢·小针解》明确提出了"宛陈则除之，去血脉也"的原则。《灵枢·官针》称之为"络刺""赞刺""豹纹刺"等，现代又称之为"刺血疗法"。

三棱针多由不锈钢材料制成，针长约6cm，针柄稍粗呈圆柱体，针身呈三棱状，尖端三面有刃，针尖锋利（图4-60）。针具多采用高压蒸汽灭菌法消毒备用，或选用一次性针具。

（一）操作方法

1.持针方法　一般医者以刺手持针，用拇、食二指捏住针柄中段，中指指腹紧靠针身下端，针尖露出 3 ～ 5mm（图4-61）。

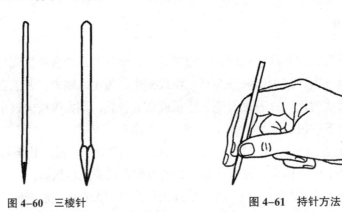

图 4-60　三棱针　　　　　图 4-61　持针方法

2.刺法　三棱针的针刺方法一般分为点刺法、散刺法、刺络法、挑刺法四种。

（1）**点刺法**　是用三棱针点刺腧穴放出少量血液或挤出少量液体以治疗疾病的方法。此法多用于四肢末端及肌肉浅薄的部位，如十宣、十二井穴和耳尖及头面部的太阳、印堂、委中等穴。

操作时，医者先在点刺穴位的上下用手指向点刺处推挤、揉按，使血液积聚于点刺部位，继而常规消毒，再用押手固定点刺部位，刺手持针对准已消毒的部位迅速刺入 1 ～ 2mm，轻轻挤压针孔周围，使出血少许，然后用消毒干棉球按压针孔止血（图4-62）。

（2）**散刺法**　又称豹纹刺，是用三棱针在病变局部及其周围进行连续点刺放出适量血液以治疗疾病的方法。此法多用于治疗局部劳损、麻木不仁、局部瘀血、血肿或水肿、顽癣等病证。

操作时，根据病变部位大小的不同，可以刺10 ～ 20针，由病变外缘呈环形向中心点刺（图4-63），点刺后可配合挤压或拔罐等方法，以促使瘀血或水肿的消除，达到祛瘀生新、通经活络的目的。

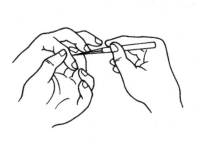

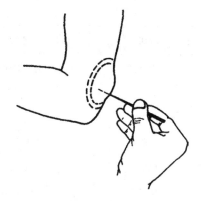

图 4-62 点刺法　　　　　图 4-63 散刺法

（3）刺络法　即用三棱针刺入浅表血络或静脉放出适量血液以治疗疾病的方法。此法多用于曲泽、委中等肘膝关节附近有较明显浅表血络或静脉的部位。常用于治疗急性吐泻、中暑、发热等病证。

操作时，先用胶皮止血带在针刺部位上端（近心端）结扎，常规消毒放血部位，再以押手拇指按压在针刺部位下端，刺手持三棱针对准针刺部位的静脉，斜向上刺入脉中 2 ～ 3mm 后迅速出针，放出一定量的血液，待出血停止后，用消毒干棉球按压针孔止血。出血时，也可轻轻按压静脉上端，以助瘀血排出、毒邪得泻（图 4-64）。

（4）挑刺法　即用三棱针挑断穴位皮下纤维样组织以治疗疾病的方法。此法常用于身体比较平坦的利于挑提牵拉的部位，如背俞穴。此法多用于治疗肩周炎、胃病、颈椎病、失眠、支气管哮喘、血管神经性头痛等顽固性、反复发作性疾病。

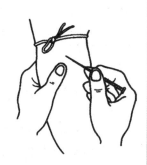

图 4-64 刺络法

操作时，医者先消毒好针刺部位，再用左手按压施术部位两侧，或捏起皮肤，使皮肤固定，右手持针迅速刺入皮肤 1 ～ 2mm，随即将针身倾斜挑破表皮，再刺入 5mm 左右深，将针身倾斜并使针尖轻轻挑起，挑断皮下白色纤维样组织，尽量将施术部位的纤维样组织挑尽，然后出针，覆盖消毒敷料。由于挑提牵拉伴有一定的疼痛感，可预先进行局部表浅麻醉。

3. 出血量及疗程　每日或隔日治疗 1 次，1 ～ 3 次为 1 个疗程，出血量多者，每星期 1 ～ 2 次。一般每次出血量以数滴至 3 ～ 5mL 为宜。

（二）适用范围

三棱针放血疗法具有通经活络、开窍泻热、调和气血、消肿止痛等作用。临床上应用范围广泛，多用于治疗实证、热证、瘀血、疼痛等，如高热、中暑、中风闭证、咽喉肿痛、目赤肿痛、顽癣、痈疖初起、扭挫伤、疳证、痔疮、顽痹、头痛、丹毒、指（趾）麻木等（表 4-3）。

表 4-3　三棱针针刺泻血穴位及其主治表

穴位	刺法	主治
十宣	点刺	发热、昏厥、肢端麻木等
十二井穴（手）	点刺	发热、昏厥、咽喉肿痛等
四缝	点刺	疳积、消化不良、百日咳

续表

穴位	刺法	主治
鱼际	点刺	发热、咽喉肿痛、喉蛾等
尺泽	点刺	中暑、急性吐泻
曲泽	点刺	中暑、胸闷、心烦
委中	点刺	中暑、急性腰扭伤、腓肠肌痉挛
肩部阿是穴	挑刺	肩周炎
八髎	挑刺	前列腺炎、痔疮等
印堂、上星	点刺	头痛、眩晕、目赤痛、鼻炎
太阳、耳尖	点刺、散刺	头痛、目赤痛
百会、太阳	点刺	头痛、眩晕、昏迷、高血压
耳尖	点刺	发热、喉蛾、目赤痛、高血压
金津、玉液	点刺	舌强语謇

（三）注意事项

1. 严格消毒，防止感染。

2. 点刺时手法宜轻、稳、准、快，不可用力过猛，防止刺入过深，创伤过大，损害其他组织。

3. 一般出血量不宜过多，针对血络的放血方法应避免伤及动脉。

4. 三棱针刺激较强，治疗过程中需注意患者体位要舒适，以免发生晕针。

5. 体质虚弱者、孕妇、产后及有自发性出血倾向者，不宜使用本法。

二、皮肤针法

皮肤针法是运用皮肤针叩刺体表一定部位（或腧穴），使叩刺部位皮肤充血红晕或渗出微量血液，以防治疾病的一种方法。皮肤针法由《灵枢·官针》之"半刺""浮刺""毛刺"等刺法发展而来，其作用机制源于《素问·皮部论》之"凡十二经络脉者，皮之部也，是故百病之始生也，必先于皮毛"等论述。

皮肤针一般由针头和针柄两部分组成（图4-65）。针头端形似莲蓬状，缀有数枚不锈钢短针，针柄分为硬柄和软柄两种，一般用树脂材料制成，长15～19cm。根据针头所嵌短针的数目不同，又分别称为梅花针（5支短针）、七星针（7支短针）、罗汉针（18支短针）等。

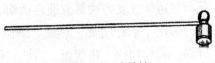

图4-65　皮肤针

（一）操作方法

1. 叩刺部位

（1）循经叩刺　是指沿着与疾病有关的经脉循行路线进行叩刺的方法。常用于项、背、腰、骶等部位，以督脉、足太阳膀胱经为主；其次是四肢肘、膝以下部位，以足三阴、足三阳经特定穴所在的循行部位为主。

（2）穴位叩刺 是指选取与所治病证相关的穴位进行叩刺的方法。常用于特定穴、华佗夹脊穴、阿是穴和阳性反应点。

（3）局部叩刺 是指针对病变局部进行叩刺的方法。常用于治疗头面五官疾病、关节扭伤、局部肿胀、肌肤麻木不仁等。

2. 持针方法 持针方法可分为硬柄持针法和软柄持针法两种。硬柄持针法是以刺手拇指、中指夹持针柄，食指伸直按压在针柄中段上面，无名指和小指团住针柄，将其固定于小鱼际处握牢；软柄持针法则是采用拇指在上、食指在下的方法夹住针柄，其余手指呈握拳状将其固定于掌心（图4-66）。

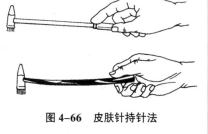

图4-66 皮肤针持针法

3. 叩刺方法 施术部位常规消毒后，医者按上述方法持针，将针头平对叩刺部位，借用腕力叩打皮肤，并迅即弹起，反复进行，以皮肤充血红晕为度。操作要点是用力均匀、速度均匀；借用腕力，即叩即起；针尖起落方向垂直于叩刺部位（图4-67）。

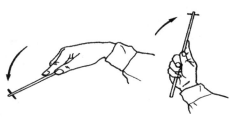

图4-67 皮肤针叩刺法

4. 刺激强度 刺激强度分为以下3种，应根据患者体质、病情、年龄、叩打部位的不同灵活选用。

（1）弱刺激 叩刺力度小，针尖接触皮肤时间较短，施术部位皮肤微潮红，无明显出血点或渗出，患者无痛感。适用于老年人、久病体弱者、孕妇、儿童，以及头、面、五官等肌肉浅薄部位。

（2）强刺激 叩刺力度大，针尖接触皮肤时间略长，施术部位有较明显的出血点或渗出，患者有较强的痛感。适用于年壮体强者，以及肩、背、腰、臀、四肢等肌肉丰厚部位。

（3）中刺激 叩刺的力度介于弱、强刺激之间，施术部位皮肤潮红，有少量出血点或渗出，患者稍感疼痛。适用于大多数患者和身体一般部位。

5. 疗程 每日或隔日1次，10次为1个疗程，每个疗程之间间隔3～5日。

（二）适用范围

皮肤针疗法具有通经活络、消肿止痛、祛风除湿、开窍泻热、调和气血等作用，广泛应用于临床各科，用以治疗功能失调性疾病疗效更佳，对器质性病变也有一定疗效，如近视、视神经萎缩、感冒、咳喘、喉蛾、慢性肠胃病、便秘、头痛、眩晕、失眠、腰痛、肌肤麻木不仁、痹证、痛经、皮神经炎、斑秃、小儿弱智等（表4-4）。

表4-4 皮肤针刺法常见病证表

常见病证	叩刺部位	刺激强度
头痛、偏头痛	头项部、侧头部、有关循行经脉	弱至中
失眠、多梦	头项部、夹脊、印堂、太阳、百会	弱至中
口眼㖞斜	患侧颜面部、手阳明大肠经	中
目疾	眼周	弱

续表

常见病证	叩刺部位	刺激强度
鼻疾	鼻周	弱
眩晕	头项部、夹脊、印堂、太阳	中
胃痛、呕吐	上腹部、背俞穴、足阳明胃经	中
呃逆	上腹部、背俞穴、足阳明胃经	中
腹痛	腹部、背俞穴、足阳明胃经	中
阳痿、遗精、遗尿	下腹部、腰骶部、足三阴经脉	中
痛经	下腹部、腰骶部、足三阴经脉	中
肩周炎	肩部（先叩刺再拔罐）	中至强
痿证、痹证	局部、有关经脉	中至强
急性腰扭伤	脊柱两侧、阿是穴（先叩刺再拔罐）	强
肌肤麻木	局部（叩刺加悬灸）	中至强
牛皮癣	局部（叩刺加悬灸）	中至强
斑秃	局部、背俞穴	中
小儿弱智	头部、颈部、项部、华佗夹脊	弱至中

（三）注意事项

1. 针具要经常检查，注意针尖有无毛钩，针面是否整齐。

2. 叩刺后皮肤如有出血点或渗出，需用消毒干棉球擦拭干净，并嘱患者保持针刺部位清洁，以防感染。

3. 叩刺时要保持针尖的平正，避免针尖斜向刺入和向后拖拉起针，以减轻疼痛。

4. 局部皮肤有创伤、溃疡、瘢痕、不明肿物等，不宜使用本法。

5. 急重病证、传染性疾病等，不宜使用本法。

附：皮内针法

皮内针法是将特制的小型针具刺入并固定于腧穴部位的皮下组织中做较长时间的留针，通过其柔和而较长久的刺激，达到调整经络脏腑功能、防治疾病目的的方法，又称埋针法。具有操作简便，作用持久等特点。

皮内针包括颗粒型和揿钉型两种（图 4-68）。其中颗粒型（麦粒型）的针身长约 1cm，针柄形似麦粒或呈环形，针身与针柄呈一直线；揿钉型（图钉型）的针身长 0.2 ~ 0.3cm，针柄呈环形，针身与针柄呈垂直状。也有将揿钉型皮内针的针柄制成 L 形，然后用防水透气胶布单个灭菌包装使用的，称清铃揿针，其针身长 0.3 ~ 2mm。

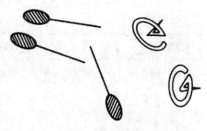

图 4-68   皮内针

（一）操作方法

本法选穴多以易于固定且不妨碍患者正常活动的腧穴为主，一般用于胸背部、四肢部和耳部穴位，根据欲刺入深度选择不同类型针具进行操作。操作时，医者先将皮内针、镊子和施术部位进行严格的消毒，不同皮内针的刺法如下（图4-69）。

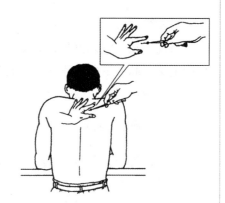

图 4-69　皮内针埋针法

1. 颗粒型皮内针法　所选腧穴常规消毒，医者以押手拇、食指在穴位两侧撑压皮肤，刺手用小镊子夹住针柄，将针斜向刺入真皮内 0.5～0.8cm，然后在皮肤与未刺入的部分针身、针柄之间，贴一块 0.5cm×0.5cm 的方形胶布，最后再用一块较大的透气胶带覆盖在针具之上，将其固定即可。

针刺方向一般与经脉循行方向呈十字形交叉状，此法常用于胸背、四肢等部位。例如肺俞所在经脉的循行是自上而下，针则自左向右或自右向左地横刺，使针与经脉呈十字形交叉状。

2. 揿钉型皮内针法　所选穴位常规消毒，医者以押手拇、食指在穴位两侧撑压皮肤，刺手以小镊子或持针钳夹住针柄，将针尖对准选定的穴位，轻轻刺入，然后以 0.5cm×0.5cm 的小方块胶布黏贴固定即可；或将针柄黏放在预先剪好的 0.5cm×0.5cm 的小方块胶布上，医者手执胶布将针按压于选定穴位上即可。此法常用于面部、耳部腧穴。

清铃揿针的操作则相对简单，所选穴位常规消毒后，将备好的皮内针撕开，拆下密封纸，将塑料容器向后折，用拇指和食指夹紧其中一半剥离纸和胶布，将它们一并从另一半剥离纸分开，并从塑料容器中取出，将针直接对准已消毒好的所选穴位皮肤上，除去剥离纸，将胶布压好以确保黏附稳妥即可。

3. 疗程　皮内针的留针时间一般为 3～5 天，最长可达 1 周，视不同季节、温度条件适当调整。若天气炎热，留针时间不宜过长，以 1～2 天为宜，以防感染。留针期间，可嘱患者每日自行按压埋针处 2～3 次，每次 1～2 分钟，以加强刺激强度，提高治疗效果。

（二）适用范围

本法常用于治疗慢性顽固性疾病，以及反复发作的疼痛性疾病，如高血压、神经衰弱、三叉神经痛、偏头痛、面肌痉挛、眼睑瞤动、哮喘、胃脘痛、胆绞痛、关节痛、扭挫伤、月经不调、痛经、遗尿等病证。

（三）注意事项

1. 关节附近不可埋针，以免造成活动时疼痛。胸腹部因呼吸时会活动，亦不宜埋针。
2. 埋针后，如患者感觉疼痛或妨碍肢体活动，应将针取出，改选其他穴位重新操作。
3. 埋针期间，避免埋针处出汗、浸水等。
4. 固定胶布以微孔透气纸胶带为佳。

三、电针法

电针法是指将毫针刺入腧穴得气后，再通以接近人体生物电的脉冲电流，利用针刺和电的双重刺激，激发调整经络之气，以防治疾病的方法。电针法于 20 世纪 50 年代开始在我国广泛应用，具有省时省力、可客观控制刺激量、提高疗效等优点。

目前采用的电刺激仪器均属脉冲发生器类型，其基本结构是由电源电路、方波发生器电路、控制电路、脉冲主振电路和输出电路等 5 个部分所组成。其作用原理是将脉冲电流借助针体导入体内，对机体产生低频电的生理刺激，以发挥不同的治疗作用。

（一）操作方法

电针仪的种类繁多，虽然每种电针仪具有不同的特点，但操作程序基本相同。

1. 选穴　电针法的处方配穴与毫针法相同，一般选用同侧肢体的 1～3 对穴位为宜。所选腧穴对之连线，以贯通病变部位为佳。在循经选穴基础上，配合神经分布、肌肉起止点进行选穴疗效更佳。

2. 操作程序

（1）先按毫针操作程序，将针刺入穴位，并使之得气。

（2）将电针仪各档位调"0"。以身体前后正中线为轴，纵向同侧 2 个穴位为 1 组，将输出电线的一对电极分别连接在同一组穴位的毫针针柄上。在胸背部穴上使用电针时，不可将 2 个电极跨接在身体两侧，以免电流回路经过心脏。如遇只需单穴电针时，可将一个电极连于该穴的针柄上，另一个电极接在用水浸湿的纱布上，作无关电极。

（3）打开电源，选好波形，缓慢加大电流强度，以免给患者造成突然的刺激。

（4）通电时间一般为 20 分钟左右。留针期间如感觉刺激减弱，出现"电针耐受"现象，可通过增加刺激强度、间歇通电、每对导线的连接对调等方法加以调整。

（5）结束电针治疗时，应先将电针仪输出电位器退至"0"，再关闭电源，取下导线，最后按一般毫针取针方法将针取出。

3. 电流的刺激强度　通常以患者能够承受为宜，应使患者局部肌肉呈节律性收缩，或伴有酸、胀、麻、热等感觉。

4. 疗程　一般 7～10 次为 1 个疗程，每个疗程之间间隔 3～5 天。每日或隔日治疗 1 次，急重症患者可每天治疗 2 次。

（二）适用范围

电针的适用范围和毫针刺法基本相同，可广泛应用于内、外、妇、儿、五官、骨伤等临床各科。主要用于治疗各种痛证、痹证、痿证、脏腑功能失调，以及癫狂和神经、肌肉、韧带、关节的损伤性疾病，亦可用于针刺麻醉、预防保健等。

（三）刺激参数

电针刺激参数主要有波形、波幅、频率、节律以及持续时间等，其中以波形和波幅在治疗中的作用最为显著，临床应用时应根据具体病情灵活选择适当的波形和波幅，以提高临床疗效。

1. 波形的选择　单个脉冲电流可以采用不同的方式组合成为连续波、疏密波、断续波、锯齿波等不同波形，进而发挥不同的治疗作用。

（1）连续波　是单位时间内频率保持恒定的一种电流刺激波形（图 4-70）。可有连续密波和连续疏波之分。

密波，又称为高频电流，频率多为 50～100 次/秒，以抑制作用为主，具有止痛、镇静、缓解肌肉和血管痉挛等作用。常用于治疗头痛、关节扭伤等病证，也可用于针刺麻醉等。

疏波，又称为低频电流，频率为2～5次/秒，以兴奋作用为主，能加强肌肉收缩，提高肌肉韧带的张力。常用于治疗痿证和各种肌肉、关节、韧带、肌腱损伤等病证。

（2）疏密波 是单位时间内疏波、密波交替出现的一种电流刺激波形。疏、密波交替持续的时间约为1.5秒，以兴奋作用为主，可增强新陈代谢，促进血液循环，改善组织营养，消除炎性水肿。常用于治疗关节扭挫伤、关节周围炎、肌肤麻木不仁、坐骨神经痛、面瘫、肌无力、局部冻伤等病证。

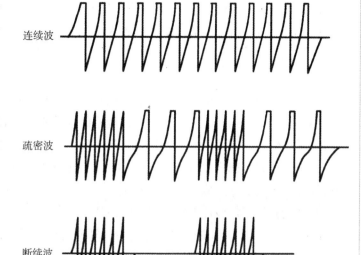

图4-70 连续波、疏密波、断续波

（3）断续波 是单位时间内节律性地间断出现的一种电流刺激波形。断、续交替时间约为1.5秒，以兴奋作用为主，能提高肌肉组织的兴奋性，尤其对横纹肌有良好的刺激收缩作用。常用于治疗痿证、瘫痪等病证。

（4）锯齿波 是单位时间内脉冲波幅按锯齿形自动改变的一种电流刺激波形。频率多为16～20次/分，接近人体的呼吸频率。临床上可用于刺激膈神经、配合抢救呼吸衰竭等。

2.波幅的选择 刺激强度主要取决于波幅的高低，多以峰值电压表示，一般不超过20V，以电流表示，则不超过2mA。一般而言，当波幅调整到一定强度时，患者会产生麻、刺感，此时的电流强度称为"感觉阈"。如电流强度再稍增加，患者会突然产生刺痛感，此时的电流强度称为"痛阈"。适宜的电针刺激强度在此二者之间，并以患者可以耐受为度。

（四）注意事项

1.电针仪在使用前必须检查其性能是否良好，输出值是否正常。

2.调节电针电流时，应逐渐从小到大，不可突然增强，以防止引起肌肉强烈收缩，造成弯针、折针或晕针等，年老体弱、精神紧张者尤应注意。

3.电针仪器最大输出电压在40V以上者，最大输出电流应限制在1mA以内，以防止发生触电事故。

4.经过温针灸之后的毫针不宜用作电针，因其表面氧化、质地变脆、导电性下降，容易引发事故。

5.应避免电针电流回路经过心脏。安装心脏起搏器者，应禁用电针。

6.孕妇慎用电针。

四、穴位注射法

穴位注射法，是将适宜的中西药物注射液注射入相关穴位、压痛点或其他阳性反应点，通过针刺与药物对穴位的双重作用以治疗疾病的一种方法，又称"水针"。穴位注射法具有操作简便、用药量小、适应范围广、作用迅速等优点。

穴位注射法源于西医学的封闭疗法。20世纪50年代初期，临床医生将封闭疗法与针灸疗法结合应用以治疗一些疾病，收到了理想的治疗效果，其后便广泛应用于针灸临床，注射药物也日趋多样化，大量的肌内注射药液被纳入穴位注射用药，可注射的穴位及治疗的病证也日益增多。

（一）操作方法

1. 针具 使用消毒或一次性注射器与针头。可根据所使用的药物、剂量及针刺部位的深浅而选用不同规格的注射器，以 1 ～ 20mL 规格的最为常用。针头可选用 5 ～ 7 号普通注射针头、牙科用 5 号长针头，以及肌内封闭用的长针头等。

2. 选穴原则 选穴原则与毫针法相同。穴位注射选穴宜少而精，以 1 ～ 3 个穴位为宜。为获得最佳疗效，应尽量选取阳性反应点进行注射。

3. 注射剂量 穴位注射的剂量主要取决于注射部位、药物性质和浓度。

（1）以穴位所在部位确定注射剂量，耳穴可注射 0.1mL，头面部可注射 0.3 ～ 0.5mL，四肢部可注射 1 ～ 2mL，胸背部可注射 0.5 ～ 1mL，腰臀部可注射 2 ～ 5mL。

（2）以药物性质和浓度确定注射剂量，5% ～ 10% 葡萄糖溶液、0.9% 生理盐水等刺激性较小的药物，每次可注射 10 ～ 20mL；乙醇、阿托品、抗生素等刺激性较大的药物及特殊药物，注射剂量宜小，每次用量多为常规剂量的 1/10 ～ 3/10；中药注射液的常用量为每次 2 ～ 4mL。

4. 操作步骤

（1）局部皮肤常规消毒后，医生采用无痛进针法将针快速刺入皮下，并缓慢推进至一定深度，微施以提插手法使之得气。针刺角度、深度，主要根据穴位所在部位的肌肉厚薄、治疗需要等情况而综合确定，如头面、四肢远端等肌肉浅薄部位针刺宜浅，腰腹、四肢等肌肉丰厚处的针刺深度可适当加深。

（2）得气后，回抽针管，如回吸无血，即可将药液缓缓注入。也可根据患者体质的强弱、病情的缓急，采用快、慢不同的注射速度，如注射药液量较多，亦可一边推入药液一边退针，或一边调整针刺方向，一边推入药液。

5. 疗程 常规治疗每日 1 次，急性病证每日 1 ～ 2 次，慢性病证可每日或隔日 1 次，7 ～ 10天为 1 个疗程，每个疗程之间间隔 3 ～ 5 天。

（二）适用范围

穴位注射的适用范围和毫针刺法基本相同，可广泛应用于内、外、妇、儿、五官、骨伤等科，诸如运动系统、神经系统、呼吸系统、循环系统、五官皮肤等病证的治疗。

（三）常用药物

一般而言，凡是肌内注射使用的中西药液，均可用于穴位注射，常用的有以下 3 类。

1. 中药制剂 如复方当归注射液、丹参注射液、生脉注射液、银黄注射液、清开灵注射液等。

2. 维生素类制剂 如维生素 B_1、维生素 B_6、维生素 C 注射液等。

3. 其他西药制剂 如 5% ～ 10% 葡萄糖溶液、0.9% 生理盐水、注射用水、利多卡因、泼尼松、神经生长因子等。

（四）注意事项

1. 严格无菌操作，防止感染。

2.穴位注射后局部通常有较明显的酸胀感，随后局部或更大范围有轻度不适感，一般1日后消失。

3.注意注射用药的有效期、有无沉淀变质等情况，凡能引起过敏反应的药物，如青霉素、链霉素等，必须先做皮试。

4.一般穴位注射药物不宜注入关节腔、脊髓腔和血管内。还应注意避开神经走行，以免损伤神经。

5.孕妇下腹部、腰骶部和三阴交、合谷穴等不宜采用穴位注射法，以免引起流产。

6.小儿、老人、体弱者，药液剂量应酌减。

思考题

1.三棱针法有哪些方法？各自的适应证是什么？

答：点刺法，多用于瘀血证、实热证和急症时十宣、十二井穴和耳尖及头面部的太阳、印堂、委中等穴。散刺法，多用于治疗局部劳损、麻木不仁、局部瘀血、血肿或水肿、顽癣等病证。刺络法，常用于治疗急性吐泻、中暑、发热等病证。挑刺法，多用于治疗肩周炎、胃病、颈椎病、失眠、支气管哮喘、血管神经性头痛等顽固性、反复发作性疾病。

2.临床上，如何掌握皮肤针叩刺的力度、深度和叩刺的范围？

答：应根据患者的病情、体质、年龄和叩刺部位的不同而决定。弱刺激：用力稍小，皮肤仅现潮红、充血，患者无疼痛感觉为度，适用于头面部、年老体弱、小儿，以及病属虚证、久病者。强刺激：用力较大，以皮肤有明显潮红，并有微出血，患者有明显疼痛感觉为度，适用于压痛点、背部、臀部、年轻体壮患者，以及病属实证、新病者。中等刺激：用力介于弱刺激与强刺激之间，以局部有较明显潮红，但不出血，患者稍觉疼痛为度，适用于多数患者，除头面五官等肌肉浅薄处，其他部位均可选用。

3.临床上如何正确地连接电针电极？

答：电针治疗时，多根据经络辨证、脏腑辨证或者神经干通过的部位和肌肉神经运动点，选用同侧肢体的1～3对穴位，将每对输出的两个电极的导线夹分别夹在2根毫针上，形成电流回路。注意不可将2个电极跨接在身体两侧，避免电流回路经过心脏出现危险。如遇只需单穴电针时，将针刺入后，接通电针仪的一个电极，另一个电极则用盐水浸湿的纱布裹上，作无关电极，固定在同侧经脉的皮肤上即可。

4.穴位注射法应用和操作时有哪些注意事项？

答：①应先向患者说明本疗法的特点和注射后的反应。如注射局部会出现酸胀等不适感，但是一般不超过1天。②应注意药物的性能、药理作用、剂量、配伍禁忌及毒副作用。凡能引起过敏的药物必须常规皮试，皮试阳性者不可应用。副作用较严重的药物，使用时应谨慎。③药物不可注入关节腔、血管内和脊髓腔，在主要神经干通过的部位做穴位注射时，应注意避开神经干。④年老体弱及初次接受治疗者，最好取卧位，注射部位不宜过多，药量也可酌情减少，以免晕针。孕妇的下腹部、腰骶部及合谷、三阴交等穴，不宜做穴位注射，以免引起流产。

第五节　头针法

头针又称头皮针，是指在头皮部特定的穴线进行针刺防治疾病的一种方法。

头针是在传统针灸理论的基础上结合西医学知识发展起来的。目前头针广泛应用于临床，已成为世界范围针灸临床常用的治疗方法之一。为了适应国际上头针疗法的推广和交流，促进其进一步发展，中国针灸学会采用分区定经、经上选穴，并结合古代透刺穴位的方法，拟定了《头皮针穴名标准化国际方案》，并于 1984 年在日本召开的世界卫生组织西太区会议上正式通过。

一、标准头穴线的定位和主治

标准头穴线均位于头皮部位，按颅骨的解剖名称分为额区、顶区、颞区和枕区 4 个区，以及 14 条标准线（左侧、右侧、中央共 25 条）。各区定位及主治如下：

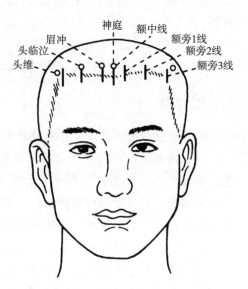

图 4-71　额区头针穴线

（一）额区

1. 额中线

【部位】在头前部，从督脉经神庭穴向前引一直线，长 1 寸（图 4-71）。

【主治】癫痫、精神失常、鼻病等。

2. 额旁 1 线

【部位】在头前部，从膀胱经眉冲穴向前引一直线，长 1 寸（图 4-71）。

【主治】冠心病、支气管哮喘、支气管炎、失眠及鼻病等。

3. 额旁 2 线

【部位】在头前部，从胆经头临泣穴向前引一直线，长 1 寸（图 4-71）。

【主治】急、慢性胃炎，胃及十二指肠溃疡，肝胆疾病等。

4. 额旁 3 线

【部位】在头前部，从胃经头维穴内侧 0.75 寸处起向下引一直线，长 1 寸（图 4-71）。

【主治】功能性子宫出血、阳痿、遗精、子宫脱垂、尿频、尿急等。

（二）顶区

1. 顶中线

【部位】在头顶部，督脉百会穴至前顶穴之间的连线（图 4-72）。

【主治】腰腿足病，如瘫痪、麻木、疼痛，以及皮层性多尿、脱肛、小儿夜尿、高血压、头顶痛等。

2. 顶旁 1 线

【部位】在头顶部，督脉旁开 1.5 寸，从膀胱经通天穴向后引一直线，长 1.5 寸（图 4-73）。

【主治】腰部病证，如瘫痪、麻木、疼痛等。

3. 顶旁 2 线

【部位】在头顶部，督脉旁开 2.25 寸，从胆经正营穴向后

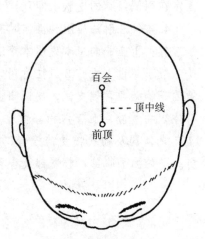

图 4-72　头顶头针穴线

引一直线到承灵穴，长 1.5 寸（图 4-73）。

【主治】肩、臂、手等病证，如瘫痪、麻木、疼痛等。

（三）颞区（包括顶颞区）

1. 顶颞前斜线

【部位】在头顶部、头侧部，从督脉前顶穴至胆经悬厘穴之间的连线（图 4-74）。

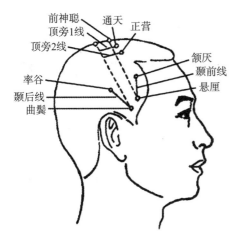

图 4-73　头侧面头针穴线（一）

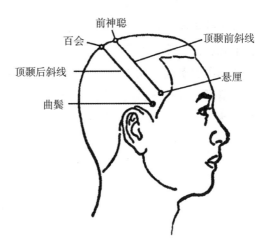

图 4-74　头侧面头针穴线（二）

【主治】全线分为 5 等分，上 1/5 治疗对侧下肢和躯干瘫痪，中 2/5 治疗对侧上肢瘫痪，下 2/5 治疗中枢性面瘫、运动性失语、流涎、脑动脉粥样硬化等。

2. 顶颞后斜线

【部位】在头顶部、头侧部，督脉百会穴至胆经曲鬓穴之间的连线（图 4-74）。

【主治】全线分为 5 等分，上 1/5 治疗对侧下肢和躯干感觉异常，中 2/5 治疗对侧上肢感觉异常，下 2/5 治疗头面部感觉异常。

3. 颞前线

【部位】在头的颞部，胆经颔厌穴与悬厘穴之间的连线（图 4-73）。

【主治】偏头痛、运动性失语、周围性面神经麻痹和口腔疾病。

4. 颞后线

【部位】在头的颞部，胆经率谷穴与曲鬓穴之间的连线（图 4-73）。

【主治】偏头痛、耳鸣、耳聋、眩晕等。

（四）枕区

1. 枕上正中线

【部位】在后头部，即督脉强间穴至脑户穴之间的连线，长 1.5 寸（图 4-75）。

【主治】眼病、足癣等。

2. 枕上旁线

【部位】在后头部，由督脉脑户穴平行向外

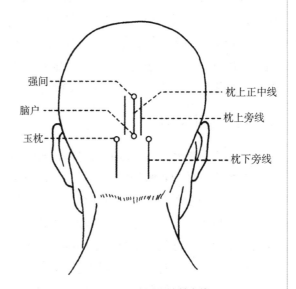

图 4-75　头后面头针穴线

0.5 寸，向上引一条长 1.5 寸的直线（图 4-75）。

【主治】皮层性视力障碍、白内障、近视等。

3. 枕下旁线

【部位】在后头部，从膀胱经玉枕穴向下引一条长 2 寸的直线（图 4-75）。

【主治】小脑疾病引起的平衡障碍、后头痛等。

二、适用范围

1. 脑源性疾病　如中风偏瘫、肢体麻木、失语、皮层性多尿、眩晕、耳鸣、舞蹈病、癫痫、脑瘫、小儿弱智、震颤麻痹、假性延髓性麻痹等。

2. 非脑源性疾病　如头痛、脱发、脊髓性截瘫、高血压病、精神病、失眠、眼病、鼻病、肩周炎、腰腿痛、各种疼痛性疾病等。

3. 其他　外科手术的针刺麻醉。

三、操作方法

1. 穴位选择　单侧肢体疾病，选用对侧头穴线；双侧肢体疾病，选用双侧头穴线；内脏、全身疾病，一般双侧取穴；脑源性疾病，一般取对侧头穴线。如中风后遗症左侧下肢瘫痪，可取右侧顶颞前斜线的上 1/5。

2. 体位　根据患者病情、治疗要求和施术部位，可取站位、坐位或卧位。

3. 进针方法　局部常规消毒后，一般选用 28～30 号长 1～1.5 寸的毫针，针与头皮呈 30° 夹角，快速将针刺入头皮下，当针尖达到帽状腱膜下层时，指下感到阻力减小，然后使针与头皮平行，继续捻转进针，根据不同穴区可刺入相应深度。

4. 针刺手法　头针手法以捻转为主。一般以拇指掌面和食指桡侧面夹持针柄，以食指的掌指关节快速连续屈伸，使针身左右旋转，捻转速度为每分钟 200 次左右。进针后持续捻转 2～3 分钟，留针 15～30 分钟，留针期间反复操作 2～3 次。按病情需要可适当延长留针时间，偏瘫患者留针期间嘱其活动肢体（重症患者可作被动活动），有助于提高疗效。部分患者在病变部位会出现热、麻、胀、抽动等感应。

进针后亦可用电针仪刺激，电针输出频率一般为 200～300 次 / 分，波形选择可参考"电针法"部分，刺激强度根据患者的病情而定。

5. 起针　刺手夹持针柄轻轻捻转松动针身，押手固定穴区周围头皮，如针下无紧涩感，可快速抽拔出针，也可缓慢出针。出针后需用消毒干棉签按压针孔片刻，以防出血。

6. 疗程　每日或隔日针 1 次，10 次为 1 个疗程，休息 5～7 天后再做下 1 个疗程的治疗。

四、注意事项

1. 因为头部有毛发，故必须严格消毒，以防感染。

2. 由于头针的刺激较强，医者必须注意观察患者表情，以防晕针。

3. 婴儿由于颅骨缝骨化不完全，不宜采用头针治疗。

4. 中风患者，急性期如因脑溢血出现昏迷、血压过高时，暂不宜采用头针治疗，须待血压和病情稳定后方可做头针治疗。如因脑血栓形成引起偏瘫者，宜及早采用头针治疗。凡有高热、急性炎症和心力衰竭时，一般慎用头针治疗。

5. 头颅手术部位及头皮严重感染、溃疡和创伤处不宜针刺。

6. 由于头皮血管丰富，进针过程中遇到阻力或患者感到疼痛时，应稍退针，略改变方向再进针。起针后必须用消毒干棉签按压针孔片刻，以防出血。

思考题

头针的作用原理是什么？

答：①头与经脉脏腑的关系。《素问·脉要精微论》指出："头者，精明之府。""头为诸阳之会。"手足六阳经循行皆上至头面；六阴经中手少阴心经与足厥阴肝经循行可上行至头面部；阴经经别相合于其相表里的阳经经脉而上达头面；督脉可上至风府，入脑上颠；阳维脉至项后与督脉会合；阳跷脉至项后合于足少阳胆经；表明人体经气通过经脉、经别、皮部等联系均汇聚于头面部，故气街学说中"头之气街"列为首位。头面部是经气汇集的重要部位，张介宾曰："五脏六腑之精气皆上注于面而走空窍。"说明头与人体脏腑组织器官借助经络在生理病理上均有密切联系。如顶中线能治疗肝阳上亢型的眩晕，是与足厥阴肝经及督脉经密切相关的。②头针与大脑皮层功能定位区的关系。大脑皮层的功能在相应的头皮部位存在一定的折射关系，主要表现为采用针刺等方法刺激相应的头皮，可影响相应的大脑皮层功能。临床表明，顶颞前斜线的主治以运动功能障碍为主，而顶颞前斜线即相当于大脑中央前回运动中枢在头皮的投影；顶颞后斜线的主治以感觉功能障碍为主，顶颞后斜线则相当于感觉中枢在头皮的投影；而且这两条治疗线的主治顺序也与大脑运动中枢、感觉中枢的代表顺序一致，间接地表明头针穴位的主治和投影与其对应的大脑皮层功能关联密切。

第六节　耳针法

耳针，是指在相应的耳穴上采用针刺或其他方法进行刺激以防治疾病的方法。耳针治疗范围广泛，操作方便，且对疾病诊断有一定的参考意义。

耳穴，是指分布在耳郭上与脏腑经络、组织器官、四肢躯干相互沟通的特定区域。当人体发生疾病时，常会在相应耳穴出现"阳性反应"，如压痛、变形、变色、结节、丘疹、凹陷、脱屑、电阻降低等，这些反应点是耳针防治疾病的刺激点。我国利用耳穴诊治疾病的历史悠久。为了便于国际交流和研究，我国制定了《耳穴名称与定位》国家标准方案。

一、耳郭表面解剖

（一）耳郭的形态和部位名称（图4-76）

1. **耳轮**　耳郭卷曲的外侧边缘部分。

2. **耳轮结节**　耳轮后上部的膨大部分。

3. **耳轮尾**　耳轮向下移行于耳垂的部分。

4. **轮垂切迹**　耳轮和耳垂后缘之间的凹陷处。

5. **耳轮脚**　耳轮深入耳甲的部分。

6. **耳轮脚棘**　耳轮脚和耳轮之间的软骨隆起。

7. **耳轮脚切迹**　耳轮脚棘前方的凹陷处。

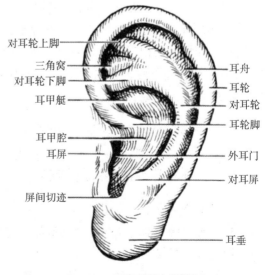

图 4-76　耳郭的形态和部位

8. 对耳轮　与耳轮相对呈"Y"字形的隆起部，由对耳轮体、对耳轮上脚和对耳轮下脚三部分组成。

9. 对耳轮体　对耳轮下部呈上下走向的主体部分。

10. 对耳轮上脚　对耳轮向前上分支的部分。

11. 对耳轮下脚　对耳轮向前下分支的部分。

12. 三角窝　对耳轮上、下脚与相应耳轮之间的三角形凹窝。

13. 耳舟　耳轮与对耳轮之间的凹沟。

14. 耳屏　耳郭前方呈瓣状的隆起。

15. 屏上切迹　耳屏与耳轮之间的凹陷处。

16. 对耳屏　耳垂上方，与耳屏相对的瓣状隆起。

17. 屏间切迹　耳屏和对耳屏之间的凹陷处。

18. 轮屏切迹　对耳轮与对耳屏之间的凹陷处。

19. 耳垂　耳郭下部无软骨的部分。

20. 耳甲　部分耳轮和对耳轮、对耳屏、耳屏及外耳门之间的凹窝。由耳甲艇、耳甲腔两部分组成。

21. 耳甲腔　耳轮脚以下的耳甲部。

22. 耳甲艇　耳轮脚以上的耳甲部。

23. 外耳门　耳甲腔前方的孔窍。

（二）耳郭的组织结构

耳郭以弹性纤维软骨为支架，并附有韧带、脂肪、结缔组织和退化的肌肉，以及覆盖在外层的皮下组织和皮肤等。其神经、血管分布也极为广泛。

二、耳穴的分布特点

耳穴在耳郭的分布有一定的规律，耳穴分布状态近似于母体中倒置胎儿的形状。一般而言，与面颊相应的耳穴多分布在耳垂；与上肢相应的耳穴多分布在耳舟；与躯干、下肢相应的耳穴多分布在对耳轮体部和对耳轮上、下脚；与盆腔脏器相应的耳穴多分布在三角窝；与腹腔脏器相应的耳穴多分布在耳甲艇；与胸腔脏器相应的耳穴多分布在耳甲腔；与消化道相应的耳穴多分布在耳轮脚周围（图4-77）。

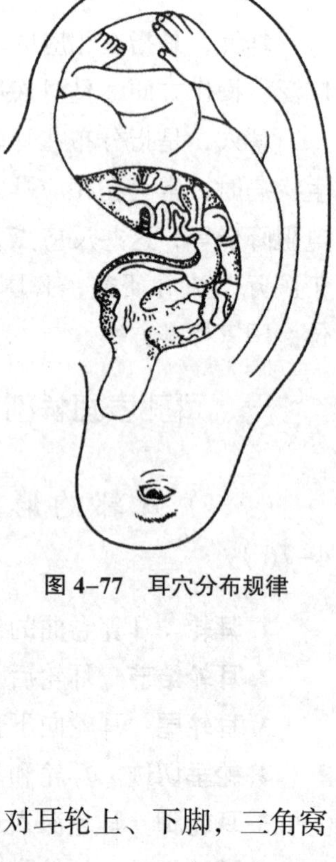

三、耳郭标志线、标志点的确定

图 4-77　耳穴分布规律

（一）耳郭基本标志线的划定

耳郭基本标志线，见图4-78。

1. 耳轮内缘　即耳轮与耳郭其他部分的分界线，是指耳轮与耳舟，对耳轮上、下脚，三角窝及耳甲等部的折线。

2. 耳甲折线　是指耳甲内平坦部与隆起部之间的折线。

3. 对耳轮脊线　是指对耳轮体及其上、下脚最突起处之连线。

4. 耳舟凹沟线　是指沿耳舟最凹陷处所作的连线。

5. 对耳轮耳舟缘　即对耳轮与耳舟的分界线，是指对耳轮（含对耳轮上脚）脊与耳舟凹沟之间的中线。

6. 三角窝凹陷处后缘　是指三角窝内较低平的三角形区域的后缘。

7. 对耳轮三角窝缘　即对耳轮上、下脚与三角窝的分界线，是指对耳轮上、下脚脊与三角窝凹陷处后缘之间的中线。

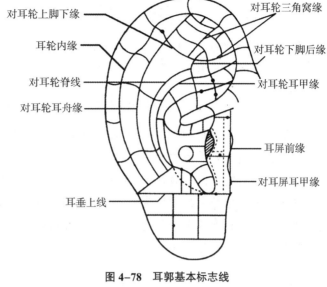
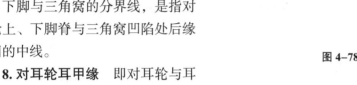

图 4-78　耳郭基本标志线

8. 对耳轮耳甲缘　即对耳轮与耳甲的分界线，是指对耳轮（含对耳轮下脚）脊与耳甲折线之间的中线。

9. 对耳轮上脚下缘　即对耳轮上脚与对耳轮体的分界线，是指从对耳轮上、下脚分叉处向对耳轮耳舟缘所作的垂线。

10. 对耳轮下脚后缘　即对耳轮下脚与对耳轮体的分界线，是指从对耳轮上、下脚分叉处向对耳轮耳甲缘所作的垂线。

11. 耳垂上线　亦作为对耳屏耳垂缘和耳屏耳垂缘，即耳垂与耳郭其他部分的分界线，是指过屏间切迹与轮垂切迹所作的直线。

12. 对耳屏耳甲缘　即对耳轮与耳甲的分界线，是指对耳屏内侧面与耳甲的折线。

13. 耳屏前缘　即耳屏外侧面与面部的分界线，是指沿耳屏前沟所作的直线。

14. 耳轮前缘　即耳轮与面部的分界，是指沿耳轮前沟所作的直线。

15. 耳垂前缘　即耳垂与面颊的分界线，是指沿耳垂前沟所作的直线。

（二）耳郭标志点、线的设定

耳郭标志点，见图 4-79。

1. 在耳轮内缘上，设耳轮脚切迹至对耳轮下脚间中、上 1/3 交界处为 A 点。

2. 在耳甲内，由耳轮脚消失处向后作一水平线与对耳轮耳甲缘相交，设交点为 D 点。

3. 设耳轮脚消失处至 D 点连线的中、后 1/3 交界处为 B 点。

4. 设外耳道口后缘上 1/4 与下 3/4 交界处为 C 点。

5. 从 A 点向 B 点作一条与对耳轮耳甲艇缘弧度大体相仿的曲线为 AB 线。

6. 从 B 点向 C 点作一条与耳轮脚下缘弧度大体相仿的曲线为 BC 线。

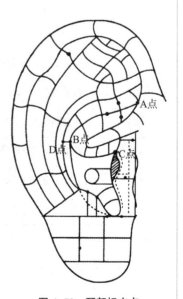

图 4-79　耳郭标志点

四、耳郭分区与耳穴定位和主治

为了方便准确取穴，国家标准 GB/T 13724-2008《耳穴名称与定位》按耳的解剖将每个部位划分成若干个区，并依区定穴，共计 93 个穴位。

（一）耳轮分区与耳穴定位和主治

1. 耳轮分区　总计 12 区。耳轮脚为耳轮 1 区；将耳轮脚切迹到对耳轮下脚上缘之间的耳轮分为 3 等分，自下而上依次为耳轮 2 区、耳轮 3 区、耳轮 4 区；对耳轮下脚上缘到耳轮上脚前缘之间的耳轮为耳轮 5 区；对耳轮上脚前缘到耳尖之间的耳轮为耳轮 6 区；耳尖到耳轮结节上缘为耳轮 7 区；耳轮结节上缘到耳轮结节下缘为耳轮 8 区；将耳轮结节下缘到轮垂切迹之间的耳轮分为 4 等分，自上而下依次为耳轮 9 区、耳轮 10 区、耳轮 11 区、耳轮 12 区。

2. 耳轮部穴位的定位和主治　见表 4-5，图 4-80。

表 4-5　耳轮穴位的定位和主治

穴名	定位	主治
耳中	在耳轮脚处，即耳轮 1 区	呃逆、荨麻疹、皮肤瘙痒症、小儿遗尿、咯血、出血性疾病
直肠	在耳轮脚棘前上方的耳轮处，即耳轮 2 区	便秘、腹泻、脱肛、痔疮
尿道	在直肠上方的耳轮处，即耳轮 3 区	尿频、尿急、尿痛、尿潴留
外生殖器	在对耳轮下脚前方的耳轮处，即耳轮 4 区	睾丸炎、附睾炎、阴道炎、外阴瘙痒症
肛门	在三角窝前方的耳轮处，即耳轮 5 区	痔疮、肛裂
耳尖前	耳尖的前部，即耳轮 6 区	发热、急性结膜炎
耳尖	在耳郭向前对折的上部尖端处，即耳轮 6 区、7 区交界处	发热、高血压、急性结膜炎、睑腺炎、牙痛、风疹、失眠
耳尖后	耳尖的后部，即耳轮 7 区	发热、急性结膜炎
结节	在耳轮结节处，即耳轮 8 区	头晕、头痛、高血压
轮 1	在耳轮结节下方的耳轮处，即耳轮 9 区	发热、扁桃体炎、上呼吸道感染
轮 2	在轮 1 下方的耳轮处，即耳轮 10 区	发热、扁桃体炎、上呼吸道感染
轮 3	在轮 2 下方的耳轮处，即耳轮 11 区	发热、扁桃体炎、上呼吸道感染
轮 4	在轮 3 下方的耳轮处，即耳轮 12 区	发热、扁桃体炎、上呼吸道感染

（二）耳舟分区与耳穴定位和主治

1. 耳舟分区　总计 6 区。将耳舟总长度分为 6 等分，自上而下依次为耳舟 1 区、2 区、3 区、4 区、5 区和 6 区。

2. 耳舟部穴位的定位和主治　见表 4-6，图 4-81。

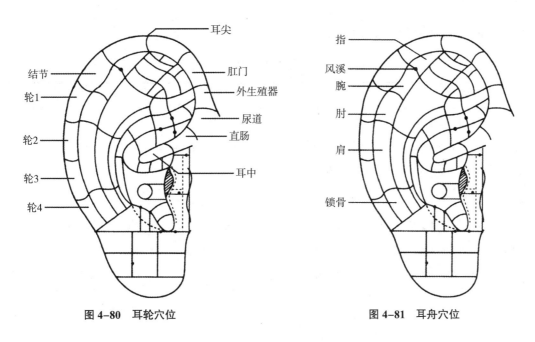

图 4-80 耳轮穴位   图 4-81 耳舟穴位

表 4-6 耳舟部穴位的定位和主治

穴名	定位	主治
指	在耳舟上方处，即耳舟 1 区	甲沟炎、手指麻木和疼痛
腕	在指区的下方处，即耳舟 2 区	腕部疼痛
风溪	在耳轮结节前方，指区与腕区之间，即耳舟 1 区、2 区交界处	荨麻疹、皮肤瘙痒症、过敏性鼻炎、哮喘
肘	在腕区的下方处，即耳舟 3 区	肱骨外上髁炎、肘部疼痛
肩	在肘区的下方处，即耳舟 4 区、5 区	肩关节周围炎、肩部疼痛
锁骨	在肩区的下方处，即耳舟 6 区	肩关节周围炎

（三）对耳轮分区与耳穴定位和主治

1. 对耳轮分区 对耳轮分为 3 个部分，分别划区，总计 13 区。将对耳轮上脚分为上、中、下 3 等分，再将上 1/3 分为上、下 2 等分，并将最上部的 1/2 分为前后 2 等分，自上而下划区，共计 5 区；将对耳轮下脚分为前、中、后 3 等分，中、前 2/3 为对耳轮 6 区，后 1/3 为对耳轮 7 区；将对耳轮体从对耳轮上、下脚分叉处至轮屏切迹分为 5 等分，再沿对耳轮耳甲缘将对耳轮体分为前 1/4 和后 3/4 两部分，前上 2/5 为对耳轮 8 区，后上 2/5 为对耳轮 9 区，前中 2/5 为对耳轮 10 区，后中 2/5 为对耳轮 11 区，前下 1/5 为对耳轮 12 区，后下 1/5 为对耳轮 13 区。

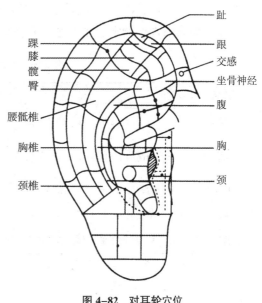
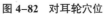

图 4-82 对耳轮穴位

2. 对耳轮部穴位的定位和主治 见表 4-7，见图 4-82。

表 4-7 对耳轮部穴位的定位和主治

穴名	定位	主治
跟	在对耳轮上脚前上部，即对耳轮 1 区	足跟痛
趾	在耳尖下方的对耳轮上脚后上部，即对耳轮 2 区	甲沟炎、趾部疼痛
踝	在趾、跟区下方处，即对耳轮 3 区	踝关节扭伤
膝	在对耳轮上脚的中 1/3 处，即对耳轮 4 区	膝关节疼痛
髋	在对耳轮上脚的下 1/3 处，即对耳轮 5 区	髋关节疼痛、坐骨神经痛腰、骶部疼痛
坐骨神经	在对耳轮下脚的前 2/3 处，即对耳轮 6 区	坐骨神经痛、下肢瘫痪
交感	在对耳轮下脚末端与耳轮内缘相交处，即对耳轮 6 区前端	胃肠痉挛、心绞痛、胆绞痛、输尿管结石、自主神经功能紊乱
臀	在对耳轮下脚的后 1/3 处，即对耳轮 7 区	坐骨神经痛、臀筋膜炎
腹	在对耳轮体前部上 2/5 处，即对耳轮 8 区	腹痛、腹胀、腹泻、急性腰扭伤、痛经、产后宫缩痛
腰骶椎	在腹区后方，即对耳轮 9 区	腰骶部疼痛
胸	在对耳轮体前部中 2/5 处，即对耳轮 10 区	胸胁疼痛、肋间神经痛、胸闷、乳腺炎
胸椎	在胸区后方，即对耳轮 11 区	胸痛、经前乳房胀痛、乳腺炎、产后泌乳不足
颈	在对耳轮体前部下 1/5 处，即对耳轮 12 区	落枕、颈椎疼痛
颈椎	在颈区后方，即对耳轮 13 区	落枕、颈椎综合征

（四）三角窝分区与耳穴定位和主治

1. 三角窝分区 总计 5 区。将三角窝由耳轮内缘至对耳轮上、下脚分叉处分为前、中、后 3 等分，将前 1/3 分为上、中、下 3 等分（其中上 1/3 为 1 个部分，中、下 2/3 为 1 个部分），再将后 1/3 分为上、下 2 等分，从上往下、从前往后排列分为 5 区。

2. 三角窝部穴位的定位和主治 见表 4-8，图 4-83。

表 4-8 三角窝部穴位的定位和主治

穴名	定位	主治
角窝上	在三角窝前 1/3 的上部，即三角窝 1 区	高血压
内生殖器	在三角窝前 1/3 的下部，即三角窝 2 区	痛经、月经不调、白带过多、功能性子宫出血、阳痿、遗精、早泄
角窝中	在三角窝中 1/3 处，即三角窝 3 区	哮喘
神门	在三角窝后 1/3 的上部，即三角窝 4 区	失眠、多梦、戒断综合征、癫痫、高血压、神经衰弱
盆腔	在三角窝后 1/3 的下部，即三角窝 5 区	盆腔炎、附件炎

（五）耳屏分区与耳穴定位和主治

1.耳屏分区　总计4区。将耳屏外侧面分为上、下2等分，上部为耳屏1区，下部为耳屏2区；将耳屏内侧面分为上、下2等分，上部为耳屏3区，下部为耳屏4区。

2.耳屏部穴位的定位和主治　见表4-9，图4-84。

表4-9　耳屏部穴位的定位和主治

穴名	定位	主治
外耳	在屏上切迹前方近耳轮部，即耳屏1区上缘处	外耳道炎、中耳炎、耳鸣
外鼻	在耳屏外侧面中部，即耳屏1、2区之间	鼻前庭炎、鼻炎
上屏	在耳屏外侧面上1/2处，即耳屏1区	咽炎、鼻炎
下屏	在耳屏外侧面下1/2处，即耳屏2区	鼻炎、鼻塞
咽喉	在耳屏内侧面上1/2处，即耳屏3区	声音嘶哑、咽炎、扁桃体炎、失语、哮喘
内鼻	在耳屏内侧面下1/2处，即耳屏4区	鼻炎、上颌窦炎、鼻衄
屏尖	在耳屏游离缘上部尖端，即耳屏1区后缘处	发热、牙痛
肾上腺	在耳屏游离缘下部尖端，即耳屏2区后缘处	低血压、风湿性关节炎、腮腺炎、链霉素中毒、眩晕、哮喘、休克
屏间前	在屏间切迹前方耳屏最下部，即耳屏2区下缘处	眼疾、咽炎、口腔炎

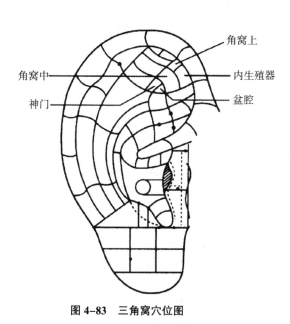

图4-83　三角窝穴位图

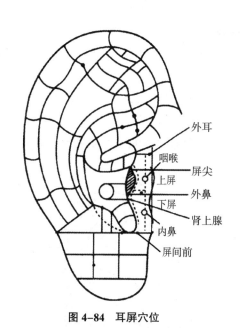

图4-84　耳屏穴位

（六）对耳屏分区与耳穴定位和主治

1.对耳屏分区　总计4区。由对屏尖及对屏尖至轮屏切迹连线之中点，分别向耳垂上线做两条垂线，将对耳屏外侧面及其后部分为前、中、后3区，前为对耳屏1区，中为对耳屏2区，后为对耳屏3区；对耳屏内侧面为对耳屏4区。

2. 对耳屏部穴位的定位和主治　见表 4-10，图 4-85。

表 4-10　对耳屏部穴位的定位和主治

穴名	定位	主治
额	在对耳屏外侧面的前部，即对耳屏 1 区	偏头痛、头晕
屏间后	在屏间切迹后方对耳屏前下部，即对耳屏 1 区下缘处	眼疾、额窦炎
颞	在对耳屏外侧面的中部，即对耳屏 2 区	偏头痛、头晕
枕	在对耳屏外侧面的后部，即对耳屏 3 区	头晕、头痛、癫痫、哮喘、神经衰弱
皮质下	在对耳屏内侧面，即对耳屏 4 区	痛证、间日疟、神经衰弱、假性近视、失眠
对屏尖	在对耳屏游离缘的尖端，即对耳屏 1、2、4 区交点处	哮喘、腮腺炎、睾丸炎、附睾炎、神经性皮炎
缘中	在对耳屏游离缘上，对屏尖与轮屏切迹连线之中点处，即对耳屏 2、3、4 区交点处	遗尿、内耳性眩晕、尿崩症、功能性子宫出血
脑干	在轮屏切迹处，即对耳屏 3、4 区之间	眩晕、后头痛、假性近视

（七）耳甲分区与耳穴定位和主治

1. 耳甲分区　总计 18 区。其中在 ABC 三点连线包绕的耳轮脚周围区域内，在耳轮脚消失处画一条纵线，将其前方的 AB、BC 线前段与耳轮脚上、下缘间分别划分为 3 等分，由下方开始，从前向后分别为耳甲 1 至 7 区；将对耳轮下脚下缘前、中 1/3 交界处与 A 点连线，该线前方的耳甲艇部为耳甲 8 区；将 AB 线前段与对耳轮下脚下缘间耳甲 8 区以后的部分，分为前、后 2 等分，前 1/2 为耳甲 9 区，后 1/2 为耳甲 10 区；在 AB 线后段上方的耳甲艇部，将耳甲 10 区后缘与 BD 线之间分为上、下 2 等分，上 1/2 为耳甲 11 区，下 1/2 为耳甲 12 区；由轮屏切迹至 B 点作连线，该线后方、BD 线下方的耳甲腔部为耳甲 13 区；以耳甲腔中央为圆心，以圆心与 BC 线间距离的 1/2 为半径做圆，该圆形区域为耳甲 15 区；过 15 区最高点及最低点分别向外耳门后壁做两条切线，切线间为耳甲 16 区；15、16 区周围为耳甲 14 区；将外耳门的最低点与对耳屏耳甲缘中点相连，再将该线以下的耳甲腔部分为上、下 2 等分，上 1/2 为耳甲 17 区，下 1/2 为耳甲 18 区。

2. 耳甲部穴位的定位和主治　见表 4-11，图 4-86。

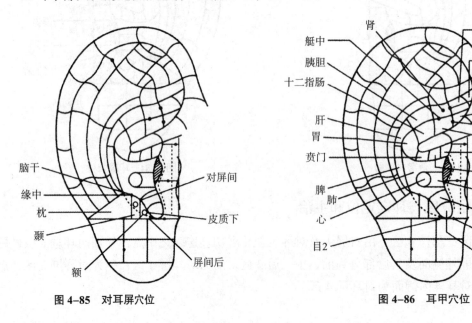

图 4-85　对耳屏穴位　　　　　　　图 4-86　耳甲穴位

表 4–11　耳甲部穴位的定位和主治

穴名	定位	主治
口	在耳轮脚下方前 1/3 处，即耳甲 1 区	面瘫、口腔炎、胆囊炎、胆石症、戒断综合征、牙周炎、舌炎
食道	在耳轮脚下方中 1/3 处，即耳甲 2 区	食管炎、食管痉挛
贲门	在耳轮脚下方后 1/3 处，即耳甲 3 区	贲门痉挛、神经性呕吐
胃	在耳轮脚消失处，即耳甲 4 区	胃痉挛、胃炎、胃溃疡、消化不良、恶心呕吐、前额痛、牙痛、失眠
十二指肠	在耳轮脚及部分耳轮与 AB 线之间的后 1/3 处，即耳甲 5 区	十二指肠溃疡、胆囊炎、胆石症、幽门痉挛、腹胀、腹泻、腹痛
小肠	在耳轮脚及部分耳轮与 AB 线之间的中 1/3 处，即耳甲 6 区	消化不良、腹痛、腹胀、心动过速
大肠	在耳轮脚及部分耳轮与 AB 线之间的前 1/3 处，即耳甲 7 区	腹泻、便秘、咳嗽、牙痛、痤疮
阑尾	在小肠区与大肠区之间，即耳甲 6、7 区交界处	单纯性阑尾炎、腹泻
艇角	在对耳轮下脚下方前部，即耳甲 8 区	前列腺炎、尿道炎
膀胱	在对耳轮下脚下方中部，即耳甲 9 区	膀胱炎、遗尿、尿潴留、腰痛、坐骨神经痛、后头痛
肾	在对耳轮下脚下方后部，即耳甲 10 区	腰痛、耳鸣、神经衰弱、肾盂肾炎、遗尿、遗精、阳痿、早泄、哮喘、月经不调
输尿管	在肾区与膀胱区之间，即耳甲 9、10 区交界处	输尿管结石绞痛
胰胆	在耳甲艇的后上部，即耳甲 11 区	胆囊炎、胆石症、胆道蛔虫病、偏头痛、带状疱疹、中耳炎、耳鸣、急性胰腺炎
肝	在耳甲艇的后下部，即耳甲 12 区	胁痛、眩晕、经前期紧张症、月经不调、更年期综合征、高血压、近视、单纯性青光眼
艇中	在小肠区与肾区之间，即耳甲 6、10 区交界处	腹痛、腹胀、胆道蛔虫病
脾	在 BD 线下方，耳甲腔的后上部，即耳甲 13 区	腹胀、腹泻、便秘、食欲不振、功能性子宫出血、白带过多、内耳性眩晕
心	在耳甲腔正中凹陷处，即耳甲 15 区	心动过速、心律不齐、心绞痛、无脉症、神经衰弱、癔病、口舌生疮
气管	在心区与外耳门之间，即耳甲 16 区	哮喘、支气管炎
肺	在心、气管区周围处，即耳甲 14 区	咳嗽、胸闷、声音嘶哑、皮肤瘙痒症、荨麻疹、便秘、戒断综合征
三焦	在外耳门后下，肺与内分泌区之间，即耳甲 17 区	便秘、腹胀、上肢外侧疼痛、水肿、耳鸣
内分泌	在屏间切迹内，耳甲腔的前下部，即耳甲 18 区	痛经、月经不调、围绝经期综合征、痤疮、间日疟、甲状腺功能减退或亢进症

（八）耳垂分区与耳穴定位和主治

1.耳垂分区　　总计 9 区。在耳垂上线至耳垂下缘最低点之间画两条等距离平行线，于上平行线上引两条垂直等分线，将耳垂分为 9 个区，上部由前到后依次为耳垂 1 区、2 区、3 区；中部由前到后依次为耳垂 4 区、5 区、6 区；下部由前到后依次为耳垂 7 区、8 区、9 区。

2.耳垂部穴位的定位和主治　　见表 4-12，图 4-87。

表 4-12　耳垂部穴位的定位和主治

穴名	定位	主治
牙	在耳垂正面前上部，即耳垂 1 区	牙痛、牙周炎、低血压
舌	在耳垂正面中上部，即耳垂 2 区	舌炎、口腔炎
颌	在耳垂正面后上部，即耳垂 3 区	牙痛、颞颌关节功能紊乱症
垂前	在耳垂正面前中部，即耳垂 4 区	神经衰弱、牙痛
眼	在耳垂正面中央部，即耳垂 5 区	急性结膜炎、电光性眼炎、睑腺炎、近视
内耳	在耳垂正面后中部，即耳垂 6 区	内耳性眩晕症、耳鸣、听力减退、中耳炎
面颊	在耳垂正面，眼区与内耳区之间，即耳垂 5、6 区交界处	面瘫、三叉神经痛、痤疮、扁平疣、面肌痉挛、腮腺炎
扁桃体	在耳垂正面下部，即耳垂 7、8、9 区	扁桃体炎、咽炎

（九）耳背分区与耳穴定位和主治

1.耳背分区　　分别过对耳轮上、下脚分叉处耳背对应点和轮屏切迹耳背对应点做两条水平线，将耳背分为上、中、下 3 部，上部为耳背 1 区，下部为耳背 5 区；再将中部分为内、中、外 3 等分，内 1/3 为耳背 2 区、中 1/3 为耳背 3 区、外 1/3 为耳背 4 区。

2.耳背部穴位的定位和主治　　见表 4-13，图 4-88。

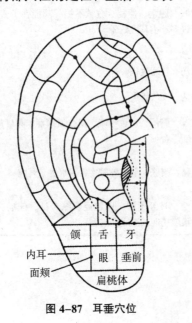

图 4-87　耳垂穴位

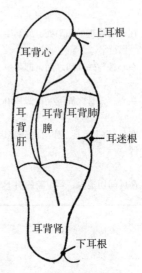

图 4-88　耳背及耳根穴位

表4-13 耳背部穴位的定位和主治

穴名	定位	主治
耳背心	在耳背上部，即耳背1区	心悸、失眠、多梦
耳背肺	在耳背中内部，即耳背2区	哮喘、皮肤瘙痒症
耳背脾	在耳背中央部，即耳背3区	胃痛、消化不良、食欲不振
耳背肝	在耳背中外部，即耳背4区	胆囊炎、胆石症、胁痛
耳背肾	在耳背下部，即耳背5区	头痛、头晕、神经衰弱
耳背沟	在对耳轮沟和对耳轮上、下脚沟处	高血压、皮肤瘙痒症

（十）耳根部穴位的定位和主治

耳根部穴位的定位和主治，见表4-14，图4-88。

表4-14 耳根部穴位的定位和主治

穴名	定位	主治
上耳根	在耳根最上处	鼻病
耳迷根	在耳轮脚后沟的耳根处	胆囊炎、胆石症、胆道蛔虫病、腹痛、腹泻、鼻塞、心动过速
下耳根	在耳根最下处	低血压、下肢瘫痪、小儿麻痹后遗症

五、耳针的临床应用

（一）辅助诊断

人体发生疾病时，会在耳郭的相应部位出现不同的反应，这种病理上的反应（阳性反应），诸如耳穴电阻下降、痛阈降低、皮肤色泽及形态改变等，可以通过耳穴探查方法加以判定，结合临床症状、体征，从而起到辅助诊断的作用。

（二）治疗作用及适应证

耳针在临床上治疗的疾病范围很广，不仅用于治疗许多功能性疾病，而且对一部分器质性疾病也有一定疗效。

1.各种疼痛性疾病 如头痛、偏头痛、三叉神经痛、肋间神经痛、带状疱疹、坐骨神经痛等神经性疼痛；扭伤、挫伤、落枕等外伤性疼痛；各种术后伤口痛、麻醉后的头痛及腰痛等手术后遗痛，均有较好的止痛作用。

2.各种炎症性疾病 如对急慢性结肠炎、中耳炎、牙周炎、咽喉炎、扁桃体炎、气管炎、胃肠炎、胆囊炎、阑尾炎、盆腔炎、附件炎、风湿性关节炎、面神经炎、末梢神经炎等，有一定的消炎止痛功效。

3.一些功能紊乱性疾病 如对眩晕症、心律不齐、高血压、多汗症、肠功能紊乱、月经不调、功能性子宫出血、内分泌紊乱、遗尿、性功能障碍、神经衰弱等，具有良性调整作用，可促进病证的缓解和痊愈。

4. 过敏性与变态反应性疾病　如对荨麻疹、药物疹、风湿热、过敏性鼻炎、哮喘、过敏性结肠炎等，具有消炎、脱敏、改善免疫功能的作用。

5. 内分泌代谢性疾病　如对单纯性甲状腺肿、甲状腺功能亢进、肥胖症、糖尿病、垂体瘤、围绝经期综合征等，有改善症状、减少药量等辅助治疗作用。

6. 部分传染性疾病　如对流行性感冒、腮腺炎、百日咳、猩红热、菌痢、疟疾、扁平疣等，可恢复和提高机体的免疫防御功能，以加速疾病的痊愈。

7. 各种慢性病证　如对腰腿痛、颈椎及腰椎等退行性病变、近视眼、肩周炎、消化不良、慢性胃炎、消化性溃疡、迁延性肝炎、脑震荡、脑外伤后遗症、肢体麻木等，有改善症状、减轻痛苦的作用。

8. 其他　还可用于针刺麻醉、催产、催乳、美容、戒烟、戒毒、解酒，以及用于输液反应、晕车、晕船等的预防和保健。

（三）选穴原则

耳针处方选穴具有一定的原则，如按相应部位选穴、按中医辨证选穴、按西医学理论选穴和按临床经验选穴等，可以单独使用，亦可配合使用。

1. 按相应部位选穴　当机体患病时，在耳郭的相应部位上有一定的敏感点，它便是本病的首选穴位，如胃痛取"胃"穴，眼病取"眼"穴，腰痛取"腰"穴等。

2. 按中医辨证选穴　根据脏腑学说的理论，按各脏腑的生理功能和病理反应进行辨证取穴，如耳鸣选肾穴，因"肾开窍于耳"；皮肤病选肺穴，因"肺主皮毛"等。根据十二经脉循行和其病候选取穴位，如坐骨神经痛，取"膀胱"或"胰胆"穴，牙痛取"大肠"穴等。

3. 按西医学理论选穴　耳穴中的一些穴名是根据西医学理论命名的，如"交感""肾上腺""内分泌"等。这些穴位的功能基本上与西医学理论相一致，故在选穴时应考虑其功能，如炎性疾病取"肾上腺"穴，月经不调取"内分泌"穴，内脏痉挛取"交感"穴等。

4. 按临床经验选穴　如"神门"穴有较明显的止痛镇静作用，"耳尖"穴对外感发热、血压偏高有较好的退热降压效果。另外临床实践还发现，有些耳穴具有治疗本部位以外疾病的作用，如"外生殖器"穴可以治疗腰腿痛等。

（四）操作方法

1. 耳穴探查方法　由于人体发生疾病时，常会在相应耳穴上出现阳性反应点，如压痛、变形、变色、结节、丘疹、凹陷、脱屑、电阻降低等，因此这些阳性反应点是诊断和治疗疾病的重要部位。耳郭上的这些反应点通常需要仔细探查后确定。临床常用的耳穴探查方法有以下3种：

（1）直接观察法　在未刺激耳郭之前，用肉眼或借助于放大镜在自然光线下，由上而下、从内至外观察耳郭上有无变形、变色等征象，如脱屑、水疱、丘疹、充血、硬结、疣赘、软骨增生、色素沉着及血管的形状、颜色的变异等。

（2）压痛点探查法　这是目前临床上最为常用的探查方法。可用较圆钝的弹簧探棒、毫针柄或火柴棒等以均匀的压力，在与疾病相应的耳郭部从周围逐渐向中心探压；或自上而下、自外而内对整个耳郭进行普查，耐心寻找压痛点。当探棒压迫痛点时，患者会出现皱眉、眨眼、呼痛或躲闪等反应。探查时手法必须轻、慢、均匀。少数患者如耳郭上一时测不到压痛点，可用手指按摩一下该区域，而后再测。

（3）电测定法 根据耳郭反应点电阻低、导电性高的原理而制成的各种小型晶体管良导电测定器，可测定耳穴皮肤电阻、电位、电容等变化。探测时，患者手握电极，医者手执探测头，在患者的耳郭上进行探查，当电棒触及电阻低的敏感点（良导点）时，可以通过指示信号、音响或仪表数据等反映出来。电测定法具有操作简便、准确性较高等优点。

2.耳穴刺激方法 耳穴的刺激方法较多，目前临床常用压丸法、毫针法、埋针法。此外，还可用艾灸、放血、穴位注射、皮肤针叩刺等方法。

（1）压丸法 在耳穴表面贴敷王不留行籽、油菜籽、小米、绿豆、白芥子及特制的磁珠等，并进行间歇揉按以治疗疾病的一种简易疗法。由于本法既能持续刺激穴位，又安全方便，是目前临床上最常用的耳穴刺激方法。应用最多的是王不留行压丸法，可先将王不留行籽贴附在 0.6cm × 0.6cm 大小胶布中央，用镊子夹住，贴敷在所选用的耳穴上。每日自行按压 3 ～ 5 次，每次每穴按压 30 ～ 60 秒，以局部微痛发热为度，3 ～ 5 日更换 1 次，双耳交替（图 4-89）。

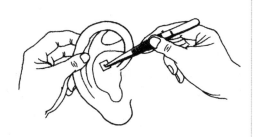
图 4-89 耳穴压丸法

（2）毫针法 是利用毫针针刺耳穴以治疗疾病的一种较常用的方法。其操作程序如下：首先选定耳穴，然后用 2.5% 碘酒，再用 75% 乙醇脱碘进行严格消毒，待乙醇干后施术。针具选用 26 ～ 30 号粗细、0.3 ～ 0.5 寸长的不锈钢针。进针时，医者左手拇、食二指固定耳郭，中指托着针刺部的耳背，然后用右手拇、食二指持针，采用快速插入的速刺法或慢慢捻入的慢刺法进针均可。刺入深度应视患者耳郭局部的厚薄灵活掌握，一般以刺入皮肤 2 ～ 3 分，达软骨后毫针站立不摇晃为准。刺入耳穴后，如局部感应强烈，患者症状往往有即刻减轻感；如局部无针感，应调整针刺的方向、深度和角度。刺激强度和手法依病情、体质、证型、耐受度等综合考虑。耳毫针的留针时间一般为 15 ～ 30 分钟，慢性病、疼痛性疾病留针时间适当延长。出针时，医者左手托住耳郭，右手迅速将毫针垂直拔出，再用消毒干棉球压迫针眼，以免出血。也可在针刺获得针感后，接上电针仪，采用耳电针法，通电时间一般以 10 ～ 20 分钟为宜。

（3）埋针法 是将皮内针埋入耳穴以治疗疾病的方法，适用于慢性和疼痛性疾病，可起到持续刺激、巩固疗效和防止复发的作用。使用时左手固定常规消毒后的耳部，右手用镊子夹住皮内针针柄，轻轻刺入所选耳穴，再用胶布封盖固定。一般埋患侧耳穴，必要时埋双耳，每日自行按压 3 次，每次留针 1 ～ 3 日，起针时，再次消毒埋针部位（图 4-90）。

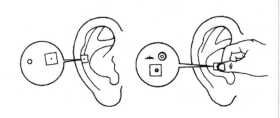
图 4-90 耳穴埋针法

（五）注意事项

1.严格消毒，防止感染。因耳郭表面凹凸不平，血管丰富，结构特殊，针刺前必须严格消毒，有伤面或炎症部位禁针。针刺后如针孔发红、肿胀，应及时涂 2.5% 碘酒，以防止化脓性软骨膜炎的发生。

2.对扭伤和运动障碍的患者，进针后应嘱其适当活动患部，有助于提高疗效。

3.有习惯性流产的孕妇应禁针。

4.患有严重器质性病变和伴有严重贫血者不宜针刺，对严重心脏病、高血压者不宜行强刺激法。

5.耳针刺激比较疼痛，治疗时应注意防止发生晕针，一旦发生应及时处理。

思考题

耳针防治疾病的原理是什么？

答：①耳与经脉脏腑的关系：在十二经脉中，手太阳小肠经、手少阳三焦经、足少阳胆经等经脉、经筋分别入耳中，或循耳之前、后；足阳明胃经、足太阳膀胱经则分别上耳前，至耳上角；手阳明大肠经之别络入耳合于宗脉；六条阴经虽不直接联系耳郭，但均可借助经别与阳经相合而达于耳。故《灵枢·口问》曰："耳者，宗脉之所聚也。"《灵枢·邪气脏腑病形》亦云："十二经脉，三百六十五络，其血气皆上于面而走空窍。其精阳气上走于目而为睛，共别气走于耳而为听。"而且，耳与五脏六腑的关系密切。其论述散见于历代医典，如《素问·金匮真言论》所载："南方赤色，入通于心，开窍于耳，藏精于心。"《灵枢·脉度》所载："肾气通于耳，肾和则耳能闻五音矣。"《素问·玉机真脏论》："（脾）不及，则令人九窍不通。"《素问·脏器法时论》："肝病者……虚则目无所见，耳无所闻……气逆，则头痛耳聋不聪颊肿。"《厘正按摩要术》中进一步将耳背分为心、肝、脾、肺、肾五部，其云："耳珠属肾，耳轮属脾，耳上轮属心，耳皮肉属肺，耳背玉楼属肝。"说明耳与脏腑在生理方面相互联系，病理方面相互影响。②耳与神经体液的关系：解剖学表明，耳郭内富含神经组织分布，主要有来自脊神经颈丛的耳大神经和枕小神经；来自脑神经的耳颞神经、面神经、舌咽神经、迷走神经的分支；以及伴随颈外动脉的交感神经。而且，耳郭表皮至软骨膜中均含有各种神经感受器，如游离丛状感觉神经末梢、毛囊神经感觉末梢及环层小体，耳肌腱上和耳肌上含有单纯型和复杂型丛状感觉神经末梢、高尔基型腱器官、鲁菲尼样末梢及肌梭。此外，实验结果表明，耳与体液有一定的关系，即使将耳郭的全部神经切除，耳穴的电阻点也没有完全消除，因此考虑体液也参与了耳穴与内脏联系的作用过程。③耳与全息理论的关系：根据生物全息律，耳郭与脑内全息联系的神经元（反射中枢）、躯体（内脏）形成了全息反射路，并通过脑内神经元的全息联系起作用。脑内神经元的全息联系，是指机体的任一相对独立部分的每一位区在中枢内的投影，都与其相应的整体部分在中枢内的投射存在着双向突触联系。故每个耳穴在中枢内的投射也必然存在着这种联系。全身各部位的异常，通过全息反射路会在耳部引起相应的改变，从而为耳穴诊断疾病提供了生理学的依据。对耳穴实施的各种刺激，也会通过全息反射路传达给身体相应的器官，从而调节相应组织器官的状态，使其恢复正常状态，从而达到治疗疾病的目的。

扫一扫，查阅本章数字资源，含PPT、音视频、图片等

第一节　推拿手法概论

手法，属中医外治法范畴，是指按特定技巧和规范化动作在受术者体表操作，用于治疗疾病和保健强身的一项临床技能。以手法治病，古称"按摩"，经历史沿革又叫"推拿"，施术时一般多以手，也可因需要而用除手以外的腕、臂、肘、膝、足等部位进行操作，因以手操作较多，故又名"手法"。现代推拿临床有将推拿疗法称为"手法医学"，见地十分中肯。

手法是推拿学的主体内容之一。以手法治疗疾病，其疗效程度的判定，在诊断、取穴及施治部位无误的情况下，关键取决于手法操作的准确性、应用熟练程度和功力的深浅。只有规范地掌握手法要领，操作娴熟并经过长期的功法训练和临床实践，才能极尽手法的运用之妙，所谓"一旦临证，机触于外，巧生于内，手随心转，法从手出"。故手法的学习除要掌握好要领外，还须刻苦用功，不达"心手合一"之境界则不足以言医。

手法的作用，可概括为"平衡阴阳""调整脏腑"八个字，具体可推及"疏通经络""行气活血""健脾和胃""温肾壮阳""理筋整复"等中医治疗作用的一般法则。其指导理论既完全适合于的中医学，又比较贴近西医学。比如手法的解剖复位作用，提高组织温度作用，加强微循环的活血作用及对内脏器官的功能、神经体液的调整作用等，均已被实验所证实。故对手法作用的解释，可以从中医学和西医学两个方面来论述。但就中医学而言，有关手法作用的阐述比之于针灸和中药则不尽完备，还属于笼统的概括，尚有待于进一步整理研究。从西医学角度看，就其所做的医学科学实验还很有限，全面的阐释须有待于将来。由于以上的原因，本节在论及每个具体手法的作用时，主要就其手法定义、动作要领、注意事项等方面予以介绍。

一、推拿手法的分类和基本要求

用手或肢体的其他部分，或借助器械，按各种特定的技巧动作，在人体体表做有规范的操作，称之推拿手法。

（一）推拿手法分类

1. 按手法动作形态分类法　始见于 20 世纪 50 年代，主要根据手法做功时的形态原则进行分类，把手法分为六大类，即摆动类手法、摩擦类手法、振颤类手法、挤压类手法、叩击类手法和运动关节类手法。这种分类方法的特点是把手法形态与作用原理结合，容易理解和记忆。本教材采用这种分类法。

2. 按手法作用力方向分类法　根据手法所产生的作用力分为五大类，即垂直用力类手法、平面用力类手法、对称合力类手法、对抗用力类手法和复合用力类手法。这种分类方法的优点是突出手法作用力原理。

3. 按手法作用目的分类法　根据手法所要达到的目的来进行分类，把手法分为两大类，即松解类手法和整复类手法。这种分类方法的特点是简单，但对手法的覆盖面窄，无法把众多手法涵盖进去。

4. 按手法作用对象分类法　根据手法的作用对象不同进行分类，把手法分为两大类，即成人推拿手法和小儿推拿手法。这种分类法只是在手法分大类时应用。

5. 按手法组合分类法　主要根据手法是单式还是复合形式进行分类，把手法分为单式手法和复式手法两种。固定的复式手法较少，以临床操作时根据治疗需要或个人习惯变化应用为主。

推拿手法是一项专门的技能，是推拿防治疾病的主要手段。手法操作的功力及娴熟程度与否，直接影响着疾病的治疗效果。《幼科铁镜》曰："寒热温平，药之四性，推拿揉掐，性与药同，用推即是用药。"作为一名推拿医生，要熟练掌握各种手法的操作要领和推拿规范，必须通过刻苦的手法训练，使手法由生到熟，熟中生巧，使之能得心应手，运用自如，从而达到《医宗金鉴》所说的"法之所施，使患者不知其苦"和"一旦临证，机触于外，巧生于内，手随心转，法从手出"的境界，才能获得最佳治疗效果。

（二）推拿手法基本要求

推拿手法有 400 余种，且流派众多，风格迥异，但对手法的基本要求是一致的。作为手法必须具备"持久、有力、均匀、柔和"八字基本要求，从而达到"深透"的目的。整复类手法应做到"稳、准、巧、快"四字。

1. 持久　是指手法在操作过程中，能够严格地按照规定的动作要领和操作规范持续地运用，在一定的时间内，保持手法动作的形态和力量的连贯性，以保证手法对人体的刺激达到足够的积累。

2. 有力　是指手法在操作过程中必须具备一定的力度和功力，不是单纯指力气大，而是一种技巧力，使手法具有一定的刺激量。因此，有力的含义一是指手法直接作用于体表的力；二是指维持手法持续操作并保持一定的刺激量所需要之功力。用力的基本原则是根据受术者体质、病证、部位等不同情况而增减；既保持治疗效果，又避免产生不良反应。

3. 均匀　是指手法操作时，其动作幅度的大小、频率的快慢、手法压力的轻重，都必须保持相对的一致。幅度不可时大时小，频率不可忽快忽慢，用力不可时轻时重，应使手法操作既平稳又有节奏性。在手法测试仪上显示，手法操作的波峰、波谷、波幅、波频要达到基本相同。

4. 柔和　是指手法操作时，其动作稳柔而富有节律感，灵活而不僵滞，缓和而不生硬。手法变换要自然、协调，使手法轻而不浮、重而不滞，挥洒自如。柔和并不能错误地理解为柔软无力，而是要体现"以柔为贵""柔中带刚""刚中带柔""刚柔相济，以柔克刚"的理念，使手法具有美感和艺术性。切忌生硬粗暴，更不能用蛮力和爆发力。正如《医宗金鉴》中指出的"法之所施，使患者不知其苦，方称为手法也"。

5. 深透　是手法要达到的目的。深是深层、深部，透是渗透、穿透，是指手法的功力能够透入到深层组织。而这种深透是根据疾病治疗的需要和不同部位、不同病证来决定的。

推拿治病手法是关键。因此，加强手法训练，熟记手法的动作要领，掌握手法技巧，按规范进行操作，是练就手法过硬本领的有效途径。在手法学习过程中大致要经历以下几个环节，即掌握手法基础理论，在老师指导下在米袋上进行手法训练，人体模拟操作及人体各部位操作组合训练等。以上几个方面是有机联系的，只有通过严格的训练，熟练掌握各种手法操作技能，并能在临床上灵活运用，才能使手法由生而熟，熟而生巧，乃至得心应手，运用自如。

6. 稳、准、巧、快　是指整复类手法的要求。由于关节周围软组织的保护作用，特别是在病理情况下，错缝关节周围的软组织多呈紧张状态，给手法操作带来一定难度。因此，为了保证手法的安全性和有效性，整复类手法的操作应符合稳、准、巧、快的基本技术要求。

（1）稳是对整复类手法安全性方面的要求，强调在施行手法整复时，首先要考虑到安全问题。它包括排除整复手法的禁忌证和具体手法的选择应用两个方面。就手法操作本身而言，应做到平稳自然、因势利导，避免生硬粗暴。一般来说，某一个关节可以通过多种手法来实现整复目的，可根据具体病情、受术者适宜的体位，以及手法的特异性作用而选择安全性相对高的手法，不能过分依赖单一的扳法。此外，也不可一味追求手法整复时"咔嗒"声的出现，它并不是判断手法整复成败的唯一标准。

（2）准是对整复类手法有效性方面的要求，强调进行关节整复时，一定要有针对性。首先，必须具有明确的手法应用指征，即明确诊断，做到"有是证方用是法"；其次，在手法操作过程中，定位要准确，如施行拔伸类手法时，通过变换拔伸力的方向和作用点，可以使应力更好地集中于所要整复的关节部位，而在施行脊柱旋转扳法时，则可以通过改变脊椎屈伸和旋转的角度，以及手指的支点位置，使应力集中于需要整复的关节部位。

（3）巧是对整复类手法施力方面的要求，强调运用巧力，以柔克刚，以巧制胜，即所谓的"四两拨千斤"，不可使用蛮力、暴力。从力学角度分析，大多数整复类手法是运用了杠杆原理。因此，在施行关节整复时，力的支点选择和力的组合运用十分重要，同时还要考虑到不同体位下的灵活变化，要尽可能地借受术者自身之力以完成手法的操作，只有这样，才能符合"巧"的技术要求。正如《医宗金鉴·正骨心法要旨》所说："一旦临证，机触于外，巧生于内，手随心转，法从手出。"

（4）快是对整复类手法发力方面的要求，强调发力时要疾发疾收。首先，需要对发力时机做出判断，它主要依靠手下的感觉，一般是在关节活动到极限位而又没有明显阻力的时候发力；其次，术者无论采用哪一个部位发力，一般都是运用自身肌肉的等长收缩方式进行，即所谓的"寸劲"，极少有形体和关节大幅度的运动；再次，需要对发力时间和力的大小进行控制，不能过长过大。

以上四个方面的技术要求应贯穿于每一个整复手法操作的全过程，只有这样，才能确保手法的安全性和有效性。明代张介宾在《类经·官能》告诫说："导引者，但欲运行血气而不欲有所伤也，故惟缓节柔筋而心和调者乃胜是任，其义可知。今见按摩之流，不知利害，专用刚强手法，极力困人，开人关节，走人元气，莫此为甚。病者亦以谓法所当然，即有不堪，勉强忍受，多见强者致弱，弱者不起，非惟不能去病，而适以增害。用若辈者，不可不慎。"

二、推拿手法的适应证和禁忌证

（一）推拿手法适应证

推拿手法适应证涉及骨伤、神经、内、外、妇、儿、五官科等疾病，同时亦用于保健、美容、减肥等方面。

1. 骨伤科疾病　包括各种筋伤、扭挫伤、脱位等，如颈椎病、落枕、前斜角肌综合征、胸腰椎后关节紊乱、胸胁屏伤、胸肋软骨炎、腰椎间盘突出症、急性腰扭伤、慢性腰肌劳损、轻度腰椎滑落症、第三腰椎横突综合征、退行性脊柱炎、类风湿性关节炎、骶髂关节紊乱症、臀中肌损伤、梨状肌综合征、尾骨挫伤、下颌关节脱位、骨折后遗症、肩关节扭挫伤、肘关节扭挫伤、腕关节扭挫伤、半月板损伤、脂肪垫劳损、侧副韧带损伤、踝关节扭伤、跟腱损伤、肩周炎、肱二头肌长头腱鞘炎、肩峰下滑囊炎、肱骨外上髁炎、肱骨内上髁炎、桡骨茎突部狭窄性腱鞘炎、腕管综合征、指部腱鞘炎等。

2. 内科疾病 如感冒、头痛、肺气肿、哮喘、胃脘痛、胃下垂、胆绞痛、呃逆、便秘、腹泻、高血压病、中风后遗症、眩晕、失眠、冠心病、糖尿病、尿潴留、昏厥、阳痿等。

3. 妇科疾病 如月经不调、痛经、闭经、慢性盆腔炎、子宫脱垂、产后缺乳、妇女绝经期综合征、产后耻骨联合分离症等。

4. 儿科疾病 脑性瘫痪、小儿麻痹后遗症、小儿肌性斜颈、臂丛神经损伤、桡骨头半脱位、发热、咳嗽、百日咳、惊风、泄泻、呕吐、疳积、佝偻病、夜啼、遗尿、斜视、脱肛、鹅口疮等。

5. 五官科疾病 近视、慢性鼻炎、慢性咽炎、急性扁桃体炎、耳鸣、耳聋等。

6. 外科疾病 乳痈初期、褥疮及术后肠粘连等。

（二）推拿手法禁忌证

推拿手法虽适应范围广，安全度大，但有些疾病使用推拿治疗不仅无效，反而可能加重病情，故而对这些疾病禁用推拿治疗；有些疾病可使用推拿治疗，但操作不当，也会给受术者带来不必要的痛苦或引起不应有的医疗事故，对这些疾病应慎用推拿治疗。因此，临床上要严格掌握推拿的禁忌证。一般认为，患有以下疾病者应禁用或慎用推拿治疗。

1. 各种急性传染病，如肝炎、肺结核等。

2. 各种感染性疾病，如骨髓炎、化脓性关节炎、脑脓肿等。

3. 某些急性损伤，如脑或中枢神经的损伤、内脏的挫裂伤、骨折早期、截瘫初期、皮肤破裂等。

4. 诊断不明者，如骨折、骨裂、颈椎脱位、急性脊柱损伤，尤其伴有脊髓症状者，在明确诊断之前，不要轻易施以推拿。

5. 某些严重疾病，如心脏病、肝病、恶性肿瘤、脓毒血症等。

6. 某些急腹症，如胃、十二指肠等急性穿孔。

7. 各种出血症，如外伤出血、便血、尿血等。

8. 烧伤、烫伤及溃疡性皮炎的局部。

9. 孕妇的腹部、腰骶部及臀部均禁用推拿。

10. 妇女月经期间小腹部及腰骶部不宜或慎用推拿。

11. 不能安静的精神病、年老体弱、久病体虚、过饥过饱、醉酒者，不宜推拿。

三、推拿的注意事项

（一）手法操作的先后顺序

推拿手法操作要有一定的顺序，一般是自上而下；或先左后右（即男性受术者先操作左侧后操作右侧，女性受术者则相反）；或从前到后，由浅入深，循序渐进，并根据病情进行适当调整。局部治疗，则按手法的主次进行，即先用轻柔放松手法，再用重手法或整复手法。

就一个完整的手法操作过程而言，一般应遵循"轻→重→轻"的原则，即前、后 1/4 的时间手法刺激量轻一些，中间一段时间手法刺激量相对重一些，体现出一定的轻重节奏变化。而具体在某一部位操作时，又需注意手法操作的轻重交替，以及点、线、面的结合运用。不可在某一点上持续性运用重手法刺激。一个完整的手法操作过程往往由数种手法组合而成，操作时需要经常变换手法的种类，它要求术者的步法要根据手法的需要而变化，使手法变换自然、连续，而不间断，一气呵成。要做到这一点，一方面要求术者对手法的掌握和运用十分熟练；另一方面，还要术者充分集中注意力，做到手到意到，得心应手，运用自如。

（二）手法的补泻

"虚者补之，实者泻之"是中医推拿治疗的基本法则。"补"乃补正气之不足，凡能补充人体物质之不足，或增强人体组织某一功能的治疗方法。"泻"乃泻邪气之有余，凡是能直接祛除病邪，或抑制组织器官功能亢进的治疗方法。

"补"与"泻"虽是两种作用相反的治疗方法，但它们共同的目的均为调整阴阳，增强人体的正气，以达扶正祛邪。所以补与泻之间的关系，是相互关联、对立统一的关系。

古人在长期的医疗实践中，对推拿治疗的补泻，积累了丰富的经验，并经历代人们的反复验证，不断总结，提出了许多补泻方法，特别在小儿推拿治疗时十分强调补泻。

1. 轻重补泻法　轻重是指医者在受术者体表穴位上操作时用力的大小而言。轻手法治疗为补法，重手法治疗为泻法。临床实践表明，推拿对调节脏腑机体功能确有很大作用。轻手法作用于特定的部位与穴位，有促进胃肠蠕动、健脾和胃、兴奋经络、促进气血循行等的作用；重手法作用于机体穴位，具有一定抑制机体亢进的作用。例如老年脾胃虚弱患者，用摩中脘，擦腹部，按揉脾俞、胃俞、足三里等轻手法治疗，有增加食欲，健脾胃作用；用点法、按法、弹拨法等重手法治疗，有解痉通络、行气止痛等作用，常用于内脏（如胃肠）痉挛痛及实证中的诸痛症。推拿治疗虽无直接补、泻物质进入体内，但依靠手法在体表一定部位的刺激，可起到促进机体功能和抑制亢进的作用，就这些作用的本质来看，仍属于"补""泻"范畴。

推拿治疗的轻重补泻，在临床具体运用时，应根据受术者年龄的大小、病证的虚实、部位的深浅、本缓标急等灵活使用。如老年体弱、婴儿及病变部位浅、虚证患者宜用轻手法；青壮年及肌肉肥厚、病变部位深、实证疼痛患者宜用重手法。正如《幼科推拿秘书》云："本缓标急重与轻，虚实参乎病证，初生轻指点穴，二三用力方凭，五七十岁推渐深，医家次第审明。"

2. 快慢补泻法　快慢是指医者运用手法在受术者体表穴位上操作的速度，即频率。一般而言，快手法治疗为泻法，慢手法治疗为补法。正如《幼科推拿秘书》曰："急摩为泻，缓摩为补。"如推三关、揉外劳等，用快而有力的手法治疗，重在发散外邪，用于风寒表实证，为泻法；用慢而轻柔的手法治疗，重在温阳益气，用于虚证，为补法。

现代研究表明，速度快的手法作用于局部穴位，能加快血液、淋巴液循环，起到活血化瘀作用，使瘀血、水肿迅速消散；慢而柔和的手法，有兴奋生理、强壮身体的作用，故前者为泻，后者为补。

手法频率在一定范围内的变化，这仅是个量的变化。但超过一定范围的变化，则可出现从量变到质变的飞跃。如在临床运用中，高频率的"一指禅推法"（缠法），有活血消肿，托脓排毒的作用，可用于治疗痈肿疮疖等外科疾病。而一般频率的一指禅推法，对外科的痈疖却是不适宜的。因为高频率的"一指禅推法"相对一般频率的一指禅推法来说，手法操作特点是作用面积小，压力轻，摆动的振幅小，因此每一次手法摆动的能量释放要比一般的小，能量扩散也相应减小，这样每次手法对作用面外的组织影响也减小，从而减少病灶扩散的机会，消除了手法对外科痈疖治疗的副作用。因为手法的频率高，治疗的总量不变，而作用面积小，能量扩散小，又使单位面积的有效能量（渗透）增大，再加选择适应的治疗部位，这样就可起到"清、消、托"的作用，又可克服对周围组织挤压的副作用，故这种快手法操作谓之"泻"，反之则为"补"法。

3. 方向补泻法 在小儿特定穴中常用，主要用于手部穴位与腹部穴位。

手部特定穴位补泻：一般而言，在手部穴位上做向心性方向直推为补；离心性方向直推为泄。如心经、肝经、肺经、脾经、大肠、小肠等穴，向指根（向心性）方向直推为补；向指尖（离心性）方向直推为泻，唯肾经相反。张汉臣《小儿推拿学概要》中指出："推法中分补（由指尖向指根推）、泻（由指根向指尖推）……因其方向不同，故作用亦异。"《推拿仙术》在手部穴位补泻举例中说："脾土有推补之说，以医人用左手大指二指拿患者大指颠……屈其指而推，故曰补，取进食之意。"《推拿三字经》亦云："补脾方，内推补（曲指向内推为补，脾者土也，能生万物，无积不能泻也），外泻详（直指向外推为泻，来回为清补）。"《小儿推拿方脉活婴秘旨全书》也举例曰："脾土曲补直为清。"以上说明了手穴操作方向及列举脾经穴的操作为向指根（向心性）方向直推为补，向指尖（离心性）方向直推为泻。

腹部穴补泻：在小儿或成人腹部操作时，如摩腹、揉脐，向左摩、揉为补法，向右摩、揉为泻法。正如《幼科推拿秘书》曰："左转补兮右转泻。"现代解剖学研究表明，从左下腹开始摩揉腹部逆结肠蠕动方向，有健脾止泻作用，故为补法；从右下腹摩揉腹部顺结肠蠕动方向，能通便消食助运化，故为泻法。因此在临床运用时，逆时针摩腹、揉脐，常用于脾虚所致的腹泻、厌食、腹痛等虚证；顺时针摩腹、揉脐多用于便秘、腹胀、腹痛、腹泻、厌食等实证。

4. 经络补泻法 又称为迎随补泻法或顺逆补泻法。是指随（顺）其经络走行方向操作为补法；迎（逆）其经络走行方向操作为泻法。如《灵枢·始终》曰："泻者迎之，补者随之。"

在临床运用时，如在经络上的特定穴位，多采用此法，也得到临床的验证。如脊柱（脊）位于督脉，大椎至尾椎的连线即是。用捏法由尾椎捏至大椎顺其经络施术为补法，主治先后天不足的一切虚弱病证；逆其经络由上而下推之为泻法，主治发热感冒等实证。又如七节骨（位于第四腰椎至尾椎端成一线），随（顺）其经络直推称推上七节骨，能温阳止泻为补；迎（逆）其经络直推称推下七节骨，能泻热通便为泻。元代滑寿《难经本义》云："迎随之法，补泻之道也。迎者，迎而夺之；随者，随而济之。"此指顺经络操作为补法，逆经络为泻法。在《幼科推拿秘书》举例说："推肚脐须蘸汤往小腹下推，则泻；由小腹往上推，则补。"盖足三阴经从足走腹，往小腹下推则逆其经络，故为泻，反之为补法。

5. 次数补泻法 是指医者运用手法在穴位上操作次数的多少，它是衡量手法补泻的有效治疗量。适当的次数能使疾病很快痊愈，若次数少则起不到治疗作用；次数过多则无益甚至有害。一般而言，次数多、时间长而轻柔的手法治疗为补法；次数少、时间短而较重的手法治疗为泻法。一般1岁左右的患儿，一个穴位推拿300次左右，根据年龄和病情而酌情增减。如徐谦光《推拿三字经》曰："大三万，小三千，婴三百，加减良。"《保赤推拿法》云："儿之大者，病之重也，用几千次，少则几百次。"《幼科推拿秘书》亦云："一岁三百，不可拘也。"这均说明推拿次数要有一定的标准，有其灵活性。这些上百次的推拿手法，一般是对推法、揉法、摩法、运法而言，若刺激性较重的手法，如掐、捏、拿法等，一般只需3～5次即可。

由上而知，手法次数的多寡，应根据患儿年龄大小、病证虚实，灵活掌握补泻。如1岁内的婴儿脾胃虚寒胃痛者，可取摩腹摩中脘3～5分钟，手法宜轻柔，同时配合推脾经（补法）300次，轻揉足三里（补）50～100次，以达补益脾胃、散虚寒、止腹痛的作用。又如婴儿寒邪直中脾胃，出现腹痛拘急者，可用拿肚角 2 ～ 3 次，按足三里 5 ～ 10 次，点按脾胃俞各 0.5 分钟，有解痉止痛等作用。因此前者为补，后者为泻。

6. 得气补泻法　又称推拿感应补泻法。所谓得气，即指施术手法过程中受术者所表现出酸、麻、胀、痛、重等自我感觉。一般而言，得气明显者为泻法，得气轻微者为补法。由于每个人对疼痛的敏感程度不同，即使使用同一手法、同一力量在同一个部位施术，可能有的受术者难以承受，可能另一受术者感觉甚微，这是人们对疼痛的阈值差异所致。故在临床医疗施术手法过程中，应密切观察或询问受术者的得气情况，及时调整补泻。对疼痛剧烈、肌肉肥厚的青壮年，属实证者，应使其得气强，以达泻实之目的；对隐隐作痛、老年体弱、肌肉菲薄，属虚证者，宜轻微得气，振奋人体生理机能，以达扶正祛邪之目的。

7. 平补平泻法　是指患儿虚实不很明显时，或平素小儿保健时，常用的一种方法。此法常用于手部穴位与腹部穴位。

手穴平补平泻法是指医者用推法在患儿手穴来回推之的一种操作。如平补平泻中的清补大肠、清补脾经、清补小肠、清补肺经等。如《推拿三字经》云："若泻肚，推大肠……来回忙。"说明如果临床遇到腹泻患儿，虚实不明显时，可只取大肠穴来回推之，同时还可配合脾经来回推之，亦获良效。

腹穴平补平泻法是指用摩法于患儿腹、脐穴左右各摩、揉半数的一种操作。如顺时针、逆时针各摩腹半数，或左右各揉脐半数。《实用小儿推拿》曰："左右顺逆转揉之为平补平泻。"如临床上患儿出现腹胀、便秘、食欲不振，虚实不明显时，常用摩法于腹部左右各摩 100 次，左右揉脐各 50 次，均取其半数，常获满意疗效。

历代文献中有关推拿补泻的记载，虽然大部分用于小儿推拿，但临床上治疗成人病证时，也常涉及手法的补泻问题，如"轻重""快慢""得气""方向"补泻法等，每均用之，以达补虚泻实之作用。

以上推拿治疗补泻七法，在临床运用时，首先仔细辨证，并根据受术者病证虚实，综合运用，以达功专力宏、补虚泻实之目的。正如《灵枢·邪气脏腑病形》曰："补泻反，则病益笃。"若补泻不明，就会犯"虚虚实实"之戒。夏禹铸《幼科铁镜》云："推拿揉掐，性与药同，用推即是用药，不明何可乱推……病知表里虚实，推后重症能生，不谙推拿揉掐，乱用便添一死。"以上充分说明了推拿补泻治疗在临床上的重要性。只有辨证准确，然后根据"扶正祛邪"的原则，确定补泻方法，才能充分发挥推拿的治疗作用。

（三）推拿前的准备

1. 医生推拿前的准备

（1）仪表端正，热情大方，接待受术者有礼有节，不卑不亢；推拿操作掌握分寸，落落大方。

（2）注意个人卫生，推拿操作结束要洗手，尤其是做擦法后或在足部治疗后；不宜浓妆异香；要勤剪指甲，以免指甲过长或有分叉，刺痛受术者或伤皮出血等。

（3）推拿操作时不宜佩戴戒指、手表、手链及其他手饰，以免擦伤受术者皮肤或钩破衣服。

（4）站立操作时应含胸拔背，蓄腹收臀，两腿呈丁字步或呈弓步姿势，通过胯部的扭转来调节适合推拿操作的姿势，不宜脚步过多的移动，以免显得杂乱无序。

（5）受术者取坐位操作时，应站立于其侧前方或侧后方，不宜正立于正前方，以失雅观；受术者取卧位操作时，应立于侧方或坐于侧方操作；不宜与受术者站立过近或过远，应选择适应手法操作的体位和空间。

（6）推拿操作时要保持精神饱满，精神集中，身心放松，使受术者在轻松的环境下接受推拿治疗。

（7）要学会掌握受术者的心理，通过看、听及手下的触觉来体察受术者的反应，推拿时如受术者皱眉，发出"喷、喷"的声音，扭动体位回避手法刺激或手下感觉肌肉收紧等，表示可能手法刺激过重，应及时调整刺激强度。

（8）推拿时可通过交流沟通，及时了解受术者的思想状况，做好心理疏导，帮助受术者消除顾虑，树立战胜疾病的信心。

（9）当推拿手法更换时，要协调连贯，避免断续停顿，或忽轻忽重，忽快忽慢，使受术者难以适应。

2. 受术者的准备

（1）注意个人清洁卫生，衣服潮湿，或身上有汗时不宜操作，以免损伤皮肤。

（2）做推拿操作时应穿棉质衣裤，松紧要适宜，穿脱要方便；不宜穿奇装异服或过多暴露肌肤的衣服，不穿裙子尤其是连衣裙推拿，以免影响推拿操作；不穿昂贵的衣料推拿，以免损坏或污染衣物。

（3）妥善保管好贵重物品，如钱包、戒指、手表、手链及其他手饰等，以防失窃或损坏，造成经济损失。

（4）推拿前排空二便，以防中途硬忍或出现手法意外。

（5）选择好合适的体位，以利于推拿操作，配合完成推拿治疗。

（6）需要做特殊手法操作时，应配合操作需要，如做擦法操作时裸露部分皮肤要充分，以免污染衣服，或影响操作。

（7）过饥、过饱、过度疲劳时，或精神紧张，情绪不稳定时，不宜立即进行推拿，应待缓解后才能操作。

（8）在推拿过程中如有不适，如胸闷、心慌、心跳突然加快或减慢、过多出汗等异常情况时，应立即告诉医生，并应立即停止推拿，采取相应措施。

3. 对诊室环境的准备

（1）保持诊室内整齐清洁，尤其是诊疗台、治疗床、治疗椅上要收拾整洁，保持舒适的诊疗环境。

（2）推拿时要用治疗巾，避免不文明操作。床单、枕套要勤洗勤换，努力创造条件实行一人一单、一人一巾、一单一巾一操作，避免交叉感染。

（3）诊室内治疗床、治疗椅的摆放要有一定的空间，避免过度拥挤，以免影响操作。

（4）保持一定的室温，诊室内应配备必需的风扇和取暖设备，有条件的应安装冷暖空调。不宜在温度过低或过高的环境下推拿，以防受术者感冒或中暑，同时也影响推拿疗效和推拿操作。

（5）诊室内应设有保护隐私的装置，如移动式挂帘、屏风等，以满足女性受术者或特殊人群检查或治疗的需要。

（6）保持室内良好的通风条件和照明条件，按照院内感染防治要求对诊室实行紫外线消毒。

（四）推拿异常情况的预防及处理

推拿是一种安全有效的医疗方法，但如果手法运用不当，也可出现一些异常情况。所以，操作时要谨慎，防止发生推拿意外，一旦发生，要及时处理。推拿意外涉及肢体的软组织、骨与关节、神经系统、内脏系统等。

1. 软组织损伤　软组织包括皮肤、皮下组织、肌肉、肌腱、韧带、关节等。皮肤损伤在推拿临床最为常见，如出现皮肤疼痛、瘀斑、破皮等。其原因是多方面的，如初学推拿者，手法生硬，不能做到柔和深透，从而损伤皮肤；或手法不熟，粗蛮施加压力或过度使用推、擦、揉等法，则致皮肤损伤；手法操作过久，局部皮肤及软组织的感觉相对迟钝，痛阈提高，导致皮肤损伤。预防和处理：要求医者加强手法基本功的训练，正确掌握各种手法的动作要领，提高手法的娴熟程度。

2. 骨与关节损伤　在推拿临床上，由于手法过于粗暴，或对关节认识不足，毫无准备地施行手法操作，被动运动超过正常关节活动度，可造成医源性骨与关节、软组织的损伤。或由于对疾病的认识不足，造成病理性骨折。施术者要深刻了解骨与关节的解剖结构和正常的活动幅度，在推拿治疗时要合理使用强刺激手法，被动活动不可超过关节的活动范围，一旦发生意外应及时处理，同时要分辨是局部损伤还是合并有邻近脏器的损伤。

（1）胸腰椎的压缩性骨折　多由高处下坠或足臀部着地，其冲力由下向上传递到脊柱，从而发生腰椎上部或胸椎下部骨折。病员仰卧位，过度地屈曲双侧髋关节，使腰椎生理弧度消失，并逐渐发生腰椎前屈，胸腰段椎体前缘明显挤压，在此基础上，再骤然增加屈髋、屈腰幅度，则容易造成胸腰段椎体压缩性骨折。预防与处理：双下肢屈膝屈髋操作是用来检查腰骶部病变的特殊检查方法之一，在临床上也常用此法来解除腰骶后关节滑膜的嵌顿和缓解骶棘肌痉挛。运用此种方法时，只要在正常髋、骶关节活动范围内，且屈双下肢髋关节的同时，不再附加腰部前屈的冲击力，胸腰椎压缩性骨折是完全可以避免的。特别是老年人、久病体弱或伴有骨质疏松的患者，行此法时更需要谨慎。单纯性椎体压缩性骨折，是指椎体压缩变形小于1/2，且无脊髓损伤者，可采用手术疗法。指导患者锻炼腰背伸肌，可以使压缩的椎体复原，早期锻炼可避免产生骨质疏松的现象，通过锻炼可增强背伸肌的力量，避免慢性腰痛后遗症的发生。对于脊柱不稳定的压缩性骨折，即椎体压缩变形大于1/2，并伴有棘上、棘间韧带损伤或附件骨折，或伴有骨髓损伤者，应予以手术治疗。

（2）肋骨骨折　肋骨共有12对，左右对称，连接胸椎和胸骨，组成胸廓，对胸部脏器起着保护作用。肋骨靠肋软骨与胸骨相连，肋软骨俗称"软肋"，能缓冲外力的冲击。造成肋骨骨折的因素主要是直接和间接的暴力。在推拿治疗时，由于过度挤压胸廓的前部和后部，可致肋骨的侧部发生断裂。如受术者俯卧位，医者在其背部使用双手重叠掌根按法或肘压法或踩跷法等重压手法，在忽视受术者的年龄、病情、肋骨有无病理变化等情况下，易造成肋骨骨折。预防与处理：目前的推拿治疗床一般是硬质铁木类结构，在俯卧位上背部推拿时，要慎重操作。对年老体弱的受术者，由于肋骨失去弹性，肋软骨也常有骨化，在受到外力猛烈挤压时易造成骨折；某些转移性恶性肿瘤致肋骨有病理变化者，于其背部及胸部实行按压手法，极易造成医源性或病理性骨折。单纯的肋骨骨折，因有肋间肌固定，很少发生位移，可用胶布外固定胸廓，并限制胸壁呼吸运动，让骨折端减少位移。肋骨骨折后出现反常呼吸、胸闷、气急、呼吸短浅、咯血、皮下气肿时，应考虑肋骨骨折胸部并发症，要及时转科会诊治疗。

（3）寰枢关节脱位　第一颈椎，又称寰椎，无椎体、棘突和关节突，由前弓、后弓和两个侧块构成；第二颈椎又称枢椎，椎体小而棘突大，椎体向上伸出一指状突起，称齿突。寰枢关节由两侧的寰枢外侧关节和寰枢正中关节组成，可围绕齿突做旋转运动。寰枢外侧关节由寰椎下关节面和枢椎上关节面组成，寰枢正中关节由齿突和寰椎前弓和寰椎横韧带组成。正常情况下，进行颈部旋转、侧屈或前俯后仰类的运动类推拿手法，一般不会出现寰枢关节脱位。当上段颈椎有炎症或遭受肿瘤组织破坏后，在没有明确诊断的情况下，操作者盲目的做较大幅度的颈部旋转运动或急剧的前屈运动，可导致寰椎横韧带撕裂、寰枢关节脱位；有齿突发育不良等先天异常者，可因盲目的颈部手法操作，如姿势不当、手法过度等，引起寰枢关节脱位。预防与处理：寰枢关节脱位也可因推拿不当所致，也可由颈部、咽后部感染引起的寰枢韧带损伤而致。故在颈部手法操作前，特别是颈部旋转复位类手法操作之前，应常规摄 X 光片，检查血常规、红细胞沉降率等，以排除颈部、咽部及其他感染病灶，了解其疾病的变化和转归后，方可行颈部旋转手法，动作不宜超过 45°，颈部扳法不要强求弹响声。

3. 神经系统损伤 推拿手法使用不当，还可造成神经系统损伤，包括中枢神经和周围神经损伤两大类。其危害程度可居推拿意外之首，轻则造成周围神经、内脏神经的损伤，重则造成脑干、脊髓损伤，甚至死亡。腋神经、肩胛上神经损伤：腋神经从属锁骨部分支，由第五、六颈神经前支组成。在腋窝发自臂丛后束，穿过四边孔间隙，绕行于肱骨外科颈至三角肌下间隙部，其肌支支配三角肌和小圆肌，其皮支由三角肌后缘穿出，分布于肩部和臂部的皮肤。肩胛上神经从属锁骨上部分支，由第五、六颈神经前支组成，起于臂丛上干，向后经肩胛骨上缘入冈上窝，转至肩峰下方入冈下窝，支配冈上肌和冈下肌。推拿治疗颈部疾患时，如强行做颈椎侧屈被动运动，易导致受牵拉侧的臂丛神经和关节囊损伤，同时对侧关节囊也易受挤压而损伤。一般在行手法治疗后，若立即出现单侧肩、臂部阵发性疼痛、麻木，肩关节外展受限，肩前、外、后侧的皮肤感觉消失，应警惕神经损伤的可能性，日久可出现三角肌、冈上肌失用性肌萎缩。预防与处理：在行颈部侧屈被动运动时，尤其要注意，颈椎侧屈运动的生理范围只有 45°，绝对不可超过此范围，同时切忌使用猛烈而急剧的侧屈运动。

思考题

在临床上出现各种伤筋疼痛或胃肠急性痉挛疼痛时，为什么选用点、按等重手法来止痛？

答：因为重手法能提高局部的疼痛阈值，能够抑制人体骨骼肌、平滑肌痉挛，从而减轻或缓解疼痛。

第二节 摆动类手法

一、一指禅推法

以拇指端或螺纹面着力，通过腕部的往返摆动，使所产生的功力通过拇指持续不断地作用于施术部位或穴位上，称为一指禅推法。禅，佛学术语，原名禅那，静虑意，此指内功、内劲。一指禅推法为一指禅推拿流派的代表手法，其特点是手法操作缠绵，讲究内功、内劲，故初学时易形似，难以神似，须刻苦、经久习练才能掌握。

（一）动作要领

拇指自然伸直，余指的掌指关节和指间关节自然屈曲，以拇指端或螺纹面着力于体表施术部位或穴位上。沉肩、垂肘、悬腕，前臂主动运动，带动腕关节有节律地摆动，使所产生的力通过指端或螺纹面轻重交替，持续不断地作用于施术部位或穴位上（图 5-1）。手法频率每分钟 120 ～ 160 次。

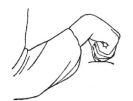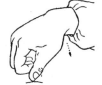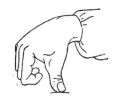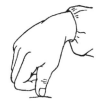

图 5-1　一指禅推法

一指禅推法，亦可以拇指偏峰或拇指指间关节背侧部着力操作，名为一指禅偏峰推法和一指禅屈指推法，为一指禅推法的变化运用。一指禅偏峰推法，是以拇指偏峰部着力，拇指伸直并内收，余指掌指部伸直，腕关节微屈，前臂主动运动，带动腕关节做轻度摆动或旋动，使其力作用于拇指偏峰部。一指禅屈指推法，又称跪推法，将拇指屈曲，指端顶于食指桡侧缘，或以螺纹面压在食指的第二节指背上，余指握拳，以拇指指间关节桡侧或背侧着力于施术部位或穴位上，其运动过程同一指禅推法。

（二）适用范围

多用于头痛、失眠、面瘫、近视、颈椎病、冠心病、胃脘痛、月经不调、关节炎等病证。

一指禅推法接触面小，刺激偏弱或中等，非以力取胜，而是讲究内功、内劲，故初习者难以治疗应用。即使是长期从事推拿医疗工作的医师如对其认识不足，临床应用较少或不结合练功，亦难以运用自如。一指禅推法如以指端操作，其接触面最小，易于施力，刺激相对较强，而如以螺纹面操作，则接触面相对较大，刺激亦相对较平和，两者多用于躯干部及四肢部的经络腧穴。由一指禅推法演变而来的一指禅偏峰推法和跪推法，前者接触面小而窄，以其"少商劲"的轻快柔和，多用于颜面部，而后者接触面亦小，刺激却刚劲有力，一般多用于颈项及四肢关节部。

（三）注意事项

1. 宜姿势端正，心和神宁。姿势端正，有助于一指禅推法的正确把握；心和神宁，则有利于手法操作的功贯拇指。

2. 操作时要沉肩、垂肘、悬腕、掌虚指实、紧推慢移。沉肩，指肩关节放松，肩胛骨自然下沉，以腋下空松，能容纳一拳为宜；垂肘，指肘部下垂，一般体位下肘部宜低于腕部；悬腕，指腕关节悬屈，弓背向上，有如悬吊一般，在腕关节放松的基础上，应尽可能屈曲90°；掌虚指实，指手法操作时，除拇指外其余手指及手掌部均要做到放松，虚不受力，而拇指则要蓄满功力，以自然压力进行操作；紧推慢移，指手法操作时腕部的摆动频率较快，每分钟120～160次，但拇指端或螺纹面在施术部位上的移动却较慢。

3. 宜掌握好拇指指间关节屈伸与不屈伸两种术式的运用。若术者拇指指间关节较僵硬，活动范围较小或治疗时需要较柔和的刺激，宜选用屈伸拇指指间关节的术式操作；若术者拇指指间关节较灵活，活动范围较大或治疗时需要较强的刺激，宜选用不屈伸拇指指间关节的术式操作。

4. 操作时注意力不可分散，不要耸肩用力，肘部不可外翘，拇指端或螺纹面与施术部位不要形成摩擦移动或滑动。

二、𢬵法

以手背部在体表进行连续的滚动，称为𢬵法。𢬵法为𢬵法推拿流派的代表手法，以其滚动之力作用于体表，刺激平和，安全舒适，易于被人接受，具有良好的调整作用。

（一）动作要领

拇指自然伸直，余指屈曲，以小指、无名指的掌指关节屈曲为最，约达 90°。余指屈曲的角度则依次减小，如此则使手背沿掌横弓排列呈弧面，以绷紧手背，使之易于施力。以第五掌指关节背侧为吸点吸附于体表施术部位上，以肘关节为支点，前臂主动做推旋运动，带动腕关节做较大幅度的屈伸和一定的旋转活动，使手背偏尺侧部在施术部位上进行连续不断地滚动（图 5-2）。手法频率为每分钟 120～160 次。

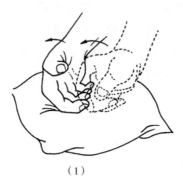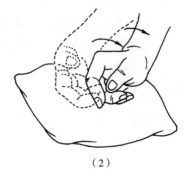

（1）　　　　　　　　　　　　　　（2）

图 5-2　滚法

滚法亦常用掌指关节背侧部和拳顶部为滚动着力面进行操作，名为掌指关节滚法和拳滚法，为滚法的变化运用。掌指关节滚法，其动作要领与滚法基本相同，唯其滚动着力面由手背尺侧部变为小指、无名指、中指及食指的掌指关节背侧，操作时腕关节宜屈向尺侧，其屈伸活动亦较滚法明显减小。拳滚法，其手法准备形态与运动过程较滚法明显不同，其滚动着力面为食指、中指、无名指和小指的第一节指背、掌指关节背侧及近侧指间关节背侧部，前臂主动施力，在无前臂旋肌参与运动的情况下，单纯进行推拉摆动，带动腕关节做无尺、桡侧偏移及旋转的屈伸活动，使之形成滚动。为进一步加强刺激，亦可仅以食指、中指、无名指及小指的近侧指间关节背侧部为滚动着力面，此时腕关节的屈伸幅度明显减小（图 5-3）。

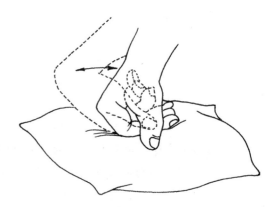

图 5-3　拳滚法

（二）适用范围

用于颈椎病、肩关节周围炎、腰椎间盘突出症、各种运动损伤、运动后疲劳、偏瘫、截瘫、高血压、糖尿病、痛经、月经不调等多种病证，也是常用的保健推拿手法之一。

滚法接触面广，刺激平和舒适，非补非泻，重在调整，故既可用于实证，又能用于虚证。所取治疗部位无论肌肉丰厚或薄弱均可，多用于项、背、腰臀及四肢部。而由滚法演变而来的掌指关节滚法和拳滚法，其接触面积较小，刺激较强，一般多用于背部、腰臀部及下肢后侧的肌肉丰厚处。

（三）注意事项

1. 肩关节宜放松下垂，屈肘成 140°，上臂中段距胸壁约一拳远，松腕，食、中、无名和小指的掌指关节屈曲幅度逐渐增加,其中无名指与小指应达到90°。

2.操作过程中,腕关节屈伸幅度应达到120°,即前滚至极限时屈腕约80°,回滚至极限时伸腕约40°,使手背部1/2面积(尺侧)依次接触治疗部位。

3.滚法对体表应产生轻重交替的滚动刺激,前滚和回滚时着力轻重之比为3:1,即"滚三回一"。

4.操作时不宜拖动、碾动、跳动和摆动。拖动是由于吸点不牢而形成拖擦;碾动是由于吸点位置错后,将滚动的中心点移到了小鱼际处,且手法操作频率过慢而形成碾压;跳动是由于前滚时推旋力过大,回滚时回旋力过小而形成跳弹;摆动则是腕关节屈伸幅度过小所致。

5.滚法在移动操作时,移动的速度不宜过快。即在滚动的频率不变的情况下,于所施部位上缓慢移动。

三、揉法

以指、掌或肢体其他部分在体表施术部位上做轻柔灵活地上下、左右或环旋揉动,称为揉法。揉法是常用手法之一,根据肢体操作部分的不同而分为掌揉法、指揉法等。其中掌揉法又分为大鱼际揉法、掌根揉法等,指揉法分为拇指揉法、中指揉法等多种揉法。

(一)动作要领

1.大鱼际揉法 以手掌大鱼际部着力于施术部位上。沉肩,屈肘成120°～140°,肘部外翘,腕关节放松,呈微屈或水平状,以肘关节为支点,前臂做主动运动,带动腕关节进行左右摆动,使大鱼际在治疗部位上进行轻柔灵活的揉动。手法频率为每分钟120～160次(图5-4)。

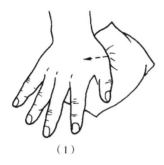 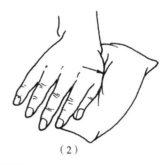

(1) (2)

图5-4 大鱼际揉法

2.掌根揉法 肘关节微屈,腕关节放松并略背伸,手指自然弯曲,以掌根部附着于施术部位上。以肘关节为支点,前臂做主动运动,带动腕掌做小幅度的回旋运动,使掌根部在施术部位上进行柔和的连续不断地旋转揉动。手法频率为每分钟120～160次(图5-5)。

掌揉法中,除以上两种揉法外,还可以手掌的全掌及小鱼际部为着力面进行操作,前者称全掌揉法,后者为小鱼际揉法。全掌揉法的动作要领与掌根揉法基本相同,而小鱼际揉法则差异较大。小鱼际揉法的发力部位仍在前臂,以小鱼际部着力,唯其腕部不可放松,要伸直挺劲,其运动形式可以是环转,亦可以是上下或左右方向揉动。

3.拇指揉法 以拇指螺纹面置于施术部位上,余四指置于

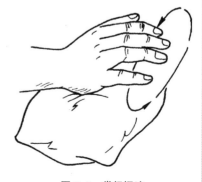

图5-5 掌根揉法

其相对或合适的位置以助力，腕关节微屈或伸直。以腕关节为支点，拇指主动做环转运动，余指配合拇指做助力运动，使拇指螺纹面在施术部位上做连续不断地旋转揉动。手法频率为每分钟120～160次（图5-6）。

4. 中指揉法　中指指间关节伸直，掌指关节微屈，以中指螺纹面着力于施术部位或穴位上。以肘关节为支点，前臂做主动运动，通过腕关节使中指螺纹面在施术部位上做轻柔灵活的小幅度环旋或上下、左右揉动。手法频率为每分钟120～160次。为加强揉动的力量，可以将食指螺纹面搭于中指远侧指间关节背侧进行操作（图5-7）。

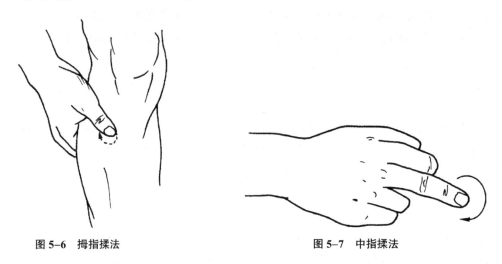

图5-6　拇指揉法　　　　　　　　　　　　　　图5-7　中指揉法

指揉法还可以食指或食指、中指、无名指并拢进行操作，前者称食指揉法，后者为三指揉法，其动作要领均同中指揉法。

揉法中，除指揉法和掌揉法外，还可以用拳、前臂、肘和足部进行操作，名为拳揉法、臂揉法、肘揉法和足揉法。拳揉法是以拳顶或拳的食、中、无名和小指的近侧指间关节背侧部为着力面，以肘关节为支点，前臂为动力源，余同掌根揉法。臂揉法是以前臂中段的内侧部或尺侧部为着力面，以肩关节为支点，上臂为动力源进行操作。肘揉法是以肘部的尺骨上段背侧或肘尖的尺骨鹰嘴部为着力面，余同臂揉法。足揉法是以足掌前部或足跟部为着力面，以膝关节和髋关节为支点，以下肢的股部及小腿为动力源进行操作。

（二）适用范围

用于胃脘痛、便秘、泻泄、癃闭、头痛、软组织扭挫伤、颈椎病、骨折术后康复、小儿斜颈、小儿遗尿、近视等多种病证。

揉法接触面可大可小，刺激平和舒适，具有较好的化瘀作用。指揉法接触面小，力弱，适于头面部腧穴；大鱼际揉法属揉法中特例，因其通过腕部的旋动、摆动而使大鱼际部产生揉压动作，适用于腹部、面部、颈项部及四肢部；掌根揉法面积较大，力沉稳适中，多用于背、腰、臀、躯干部。至于拳揉法，力较刚猛，多用于背部；前臂揉法，其力可刚可柔，多用于背腰、四肢及胸腹部；肘揉法力最重，多用于背、腰、臀及股后部；足揉法属"脚法"中的一种，经久练习才能掌握，其力可刚可柔，多用于背腰及四肢部。

（三）注意事项

1. 所施压力要适中，以受术者感到舒适为度。揉动时要带动皮下组织一起运动，动作要灵活而有节律性。

2. 要掌握好揉动频率。揉法的揉动频率一般情况下是每分钟 120 ～ 160 次，但亦有特例情况，比如指揉法在面部操作时可以先缓慢地揉动 3 次，然后按一下，形成"揉三按一"的连续操作。

3. 大鱼际揉法前臂有推旋动作，腕部宜放松，而指揉法则腕关节要保持一定的紧张度，掌根揉法则腕关节略有背伸，松紧适度。

4. 不可在体表形成摩擦运动。

思考题

为什么揉法治疗保健后，会使疼痛顿感减轻或轻松舒适？

答：因为揉法能加速血液循环、放松肌肉、解除疲劳、改善微循环、促使炎性渗出物的消散与吸收，故能使疼痛缓解而轻松舒适。

第三节　摩擦类手法

一、摩法

用指或掌在体表做环形或直线往返摩动，称为摩法。分为指摩法和掌摩法两种。

（一）动作要领

1. 指摩法　指掌部自然伸直，食指、中指、无名指和小指并拢，腕关节略屈。以食指、中指、无名指及小指指面着力于施术部位，以肘关节为支点，前臂做主动运动，通过腕、掌使指面做环形或直线往返摩动（图 5-8）。

2. 掌摩法　手掌自然伸直，腕关节略背伸，将手掌平置于施术部位上，其施术过程同指摩法（图 5-9）。

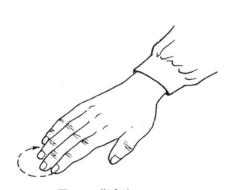

图 5-8　指摩法

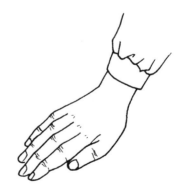

图 5-9　掌摩法

（二）适用范围

用于咳喘、胸胁胀痛、呃逆、腹胀腹痛、消化不良、泻泄、便秘、月经不调、痛经、遗精、阳痿早泄、外伤肿痛等病证。

摩法是最古老的推拿手法，消郁散结的作用较好。《圣济总录》记载："摩其壅塞，以散郁结。"指摩法接触面较小，适于颈项、面部、四肢等部位，而掌摩法接触面大，多适用于胸腹、背腰等部位。

（三）注意事项

1. 指摩法在操作时腕关节要保持一定的紧张度，而掌摩法则腕部要放松。

2. 摩动的速度、压力宜均匀。一般指摩法宜稍轻快，掌摩法宜稍重缓。《厘正按摩要术》云："摩法较推则从轻，较运则从重。"操作时不宜带动皮下组织。

3. 要根据病情的虚实来决定手法的摩动方向。就环摩而言，传统以"顺摩为补，逆摩为泻"，即虚证宜顺时针方向摩动，实证则要逆时针方向摩动。

4. 摩动的速度不宜过快或过慢，压力不宜过轻或过重。《圣济总录》曰："摩法不宜急，不宜缓，不宜轻，不宜重，以中和之意施之。"

二、擦法

用指或掌贴附于施术部位，做直线往返运动，使之摩擦生热，称为擦法。分为指擦法和掌擦法两种，其中掌擦法包括全掌擦法、大鱼际擦法和小鱼际擦法。

（一）动作要领

1. 指擦法　指掌部伸直，腕关节平伸，以食指、中指、无名指和小指指面附着于施术部位。以肘关节为支点，前臂为动力，通过腕、掌使指面进行均匀的前后直线往返擦动，使施术部位产生一定的热量。

2. 掌擦法　以手掌的掌指面或大鱼际、小鱼际着力于施术部位，腕关节放平。以肩关节为支点，上臂主动运动，通过肘、前臂和腕关节使掌指面或大鱼际、小鱼际做前后方向的连续直线擦动并产生一定的热量（图5-10、图5-11、图5-12）。

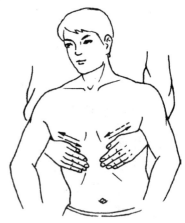

图5-10　掌擦法

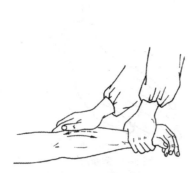

图5-11　大鱼际擦法

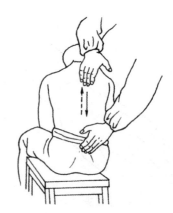

图5-12　小鱼际擦法

（二）适用范围

用于风寒外感、发热恶寒、风湿痹痛、胃脘痛喜温喜按者及肾阳虚所致的腰腿痛、小腹冷痛、月经不调及外伤肿痛等病证。

擦法具有较好的温经散寒作用，能治疗一切寒证。因操作时耗气伤力，故术者须有较好的身体素质。指擦法的特点是擦动的距离短，故擦动的范围较小，多用于项部；掌擦法擦动的范围大，可根据施术部位的不同和生热量的需求而有所选择，一般均可用于胸腹部、两胁部、背腰部及四肢部。

（三）注意事项

1.着力部分要紧贴体表，直接接触皮肤操作，压力要适度；须直线往返运行，往返的距离应尽力拉长（指擦法除外）；动作要连续不断，有如拉锯状。

2.擦法产生的热量应以透热为度，即术者在操作时感觉擦动所产生的热已进入受术者的体内，并与其体内之热产生了呼应，此时可称为"透热"，一但透热，应立即结束手法操作。因每一种擦法的着力面积不同，故擦法产生热量的多寡也不一样。指擦法因操作时往返的距离较短，所以难以与其他擦法相比较。就掌擦法而言，全掌擦法、大鱼际擦法和小鱼际擦法的产热量为依次升高。

3.压力不可过大或过小，操作时如压力过大，则手法重滞，且易擦破皮肤；如压力过小，则不易生热。

4.不可擦破皮肤，长时间的操作或擦后又使用了其他手法易致皮肤破损，故应避免。为保护皮肤，常结合使用冬青膏、红花油等介质进行操作。

5.不可屏息操作。

三、推法

以指或掌、拳、肘等着力于施术部位上，做单向直线推动，称推法，又名平推法。成人推法与小儿推法有所不同，后者除直线推动外，尚可做弧形推动。推法一般分为指推法和掌推法两种。

（一）动作要领

1.指推法 以拇指端着力于施术部位或穴位上，余四指置于对侧或相应的位置以固定助力，腕关节略屈并偏向尺侧。拇指及腕臂部主动施力，向拇指端方向呈短距离单向直线推进（图5-13）。

指推法中，还可以拇指螺纹面偏桡侧缘为着力面，按上述要领向其食指方向推动，成人名为拇指平推法，与小儿推拿的直推法相似。其次，指推法还可食指、中指、无名指并拢，以其指端部及螺纹面为着力面进行推法操作，称为三指推法。

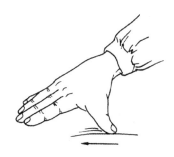

图5-13 拇指推法

2.掌推法 以掌根部着力于施术部位，腕关节背伸，肘关节伸直。以肩关节为支点，上臂部主动施力，通过前臂、腕关节，使掌根部向前做单向直线推进（图5-14）。

3.拳推法 用拳的食指、中指、无名指和小指的近侧指间关节背侧为着力面进行操作，称拳推法。

4.肘推法 以肘关节的尺骨鹰嘴着力于施术部位做单方

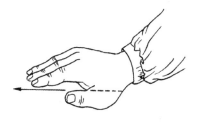

图5-14 掌推法

向直线推动，称为肘推法。肘推法须屈肘，以尺骨鹰嘴突起部为着力面，另一侧手臂抬起，以掌部扶握屈肘侧拳顶以固定助力。其施动过程与掌推法相似，但其运动方向多是向后拉推，以利于力的控制（图 5-15）。

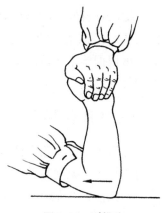

图 5-15   肘推法

（二）适用范围

用于外感发热、腹胀便秘、食积、癃闭、高血压病、头痛、失眠、腰腿痛、腰背筋膜炎、风湿痹痛、感觉迟钝等病证。

推法有通经活脉，荡涤积滞的作用。指推法接触面小，推动距离短，施力柔中含刚，易于查找和治疗小的病灶，故常用于手腕部腱鞘炎、项部和面部病证，亦可用于局部穴位，如推桥弓等。掌推法接触面大，推动距离长，力量柔和而沉实，多用于背腰部、胸腹部及四肢部病证。至于拳推法和肘推法，因施力刚猛，故一般多用于背部脊柱两侧及股后侧肥胖者。

（三）注意事项

1. 着力部要紧贴体表，推进的速度宜缓慢均匀，压力平稳适中，做单方向直线推进。
2. 不可推破皮肤。为防止推破皮肤，在头面、颈项、指腕可配适量冬青膏、滑石粉等为介质，亦可用间歇操作的方法。

四、搓法

用双手掌面夹住肢体或以单手、双手掌面着力于施术部位，做交替搓动或往返搓动，称为搓法。因双手夹搓，形如搓绳，故名搓法。搓法包括夹搓法和推搓法两种手法。

（一）动作要领

1. 夹搓法   以双手掌面夹住施术部位，令受术者肢体放松。以肘关节和肩关节为支点，前臂与上臂部主动施力，做相反方向的较快速搓动，并同时由肢体的近心端移向远心端（图 5-16）。

2. 推搓法   以单手或双手掌面着力于施术部位，以肘关节为支点，前臂部主动运动，做较快速的推去拉回的搓动。

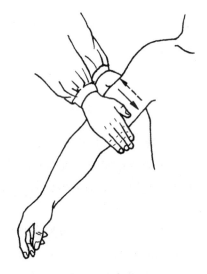

图 5-16   夹搓法

（二）适用范围

常用于肢体酸痛、关节活动不利及胸胁屏伤等病证。

搓法具有明显的疏松肌筋，调和气血之作用。夹搓法因以双手夹持，故常用于四肢和胸胁部，尤以上肢部的应用频度较高，常作为推拿治疗的结束手法；推搓法以单手操作较多，多用于背部、腰部、下肢后侧及面部等。

（三）注意事项

1. 操作时动作要协调、连贯。搓法动作中含有擦、揉、摩、推等多种运动成分，须细心体会。搓动时掌面在施术部位表面有小幅度位移，受术者应有较强的疏松感。

2.搓动的速度宜快，而由肢体的近心端移向远心端的移动速度宜慢。

3.施力不可过重。夹搓时如夹的太紧或推搓时下压力过大，会造成手法呆滞。

五、抹法

用拇指螺纹面或掌面在施术部位做上下或左右及弧形曲线的抹动，称为抹法。抹法实为成人推拿手法中的平推法与小儿推拿中的旋推法、分推法及合推法的综合动作，可分为指抹法与掌抹法两种。

（一）动作要领

1.指抹法　以单手或双手拇指螺纹面置于施术部位上，余指置于相应的位置以固定助力。以拇指的掌指关节为支点，拇指主动运动，做上下或左右、直线往返或弧形曲线的抹动。即或做拇指平推然后拉回，或做分推、旋推及合推，可根据施术部位的不同而灵活运用（图5-17）。

指抹法亦可以食指、中指与无名指螺纹面于额颞部操作。即受术者仰卧位，术者置方凳坐于其头端。以两手食指、中指和无名指螺纹面分置于前额部近正中线两侧，以腕关节为支点，掌指部主动施力，自前额部向两侧分抹，经太阳穴至耳上角，可反复操作。

2.掌抹法　以单手或双手掌面置于施术部位上。以肘关节和肩关节为双重支点，前臂与上臂部协调用力，腕关节适度放松，做上下或左右、直线往返或弧形曲线的抹动。

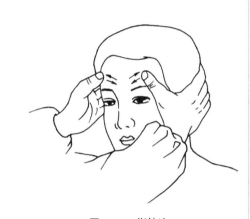

图5-17　指抹法

（二）适用范围

主要用于感冒、头痛、面瘫及肢体酸痛等病证。

抹法属于易学难精之法，临床擅用者一般多取其镇静安神的作用。指抹法活动范围小，多用于面部、项部；掌抹法抹动的范围较大，一般多用于背腰部。

（三）注意事项

1.操作时手指螺纹面或掌面要贴紧施术部位皮肤，用力要均匀适中，动作要和缓灵活。

2.要掌握好各种推法操作的动作要领。因抹法是各种推法的综合运用，推法可谓抹法的基础，故须将各种推法习练纯熟，并将其融会贯通，而后才能做到抹法的正确把握。

3.注意抹法同推法的区别。通常所说的推法是指平推法，其运动特点是单向、直线，有去无回。而抹法则是或上或下，或左或右，或直线往来，或曲线运转，可根据不同的部位灵活变化运用。

思考题

便秘腹胀时，应使用什么手法，做怎样方向的治疗？

答：顺时针摩腹可取得较好的疗效，因顺时针摩法是从右下腹开始、向右上腹、再向左上腹至左下腹，顺结肠的走行方向，可促使肠胃蠕动，增加胃肠动力，故治疗便秘腹胀有明显疗效。

第四节　振动类手法

一、抖法

以双手或单手握住受术者肢体远端，做小幅度的连续抖动，称为抖法。抖法常与牵引法结合应用而成牵抖复合手法。

（一）动作要领

以双手握住受术者上肢或下肢的远端，即上肢的腕部或下肢的足踝部，将被抖动的肢体抬高一定的角度（上肢坐位情况下向前外抬高约 60°，下肢在仰卧位情况下抬离床面约 30°）。两前臂同时施力，做连续的上下抖动，使抖动所产生的抖动波似波浪般地由肢体的远端传递到近端，从而使被抖动的肢体、关节产生舒服感（图5-18）。

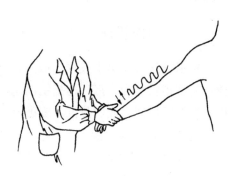

图 5-18　抖法

（二）适用范围

用于肩周炎、颈椎病、髋部伤筋及疲劳性四肢酸痛等病证。

（三）注意事项

1. 被抖动的肢体要自然伸直，并应使其肌肉处于最佳松弛状态。
2. 抖动的幅度要小，频率要快。一般上肢抖动幅度应控制在 2 ～ 3cm，频率为每分钟 250 次左右；下肢的抖动幅度可稍大，频率宜稍慢，每分钟 100 次左右。
3. 抖动时所产生的抖动波应由肢体远端传向近端。如传递不到位，是施力有误。
4. 操作时不可屏气。有习惯性肩、肘、腕关节脱位者禁用。

二、振法

以掌或指在体表施以振动的方法，称为振法，也称振颤法。分为掌振法与指振法两种。

（一）动作要领

以掌面或食、中指螺纹面着力于施术部位或穴位上，注意力集中于掌部或指部。掌、指及前臂部静止性用力，产生较快速的振动波，使受术部位或穴位有被振动感，或有时有温热感（图5-19）。

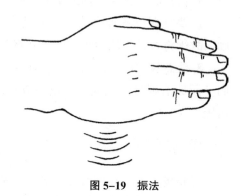

图 5-19　振法

（二）适用范围

用于胃下垂、胃脘痛、头痛、失眠、咳嗽、气喘、形寒肢冷、腰痛、痛经、月经不调等病证。

（三）注意事项

1. 掌指部与前臂部须静止性用力。以指掌部自然压力为度，不施加额外压力。所谓静止性用力，是将手部与前臂肌肉绷紧，但不做主动运动。有的振法操作，在手部和前臂肌肉绷紧的基础上，手臂做主动运动，可以使作用时间持久。

2. 注意力要高度集中在掌指部。古有"意到气到""意气相随""以意领气"之说。

3. 应有较高的振动频率。以掌指部做振动源，由于手臂部的静止性用力，容易使其产生不自主的、极细微的振动运动，这种振动频率较高，波幅较小。如做主动运动操作，则振动频率就会相对较低、波幅较大，但操作时间可以延长。

4. 操作后术者易感到身体倦怠，疲乏无力，要注意掌握好操作时间，不可过久运用，平时应坚持练功或运动，以增强身心素质。

三、颤法

以指或掌在施术部位做颤动的方法，称为颤法。颤法同振法易于混淆，有的甚至混称为"振颤法"，应加以区别。颤法可分为指颤法和掌颤法两种。

（一）动作要领

以食指、中指二指或食指、中指、无名指三指螺纹面或掌面置于施术部位，手部和臂部肌肉绷紧，主动施力，使手臂部产生有规律的颤动，使受术部位连同操作者手臂一起颤动。

（二）适用范围

主要用于腹胀、消化不良等病证。

（三）注意事项

1. 前臂和手部要主动颤动。振法是手臂部的肌肉静止性用力，而不做其他的主动运动。而颤法除手臂部的肌肉需要绷紧外，要进行主动的运动，这种运动形成了外在可见的颤动波。

2. 要有一定的颤动频率。颤法的运动频率一般认为在每分钟 200 ~ 300 次。

3. 要有一定的压力。操作时对施术部位要施加合适的压力，既不可过重，又不能过轻，以适合手臂的颤动传递为宜。

4. 颤法对操作者体能的消耗较振法少，但亦应注意自体保护，不可过久施为。

思考题

为何慢性胃炎、肠炎等用掌振中脘、气海、关元来治疗？

答：慢性胃炎、肠炎等疾病与脾胃功能不调、气血运行不畅等有关。掌振法是将力、气和意念结合起来贯于手掌，作用于温阳穴位中脘、气海、关元上，以温通经络、疏通气血、调和气机，进而达到治疗作用。

第五节　挤压类手法

挤压类手法是垂直按压或对称用力挤压的方式作用于机体部位的一类手法，主要包括按法、压法、点法、捏法、拿法、捻法、拨法和踩跷法等。

一、按法

以指或掌垂直向下按压体表受术部位，进行有节奏的向下按压，称按法。按法又常与揉法相结合，组成"按揉"复合手法。分为指按法、掌按法两种。

（一）动作要领

1. 指按法　以拇指螺纹面着力于受术部位，拇指主动用力，垂直向下按压。当按压力达到所需的力度后，要稍停片刻，然后逐渐放松减力，再做重复按压，使按压动作既平稳又有节奏性（图 5-20）。

2. 掌按法　以单手或双手掌面置于受术部位。以肩关节为着力点，利用身体上半部的重量，通过上、前臂传至手掌部，垂直向下按压，用力原则同指按法（图 5-21）。

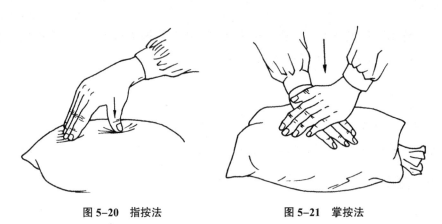

图 5-20　指按法　　　　　　　图 5-21　掌按法

（二）适用范围

指按法适用于全身各部，尤以经络、穴位常用；掌按法适用于背部、腰部、臀部、上肢、下肢等面积较大而又较为平坦的部位。按法常用于各种疼痛性疾病治疗，如头痛、腰背痛、上肢痛、下肢痛等各种痛症及风寒感冒等病证。

（三）注意事项

1. 指按法接触面积较小，刺激较强，常在按后施以揉法，形成有规律的按后予揉的连续手法操作。

2. 力度以受术者适应为度，不可突施蛮力、暴力。同时一定要掌握好受术者的骨质情况，诊断必须明确，以避免造成骨折。

3. 用力要由轻到重，节奏要缓慢，稳而持续，使刺激充分达到肌肉组织的深部。

二、压法

以拇指螺纹面、掌面或肘关节尺骨鹰嘴突起部垂直向下着力于受术部位，进行持续按压，称压法。压法分为指压法、掌压法和肘压法。

（一）动作要领

1. 指压法　以拇指螺纹面垂直着力于受术部位，拇指主动用力或借上身体重，其施力方向宜垂直向下或与受力面相垂直，进行持续按压。

2. 掌压法　以单手或双手掌面垂直置于受术部位，以肩关节为支点，利用身体上半部的重量，通过上、前臂传至手掌部，垂直向下用力，持续按压。

3. 肘压法　肘关节屈曲，以肘关节尺骨鹰嘴突起部垂直着力于受术部位。以肩关节为支点，利用身体上半部的重量，垂直用力，持续按压（图5-22）。

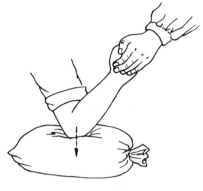

图5-22　肘压法

（二）适用范围

指压法与掌压法适用部位同指按法与掌按法，肘压法适用于腰臀部、下肢后侧及背部等肌肉丰厚部位。指压法、掌压法治疗各种疼痛性疾病，如头痛、腰背痛、上肢痛、下肢痛等各种痛症及风寒感冒等病证。肘压法主要用于腰肌强硬、顽固性腰腿痛等疾患。

（三）注意事项

1. 压法力度重，持久，要以受术者耐受为度，不可突然施暴力、蛮力。

2. 明确诊断，以免造成骨折或筋伤。

3. 肘压法不可突然用力，操作时结合肘揉法，在结束操作时，要逐渐减力，注意不可突然终止压力。

三、点法

以指端或屈曲的指间关节部垂直着力于受术部位，持续地进行点压，称为点法。点法主要包括拇指端点法、屈拇指点法、屈食指点法等。

（一）动作要领

1. 拇指端点法　手握空拳，拇指伸直并紧靠于食指中节借力，以拇指端垂直着力于受术部位或穴位上。前臂与拇指主动发力，进行持续点按（图5-23）。

2. 屈拇指点法　屈拇指，以拇指指间关节桡侧垂直着力于受术部位或穴位，拇指端抵于食指中节桡侧缘以助力。前臂与拇指主动施力，进行持续点按。

3. 屈食指点法　屈食指，其他手指相握，以食指第一指间关节突起部垂直着力于受术部位或穴位上，拇指末节尺侧缘紧压食指指甲部以借力。腕部与食指主动施力，进行持续点按。

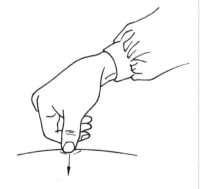

图5-23　拇指端点法

（二）适用范围

点法适用于全身经穴及阿是穴。用于各种痛症，如胃脘痛、腹痛、头痛、牙痛、落枕痛、腰腿痛、痛经、肩痛等症，具有通经止痛的作用。

（三）注意事项

1. 点法刺激性强，不可突施用力。力度以受术者能承受为度。
2. 对年老体弱、久病虚衰的受术者施用点法要轻柔，尤其是心功能较弱受术者忌用。
3. 点揉要相结合，以避免气血积聚及点法所施部位或穴位的局部软组织损伤。
4. 用力要由轻到重，稳而持续，要使刺激充分达到机体的组织深部，要有"得气"感，以能耐受为度。

四、捏法

以拇指和其他手指在受术部位做对称性的挤压，称为捏法（图5-24）。根据拇指与其他手指配合的多寡分为二指捏法、三指捏法、四指捏法、五指捏法等。

（一）动作要领

以拇指和食指面，或以拇指和食指、中指指面，或以拇指和食指、中指、无名指指面，或拇指和其余四指指面夹住肢体或肌肤，相对用力挤捏，随即放松，再用力挤捏、放松，重复以上挤捏、放松动作，并边捏边移动。

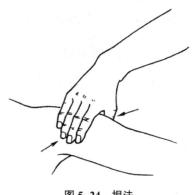

图 5-24　捏法

（二）适用范围

捏法适应于四肢部、颈项部和头部。用于各种痛症、疲劳性肢体酸痛病证。如颈椎病、肩周炎、上肢酸痛、下肢酸痛、指（趾）关节麻木等，具有松肌舒筋、解除疲劳、行气活血的作用，捏法与拿法常配合施用。

（三）注意事项

1. 拇指与其余手指要以指面着力，施力时双方力量要对称，注意不要用指端着力。如以指端着力，可因指甲会产生刺痛，受术者会感到不适。
2. 操作时注意不要含有揉的成分，如捏中含揉，则其性质趋于捏揉法。
3. 动作要连贯而有节奏性，用力要均匀而柔和。

五、拿法

以拇指和其余手指相对用力，提捏或揉捏肌肤，称为拿法（图5-25）。有"捏而提起谓之拿"的说法。根据拇指与其他手指配合数量的多寡，而有二指拿法、三指拿法、四指拿法、五指拿法等。

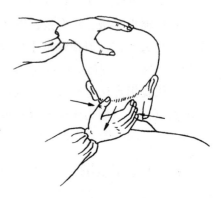

图 5-25　拿法

（一）动作要领

以拇指和其余手指的指面相对用力，捏住受术部位肌肤并逐渐收紧、提起，腕关节放松。以拇指同其他手指相对用力进行轻重交替、连续捏而提起的动作，并施以揉动。

（二）适用范围

拿法适用于颈项部、肩部、四肢部和头部等。用于肌肉酸痛、经络不通的病证，如颈椎病、四肢酸痛、头痛恶寒等症，临床应用比较广泛，有疏经通络、松肌舒筋、止痛除酸的作用。

（三）注意事项

1.用拇指和其余手指的指面着力，不能用指尖内扣，以免受术者感到刺痛。

2.捏提中宜含有揉动之力，具有捏、提、揉这三种成分。

3.腕部要放松，使动作柔和灵活，具有协调性，连绵不断，且富有节奏感，不可死板僵硬。几种拿法要学会转换，以免损伤肌腱。

六、捻法

以拇、食指夹住治疗部位进行搓揉捻动，称为捻法（图5-26）。捻法为推拿辅助手法。

（一）动作要领

以拇指螺纹面与食指桡侧缘或螺纹面相对捏住受术部位，拇指、食指主动运动，稍用力做对称性的快速搓揉动作，如捻线状。拇指与食指在捻动时揉劲宜多，搓劲宜少，两指捻动的方向相反。

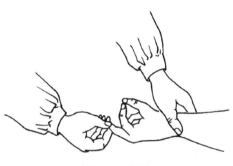

图5-26　捻法

（二）适用范围

捻法适用于四肢小关节。用于指间关节扭伤、类风湿性关节炎、屈指肌腱腱鞘炎等。具有消肿散瘀、理筋通络、滑利关节等作用。

（三）注意事项

1.操作时注意不要使用重力，手法不可僵硬、呆滞。

2.捻动稍快，移动稍慢，从指（趾）根捻动至末端。

3.捻动时动作要灵活连贯，柔和有力。

七、拨法

以单拇指或双拇指相对深按于治疗部位，进行单向或往返的拨动，称为拨法（图5-27）。拨法力量沉实，拨动有力，有较好的止痛和解除粘连的作用。

（一）动作要领

拇指伸直，以指端着力于受术部位，以拇指端按住此点不放，下按稍用力，拨动时要轻柔。也可用其余四指指腹按住对侧肌肉、肌腱、经筋，向回拨动。拨动力度要适中，以

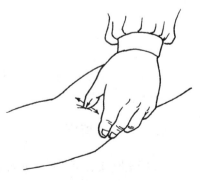

图5-27　拨法

受术者适应为度。

（二）适用范围

拨法适用于四肢部、颈项部、肩背部、腰部、臀部等部位。主要用于落枕、肩周炎、腰肌劳损、网球肘等病证。具有松解粘连、解痉止痛的作用。

（三）注意事项

1. 拨动时指甲不能贴近皮肤，以免划伤皮肤；以指腹或大指侧面为着力点。
2. 下按力度稍重，拨动力量稍轻，以免损伤肌肉皮肤。

八、踩跷法

以单足或双足节律性踩踏受术部位，称踩跷法。踩踏的力量沉稳着实，可深入骨间及脏腑，且施术者以身体的体重为力量来源，使踩跷法发力柔和方便。

（一）动作要领

1. 踏步式踩跷法　受术者取俯卧位，面部放置床头洞里，上肢平放于身体两侧，身体上覆盖一个治疗床单，四边包裹好。施术者双手或单手扶在预先设置好的扶手上（如横木或吊环等），以调节身体的体重和控制踩踏的力量。准备就绪后，双足横踏于受术者腰骶部，以轻踏步的方式，双足一起一落地节律性踩踏（图5-28），身体的重心随双足的起落而转移。依次由腰骶部循脊柱上移踩踏至第一胸椎处即可，然后再循序踩踏返回至腰骶部，如此可反复多遍。在背、腰部踩踏过程中，腰部可以承担全部重量，背部一般只能承受施术者体重的一半重量。

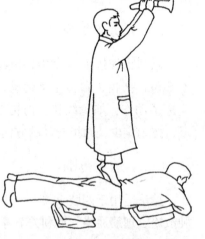

图 5-28　踏步式踩跷法

2. 弹压踩踏法　受术者取俯卧位如上，在腰部进行弹压踩踏，即双足并排横踩于腰脊柱，以足掌中部着力，身体随膝关节的屈伸而一起一落，对腰部做一弹一压的连续刺激，一般可连续弹压10～20次。

3. 外八字踩跷法　受术者取俯卧位如上，双足呈外八字分别踩于两下肢股后侧的承扶穴处，身体重心左右移动，向左移动时重心落于左足，向右移动时重心落于右足，如此连续不断地进行节律性踩踏，并循序下移至腘窝上，然后沿原路线循序踩踏，回返至承扶穴处，如此可反复多遍。

（二）适用范围

踩跷法应用于腰背部、大腿部，主要治疗脊椎关节紊乱、驼背、背部酸痛、腰椎间盘突出症、骶髂关节紊乱、坐骨神经痛等疾病。

（三）注意事项

1. 踩踏时要有节律性，足底离开被踩踏部位不要过高，以身体重心能转移至对侧足部即可。
2. 弹压踩踏时足尖不可离开受术者腰部。

3.以腰为轴，身体前倾后移踩踏时，双足均不离开被踩踏部位。

4.踩踏的力量、次数和时间应根据受术者的体质状况和病情来掌握。在施术过程中如受术者难以忍受或不愿配合，应立即停止，不可勉强。

5.必须严格把握适应证，明确诊断。凡体质虚弱，有心、肝、肾疾患，骨质疏松及各种骨病者禁用。

6.年老体弱、小孩、受术者不能受力者禁用。

思考题

点法、按法、拿法、捏法、拨法、捻法等分别适用于哪些部位病证？

答：点法、按法主用于各种疼痛治疗及穴位操作。点法具有着力点小、渗透度大、操作省力等特点，用于骨缝处穴位；按法的着力面积较大，渗透度较小。临床治疗疼痛患者，点按两法多结合使用。拿法、捏法两法，常用于颈、肩、腰、腿部位酸痛不适，拿、捏法可单手操作，亦可双手同时操作。根据拇指与其他手指配合数量的多寡，有三指拿法、五指拿法等。拨法主要作用于经筋、肌肉、筋膜患处等，可以松解筋结、痉挛组织等。捻法主用于指间关节扭挫伤等。

第六节　叩击类手法

叩击类手法是指用手指、手掌、拳背或特制的器械有节奏地叩击拍打体表。叩击类手法种类较多，主要的代表手法有拍法、击法和叩法。本类手法操作简单，技巧性强，要做到拍击有力，收放自如，刚柔相济。

一、拍法

以五指并拢，掌指关节微屈，手心凹陷呈虚掌拍打体表，上下挥臂，动作连贯，称为拍法（图 5-29）。拍法可单手操作，亦可双手同时操作。

（一）动作要领

五指并拢，掌指关节微屈，使掌心空虚。腕关节放松，前臂主动运动，上下挥臂，平稳而有节奏地用虚掌拍击受术部位。用双掌拍打时，宜双掌交替操作。拍击时动作要平稳，要使整个掌、指周边同时接触体表，声音清脆而无疼痛。腕部要放松，直接接触皮肤拍打时，以皮肤轻度充血发红为度。

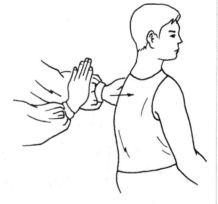

图 5-29　拍法

（二）适用范围

拍法常用于肩背部、腰骶部和下肢后侧。用于腰背筋膜劳损、腰椎间盘突出症及坐骨神经痛等病证，具有舒筋通络、行气活血的作用。

（三）注意事项

1.拍击时力量不可有所偏移，否则易拍击皮肤而疼痛。

2.要掌握好适应证，对结核、肿瘤、冠心病等患者禁用拍法。

二、击法

以拳背、掌根、掌侧小鱼际、指尖或用桑枝棒叩击体表的手法，称为击法。

（一）动作要领

1. 拳击法   手握空拳，用拳背、拳心有弹性地叩击体表（图5-30）。击打的力量要适中，应因人、因病而异。

2. 掌击法   手指自然伸直散开，腕部放松，借助腕力，用整掌部拍击体表。

3. 侧击法   又称小鱼际击法。手指自然伸直，腕关节放松，腕部侧向用力，用单手或双手小鱼际部击打体表（图5-31）。

4. 指尖击法   将四指或五指端放平齐，轻轻打击体表（指甲要剪平），如雨点下落（图5-32）。

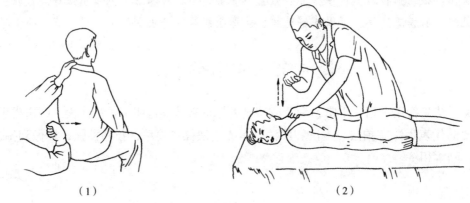

（1）   （2）

图5-30   拳击法

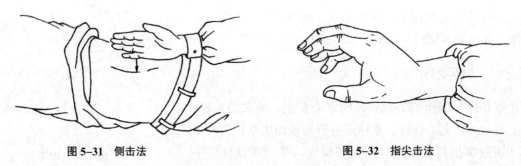

图5-31   侧击法   图5-32   指尖击法

5. 棒击法   手握桑枝棒一端，前臂主动运动，用棒体沿肌肉纹理方向有节律性击打受术部位。

（二）适用范围

拳击法常用于腰背部；掌击法常用于头顶、腰臀及四肢部；侧击法常用于腰背及四肢；指尖击法常用于头面部、胸腹部；棒击法常用于腰背及下肢后部。主治风湿、局部感觉迟钝、肌肉痉挛或头痛等症。具有舒筋活络、行气和血、提神解疲的作用。

（三）注意事项

1. 应避免暴力、蛮力击打，以受术者适应为度，年老体弱慎用，儿童禁用。

2. 击法用劲要快速而短暂，垂直叩击体表，在叩击体表时不能有拖抽动作，速度要均匀而有节奏。

3. 快速击打时，不可使用蛮力，着力要小，轻重适度，动作要协调。

三、叩法

以手指的小指侧，或五指指端，或空拳的拳心及空拳小鱼际侧叩击体表一定部位，称为叩法。叩法刺激程度较击法为轻，有"轻击为叩"之说，实则叩法属击法范畴。

（一）动作要领

手指自然分开，腕关节放松略背伸，前臂部主动运动，用小指侧有节律性地叩击受术部位；或五指端自然散开水平，腕关节放松，借助前臂主动运动，五指端有节奏叩击受术部位；或空拳拳心，叩击受术部位；或空拳小鱼际侧叩击受术部位。叩击时节奏感要强，施力要适中。一般两手要同时操作，左右交替，如击鼓状发出"嗒嗒"之声。

（二）适用范围

叩法常用于肩背、腰及四肢部。用于治疗颈椎病、局部酸痛、倦怠疲劳等病证，具有行气活血、舒筋通脉、松肌活血、消除疲劳的作用。

（三）注意事项

1. 不要施重力，力度比拍法和击法都轻，一般叩法施用后受术者有轻松舒适的感觉。

2. 不要追求响声、使用蛮力，叩法力度应柔和，有节奏感。

思考题

头顶部麻木不适，宜选何种叩击类手法进行治疗？

答：选用指尖击法、掌击法等，同时配合拿五经、扫散法于头顶部施术，可改善脑部血液循环，较快缓解症状。

第七节　运动关节类手法

在关节生理病理活动范围内进行屈伸、旋转、内收、外展等被动运动，称为运动关节类手法。运动关节类手法为推拿临床常用手法，主要包括摇法、扳法和拔伸法。其特点是手法定位准确，轻巧明快，对某些骨关节紊乱病证能收到立竿见影的效果。

一、摇法

在关节的正常生理病理活动范围内做被动的环转运动，称为摇法。包括颈项部、腰部和四肢关节摇法。

（一）动作要领

1. 颈项部摇法　受术者取坐位，颈项部放松。操作者立于其背后或侧后方，以一手扶按其头顶后部，另一手托住受术者下颌部（下颌部内收位），两手臂协调运动，反方向施力，使头颈部按顺时针或逆时针方向进行环形摇动（图5-33）。

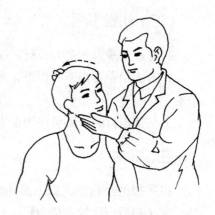

图5-33　颈项部摇法

2. 肩关节摇法　肩关节摇法方法很多，分为托肘摇肩法、握手摇肩法等。

（1）托肘摇肩法　受术者取坐位，肩部放松，被施术侧肘关节屈曲。操作者站于其侧，两腿呈马步，身体正直，以一手扶按住其肩关节上部，另一手前臂托住其前臂和肘部，手握其上臂。然后操作者手臂做协同运动，使肩关节做顺时针或逆时针方向的中等幅度的环转摇动（图5-34）。

（2）握手摇肩法　受术者取坐位，两肩部放松。操作者立于其侧，以一手扶按被施术侧肩上部，另一手握住其手部，稍用力将其手臂牵伸，待拉直后手臂部协同施力，使肩关节做顺时针或逆时针方向的小幅度环转摇动（图5-35）。

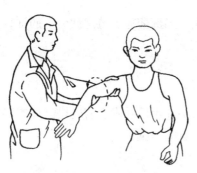

图5-34　托肘摇肩法

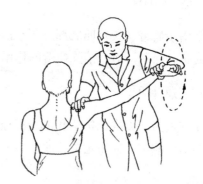

图5-35　握手摇肩法

（3）牵手摇肩法　受术者取坐位或站立。操作者站立于受术者正侧面，牵住受术者的手，做圆周形摇转手臂以带动受术者的肩臂部运动，使其肩关节做中等幅度的摇转（图5-36）。

（4）握臂摇肩法　受术者取坐位。操作者立于其后，一手握住受术者肩部，另一手握住其上臂的肘关节部，同时做由前向后、由后向前的中等幅度环转摇动（图5-37）。

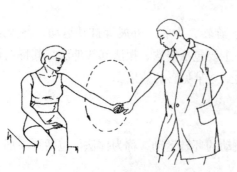

图5-36　牵手摇肩法

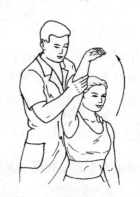

图5-37　握臂摇肩法

3. 肘关节摇法　受术者取坐位，屈肘约 45°。操作者以一手托握住其肘上部，另一手握住其前臂部，使肘关节做顺时针或逆时针方向环转摇动（图 5-38）。

4. 腕关节摇法　受术者取坐位。操作者一手握住受术者腕关节上部，另一手捏住受术者掌部四指，两手臂协调用力，在稍牵引情况下做顺时针和逆时针方向的摇转运动（图 5-39）。

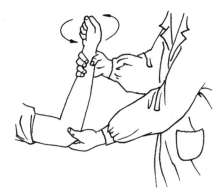
图 5-38　肘关节摇法

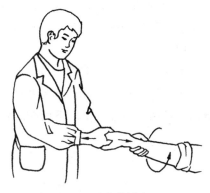
图 5-39　腕关节摇法

5. 掌指关节摇法　以一手握住受术者手掌部，另一手以拇指和其余四指握捏住五指中的一指，在稍用力牵伸的情况下做掌指关节的顺时针或逆时针方向的摇转运动。

6. 腰部摇法　包括仰卧位摇腰法、俯卧位摇腰法和站立位摇腰法。

（1）仰卧位摇腰法　受术者取仰卧位，两下肢屈髋屈膝并拢，操作者一手扣按其两膝部，另一手扣于两足踝部，协调用力，做顺时针或逆时针方向的摇转腰部的运动（图 5-40）。

（2）俯卧位摇腰法　受术者取俯卧位，两下肢伸直。操作者一手按压其腰部，另一手前臂托抱住双膝关节上部，做顺时针或逆时针方向的摇转两下肢运动。摇转其双下肢时，按压腰部的一手可根据具体情况施加压力，以决定腰部被带动摇转的幅度（图 5-41）。

（3）站立位摇腰法　受术者取站立位，双脚离墙 50cm 站立，双手扶墙。操作者站于其侧，以一手扶按于其腰部，另一手扶按于脐部，两手臂协调施力，使其腰部做顺时针或逆时针方向的摇转运动（图 5-42）。

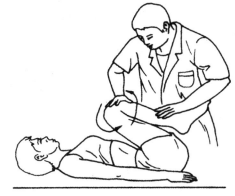
图 5-40　仰卧位摇腰法

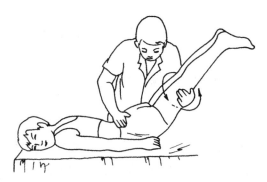
图 5-41　俯卧位摇腰法

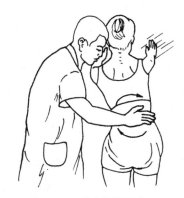
图 5-42　站立位摇腰法

7. 髋关节摇法　受术者取仰卧位，一侧屈髋屈膝。一侧下肢自然伸直放松，受侧屈髋屈膝一手扶膝部一手扶踝部，将其膝关节屈髋屈膝至腹部，然后两手协调用力，使髋关节做顺时针或逆时针方向的摇转运动（图5-43）。

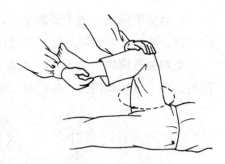

图5-43 髋关节摇法

8.膝关节摇法 受术者取俯卧位，一侧下肢自然伸直放松，受术侧下肢屈曲90°放松。以一手扶按其屈曲侧下肢的腘窝部，另一手握其足踝部，按顺时针或逆时针方向环转摇动（图5-44）。

9.踝关节摇法 受术者取仰卧位，下肢自然伸直。操作者站立于受术足侧，用一手托握起足跟以固定，另一手握住其足掌趾部，稍用力拔伸的情况下做顺时针或逆时针方向的环转摇动（图5-45）。

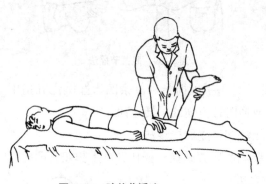

图5-44 膝关节摇法

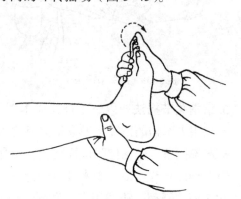

图5-45 踝关节摇法

（二）适用范围

摇法适用于颈椎、肩、肘、腕、指、胸椎、胸肋、腰椎、骶髂、髋、膝、踝等关节，具有滑利关节、松解粘连、舒筋通络、纠正错位、理筋整复的作用。摇法常与扳法、拔伸法及拿法、擦法、点法、按法等配合应用于各关节部。

（三）注意事项

1.摇转的幅度要在人体生理病理活动范围内进行。应由小到大，逐渐增加。人体各关节的活动幅度不同，因此各关节的摇转幅度亦不同。

2.摇转的速度宜慢，尤其是刚开始操作时的速度要缓慢，可随摇转次数的增加及受术者的逐渐适应稍微增快速度。

3.摇动时施力要协调、稳定，除被摇的关节、肢体运动外，其他部位不应随之晃动。

4.对于习惯性关节脱位者，或骨折受术者禁用摇法。

5.对椎动脉型、脊髓型、交感型颈椎病及颈部外伤、颈椎骨折等病证禁用摇法。

二、扳法

在关节生理病理活动范围内进行被动伸展、屈曲或旋转扳动的手法，称为扳法。多以"巧力寸劲"使关节产生伸展、屈曲或旋转等运动形式，且多数情况下为短暂的、快速的运动。扳法为推拿常用手法之一，如应用得当，效果立验。

（一）动作要领

1. 颈部扳法　包括颈部斜扳法、颈椎旋转定位扳法、寰枢关节旋转扳法。

（1）颈部斜扳法　受术者取坐位，颈项部放松，头部中立位，下颌内收。操作者站于其侧后方，以一手扶按头顶后部，另一手扶托其下颌部。两手协同施力，使其头部内收，向侧方旋转，当旋转至有阻力时，大约40°，略停顿片刻，随即用"巧力寸劲"，做一突然的有控制的快速扳动，由40°旋转到45°角度，常可听到"咔"的弹响声，随后可按同法向另一侧方向扳动。或受术者取仰卧位，全身放松。操作者坐于其头端，以一手扶托于下颌部，另一手置于枕后部。两手协调施力，先缓慢地将颈椎向上牵引摇转，在牵引的基础上将颈向一侧旋转，当遇到阻力时略停片刻，然后以"巧力寸劲"做一突然的、小幅度的快速扳动，常可听到"咔"的弹响声（图5-46）。

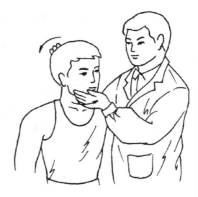

图 5-46　颈部斜扳法

（2）颈椎旋转定位扳法　受术者取坐位，颈项部放松。操作者站于其侧后方，以一手拇指点按住病变颈椎棘突旁，另一手托住对侧下颌部，令受术者低头内收，屈颈至拇指下感到棘突活动、关节间隙张开时，保持这一前屈幅度。再使其向患侧屈至最大幅度，然后将其头部慢慢旋转，当旋转到有阻力时略为停顿一下，随即用"巧力寸劲"做一个有控制的小幅度的快速扳动。此时常可听到"咔"的弹响声，同时拇指下亦有棘突弹跳感（图5-47）。

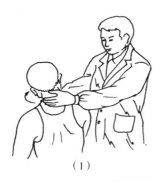
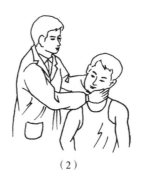

（1）　　　　　　　　　　　　　　（2）

图 5-47　颈椎旋转定位扳法

（3）寰枢关节旋转扳法　受术者坐于凳上，颈微前屈。术者站于其侧后方，以一手拇指点按住第二颈椎棘突，另一手以肘弯部托住其下颌部。肘臂部协调施力，缓慢地将颈椎向上拔伸。在拔伸的基础上同时使颈椎向患侧旋转，当旋转到有阻力的位置时，随即用"巧力寸劲"做一突然的、小幅度的快速扳动，而顶住棘突的拇指亦同时施力进行拨动。此时常可听到关节弹响声，拇指下亦有棘突跳动感，表明手法复位成功（图5-48）。

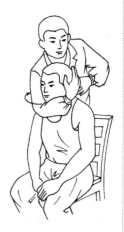

图 5-48　寰枢关节
旋转扳法

2. 胸背部扳法　包括扩胸牵引扳法、胸椎对抗复位扳法、扳肩式胸椎扳法。

（1）扩胸牵引扳法　受术者取坐位，两手十指交叉扣住并抱于枕后部。操作者站于其后方，以一侧膝关节抵住其背部病变处，两手分别握扣住两肘部。先嘱受术者做前俯后仰运动，并配合深呼吸，即前俯时呼气，后仰时吸气。如此活动数遍后，待受术者身体后仰至最大限度时，操作者随即用"巧力寸劲"将其两肘部向后方突然拉动，与此同时膝部向前顶抵胸椎，常可听到"咔"的弹响声（图5-49）。

（2）胸椎对抗复位扳法　受术者取坐位，两手交叉扣住并抱于枕后部。操作者站其后方，两手臂自其前两腋下向上伸出扣握住其两前臂中部，一侧膝部顶住病变胸椎处不动。然后握住前臂的两手用力下压，而两前臂则用力上抬，使颈椎前屈并将其脊柱向上向后牵引，而抵顶病变胸椎的膝部也同时向前向下用力，与前臂的上抬形成对抗牵引。持续牵引片刻后，两手、两臂与膝部协同发力，以"巧力寸劲"做一有控制的快速扳动，常可听到"咔"的弹响声（图5-50）。

（3）扳肩式胸椎扳法　受术者取俯卧位，全身放松。操作者站于其健侧，以一手扣住对侧肩前上部，另一手以掌根部着力，按压在病变胸椎的棘突旁。拉肩一手将其肩部拉向后上方，同时按压胸椎一手将其病变处胸椎缓缓推向健侧，当遇到阻力时，略停片刻，随即以"巧力寸劲"做一有控制的快速的扳动，常可听到"咔"的弹响声（图5-51）。

3. 腰部扳法　包括腰部斜扳法、腰椎旋转复位法、直腰旋转扳法、腰部后伸扳法均为临床常用手法。

（1）腰部斜扳法　受术者取侧卧位。患侧下肢在上，屈髋屈膝；健侧下肢在下，自然伸直。操作者以一肘或手抵住其肩前部，另一肘或手抵于臀部。两肘或两手协调活动，使腰部形成连续的小幅度扭转而放松。待腰部完全放松后，再使腰部扭转至有明显阻力时，略停片刻，然后施以"巧力寸劲"，做一个突然的、小幅度的快速扳动，常可听到"咔咔"的弹响声（图5-52）。

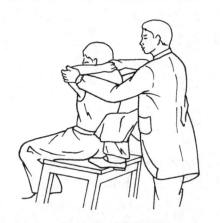

图5-49　扩胸牵引扳法

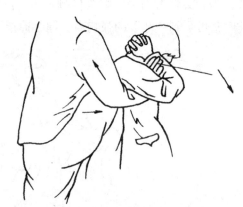

图5-50　胸椎对抗复位扳法

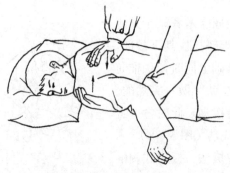

图5-51　扳肩式胸椎扳法

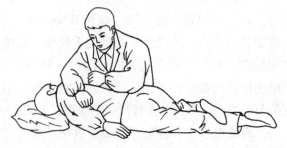

图5-52　腰部斜扳法

（2）腰椎旋转复位法　受术者取坐位，腰部放松，两臂自然下垂。以右侧病变向右侧旋转扳动为例。助手位于受术者左前方，用双下肢夹住其双小腿部固定。操作者位于受术者右后方，以左手拇指端或螺纹面顶按于腰椎偏歪的棘突侧方，右手臂从其右腋下穿过并以右掌搭按于颈后项部。右掌缓慢下压受术者身体，至操作者左拇指下感到棘突活动，棘突间隙张开时则其腰椎前屈活动停止，保持这一前屈幅度。然后右侧手臂缓慢施力，以左手拇指顶按住腰椎偏歪的棘突为支点，使其腰部向右屈至一定幅度后，再使其腰部向右旋转至最大限度。略停片刻后，右掌下压其项部，摇动上身，左手拇指则同时用力向对侧顶推偏歪的棘突，两手协调发力，以"巧力寸劲"做一小幅度的快速扳动，常可听到"咔"的弹响声（图5-53）。

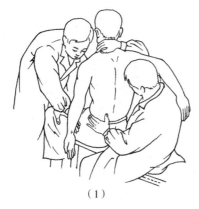 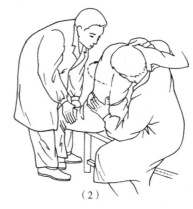

（1）　　　　　　　　　　　（2）

图5-53　腰椎旋转复位法

（3）**直腰旋转扳法**　受术者取坐位，两下肢分开，与肩同宽，腰部放松。以向右侧旋转扳动为例。操作者以两下肢夹住受术者的左大腿部以固定，左手抵住其左肩关节后部，右臂从其右腋下伸入并以右手抵住肩前部。然后两手协调发力，以左手前推其左肩后部，右手向后拉其右肩，且右臂部同时施以上提之力，如此则使其腰部向右旋转。至有阻力时，以"巧力寸劲"做一小幅度的快速扳动，常可听到"咔"的弹响声（图5-54）。

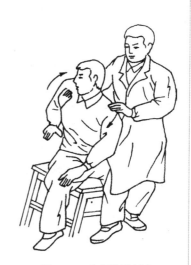

图5-54　直腰旋转扳法

（4）**腰部后伸扳法**　受术者取俯卧位，两下肢并拢。操作者一手按压于腰部，另一手臂托抱住其两下肢膝关节上方并缓缓上抬，使其腰部后伸。当后伸至最大限度时，两手协调发力，以"巧力寸劲"做一小幅度的下按腰部与上抬下肢的相反方向的用力扳动（图5-55）。

4. 肩关节扳法　包括肩关节前屈扳法、外展扳法、内收扳法、旋内扳法和上举扳法。

（1）**肩关节前屈扳法**　受术者取坐位，患侧肩关节前屈30°～50°。操作者站立于患肩前外侧，以两手自前后方向将其患肩锁紧、扣住，患侧上臂置于操作者内侧的前臂上。手臂部协调施力，将其患臂缓缓上抬，至肩关节前屈至有阻力时，以"巧力寸劲"做一小幅度的快速扳动。在做扳动之前，使肩关节小范围的环转摇动数次，以使其肩关节尽量放松。

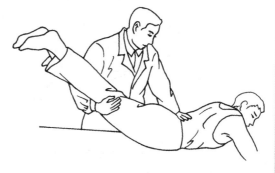

图5-55　腰部后伸扳法

（2）**肩关节外展扳法**　受术者取坐位，患侧手臂外展45°左右。操作者半蹲于其患肩的外侧。将其患侧上臂的肘关节上部置于一侧肩上，以两手从前后方向将患肩扣住、锁紧。操作者缓缓立起，使其肩关节外展，至有阻力时，略停片刻，然后双手与身体及肩部协同发力。以"巧力寸劲"做一肩关节外展位小幅度的快速扳动（图5-56），如粘连得到分解，可听到撕裂声。

（3）肩关节内收扳法　受术者取坐位，患侧上肢屈肘置于胸前，手搭扶于对侧肩部。操作者立于其身体后侧，以一手扶按于患侧肩部以固定，另一手托握其肘部并缓慢向对侧胸前上托，至有阻力时，以"巧力寸劲"做一小幅度的快速扳动（图5-57）。

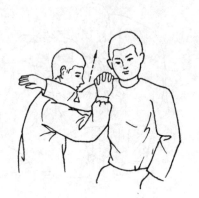
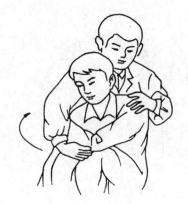

图5-56　肩关节外展扳法　　　　　图5-57　肩关节内收扳法

（4）肩关节旋内扳法　受术者取坐位，患侧上肢的手与前臂置于腰部后侧。操作者立于其患侧的侧后方，以一手扶按其患侧肩部以固定，另一手握住其腕部将患肢前臂沿其腰背部缓缓上抬，以使其肩关节逐渐内旋，至有阻力时，以"巧力寸劲"做一有控制的前臂慢慢上抬动作（图5-58），以使其肩关节旋转至极限。

（5）肩关节上举扳法　受术者取坐位，两臂自然下垂。操作者站立于其身体侧方，以一手握住患肩侧上臂下段，并自前屈位或外展位缓缓向上抬起，至120°～140°时，以另一手握住其前臂腕关节处。两手慢慢协调向上拔伸牵引，至有阻力时，以"巧力寸劲"做一有控制的向上举拉扳动（图5-59）。

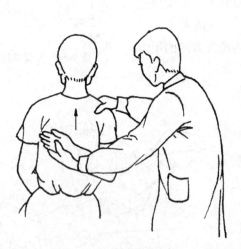
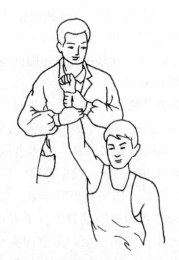

图5-58　肩关节旋内扳法　　　　　图5-59　肩关节上举扳法

5. 肘关节扳法　受术者取仰卧位。操作者坐于其侧，以一手托握其肘关节上部，另一手握住前臂远端。先使肘关节做缓慢的屈伸运动，然后使其肘关节尽量做被动屈伸运动（图5-60），并达到极限。其他如腕关节、髋关节、膝关节和踝关节等关节的扳法，均可参照肘关节扳法操作。

6. 直腿抬高扳法　受术者取仰卧位，双下肢伸直、放松。助手以双手按于其健侧膝关节上下部以固定。操作者立于其患侧，握住其患侧下肢踝关节处缓缓抬起，小腿部置于操作者近患肢侧的肩上，两手锁住其膝关节部，保持下肢伸直状态，肩部与两手协调用力，将患肢慢慢扛起，直到有阻力时，略停片刻，然后以"巧力寸劲"做一小幅度的快速扳动（图5-61）。为加强腰部神经根的牵拉幅度，可在其下肢上抬到最大阻力位时，以一手握住足掌前部，突然向下扳拉，使其踝关节尽量背伸，可重复扳拉3～5次。对于患侧下肢直腿抬高受限较轻者，可以一手下拉足前掌，使其踝关节持续背伸，另一手扶按膝部以保证患侧下肢伸直，然后进行小幅度的扛扳，可重复操作3～5次。

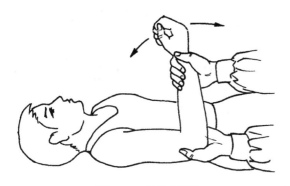
图5-60　肘关节扳法

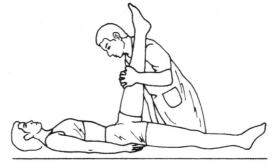
图5-61　直腿抬高扳法

（二）适用范围

扳法适用于颈椎、肩、肘、腕、指、胸椎、胸肋、腰椎、骶髂、髋、膝、踝等关节，具有纠正错位、滑利关节、松解粘连、解痉止痛的作用。扳法常与摇法、拔伸法等手法合用，应用于各关节部。

（三）注意事项

1. 要符合关节的生理病理功能。把握好各关节的结构特征、活动范围、活动方向及其特点，符合各关节的运动规律来实施扳法操作。超越关节生理病理活动范围的扳动，容易使关节自身及附着于关节的肌肉、韧带等软组织受到损伤。

2. 操作时要分阶段进行。第一步是使关节放松，第二步是将关节极度地伸展、屈曲、旋转，第三步是小幅度扳动关节。

3. 扳法所施之力须为"巧力寸劲"。"巧力"即指手法的技巧力；"寸劲"指短促之力。即所施之力比较快速，能够充分的控制扳动幅度，做到中病即止。

4. 扳动发力的时机要准，用力要适当。如发力时机过早，关节还有松弛的运动余地，则未尽其法；如发力时机过迟，关节在极度伸展或屈曲、旋转的状态下停留时间过长，易使松弛的关节变得紧张，而不易操作。若用力过小，则达不到治疗效果；用力过大，则易导致不良反应。

5. 不可粗暴用力和使用蛮力。

6. 不可强求关节弹响。在颈、胸及腰部施用扳法，操作过程中常可听到"咔"的弹响声，是关节弹跳或因扭转摩擦所发出的声音，一般认为是关节复位、手法成功的标志之一。但在实际操作过程中若未能出现这种响声，也不宜过于追求。若反复扳动，易使关节紧张度增大，有可能造成不良后果。

7. 诊断不明确的脊柱外伤及带有脊髓症状体征者禁用扳法。

8.体弱者、老年人，或伴有较严重的骨质增生、骨质疏松者慎用扳法，对于骨关节结核、骨肿瘤者禁用扳法。

三、拔伸法

拔伸法又称"牵引法""牵拉法""拉法"和"拔法"，是固定关节或肢体的一端，牵拉另一端，应用对抗的力量使关节或半关节得到伸展。包括全身各部关节、半关节的拔伸牵引方法。

（一）动作要领

1.颈椎拔伸法　包括掌托拔伸法、肘托拔伸法和仰卧位拔伸法三种。

（1）掌托拔伸法　受术者取坐位，操作者站于其后。以双手拇指螺纹面分别顶按住其两侧枕骨下方风池穴处，两掌分置于两侧下颌部以托顶助力。然后前臂腕部压肩作为支撑点，靠腕关节屈伸运动和大指向上托顶，双掌上托。缓慢地向上拔伸5～6次，以使颈椎在较短时间内得到持续牵引（图5-62）。

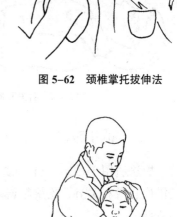

图5-62　颈椎掌托拔伸法

（2）肘托拔伸法　受术者取坐位。操作者站于其后方，以一手扶于其枕后部以固定助力，另一侧上肢的肘弯部托住其下颏部，手掌则扶住对侧颜面以加强固定。托住其下颏部的肘臂与扶枕后部一手协调用力，向上缓慢地拔伸1～2分钟，以使颈椎在较短的时间内得到持续的牵引（图5-63）。

（3）仰卧位拔伸法　受术者取仰卧位。操作者置方凳坐于其头端，以一手前臂托扶其枕后部，手推按对侧肩部，另一手扶托下颏部。双手臂协调施力，向其头端缓慢拔伸，拔伸时间可根据病情需要而定，使颈椎得到持续的水平位牵引。

2.肩关节拔伸法　包括上举拔伸法、对抗拔伸法和手牵足蹬拔伸法。

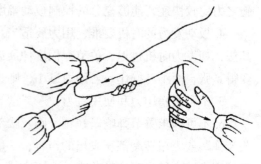

图5-63　颈椎肘托拔伸法

（1）肩关节上举拔伸法　受术者坐于低凳上，两臂自然下垂。操作者立于其身体后方。以一手托握患肩侧上臂下段，并自前屈位或外展位将其手臂缓缓抬起，至120°～140°时，以另一手握住其前臂近腕关节处，同时握上臂一手上移其下。两手协调施力，向上缓慢地拔伸，至阻力位时，以钝力持续进行牵引。

（2）肩关节对抗拔伸法　受术者取坐位。操作者立于其患侧，以两手分别握住其腕部和肘部，于肩关节外展位逐渐用力牵拉。同时助手双手抱住其身体上半部，与牵拉之力相对抗（图5-64）。

（3）肩关节手牵足蹬拔伸法　受术者取仰卧位。操作者站立于其患肢身侧，以临近受术者一侧下肢的足掌置于其腋下，双手握住其腕部或前臂部，徐徐向外下方拔伸。手足协调施力，使其患侧肩关节在外展位20°左右得到持续牵引，并同时用足掌顶住腋窝与之对抗，持续一定时间后，再逐渐使患肩内

图5-64　肩关节对抗拔伸法

收、内旋（图 5-65）。

3. 肘关节拔伸法 受术者取坐位。操作者立于其体侧，一助手握住其上臂，操作者双手握住肘关节前臂部。两人同时向相反方向用力，缓慢地进行拔伸（图 5-66）。

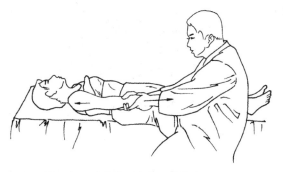

图 5-65 肩关节手牵足蹬拔伸法

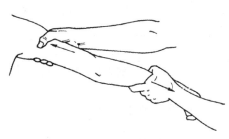

图 5-66 肘关节拔伸法

4. 腕关节拔伸法 受术者取坐位。操作者立于其体侧，一手握住其前臂下端，另一手握住其手掌部。双手同时向相反方向用力，缓慢地进行拔伸（图 5-67）。

5. 指间关节拔伸法 操作者以一手握住受术者腕部，另一手捏住患指末节，两手同时施力，做相反方向拔伸。

6. 腰部拔伸法 受术者俯卧，双手用力抓住床头，或助手固定其上身。操作者立于其足端，以两手分别握住其两踝部，向下逐渐用力牵引。在牵引过程中，操作者身体上半部应顺势后仰，以加强牵拉拔伸的力量（图 5-68）。

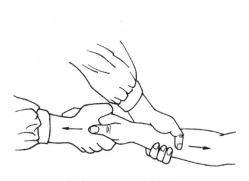

图 5-67 腕关节拔伸法

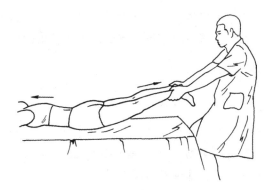

图 5-68 腰部拔伸法

7. 髋关节拔伸法 受术者取仰卧位，一助手固定受术者髋部。操作者立于其足端，以双手握住患侧足踝部，然后双手用力拔伸患侧下肢，身体亦同时随之后仰，以增强拔伸之力。

8. 膝关节拔伸法 受术者取仰卧位，患肢伸直，一助手固定患侧膝关节上部。操作者立于患侧膝关节侧，以双手握住患肢足踝部，然后用力拔伸患侧小腿部（图 5-69）。

9. 踝关节拔伸法 受术者取仰卧位。操作者以一手握住其患肢侧的小腿下段，另一手握住其足掌前部，两手协同施力，向相反方向牵拉拔伸（图 5-70）。在牵拉拔伸过程中，可配合进行踝关节的屈伸活动。

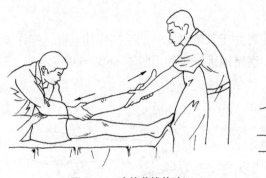
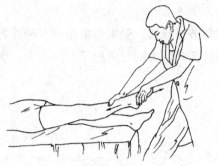

图 5-69　膝关节拔伸法　　　　　　图 5-70　踝关节拔伸法

（二）适用范围

拔伸法主要用于骨折和关节脱位，而推拿临床则常用于软伤性疾患和关节脱位。如颈椎、肩、肘、腕、指、腰椎、髋、膝、踝等关节脱位、粘连，具有松解粘连、整复脱臼、滑利关节的作用。

（三）注意事项

1.拔伸动作要稳而缓，用力要均匀而持续，不可用突发性的暴力进行拔伸，以免造成牵拉损伤。

2.在拔伸的开始阶段，用力要由小到大，逐渐增加。拔伸到一定程度后，则需要一个稳定的持续牵引力。

3.要掌握好各关节拔伸术式，注意拔伸的力量、角度和方向。

4.在关节复位时不可在疼痛、痉挛较重的情况下拔伸，以免手法失败，增加受术者痛苦。

思考题

1.摇法的操作注意事项是什么？

答：摇动的幅度要在受术者关节活动的生理病理范围内，以受术者能承受为标准，不可使用暴力、蛮力、犟劲，避免造成关节软组织撕裂伤。

2.扳法的操作注意事项是什么？

答：操作者要对各关节的结构有充分了解，先使受术者关节肌肉放松。操作时，扳动幅度要在各关节弹性生理活动范围内，不可强求弹响声。骨肿瘤、骨结核或脊柱手术者等应禁用此法。

3.拔伸法的操作注意事项是什么？

答：一般拔伸前要先放松关节、骨骼、肌肉、经筋局部，拔伸时要在关节的轴向生理病理活动范围内，不可暴力、蛮力拔伸，以免造成脱臼和撕裂伤。

第八节　复合类手法

复合类手法是指由两种或两种以上手法有机地结合到一起，进而构成一种新的手法。其特点是手法构成成分比较复杂，有的是相结合到一起的两种手法成分均等；有的是以一种手法成分为主，另一种手法成分为辅；有的甚至是三种或多种手法的复合。

临床常用的复合类手法主要有按揉法、点揉法、搓揉法、揉捏法、推摩法、扫散法等。

一、按揉法

按揉法是由按法与揉法复合而成，包括指按揉法和掌按揉法两种，临床应用频率较高。

（一）动作要领

1. 指按揉法　分为单拇指按揉法、双拇指按揉法和其他指按揉法。

（1）单拇指按揉法　以拇指螺纹面置于受术部位，其余四指置于其对侧或相应的位置上以助力。拇指主动施力，进行节律性按揉施力。

（2）双拇指按揉法　以双手拇指螺纹面并列或重叠置于受术部位，余指置于对侧或相应的位置以助单拇指按揉发力。双拇指和腕关节做主动用力，进行节律性按压揉动。

（3）其他指按揉法　以食指或中指或两指或三指螺纹面置于受术部位，以指和腕关节主动施力，进行节律性按揉施力。

2. 掌按揉法　掌按揉法可分为单掌按揉法和双掌按揉法两种。

（1）单掌按揉法　以整掌或掌根部置于受术部位，余指自然伸直，以手掌和前臂做主动用力，进行节律性按压揉动。

（2）双掌按揉法　双掌重叠，置于受术部位，以整掌或掌根部着力，以手掌和前臂做主动用力，以肩关节为支点，身体上半部做小幅度节律性旋转运动。

（二）适用范围

指按揉法适于全身各部经络腧穴，尤以颈项、头面、背、腰、臀、上肢、下肢等部位。单掌按揉法适于背部、下肢后侧和肩部；双掌按揉法适于背部、腰部、臀部、下肢后侧等部位。应用于颈椎病、肩周炎、头痛、腰背筋膜劳损、腰肌劳损、腰椎间盘突出症等。

（三）注意事项

1. 指按揉法腕宜悬，指螺纹面和腕关节发力做出一个小的旋动。

2. 掌按揉法以掌和前臂为着力部位，以肘关节和肩关节为支点，压力不可过大，过大则手法易僵，应以柔和为主。

3. 按中含揉、揉中寓按，按揉法宜按揉并重，注意按揉法的节奏性，既不要过快，又不可过慢，将按法和揉法有机结合。

二、点揉法

点揉法是由点法与揉法复合而成，包括拇指点揉法和指关节点揉法两种。

（一）动作要领

（1）拇指点揉法　以拇指端或双拇指端置于受术部位，余四指置于其对侧或相应的位置上以助力。拇指和腕关节主动施力，进行节律性按压揉动。

（2）指关节点揉法　以指关节置于受术部位，以指关节和腕关节主动施力，进行节律性按压揉动。

（二）适用范围

拇指点揉或指关节点揉适用于全身各部腧穴，尤以颈项、头面、背、腰、臀、上肢、下肢等部位为宜。应用于胃脘痛、急慢性肠炎、痛经、颈椎病、头痛、腰背筋膜劳损、腰肌劳损、骨关节炎等病证。

（三）注意事项

1.指点揉法要求指甲要剪平，腕关节要放松，指端和腕关节发力做出旋动。
2.指点揉法压力不可过大，过大则手法易僵，应以柔和为主。
3.点中含揉、揉中寓点，点揉并重，注意点揉法的节奏性，既不要过快，又不可过慢，将点法和揉法有机结合。

三、搓揉法

搓揉法是由手掌搓法与揉法复合而成。

（一）动作要领

双手夹持受术者上肢，以手掌和前臂主动施力，进行往返搓动，搓动时手掌要揉动，将搓法与揉法有机结合。

（二）适用范围

搓揉法适用于上肢和下肢，临床用于肩周炎、上肢中风后遗症、网球肘、膝骨关节炎、下肢中风后遗症、下肢风湿关节炎等疾病。

（三）注意事项

1.搓揉法要求腕关节要放松，搓中有揉，搓动快，揉动慢，移动缓。
2.搓揉法压力不可过大，过大则揉动僵硬，应以柔和为主。

四、揉捏法

揉捏法由揉法和捏法复合组成，可单手操作，亦可双手操作。

（一）动作要领

拇指自然外展，其余四指并拢，以拇指与其余四指指腹部或螺纹面对捏于受术部位，以指、掌和前臂部做主动运动，带动腕关节旋转运动，使拇指与其余四指对合施力，捏而揉之，揉而捏之，捏中含揉，揉中含捏，从而产生节律性的揉捏动作。在揉捏动作中，揉以拇指为主，余四指为辅，而捏则以拇指为辅，余四指为主。

（二）适用范围

揉捏法适用于四肢部、颈项部、肩背部、胸部、腰部，主要用于治疗颈椎病、落枕、胸闷、胸痛、腰椎病、四肢偏瘫、四肢疲劳无力等病证。

（三）注意事项

1.要以拇指与其余四指指腹或螺纹面为着力面，不可用指端着力。

2.指、掌、腕部为揉捏法的主要发力部位，前臂宜轻度发力。

3.用力要适中，避免过度轻柔或使用重力。

五、推摩法

推摩法是由一指禅偏峰推法与指摩法复合而成的手法，即在拇指做一指禅偏峰推法的同时其余四指做指摩法。

（一）动作要领

将拇指桡侧偏峰着力于体表穴位或经络上，其余四指自然并拢，掌指部自然伸直，将食指、中指、无名指、小指的四指指面着力于相应的受术部位上。腕关节放松，前臂主动运动带动腕关节做左右摆动，以带动拇指做一指禅偏峰推法，同时其余四指指面在受术部位上做来回地摩动。

（二）适用范围

推摩法应用于胸腹部、胁肋部和项背部，可用于咳嗽、脘腹胀满、消化不良、月经不调等病证。

（三）注意事项

1.拇指要以桡侧偏峰着力，其余四指指面要贴于受术部位皮肤，不可悬空。

2.在前臂进行主动运动带动腕部运动时，腕部的活动一定要包含旋动和摆动两种运动形式。

3.推摩的速度不宜过快，用力不宜过大，以自然下压力为度。

4.推摩法较难于操作，要注意动作的连贯性、协调性，宜经久练习，方可熟练运用。

六、扫散法

扫散法是由拇指偏峰及其余四指指端在颞、枕部进行轻快地推动和擦动，实际上是一种拇指的推法和其余四指的擦法相结合的复合手法。

（一）动作要领

手掌空握拳状，拇指螺纹面贴于食指桡侧，其余指自然并拢，以拇指桡侧面与其余四指指腹部或螺纹面作用于受术部位。以腕关节和前臂部做主动运动，带动腕关节来回运动，使拇指桡侧与其余四指指腹同时着力于受术部位，进行有节律性的扫散运动。

（二）适用范围

扫散法主要应用于头部两侧少阳经，主要治疗头昏、头晕、头痛。

（三）注意事项

1.拇指桡侧与其余四指指面要贴于受术部位皮肤，来回扫动。

2.扫散的速度不宜过快，轻而不滞，移动要慢。

3.指甲要剪平磨光，不能划伤皮肤。

思考题

根据推拿手法的主要作用机制，推拿手法还可以如何进行分类？

答：《内经》中有"按跷"说法，按照王冰的注解："按，谓抑按肌肉；跷，谓捷举手足。"依据以上对手法基本作用机制的分析，推拿手法还可以分为松解类手法和整复类手法。前者是指以一定的压力作用于软组织的一类手法，包括对粘连的软组织的松解，也包括对紧张痉挛软组织的放松，除运动关节类手法以外的绝大多数手法，皆属于松解类手法。后者是指以一定的技巧性力量作用于骨关节，并起到矫正关节错缝作用的一类手法，如运动关节类手法和部分按法皆属于整复类手法。

第九节　小儿推拿手法

小儿推拿手法与成人推拿手法有所不同。由于小儿脏腑娇嫩，形气未充，肌肤柔弱，其手法特别强调轻快柔和，平稳着实，适达病所而止，不可竭力攻伐。因此要很好地进行手法的练习。手法的练习方法较多，但小儿推拿手法练习以进行人体操作为主，部分手法可参考成人推拿手法的练习方法。

有不少小儿推拿手法和成人推拿手法相似，但有的手法虽然在名称上与成人手法一样，在具体操作要求上却完全不同，如推法、捏法等。有些手法只用于小儿，而不用于成人，如运法等。

小儿推拿手法通常与具体穴位结合在一起，例如补脾经、补肺经、清脾经、清肺经、揉一窝风、掐人中等。掐、捏等刺激较强的手法，一般应放在最后操作，以免因刺激过强，使患儿哭闹，影响之后的操作治疗。同时在手法操作时，常使用一些介质，如滑石粉、薄荷汁、冬青膏等。介质不仅有润滑作用，可防止擦破皮肤，还有助于提高疗效。

一、推法

推法包括直推法、分推法、旋推法和合推法4种。

（一）动作要领

1.直推法　以拇指桡侧缘或指面，或食、中两指螺纹面在穴位上做单方向直线推动，称直推法（图5-71）。操作时宜做直线推动，不宜歪斜，同时配用适量介质；推动时要有节律，频率为200～300次/分钟；用力均匀，始终如一。

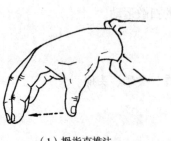
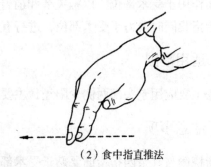

（1）拇指直推法　　　　　　　　　（2）食中指直推法

图5-71　直推法

2. 旋推法　以拇指指面在穴位上做顺时针或逆时针方向旋转推动，称旋推法（图 5-72）。旋推法操作速度较运法快，用力较指揉法轻。主要用于手指螺纹面等部位的穴位，如旋推肺经、旋推一窝风等。频率为 200～300 次 / 分钟。

3. 分推法　以两手拇指桡侧缘或指面，或食、中两指指面自穴位中间向两旁做分向推动，或做"∧"形推动，称分推法（图 5-73）。分推法操作时，两手用力一般要均匀一致，勿忽大忽小；应从穴位中间做分向或"∧"形操作；频率为 200～300 次 / 分钟。

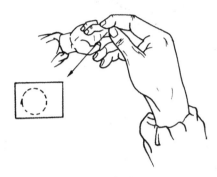

图 5-72　旋推法

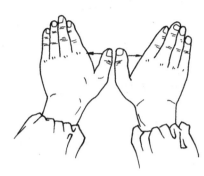

图 5-73　分推法

4. 合推法　以两手拇指螺纹面自穴位两旁向穴中合拢推动，称合推法（图 5-74）。操作时两腕关节与两拇指指间关节要放松，两肘关节放松，两前臂主动内收，做由外向内的直线推动，频率约为 200 次 / 分钟。

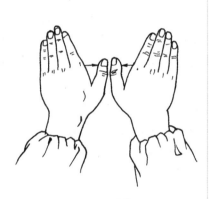

图 5-74　合推法

（二）适用范围

1. 直推法主要用于线状穴、面状穴等小儿推拿特定穴的操作，如推三关、推六腑、推大肠、推脾经、推肺经、推脊等，有和脏腑、理脾胃、清热解表等作用。在某些穴位上推动的方向与补泻有关，应根据不同部位和穴位而定。

2. 旋推法多用于手指螺纹面等部位的穴位，如旋推肺经等，有调理脏腑之作用。

3. 分推法多用于线状穴及面状穴的操作，如分推大横纹、分推腹阴阳、分推膻中、分推坎宫、分推肩胛骨等，具有调阴阳、和脾胃、宣肺止咳、解表祛邪等作用。

4. 合推法多用于线状穴，如合推大横纹等，有行痰散结之作用。

（三）注意事项

1. 运用直推法时，无论做上下或左右推动，必似线行，不得斜曲。

2. 操作时，应在患儿穴位的皮肤处配用适量的介质，手法自始至终要轻快柔和，勿用力过大而推破皮肤，以免加重病情或引起局部感染。

3. 如操作局部有皮肤病或皮肤损伤或骨折脱位时，局部不宜施术。

二、揉法

以中指或拇指指端，或大鱼际，或掌根吸定于一定部位或穴位上，做顺时针或逆时针方向旋转揉动，称为揉法。亦可分别称之为指揉法（图 5-75）、大鱼际揉法、掌根揉法。

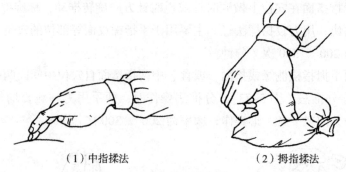

（1）中指揉法　　　　　　　　　（2）拇指揉法

图 5-75　指揉法

（一）动作要领

操作时压力轻柔而均匀，手指不要离开接触的皮肤，以肘部为支点带动指掌运动，使该处的皮下组织随手指的揉动而滑动，频率大约为 200 次 / 分钟。

（二）适用范围

本法具有活血消肿止痛、祛风散热、调和气血、理气消积等作用。指揉法常用于点状穴，根据病情需要，可二指并揉或三指同揉，如揉二扇门以发汗解表，揉天枢以调理大肠。大鱼际揉法和掌根揉法适用于面状穴或体表阿是穴等。

（三）注意事项

1. 操作时压力要轻柔灵活，宜由轻渐重，勿用蛮力。
2. 本法不同于摩法和运法，不要在皮肤上摩擦，着力面用力较前两者宜大些。

三、按法

以拇指或中指或掌根在一定的穴位或部位上，逐渐向下用力按压，称按法。可分为指按法与掌按法。

（一）动作要领

1. 指按时，手握空拳，拇指或中指指端自然伸直，以指端着力于穴位上逐渐用力按压。
2. 掌按时，腕关节略背曲，蓄力于掌，以掌根着力于穴位或部位上逐渐用力按压。

（二）适用范围

本法具有通经活络、祛寒止痛等作用，适用于小儿各种痛证及寒证。指按法多用于点状穴，掌按法多用于面状穴。为了提高按法的治疗效果，临床上常与揉法并用，组成按揉法，在治疗急性痛证时，可于相应的脏腑背俞穴持续用按法按压 1～2 分钟以上。

（三）注意事项

本法用力必须缓和渐进，由轻渐重，切忌粗暴，按压部位或穴位不宜过久，以免损伤小儿肢体或加重病情。

四、摩法

以食、中、无名指三指指面或手掌面附着于一定部位或穴位上，以腕关节连同前臂做顺时针或逆时针方向环形移动摩擦，称摩法。可分为指摩法和掌摩法（图 5-76）。

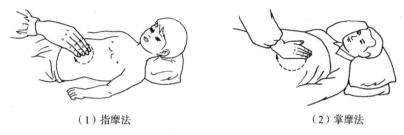

（1）指摩法　　　　　　　　　　　　（2）掌摩法

图 5-76　摩法

（一）动作要领

肩臂放松，肘关节微屈，以肘部为支点，指掌着力部分随腕关节环绕做环转摩擦运动。指、掌做环转抚摩时，不宜带动皮下组织。操作时速度应均匀协调，频率为 120 ～ 160 次 / 分钟。

（二）适用范围

本法具有理气活血、消肿退热、消积导滞、温中健脾等作用。适用于头面部、胸腹部及胁肋部面状穴，如摩中脘、摩腹以治疗肠胃疾患，其摩腹的方向与补泻有关，一般而言，顺时针方向摩腹为泻法，逆时针方向摩腹为补法。对于急性扭挫伤，可用摩法消肿。

（三）注意事项

摩法在施术时宜轻而不浮，用力不宜过大，它与旋推法和运法动作相似，但较旋推法为轻，较运法为重，且接触面积较大，不要带动皮下组织。

五、掐法

用拇指指甲重刺穴位称为掐法（图 5-77）。

（一）动作要领

施术时手握空拳，拇指伸直，拇指腹紧贴于食指桡侧。以拇指指甲对准穴位，垂直逐渐用力掐之，达深透为止，掐后轻揉局部，以缓解不适之感。每穴以掐 3 ～ 5 次为宜，若急救时则至掐醒为止。

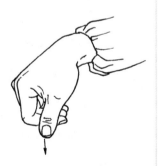

图 5-77　掐法

（二）适用范围

本法具有定惊醒神、通关开窍之作用。适用于头面部、手足部点状穴位，以救治小儿急性惊证，如掐人中、掐老龙等。掐法是强刺激手法，可以指代针，操作时一般不用润滑剂，除治疗急惊风外，还常用于治疗慢脾风，如掐揉五指节等。临床上掐法常与揉法配合应用，组成掐揉法，如掐揉二扇门、掐揉二马等。

（三）注意事项

1. 施术本法急救时不要掐破皮肤，不要使用暴力，醒后即止。
2. 用于治疗慢脾风时，用力要轻柔灵活。

六、运法

以拇指或中指指端在一定穴位上由此往彼做弧形或环形推动，称运法（图 5-78）。

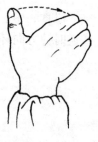

图 5-78 运法

（一）动作要领

运法宜轻不宜重，宜缓不宜急，应在体表旋绕摩擦推动，不要带动深层肌肉组织。频率一般为 80 ～ 120 次 / 分钟为宜。

（二）适用范围

本法具有理气和血、舒筋活络、调理脏腑功能的作用，是小儿推拿手法中最轻的一种。常用于面状穴、线状穴，如运内八卦、运水入土、运土入水、运板门、运内劳宫等。在某些穴位上运法的方向与补泻有关，使用时应根据不同部位与穴位而定。

（三）注意事项

1. 本法施术时，需配用适量介质，如滑石粉、冬青膏、薄荷汁等。
2. 施术力要轻柔，切勿擦破皮肤。

七、捣法

用食指或中指指端，或食、中指屈曲的指间关节，有节奏地叩击穴位的方法，称捣法（图 5-79）。

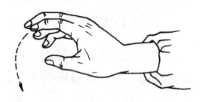

图 5-79 捣法

（一）动作要领

操作时指间关节要自然放松，以腕关节屈伸为主动，捣击时位置要准确，用力要有弹性，捣击后腕与指端立即抬起，每穴捣击 5 ～ 20 次。

（二）适用范围

本法具有镇惊、安神、宁志等作用，适用于点状穴，如捣小天心等，常与清肝经、掐揉五指节、开天门等配合使用。

（三）注意事项

捣击时用力定位宜准确，不要使用蛮力。

八、刮法

以拇指桡侧缘或食指、中指螺纹面，或食指第二指节背侧尺侧缘着力，或手握汤匙、铜钱等器具，用其光滑的边缘着力，蘸清水、麻油、药水等液体润滑剂后，直接在患儿一定部位或穴位的皮肤上，适当用力做由上向下或由内向外的直线、单方向的快速刮动（图5-80）。

（一）动作要领

1.着力部分要紧贴皮肤，压力要轻重适宜，宜使用介质。

2.操作时，要以肘关节为支点，腕关节的活动要放松灵活，节奏要轻快，用力要均匀。

3.以皮肤出现紫红色斑点为度。

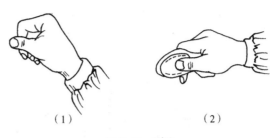

（1）　　　　　　　　　（2）

图5-80　刮法

（二）适用范围

本法适用于眉心、颈项、胸背、肘膝凹侧等部位。

（三）注意事项

1.不可刮破皮肤，如使用器具必须注意是否整洁、光滑、圆钝。

2.不可过度用力，要以患儿能忍受为度。

3.皮肤损害处或有出血性疾病、急性传染性疾病等，不宜使用本法。

九、摇法

术者一手托握住患儿需摇动关节的肢体近端，另一手握住患儿需摇动关节的肢体远端，做缓和的、顺时针或逆时针方向的环形旋转运动，称摇法。

（一）动作要领

术者两手要协调配合，动作宜缓不宜急，宜轻不宜重，用力要稳。

（二）适用范围

本法适用于颈椎、肩、肘、腕、掌指关节及膝、踝关节等。

（三）注意事项

不宜使用暴力，摇动的速度不可过快，幅度要由小渐大，在关节的生理范围内进行，不宜突然用力，以免加重病情。

十、捏脊法

用拇指桡侧缘顶住皮肤，食、中指前按，三指同时用力提拿皮肤，双手交替捻动向前；或食指屈曲，用食指中节桡侧顶住皮肤，拇指前按，两指同时用力提拿皮肤，双手交替捻动向前，称捏脊法（图5-81）。

（一）动作要领

操作时捏起皮肤多少及提拿用力大小要适当，而且不可拧转。如捏得太紧，不容易向前捻动推进；如捏得太少，则不易提起皮肤。捻动向前时，需做直线前进，不可歪斜。

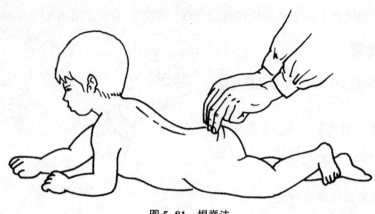

图 5-81　捏脊法

（二）适用范围

本法具有调和阴阳、健脾和胃、疏通经络、行气活血作用，适用于脊背线状部位。因为用于脊背部可治疗疳积等，故称为"捏脊疗法"，治疗小儿食积疳积、厌食、腹泻、呕吐等症有特效。操作时，可捏三下提拿一下，称为"捏三提一法"。根据病情需要，在捏脊过程中，可一一提拿膀胱经的有关背俞穴，常能取得更为满意的疗效。

（三）注意事项

1. 双手拇、食两指将皮肤捏起，随捏，随提，随放，随着向前推进，这时皮肤一起一伏形似后浪推前浪。捏起皮肤的多少要适中。

2. 一般捏脊前，先蘸少许滑石粉于患儿脊背部，轻轻按揉几遍，然后从龟尾捏至大椎，由下而上3～5遍。

思考题

成人推拿手法与小儿推拿手法有何不同？

答：成人推拿穴位以十四经穴为主，小儿推拿采用的是小儿特有的穴位，且具有点、线、面的特点。成人推拿强调持久有力、均匀柔和，小儿推拿则强调轻快柔和、平稳着实，形成了以"按摩掐揉推运搓摇"为主的一整套小儿推拿手法和复式操作法。

下篇　临床治疗

扫一扫，查阅本章数字资源，含PPT、音视频、图片等

第六章

针灸推拿治疗总论

第一节　针灸推拿治疗作用和治疗原则

古代医家在长期的医疗实践中，总结出针灸推拿具有疏通经络、调和阴阳、扶正祛邪和理筋整复的治疗作用。针对针灸推拿治疗作用的现代研究，不仅从多方面证实了针灸推拿具有上述治疗作用，而且深化了人们对针灸推拿治疗作用机制的认识。

一、治疗作用

历针灸推拿具有的疏通经络、调和阴阳、扶正祛邪和理筋整复作用，主要体现在以下：

（一）疏通经络

疏通经络是指通过针灸推拿治疗，使瘀阻的经络通畅而发挥正常的生理功能，是针灸推拿最基本和最直接的治疗作用。

经络"内属于腑脏，外络于肢节"，运行气血是经络的主要生理功能之一。经络功能正常，则气血运行通畅，各脏腑器官、四肢百骸得以濡养而发挥其正常的生理功能。若经络功能失常，气血运行受阻，则会影响人体正常的功能活动，引起疾病。正如《素问·调经论》所言："血气不和，百病乃变化而生。"经络不通，气血运行受阻，其临床常表现为疼痛、麻木、肿胀、瘀斑等。针灸推拿治疗，主要是通过选择相应的经络、腧穴或特定部位，施加适宜的针灸推拿手法，使经络通畅，气血运行正常，达到治疗疾病的目的。在具体针灸方法上，可采用毫针刺、三棱针点刺出血、梅花针叩刺、拔罐等。

（二）调和阴阳

调和阴阳是指通过针灸推拿治疗，使机体从阴阳失衡状态向平衡状态转化，是针灸推拿治疗最终要达到的根本目的。疾病的发生，其本质是机体阴阳失去相对平衡，出现"阴胜则阳病、阳胜则阴病"的偏盛偏衰现象。针对人体疾病的这一主要病理变化，运用针灸推拿方法"损其有余，补其不足"，可以使机体恢复"阴平阳秘"的状态，从而达到治愈疾病的目的。《素问·至真要大论》曰："调气之方，必别阴阳。""谨察阴阳所在而调之，以平为期。"《灵枢·根结》曰："用针之要，在于知调阴与阳，调阴与阳，精气乃光，合形与气，使神内藏。"均说明调和阴阳是针灸、推拿治疗的根本目的。

针灸推拿调和阴阳的作用，也是通过经络、腧穴配伍和相应的针灸推拿方法来实现的。如中

风后出现的足内翻，根据经络辨证，为阳（经）缓而阴（经）急，治疗时可采用补阳经泻阴经的方法平衡阴阳。又如，肝阳上亢引起的头痛、眩晕，可取足厥阴肝经的太冲穴以泻肝阳，同时配伍足少阴肾经的太溪、照海穴以滋肾阴，使阴阳平衡，从而消除症状。

（三）扶正祛邪

扶正祛邪是指针灸推拿可扶助机体正气及祛除病邪。疾病的发生、发展及其转归过程，实质上是正邪相争的过程。正胜邪退则病情缓解，正虚邪胜则病情加重。因此扶正祛邪既是疾病向良性方向转归的基本保证，也是针灸推拿治疗疾病的作用过程。

疾病的发生、发展及其转归的过程，实质上是正邪相争的过程。《素问·刺法论》说："正气存内，邪不可干。"《素问·评热病论》说："邪之所凑，其气必虚。"因此，针灸推拿治病必须坚持扶正祛邪的原则，通过相应的腧穴配伍和针灸推拿的补虚泻实的方法来实现。

（四）理筋整复

理筋整复是指对筋伤和骨缝错位、紊乱等病变，运用以推拿为主的手法，纠正解剖位置的异常，使各种组织各守其位，从而促进软组织痉挛的缓解和关节功能的恢复。

肌肉、肌腱、韧带完全断裂者，须用手术缝合才能重建，但部分断裂者可使用适当的手法理筋，将断裂的组织抚顺理直，然后加以固定，以减轻疼痛和有利于断端生长吻合。对于肌腱滑脱、关节内软骨板损伤、腰椎间盘突出、脊柱后关节紊乱、骶髂关节半脱位伴滑膜嵌顿者，均须以适当手法理筋整复，使筋顺而骨正。"顺"则通，通则不痛，以达气血流畅、功能恢复之目的。

推拿理筋整复的作用是通过以下3个环节来实现的：一是摆动、摩擦、振动、叩击类手法，可舒筋活血、祛瘀消肿；二是运动关节类手法，可松解粘连；三是扳法、弹拨法等手法，可纠正筋出槽、关节脱位等。

二、针灸推拿治疗原则

针灸推拿治疗原则是运用针灸推拿治疗疾病所遵循的基本法则，是确立治疗方法的基础，它对于针灸推拿处方选穴及操作方法的运用等均具有重要的指导意义。在应用针灸推拿治疗疾病时，具体的治疗方法多种多样，但从总体上把握其治疗原则具有化繁就简的重要意义。针灸推拿的治疗原则可概括为补虚泻实、清热温寒、三因制宜和治病求本。

（一）补虚泻实

补虚就是扶助正气，泻实就是祛除邪气，补虚泻实是针灸推拿治疗的基本原则。《素问·通评虚实论》说："邪气盛则实，精气夺则虚。"因此，"虚"指正气不足，"实"指邪气亢盛。虚则补、实则泻，属于中医正治法则。《灵枢·经脉》言："盛则泻之，虚则补之……陷下则灸之，不盛不虚以经取之。"《灵枢·九针十二原》说："凡用针者，虚则实之，满则泄之，菀陈则除之，邪盛则虚之……虚实之要，九针最妙，补泻之时，以针为之。"都是针对虚证、实证制定的补虚泻实的治疗原则。在针灸推拿临床上补虚泻实原则有其特殊的含义。

1. 虚则补之　即虚证采用补法治疗。针灸推拿治疗虚证，一方面是通过腧穴的选择和配伍，如应用具有偏补性能的关元、气海、命门、肾俞等穴，可起到补益正气的作用。另一方面是通过针灸推拿手法中的补法来实现，如针刺采用提插补法、捻转补法；推拿以摆动、摩擦类手法为主，轻柔、长时、弱刺激，均可起到扶助正气的作用。

此外，对于气虚下陷证，针灸治疗又常以灸治为主，即"陷下则灸之"。如久泄、久痢、崩漏、脱肛、子宫脱垂及其他内脏下垂等，多灸百会、气海、关元、脾俞、足三里等穴以补中益气、升阳举陷。

2. 实则泻之 即实证采用泻法治疗。针灸推拿治疗实证，一方面是通过腧穴的选择和配伍，如应用具有偏泻性能的水沟、十宣、十二井穴、素髎等穴，可达到泻实祛邪的目的。另一方面是通过针灸推拿手法中的泻法来实现，如针刺采用提插泻法、捻转泻法，或用三棱针放血，或用皮肤针重叩出血；推拿一般用摆动、摩擦、挤压类手法，力量稍重，操作方法与补法相反。

此外，对络脉瘀阻而引起的病证，应以三棱针点刺出血，即"菀陈则除之"。例如，由于闪挫扭伤、毒虫咬伤、丹毒等引起的红肿热痛、青紫肿胀，即可选用病变局部的络脉或瘀血部位及尺泽、委中、十二井、十宣等施行三棱针点刺出血法，以活血化瘀、消肿止痛。腱鞘囊肿、小儿疳疾的点刺放液也属此类。

3. 补泻兼施 即对虚实夹杂的病证，治疗上应补泻并用。例如，肝郁脾虚证，临床常见胁肋胀痛、善太息等肝郁症状，同时兼见食少、腹胀、便溏等脾虚症状，治疗时应泻足厥阴肝经和足少阳胆经，同时补足太阴脾经。补泻兼施为临床所常用，除补虚与泻实并重外，还应根据虚实程度及轻重缓急决定补泻的多少、先后。

此外，《灵枢·禁服》中又有"不盛不虚，以经取之"的治则，是指在脏腑、经络的虚实表现不甚明显的情况下，治疗时多按本经取穴，针刺手法宜用平补平泻，推拿宜用中度力量，使本经的气血调和，脏腑功能恢复正常。

（二）清热温寒

清热是指热证治疗用清法，温寒是指寒证治疗用温法，这是针对热性病证和寒性病证而制定的治疗原则。

1. 热则疾之 这是治疗热性病证的主要法则。针刺治疗热性病证应遵循《灵枢·经脉》篇"热则疾之"的原则，采取浅刺疾出或点刺出血的方法，手法宜轻而快，可以不留针或短留针，针用泻法，以清泻热毒。例如，风热感冒者，常取大椎、曲池、合谷、外关等穴浅刺疾出，即可达到清热解表的目的。伴有咽喉肿痛者，可用三棱针在少商穴点刺出血，以加强泻热、消肿、止痛的作用。推拿治疗热性病时，手法应刚中有柔，常用摩擦类、挤压类手法。

但热病的症状极其复杂，治疗时还应辨其表里虚实、卫气营血等，然后根据不同情况，选用相应的腧穴配伍和方法。如气分实热者，逆经轻推督脉，针刺或掐揉合谷、外关等，以清热泻火；血分实热者，逆经重推督脉、退六腑等，以清热凉血；阴亏虚热者，轻擦腰部、清天河水等，以养阴清火。

2. 寒则留之 这是治疗寒性病证的主要法则。针刺治疗寒性病证应遵循"寒则留之"的原则，深刺而久留针，因寒性凝滞而主收引，故应留针候气，以达温经散寒的目的；加用艾灸，更能助阳祛寒，使阳气得复，寒邪乃散。如寒邪在表，留于经络者，艾灸法较为适宜；若寒邪在里，凝滞脏腑，则针刺应深而久留，或配合"烧山火"针刺手法，或加用艾灸，以温针法最为适宜。推拿治疗寒性病证多用摆动、摩擦、挤压类手法，治疗时手法多缓慢、柔和、作用时间较长，患者有较深沉的温热等刺激感，可起到温散寒邪、补益阳气的作用。临床上可用摩揉丹田、擦肾俞、命门等温补肾阳，或推三关等治疗虚寒证。

（三）三因制宜

三因制宜，是指因人、因时、因地制宜。即根据治疗对象、季节（包括时辰）、地理环境的不同情况而制定适宜的治疗方法。

1. 因人制宜 是指根据患者的体质、性别、年龄等不同特点制定适宜的治疗方法。如男女生理有别，妇人有经、带、胎、产之特点，以血为用，故在治疗妇人病时要多考虑调理冲脉（血海）、任脉等。患者的年龄、体质差异更是决定针灸推拿治疗方法的重要因素，如体质虚弱、肌肤薄嫩、对针刺推拿敏感者及小儿，针刺推拿手法宜轻；体质强壮、肌肤厚实、对针刺推拿敏感性差者，针刺推拿手法宜重。

2. 因时制宜 是指根据不同季节、时辰的特点，制定适宜的治疗方法。四时气候的变化对人体的生理功能、病理变化均可产生一定的影响。春夏之季，阳气升发，人体气血趋向体表，肌肤腠理疏松，病邪伤人多浅表，针刺宜浅，推拿手法力度应稍轻，推拿介质可用薄荷水等；秋冬之季，阴气渐盛，人体气血潜藏于内，肌肤腠理致密，病邪伤人多在深部，针刺宜深，推拿手法力度要稍强，介质多用葱姜水、麻油等。

人体气血流注盛衰还呈现出与每天不同时辰相应的变化规律，历代医家据此创立了子午流注针法、灵龟八法、飞腾八法。此外，因时制宜还包括针对某些疾病发作或加重的规律性，选择有效的治疗时机，如精神疾病多在春季发作，故应在春季之前进行治疗；痛经治疗也应在经前1周开始。

3. 因地制宜 是指根据不同的地理环境特点制定适宜的治疗方法。由于地理环境、气候条件和生活习惯的不同，人体的生理活动和病理特点也不同，治疗方法亦有差异。如在寒冷的地区，治疗多用温灸，而且施灸壮数较多、灸量较重；在温热地区，灸法则较少应用，如需施灸，壮数宜少，灸量宜轻。

（四）治病求本

"标""本"是相对的概念，在中医学中具有丰富的内涵，可用以说明病变过程中各种矛盾的主次关系。标本的含义很广，从邪正关系来看，正气为本，邪气为标；从疾病发生来看，病因为本，症状为标；从病变部位来看，内脏为本，体表为标；从发病先后来看，先病为本，后病为标。治病求本，就是针对疾病发生的根本原因进行治疗，是中医临床辨证论治所遵循的基本准则。治病分标本缓急，就是抓主要矛盾。《素问·至真要大论》说："病有盛衰，治有缓急。"说明对于任何一种病证，都要根据病证的轻重缓急进行治疗。《素问·标本病传论》说："知标本者，万举万当，不知标本，是谓妄行。"明确指出标本缓急是重要的针灸治疗原则，强调了标本理论对指导针灸临床具有重要意义。标本缓急的运用原则有以下几个方面。

1. 急则治标 急则治标是指在标病紧急，如不及时处理可危及生命，或影响本病的治疗时，应首先治疗标病。这是在特殊情况下所采取的一种权宜之法，从而为治"本"创造有利条件。例如，不论任何原因所引起的抽搐，都应当首先针刺或掐拿水沟、大椎、合谷、太冲等穴，以息风止痉；任何原因所引起的昏迷，都应先针刺或掐水沟，以醒脑开窍。

2. 缓则治本 在大多数情况下，治疗疾病都要坚持治病求本的原则，尤其对于慢性病和急性病的恢复期具有重要的指导意义。正虚者固其本，邪盛者祛其邪；治其病因，症状可解；治其先病，后病可除。如脾肾阳虚引起的五更泻，泄泻是其症状为标，脾肾阳虚为其本，应温阳止泻，治宜灸或摩揉关元、肾俞、脾俞、命门，推上七节骨等，阳气足而泻自止。

3. 标本兼治 标本兼治是标病与本病并重时的治疗原则。在标本俱急，单治标或单治本均不能适应病证的治疗要求的情况下，就必须标本并治。如体虚感冒，如果单用解表祛邪治标则易伤正，而单纯扶正治本又易恋邪，故当益气（治本）解表（治标），治宜补足三里、关元，泻合谷、风池、列缺等。

总之，病有标本缓急，治病求本是治疗的基本法则。急则治标、缓则治本、标本兼治则是根据具体病情制定的具体原则。

思考题

针灸推拿临床如何实现补虚泻实的原则？

答：①"虚则补之""虚则实之"，一方面选用具有偏补性能的关元、气海、命门、足三里等进行配伍；另一方面通过针灸推拿手法中的补法来实现，如针刺采用提插补法、捻转补法，推拿以摆动、摩擦类手法为主，轻柔、长时、弱刺激，均可起到扶助正气的作用。对于气虚或阳虚的下陷证，采用灸百会、气海、关元、脾俞、足三里等穴以补中益气、升阳举陷，即"陷下则灸之"。②"盛则泻之""邪盛则虚之"，一方面是通过应用具有偏泻性能的水沟、十宣、十二井穴、素髎等穴。另一方面通过针灸推拿手法中的泻法来实现，如针刺采用提插泻法、捻转泻法，或用三棱针放血，或用皮肤针重叩出血，推拿一般用摆动、摩擦、挤压类手法，力量稍重，均可起到泻实祛邪的作用。对络脉瘀阻而引起的病证，在病变局部的络脉、瘀血部位或尺泽、委中、十二井、十宣等施行三棱针点刺出血，即"菀陈则除之"。③"不盛不虚，以经取之"，治疗时多按本经取穴，针刺手法宜用平补平泻，推拿宜用中度力量，使本经的气血调和，脏腑功能恢复正常。

第二节 针灸推拿临床诊治特点

针灸推拿临床诊治与中医学的其他学科相似，包括辨证与施治两个重要环节。在针灸推拿临床诊治过程中，又具有辨证与辨经结合、辨证与辨病结合、调神与调气并重的诊治特点。

一、辨证与辨经结合

辨证，即运用中医理论，将四诊所搜集到的有关疾病的各种症状和体征，加以分析、综合，判断为某种性质的"证候"，亦即"证"。辨经，即运用经络理论，根据患者的各种症状和体征来辨别其病变经络脏腑归属，从而选择相应的经络腧穴进行治疗。辨证与辨经都是针灸临床辨证论治的核心。辨证是中医诊治的最基本特征，针灸临床对许多疾病的诊治可以采用辨证的方法；同时，经络理论又是指导针灸推拿临床应用的核心理论，由于经络的联系沟通，人体内脏发生病变，往往会在其相关的经脉循行部位或腧穴上出现异常反应，针灸推拿治病就是直接作用于这些部位或腧穴，通过经络的传导和调节，以达到治病的目的。因此，针灸推拿临床诊治必须在八纲辨证、脏腑辨证的基础上，进一步明确辨经。

《灵枢·经脉》将不同的病候按十二经脉系统予以分类，成为历代针灸推拿临床辨证归经的依据。窦汉卿在《针经指南·标幽赋》中说："论脏腑虚实，须向经寻。"明代张三锡的《经络考》载："脏腑阴阳各有其经，四肢筋骨各有其主，明其部以定经。"根据经络的循行部位和脏腑联系进行辨证，复杂的证候即有所归属，从而有的放矢地指导循经取穴。如肝气郁结型的乳痈，因厥阴之脉布于胸胁，达于乳部，本病由肝郁化火，循经上乳，结聚成痈所致，辨经当归肝经，故可循经选取行间、期门等穴进行治疗。

临床应用上，辨证与辨经并不矛盾。辨证本身就涵盖了经络辨证，辨经使病位更加明晰，然后根据辨证与辨经的结果，进行相应的配穴处方，依方施术。在针灸推拿临床，针对不同的疾病，如内脏或运动系统疾病，可分别采用以脏腑辨证为主或经络辨证为主的诊治方法。

二、辨证与辨病结合

辨病在这里是指西医学对疾病的诊断及其相应鉴别诊断。如果说辨证是中医临诊的关键，那么辨病则是西医临诊的核心。辨病和辨证是两种必不可少的辨识疾病病位、性质的方法，两者相互联系、相互补充。针灸推拿临床在辨证和辨经的基础上，逐步将辨病结合应用于疾病的诊治过程。借助先进的诊断方法以及西医的解剖、生理、病理知识，既有利于选择更适宜的治疗方案，又有助于判断治疗效果和预后。如胃痛，中医辨证可分为实寒、气滞、食积、虚寒等证，分别采用散寒、理气、消食、温中等方法，但由于引起胃痛的原因众多，如胃炎、胃下垂、消化道溃疡、胃肿瘤及肝胆病、胰腺炎等均可致胃痛，因此其治疗方案当有所别，只有在中医辨证的原则下，针对不同病因选择治疗时机，加减配穴，考虑相应的操作方法和其他辅助疗法，方能发挥针灸推拿的最佳疗效；同时不同疾病引起的胃痛其预后、疗程长短及医嘱均有不同，需要辨证与辨病的紧密结合。可见，辨病可以为辨证从整体上、宏观上把握疾病的病位、病势及发展变化；辨证可以为辨病在分析、认识疾病某一阶段患者的功能状态时提供依据。在辨病与辨证综合思维的基础上，根据病变部位与性质确定相应的针灸治疗方案，这一诊疗模式的有效性和可操作性已经为大量实践所证实。

三、调神与调气并重

调神又称治神、守神。《素问·宝命全形论》说："凡刺之真，必先治神。"所谓调神，一是指在针灸推拿施治前注重调治患者的精神状态；二是指在针灸推拿操作过程中，医者专一其神，意守神气，患者神情安定，意守感传。调神贯穿于针灸推拿治病的全过程之中。所谓调气就是采用补虚泻实等针刺推拿手法使经气调和。《灵枢·刺节真邪》说："用针之类，在于调气。"《灵枢·终始》说："凡刺之道，气调而止。补阴泻阳，音气益彰，耳目聪明，反此者，血气不行。"针灸推拿治病就是通过采用各种刺灸方法或推拿手法，刺激一定的腧穴以激发经气，调节气血运行，从而使偏盛偏衰的脏腑功能趋于和谐平衡，这就是"调气"。

《素问·针解》说："制其神，令气易行。"《灵枢·官能》指出："工之用针也，明于调气。""用针之要，无忘其神。"说明调气和调神是密不可分、相互促进的。其中气的活动以神为主导，神动则气行，患者心定神凝，精神内守，医者神志专一，以助于得气和气至病所。医者通过"治神""守神"，细心体察患者的气血盛衰，洞察气机变化，把握补泻时机，以保证调气的正确实施。调气又有助于"神守志一"，从而进一步改善患者的功能状态。重视调神，强调调气，是针灸推拿有别于中医其他学科的诊治特色，针灸推拿的治疗作用都是建立在调神调气基础上的。

思考题

针灸推拿临床如何突出经络辨证？

答：经络辨证是以经络学说为主要依据的辨证方法，主要依据经络的循行分布、属络脏腑、联系器官、生理功能、病候特点等确定疾病的经络归属，从而选择相应的经络治疗方法。《灵枢·经脉》将不同的病候按十二经脉系统予以分类，是经络辨证在《内经》中的体现。《伤寒杂病论》创立的六经辨证学说，进一步发展和完善了经络辨证理论。《针经指南·标幽赋》曰："既论脏腑虚实，须向经寻。"明代张三锡《经络考》曰："脏腑阴阳，各有其经，四肢筋骨，各有其主，明其部以定经。"围绕经络这个核心进行辨证，复杂的证候即有所归属，可以有的放矢指导循经取穴，增强针灸推拿治病效果。

第三节　针灸推拿处方

针灸推拿处方是以中医理论尤其是经络学说为指导，在辨证立法的基础上，选取腧穴并进行配伍，进而确立刺灸推拿方法而形成的治疗方案。

一、选穴原则

选穴原则是针灸推拿处方选穴应遵循的基本法则，包括近部选穴、远部选穴、辨证选穴和对症选穴，四者在运用时可分可合。近部选穴和远部选穴是针对病变部位而确定腧穴的选穴原则，辨证选穴和对症选穴是针对疾病表现出的证候或症状而选取穴位的原则。

（一）近部选穴

近部选穴是指选取病变局部或邻近部位的腧穴，又称局部选穴。这是根据一切腧穴都能治疗病变局部和邻近部位病证这一共同主治特点而提出的，是腧穴近治作用的体现，即"腧穴所在，主治所在"。近部选穴应用范围非常广泛，适用于几乎所有病证，更多用于治疗局部症状比较明显的病证，如鼻病取迎香，胃痛取中脘、梁门，牙痛取颊车、下关等。"以痛为输"，取阿是穴，皆属近部选穴。近部选穴不受经脉限制，凡是病变局部或邻近的穴位，无论属于哪条经脉均可选取。

（二）远部选穴

远部选穴是指在病变部位所属和相关的经络上，距病位较远的部位选取腧穴，又称远端选穴。这是根据十四经腧穴，尤其是十二经中位于四肢肘、膝关节以下的腧穴具有循经远治作用这一基本规律提出来的，是"经脉所过，主治所及"治疗规律的体现，是针灸处方选穴的基本方法。远部选穴在针灸临床上应用十分广泛，通常以肘膝关节以下的穴位为主，广泛用于治疗脏腑、头面、五官、躯干疾患。应用时可取本经腧穴，也可取表里经或其他有关经脉的腧穴。如肺病咳喘取太渊、孔最，胃痛取足三里、公孙，牙痛取合谷、内庭等。《四总穴歌》所说的"肚腹三里留，腰背委中求，头项寻列缺，面口合谷收"都是远部选穴的具体应用。

（三）辨证选穴

辨证选穴是指根据疾病的证候特点，针对病因病机而选取腧穴的方法。如因风邪所致的感冒、咳嗽取风池、风门，水湿痰疾取阴陵泉、丰隆，胃痛属肝郁气滞者取期门、太冲，属脾胃虚寒者取气海、关元、脾俞、胃俞等。八会穴中，气病胸闷、气逆取膻中，血虚、血瘀取膈俞等，均是辨证选穴的应用。根据其病因病机选取穴位也是治病求本原则的体现。

临床上对于发热、多汗、盗汗、失眠、虚脱、昏迷等无明显局限的病变部位而呈现的全身症状，因无法辨病位，不能应用上述按部位选穴的方法，就需审证求因，辨证选穴。如肾阴不足导致的虚热，选肾俞、太溪；心肾不交导致的失眠，选心俞、肾俞；外感发热，取大椎、合谷、曲池；阴虚发热、盗汗，取阴郄、复溜。

（四）对症选穴

对症选穴是指针对疾病的某些突出症状而选取腧穴的方法，是腧穴的特殊治疗作用及临床经验在针灸推拿处方中的具体运用，又称经验选穴。如发热取大椎，痰多取丰隆，哮喘选定喘穴，小儿疳积选四缝，落枕取外劳宫，腰痛选腰痛点，面瘫取牵正，目赤取耳尖等。对症选穴所用的是大部分奇穴的主治特点。

以上四条原则是传统的针灸推拿处方时要遵循的基本规律，现代针灸临床，对于某些疾病还常根据西医学的神经解剖理论而选择穴位，其观点是位于神经干上的穴位可以治疗该神经分布范围的病证。如根性坐骨神经痛、带状疱疹均常选择相应的夹脊穴等。

二、配穴方法

配穴方法是在选穴原则的指导下，根据不同病证的需要，选择具有相辅相成、协同作用的若干腧穴进行配伍应用的方法。临床常用配穴方法总体可归纳为按部配穴和按经配穴两大类。

（一）按部配穴

按部配穴是根据腧穴在人体上分布的部位进行腧穴配伍的方法，主要包括远近配穴法、上下配穴法、前后配穴法、左右配穴法。

1. 远近配穴法　是以病变部位为依据，在病变局部和远部同时选穴配伍组方的方法，临床应用最为广泛。如面瘫以局部的颊车、地仓配远道的合谷、太冲；癃闭以局部的中极、关元配远道的三阴交、阴陵泉等。

2. 上下配穴法　是指将人体腰部以上腧穴和腰部以下腧穴配合应用的方法，临床上应用较为广泛。如胁痛可上取支沟、下取阳陵泉；头项强痛可上取天柱、下取昆仑；脱肛可上取百会、下取长强。八脉交会穴的配对应用也属上下配穴法。

3. 前后配穴法　是指将人体前部和后部的腧穴配合应用的方法，"前"为胸腹，属阴，"后"为背腰，属阳，故又称"腹背阴阳配穴法"，《内经》称之为"偶刺"。本法常用于治疗脏腑病，如肺病咳喘，前取中府，后取肺俞；胃病痛胀呕吐，前取中脘、梁门，后取胃俞或胃仓；心病疼痛惊悸，前取巨阙，后取心俞。此法还用于治疗一些躯干病证，如腰痛前取天枢，后取肾俞；脊柱强痛，前取水沟，后取脊中等。俞募配穴属于本配穴法的典型实例，是最为常用的前后配穴法。

4. 左右配穴法　是指将人体左侧和右侧的腧穴配合应用的方法。本法是基于人体十二经脉左右对称分布和部分经脉左右交叉的特点总结而成的。临床上为了加强腧穴的协同作用，常左右双穴同取，如胃痛选双侧足三里、内关、胃俞；郁证取双侧神门、内关、太冲等。但左右配穴法并不局限于选双侧同一腧穴，如左侧偏头痛可选同侧的太阳、头维和对侧的外关、足临泣，左侧面瘫可选同侧的地仓、颊车、阳白和对侧的合谷。另外，左右配穴法既可以左右同取，也可以左病取右、右病取左，《灵枢·官针》中的"缪刺""巨刺"，属于左右配穴的范畴。

（二）按经配穴

按经配穴是根据经脉理论及其相互之间的联系进行配穴的方法，主要包括本经配穴法、表里经配穴法、同名经配穴法和子母经配穴法。

1. 本经配穴法 是指某一脏腑、经脉发生病变时，即选该经脉的腧穴配成处方。如肺病咳嗽，既可近取中府，又可远取肺经的尺泽、太渊；肝郁气滞导致的胁痛，可在足厥阴肝经上近取期门，远取该经的原穴太冲。

2. 表里经配穴法 是以脏腑、经脉的阴阳表里配合关系为依据的配穴方法。当某一脏腑、经脉发生疾病时，取该经及与其相表里经脉上的腧穴配合成方。如胃痛呕吐，常选胃经的足三里配脾经的公孙；肝病取期门、太冲配阳陵泉。《灵枢·五邪》载："邪在肾，则病骨痛，阴痹……取之涌泉、昆仑。"另外，原络配穴法是表里经配穴法在临床上的具体应用。

3. 同名经配穴法 是将手足同名经的腧穴相互配合的方法。本法基于同名经"同气相通"，即名称相同的经络相互沟通、交会的理论。如少阳头痛、胁痛可取手少阳经的中渚、外关配足少阳经的侠溪、阳陵泉；失眠、多梦，取手少阴经的神门配足少阴经的太溪。

4. 子母经配穴法 是根据脏腑、经脉的五行属性，基于"虚则补其母，实则泻其子"的理论而选取穴位的配穴方法。如肺虚咳嗽，除取肺经穴和肺俞等以外，可同时配用脾经的太白和胃经的足三里，以培土生金。

以上介绍的选穴原则和配穴方法提供了针灸推拿处方选穴的基本思路，在临床应用时要灵活掌握，一个针灸推拿处方的组成常是几种选穴原则和多种配穴方法的综合运用。

三、针灸推拿方法和操作方法的选择

（一）针灸推拿方法的选择

针灸推拿方法的选择是指针对患者的病情和具体情况而选择适宜的治疗手段。毫针刺法、灸法、拔罐法、耳针法、推拿疗法等，其作用各有所长，临床应用时应根据具体病情和患者，在确定腧穴后，酌情选择治疗方法，考虑是用针、用灸或针灸并用，还是用推拿法或针推并举，或兼以拔罐法、皮肤针法、耳针法等。只有选用正确的针灸、推拿疗法，才能取得应有的效果。

（二）操作方法的选择

各种针灸推拿方法均因其操作方法的不同而产生不同的治疗作用，针灸推拿操作方法与处方的作用密切相关。当方法确立之后，必须对方法的具体操作进行说明，如毫针刺法是用补法还是泻法，针刺深浅、方向有无特殊要求，留针与否以及留针方式（动留法或静留法）；艾灸用艾条灸、艾炷灸还是温针灸等；推拿手法是一指禅推法还是揉法、按法等。

四、治疗时间

一般来说，针灸推拿治疗疾病没有特殊、严格的时间要求，但对某些疾病在治疗时机的选择上有其重要意义。如痛经在月经来潮前几日开始治疗，直到月经过去为止；女性不孕症，宜在排卵前后几天连续施治；失眠宜选择在下午或晚间治疗等均有助于提高疗效。

此外，针灸推拿治疗疾病可每日1次或隔日1次，间隔时间及疗程等应根据疾病的具体情况而定。

拓展

1. 针灸处方的格式

常用针灸处方符号：针刺补法T，针刺泻法⊥，平补平泻|，三棱针刺血↓，皮肤针※，皮

内针⊙─，艾条灸［］，艾炷灸 3 壮△₃，温针灸ᐚ，拔罐○，电针 IN，穴位注射 IM。针灸处方格式：①穴名：每行四穴，按主次排列；②注明单侧或双侧；③注明刺灸方法（针法或灸法中具体方法）；④注明补泻手法：补法、泻法或平补平泻；⑤注明留针时间及疗程。如寒滞腹痛的处方为：

中脘⊥ᐚ₃　　　足三里│ᐚ₃　　　大横⊥ᐚ₃　　　公孙│↓

天枢⊥○　　　　合谷⊥

留针 30 分钟，每日 1 次，3 次为 1 个疗程。

2. 推治病八法

根据手法的性质和作用量，结合推拿穴位，推拿治疗有温、通、补、泻、汗、和、散、清八法。①温法：具有温经散寒，补益阳气的作用，多使用摆动、摩擦、挤压类手法，手法缓慢、柔和，作用时间较长（如按揉丹田、肾俞、命门等温补肾阳；按摩中脘、关元，拿肚角等温中散寒止痛；摩关元，擦八髎，揉龟尾等温阳止泻）。②通法：具有祛除病邪壅滞的作用，在四肢多用推、拿、揉、搓等手法，以通其经气，在胸背部点按背俞穴调畅脏腑之气血，擦摩胁肋以疏肝气，拿肩井以通气行血，击法可以通调一身阳气，多施用于大椎、命门、腰阳关等处。③补法：具有补气血津液之不足、脏腑机能之衰弱的作用，临床上以督脉、膀胱经背俞穴、腹部特定穴为主，手法以摆动、摩擦类手法为主，多轻揉、长时、弱刺激。④泻法：可用于下焦实证，临床上一般用摆动、摩擦、挤压类手法，力量稍重，治疗方法与补法相反。⑤汗法：具有发汗解表的作用，多采用拿、按、推诸法（如拿、按风池、风府、合谷、外关、大椎、风门、肺俞、肩井等穴可开通腠理，发汗解表），对风寒外感，用先轻后重的拿法加强刺激，风热外感，则用轻拿法，宜柔和轻快，使腠理疏松。⑥和法：即和解、调和之法，凡病在半表半里，且不宜汗，不宜吐，不宜下者，均可运用和解之法，多用摆动、振动、摩擦类手法，操作时平稳柔和、频率较缓，以达到气血调和，表里疏通，阴阳平衡的目的。⑦散法：即消散、疏散的方法，其主要作用是"摩而散之，消而化之"，能使结聚疏通，不论有形或无形的积滞，散法都可使用，一般以摆动类及摩擦类手法为主，手法要求轻快柔和。⑧清法：即清除热邪的方法，具有清热凉血、清热祛暑、生津除烦等作用，以摩擦类、挤压类手法为主，操作时多快速、重施、具有爆发力，但要刚中有柔，施术部位多见皮肤红、紫等郁热外散之象。

第四节　针灸推拿常用检查方法

诊断是治疗疾病的前提，只有明确诊断，才能制订相应的治疗方案。临床诊察疾病强调以中医基础理论为指导，结合西医学基本知识，运用望、闻、问、切等诊法及必要的物理、实验室检查等手段获取资料，对疾病进行综合分析，以得出正确的诊断。

一、头颈部检查

（一）头面部检查

1. 望诊　头面部望诊主要观察神色和头面部的形态变化。头为诸阳之会，精明之府，内藏脑髓，与脏腑气血关系密切。因此通过头面部望诊可了解机体内部的变化。

（1）望神色　神是人体生命活动的总称，是对人体生命现象的高度概括。神具体表现于人的目光、色泽（以面部为主）、神情、体态诸方面。通过望神，可知精气盛衰，病情轻重，预后善恶。望色，主要是望面部的颜色和光泽。面部的色泽，是脏腑气血的外荣。察面部的色泽，对诊断疾病的轻重和推断病势的进退有重要的意义。如创伤患者，通过观察患者面部表情，可初步推知病情之轻重：轻伤者神志清楚，言语如常；重伤者面色苍白，表情淡漠或神志昏迷。

（2）望形态　主要观察头面部的形状、对称性、大小和有无异常活动。如额骨及颞骨双侧凸出，顶部扁平，呈方形，多见于佝偻病患儿（图6-1）。一侧面部表情肌瘫痪，患侧额纹消失，眼不能闭合，鼻唇沟变浅，口角下垂，多为面神经麻痹；中枢性面瘫主要表现为颜面下半部瘫痪（图6-2）。头部不自主震颤，可见于震颤麻痹。

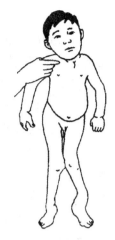

图6-1　佝偻病患儿

外伤患者应注意鼻部有无血肿及瘀斑，鼻骨是否歪斜或塌陷，呼吸道是否堵塞（鼻骨骨折时，局部压痛明显，可触到下陷鼻骨），两眼有无充血，眶周有无瘀斑及肿胀，视物是否清楚，瞳孔有无扩大、缩小或变形，两侧是否对称，对光反射是否存在。耳漏、鼻漏或咽喉血肿常提示有颅底骨骨折发生。下颌关节脱位的患者，口呈半开状，咬合困难（图6-3）。

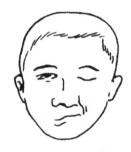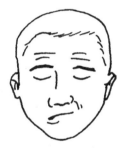

图6-2　面瘫（右侧病变）

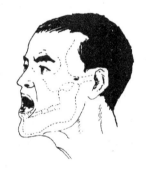

图6-3　双侧下颌关节前脱位畸形

2.触诊　检查者用手触摸患者体表的一定部位，分辨其寒、温、润、燥、肿胀、疼痛，并观察患者对按压的反应。

（1）婴儿囟门检查　两手掌分别放在左右颞部，拇指按在额部，用中指和食指检查囟门。正常前囟门可触及与脉搏一致的跳动，囟门与颅骨平齐，稍有紧张感。如前囟隆起，除在小儿哭叫时出现，多见于高热、颅内出血等颅内压增高的疾病。前囟门应在出生后12～18个月闭合，如迟闭，见于佝偻病等。如前囟凹陷，多见于吐泻后津液大伤的患儿。

（2）张口度测定　张口时，上下颌牙齿之间的距离，相当于自己中、食、无名指三指并拢时末节的宽度。如下颌关节强直，则宽度减小或牙关紧闭。

（3）外伤患者检查　对头部外伤者，重点要摸清颅骨有无塌陷，特别要注意有皮下血肿者深层是否有骨折存在，有无头皮开放创口或头皮撕脱伤，有无头皮出血或皮下血肿，其颅骨有无凹陷畸形等。下颌关节脱位时，关节窝空虚，其前方可触到隆起的髁状突（图6-4）。

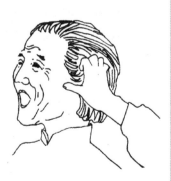

图6-4　下颌关节脱位检查

（二）颈部检查

1.望诊　患者取坐位，解开内衣，露出颈部、肩部及上肢，两肩放平，两臂下垂，双目前视。

（1）颈部皮肤、软组织有无瘢痕、窦道、脓肿（高位者应注意观察咽后壁有无脓肿，低位病变则脓肿多在颈部出现，寒性脓肿多为颈椎结核），颈部两侧软组织有无局限性肿胀或隆起。

（2）颈椎的生理前凸是否正常，有无平直或局限性后凸、侧弯、扭转等畸形，如颈椎结核、骨折患者常出现角状后凸畸形；颈部肌肉有无痉挛或短缩。

（3）颈部有无畸形，颜面是否对称，患者头部向一侧偏斜称为斜颈（图6-5），见于先天性肌性斜颈、颈肌外伤、瘢痕收缩。颈部运动受限并伴有疼痛，可见于软组织炎症、颈肌扭伤、肥大性脊柱炎、颈椎结核或肿瘤等。

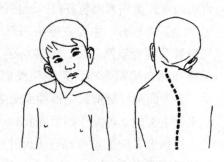

图6-5　先天性肌性斜颈

2. 触诊

（1）触诊方法　患者颈部前屈约30°，检查者用左手扶住其前额固定头部，自枕外粗隆开始向下逐个棘突依次进行触摸，触摸棘突、棘突间隙及两侧肌肉。其中第2、6、7颈椎棘突较大，易触摸到。

（2）主要检查内容　棘突是否偏歪，压痛是在棘突的中央区还是在两侧，并由轻而重地测定压痛点是位于浅层还是深部，一般浅层压痛多系棘间韧带、棘上韧带或浅筋膜之疾患。若压痛点在颈椎的横突部位，则表示关节突关节可能有炎症或损伤，如关节突关节紊乱。若在下颈椎棘突旁以及肩胛骨内上角处有压痛，同时向一侧上肢有放射性疼痛，多为颈椎病。在棘间韧带或项肌有压痛，可能为扭伤或"落枕"（图6-6）。

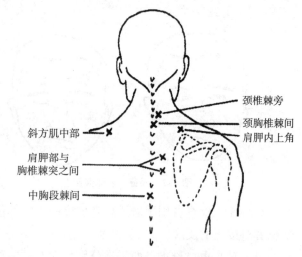

图6-6　颈背部常见压痛点

若在锁骨上方，颈外侧三角区有压痛，则说明可能有颈肌筋膜炎。落枕、颈椎病患者，常可在颈项部触摸到肌肉强硬痉挛。对于颈椎后凸畸形的病例，触摸时不宜用力过重，如怀疑为颈椎结核时，应检查咽后壁，以观察有无咽后壁脓肿形成。颈椎棘突连线上若触摸到硬结或条索状物，可能为项韧带钙化。

3. 动诊　颈部运动检查时，嘱患者取坐位，头正直，固定双肩，使躯干不参与颈椎的运动，然后再做各方向活动。颈部正常运动范围（图6-7）。

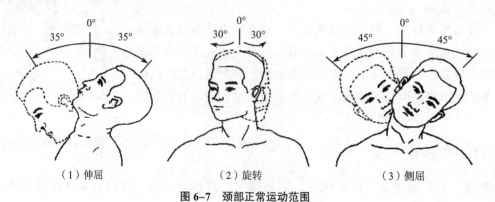

（1）伸屈　　　　　　　（2）旋转　　　　　　　（3）侧屈

图6-7　颈部正常运动范围

重点观察运动是否自如，有无运动障碍，要排除代偿动作。对颈椎骨折脱位者，不做运动检查，以防造成脊髓损伤。

4. 特殊检查

（1）挤压试验　患者取坐位，检查者双手交叠置于其头顶，并控制颈椎处于不同的角度（如使头部后仰并向患侧倾斜），然后进行按压（图6-8）。如出现颈部疼痛或上肢放射痛，即为阳性反应，可见于颈椎病及颈椎间盘突出症。

（2）分离试验　患者取正坐位，检查者两手分别托住患者下颌和枕部，向上牵拉。如患者能感到颈部和上肢疼痛减轻，即为阳性，可见于颈椎病及颈椎间盘突出症。

（3）臂丛神经牵拉试验　患者取坐位，头微屈，检查者立于患侧，一手置患侧头部，另一手握患腕做反向牵引（图6-9）。若患肢出现疼痛或麻木，则为阳性，提示臂丛神经受压，多见于神经根型颈椎病。

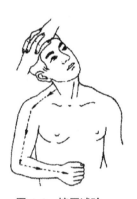

图 6-8　挤压试验

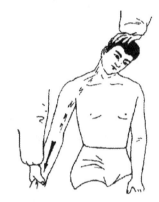

图 6-9　臂丛神经牵拉试验

（4）超外展试验　患者取站立或坐位，检查者将患肢从侧方外展高举过肩过头，若桡动脉脉搏减弱或消失，即为阳性，用于检查锁骨下动脉是否被喙突及胸小肌压迫，如有压迫，即为超外展综合征（图6-10）。

（5）深呼吸试验　患者取端坐位，两手置于膝部，先比较两侧桡动脉搏动力量，然后让患者尽力后伸颈部做深吸气，并将头转向患侧，同时下压肩部，再比较两侧脉搏，往往患侧脉搏减弱或消失，疼痛加重；相反，抬高肩部，头面转向前方，则脉搏恢复，疼痛缓解。主要用于检查有无颈肋和前斜角肌综合征。

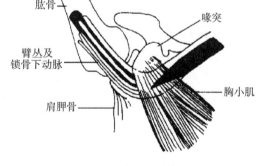

图 6-10　超外展综合征

二、胸腹部检查

（一）胸部检查

1. 望诊

（1）胸部望诊　应注意胸部皮肤有无红肿、包块及皮下青筋暴露。如乳腺炎患者，其乳房红肿变硬，压痛明显，多伴发热。

（2）胸廓形态　桶状胸多见于肺气肿患者，表现为胸廓前后径扩大，外形像桶状（图

6-11）。鸡胸见于佝偻病，表现为胸骨（尤其是下部）显著前凸，胸廓的前后径略长于左右径（图 6-12）。脊柱畸形可引起胸廓变化，如脊柱结核等疾患造成的脊柱后凸，可使胸部变短，肋骨互相接近或重叠，胸廓向内牵拉；或由于发育畸形、脊柱的某些疾患或脊柱旁一侧肌肉麻痹，使脊柱侧凸，脊柱突起的一侧胸廓膨隆，肋间隙加宽，而另一侧胸廓变平，肋骨互相接近或重叠，两肩不等高（图 6-13）。在肋软骨部，如有局限性高凸，皮色不变，质硬无移动，多是肋软骨炎；如发生在胸壁浅层，质软有波动，则为胸壁结核或局限性脓肿。

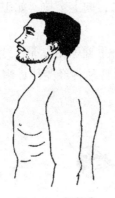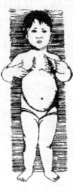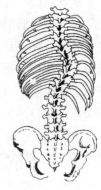

图 6-11　桶状胸　　　　　图 6-12　鸡胸　　　　　图 6-13　脊柱侧凸导致的胸廓畸形

（3）胸部外伤患者检查　应注意观察胸式呼吸是否存在，胸部创伤患者多采用腹式呼吸，以减轻疼痛。此外，多发性双侧肋骨骨折时，胸部可明显塌陷，形成椎枷胸而出现反常呼吸。

2. 触诊

（1）压痛点　一般情况下，内脏病变按照该脏器的解剖位置，在体表的相应部位有疼痛反应及压痛。

（2）外伤患者检查　胸壁有皮下气肿时，用手按压可有握雪感或捻发音，多由于胸部外伤后，致肺或气管破裂，气体逸至皮下所致。检查肋骨骨折时，检查者用食指和中指分别置于肋骨两侧，沿着肋骨的走行方向，从后向前下方滑移并仔细触摸，骨折如有移位，能触及骨折断端和压痛，骨折移位不明显时，则可能仅有压痛。

3. 特殊检查　胸廓挤压试验。先进行前后挤压，检查者一手按住患者背部正中，另一手按住胸骨，轻轻对压，如有肋骨骨折时，则骨折部位有明显疼痛，可伴骨擦音；再行侧方挤压，两手分别放置胸廓两侧，向中间用力挤压，如有骨折或胸肋关节脱位，则在损伤处出现疼痛反应（图 6-14）。

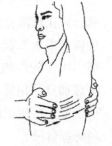

图 6-14　胸廓挤压试验

（二）腹部检查

1. 望诊

（1）腹部疾病　站立时如见上腹部凹陷，而脐部及下腹部隆起，多为胃下垂患者。正常人腹部一般不能看到蠕动波，除非腹壁较薄的老年人、经产妇或极度消瘦者。胃肠道发生梗阻时，则出现明显的胃或肠蠕动波，且常伴有胃型或肠型。腹部青筋暴露（静脉曲张），伴有腹水、脾肿大者，多为肝病所致的门脉高压症。小儿骨瘦如柴，腹大如鼓，并见青筋暴露，多为疳积。

（2）腹部外伤患者检查　对有外伤史的患者，应重点观察腹部有无膨隆，有无局限性包块，腹式呼吸是否存在，局部有无瘀血。此外还要区分损伤在上腹部还是下腹部，骨盆骨折时常出现下腹部血肿和瘀斑。

2. 触诊

（1）压痛点　阑尾炎压痛点，即麦氏（McBurney）点，在右髂前上棘与脐连线的中、外 1/3 交界处；阑尾炎发作时，阑尾穴（足三里直下 2 寸）常有压痛或酸胀感，以右侧较明显。胆囊炎压痛点（胆囊点），在右季肋缘与腹直肌右缘的交角处。检查时用四指或拇指压住胆囊点，嘱患者深吸气，当胆囊下移碰到手指时感到剧痛而突然屏气，即为胆囊压痛试验阳性。胆道蛔虫患者，在剑突下二指，再向右旁开二指处有明显压痛，此为胆总管压痛点。胃溃疡压痛区在上腹部正中或偏左，范围较广；十二指肠溃疡压痛区在上腹部偏右，常有明显的局限压痛。腹膜炎患者常有腹肌紧张、全腹压痛及反跳痛，称腹膜刺激征。触诊时，腹肌紧张往往呈"木板样"，称为板状腹。

（2）腹部外伤患者检查　腹部触诊重点应注意脏器损伤，无论是肝脾损伤或是空腔脏器损伤，均有明显的腹肌紧张。先触摸肝区、脾区有无压痛；肝浊音界是否消失；有无移动性浊音；肠鸣音是否存在，以及有无亢进或减弱。其他部位触痛应注意有无膀胱损伤、尿道损伤、肾实质损伤等。结合全身情况尽早判断有无活动性出血。如触及腹腔肿物，除创伤血肿外，临床与骨伤科有关的以腰椎结核寒性脓肿和椎体肿瘤最为常见。触诊时还要摸清肿物大小、边界软硬程度、表面光滑度、有无波动、移动度、触痛反应敏感程度等，以便判断损伤性质。

3. 特殊检查　腹壁反射：患者仰卧，下肢屈曲，放松腹肌，检查者用钝尖物沿肋缘下、平脐和腹股沟上的平行方向，由外向内轻划腹壁皮肤，正常时该侧腹肌收缩。上腹壁反射中心在胸髓 7 ～ 8；中腹壁反射中心在胸髓 9 ～ 10；下腹壁反射中心在胸髓 11 ～ 12。一侧腹壁反射消失见于锥体束损伤，某一水平的腹壁反射消失提示相应的周围神经和脊髓损伤。

三、腰背、骨盆部检查

（一）腰背部检查

1. 望诊

（1）骨性标志及生理弯曲　患者裸露上身，下部显露出两侧髂嵴，直立，头胸部挺直，目向前视，两手下垂，双足并拢。全面观察患者体形、生理力线和生理曲线。检查者首先从后面观察腰背部骨性标志：正常时两肩平行对称，两肩胛骨内角与第 3 胸椎棘突同一水平；两肩胛骨下角与第 7 胸椎棘突同一水平；所有胸、腰椎棘突都在背部正中线上，即自枕骨结节至第 1 骶椎棘突连线上；两髂嵴连线与第 4 腰椎棘突同一水平。然后从侧面观察腰背部生理弯曲，胸椎正常向后生理弯曲度和腰椎向前弯曲度是否存在，一般青年人胸椎生理后曲较小，而腰椎生理前曲较大；老年人则胸椎生理后曲较大，而腰椎生理前曲较小（图 6-15）。

（2）异常弯曲

①脊柱后凸：也称为驼背，多发生于胸段脊柱。可见于佝偻病、结核病、强直性脊柱炎、脊椎退行性变、脊椎压缩性骨折、青年性椎软骨病。

②脊柱前凸：多发生于腰椎部位，表现为腹部明显向前突出，臀部明显向后突出，可见于水平骶椎、下腰椎向前滑脱、髋关节结核、先天性髋关节后脱位（图 6-16）、晚期妊娠、大量腹水、腹腔巨大肿瘤等。

③脊柱侧凸：根据发生部位分为胸段侧凸、腰段侧凸、胸腰段联合侧凸，也可根据侧凸的性状分为姿势性和器质性两种（图 6-17）。

姿势性侧凸无脊柱结构的异常，改变体位，如卧位或向前弯腰时侧凸可消失，见于姿势不良、下肢不等长、腰椎间盘突出症、小儿麻痹后遗症等。

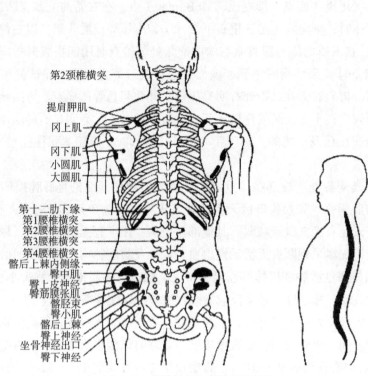

第2颈椎横突
提肩胛肌
冈上肌
冈下肌
小圆肌
大圆肌
第十二肋下缘
第1腰椎横突
第2腰椎横突
第3腰椎横突
第4腰椎横突
髂后上棘内侧缘
臀中肌
臀上皮神经
臀筋膜阔筋膜张肌
髂胫束
臀小肌
髂后上棘
臀上神经
坐骨神经出口
臀下神经

图 6-15　骨性标志及脊柱生理弯曲

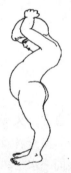

图 6-16　先天性髋关节后脱位

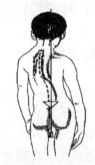

图 6-17　脊柱侧弯畸形

器质性侧凸的特点是改变体位不能纠正侧凸，见于先天性脊柱发育不全、肌肉麻痹、营养不良、慢性胸腔病变、肩部畸形、胸廓畸形等。

（3）皮肤色泽　腰背部望诊还要注意皮肤颜色、汗毛和局部软组织肿胀情况。如腰背部不同形状的咖啡色斑点，反映了神经纤维瘤或纤维异样增殖症的存在；腰骶部汗毛过长、皮肤色浓，多有先天性骶椎裂；腰部中线软组织肿胀，多为硬脊膜膨出；一侧腰三角区肿胀，多为流注脓肿。

2.动诊　脊柱运动的个体性差异很大，一般来说，运动范围随着年龄增长而减小。不同职业的人，运动范围也不相同，如体操运动员、杂技演员等脊椎活动范围较普通人大，故此类患者在活动轻度受限时，往往在正常活动范围，须注意鉴别。在脊柱不同节段，活动度也有差异，主要与小关节的排列方向有关，胸椎小关节突过长，且为冠状位关节面，同时又受肋骨的影响，故活动度最小，而腰椎近似矢状位关节面，故活动度较大。胸腰段脊椎运动有前屈、后伸、侧弯和旋转4种类型，在直立、固定骨盆的情况下，正常人活动范围参考值见表6-1。腰椎病变活动受限时，可使行走步态失去正常姿势，同时双上肢前后摆动也不自然，通过对各种不正常步态的观察，可判断腰椎病变及性质。

表 6-1　胸腰椎活动范围

	前屈角度	后伸角度	侧弯角度	旋转角度
胸椎	30°	20°	20°	35°
腰椎	80°~90°	30°	35°	30°

3. 触诊　腰背部触诊主要是触摸、叩击腰背部，通过寻找、分析压痛点来判断病变。

（1）触摸棘突　检查者将中指置于棘突尖上，食指、无名指放于棘突两侧，自上而下滑行触摸，注意棘突有无异常隆起或凹陷，棘突间隙是否相等，棘突、棘上韧带及棘间韧带有无增厚、肿胀及压痛，棘突的排列是否在一条直线上，有无侧弯或棘突偏歪。

（2）寻找压痛点　自上而下依序按压棘突、棘间韧带、腰骶关节、关节突关节、横突、椎旁肌、骶髂关节等寻找压痛点（图 6-18）。浅表压痛说明是浅部病变，多为棘上韧带、棘间韧带、筋膜、肌肉的损伤；深压痛表明为深部病变，可能系椎体或附件有病变或损伤，

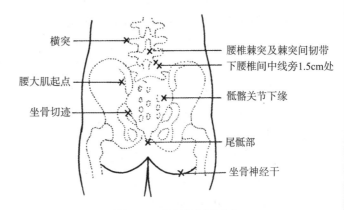

图 6-18　腰部常见压痛点

如横突骨折或横突间韧带撕裂伤的患者，多在骶棘肌外缘局部有深压痛。第 3 腰椎横突综合征，在横突尖部有明显的深压痛，并有时沿臀上皮神经向臀部放散。腰 4、5 椎间盘突出的患者，腰 4、5 椎板间线部位有明显的深在压痛并向患侧下肢放射可至足。中线部位有深在压痛，可能为椎体结核或椎体骨折。

（3）肌肉痉挛　患者取俯卧位，放松全身肌肉。检查者触摸其椎旁肌肉有无痉挛。肌肉痉挛者往往提示局部软组织损伤或有骨折、脱位等，但亦可继发于他处病损而出现保护性肌痉挛。

（4）叩击检查　用手指或叩诊锤，从第 7 颈椎至骶椎依次垂直叩击各棘突。叩击痛阳性见于脊柱结核、脊椎骨折及椎间盘突出症等。叩痛部位多为病变部位。

4. 特殊检查

（1）拾物试验　置一物于地面，嘱患者拾起。腰椎正常时，应直立弯腰伸手拾起。如患者一手扶膝下蹲、腰部板直，用另一手拾起该物，此为拾物试验阳性（图 6-19）。多见于腰椎病变如腰椎间盘突出症、腰肌外伤及炎症。

（2）俯卧背伸试验　用于检查婴幼儿脊柱是否有保护性僵硬或脊柱病变。患儿俯卧，两下肢伸直并拢，检查者提起其双足，使腰部过伸。正常脊柱呈弧形后伸状态；有病变者则大腿和骨盆与腹壁同时离开床面，脊柱呈强直状态（图 6-20）。

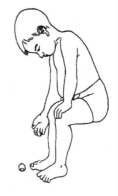

图 6-19　拾物试验阳性

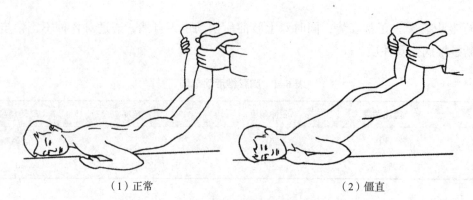

（1）正常 　　　　　　　　　　　（2）僵直

图 6-20　俯卧背伸试验

（3）腰骶关节试验（骨盆回旋试验）　患者仰卧，双腿并拢，令其尽量屈膝、屈髋，检查者双手扶住膝部用力按压，使大腿贴近腹壁，这时腰骶部呈被动屈曲状态（图 6-21）。腰骶部出现疼痛反应即为阳性，多见于腰骶部病变。

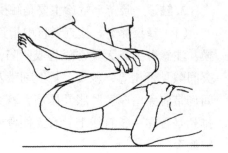

图 6-21　腰骶关节试验

（4）直腿抬高试验及加强试验　患者仰卧，检查者一手握患者足部，另一手保持膝关节在伸直位，将两下肢分别做直腿抬高动作（图 6-22）。正常时，两下肢同样能抬高 80°以上，除腘窝部有紧张感外，并无疼痛或其他不适。若抬高不足 70°，同时伴有下肢后侧的放射性疼痛，则为直腿抬高试验阳性，见于腰椎间盘突出症、单纯性坐骨神经痛。直腿抬高到最大限度的角度时将足踝背伸，如引起患肢放射性疼痛加剧，即为加强试验阳性。借此可以区别由于髂胫束、腘绳肌或膝关节后关节囊紧张所造成的直腿抬高受限，因为背伸踝关节只加剧坐骨神经及小腿腓肠肌的紧张，对小腿以上的肌膜无影响。

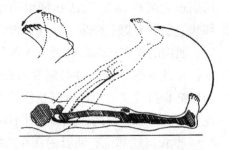

图 6-22　直腿抬高及加强试验

（5）坐位屈颈试验　患者取坐位，两腿伸直，使坐骨神经处于紧张状态，然后被动或自动向前屈颈（图 6-23）。如出现下肢放射痛即为阳性。股神经由腰 2、3、4 神经根汇集而成，因此腰部疾患也常导致该神经受损，临床常用下列几项特殊检查：

①股神经牵拉试验：患者俯卧，检查者一手固定患者骨盆，另一手握患肢小腿下端，将大腿强力后伸（图 6-24）。如大腿前方出现放射痛为阳性，可见于高位腰椎间盘突出症患者。

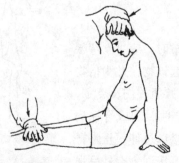

图 6-23　坐位屈颈试验

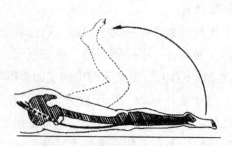

图 6-24　股神经牵拉试验

②屈膝试验：患者俯卧，两下肢伸直，检查者一手按住其骶髂部，另一手握患侧踝部，并将小腿抬起使膝关节逐渐屈曲，足跟接近臀部（图 6-25）。若出现腰部和大腿前侧放射性痛即为阳性，提示股神经损害，可根据疼痛的起始位置判断其受损的部位。

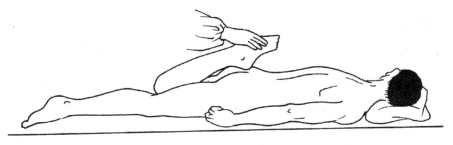

图 6-25　屈膝试验

（二）骨盆部检查

1. 望诊　患者取立位，先从前面观察两侧髂前上棘是否在同一水平线上（图 6-26），有无骨盆倾斜、腰椎侧弯、骨盆骨折移位（陈旧性）、髋关节疼痛及双下肢不等长等。此外，骨盆环骨折还可出现严重血肿和瘀斑。望后面时，应注意两髂后上棘是否在同一高度，如果向上移位或向后突出，则多是骶髂关节错位。

2. 触诊

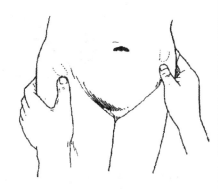

图 6-26　站立位检查两髂
前上棘的高低

（1）骨性标志　临床多采取卧位检查，先触及两侧髂前上棘，用来作为触摸其他部位的骨性标志。

（2）压痛及意义　耻骨部位有压痛，如是外伤患者则多有骨折存在，否则应注意骨肿瘤等骨病的存在；耻骨联合部压痛，且间隙增宽，如是外伤后则可能为耻骨联合分离；若无外伤史，则可见于耻骨联合软骨炎、后耻骨联合结核；髂嵴外缘压痛，多数是臀筋膜炎或臀上皮神经痛；如骶骨背面有广泛压痛，多为骶棘肌起始部筋膜损伤；骶髂关节部压痛，临床多见于骶髂关节炎、骶髂关节扭伤、结核、松动症或早期类风湿；在臀大肌触到纤维条索，则是臀大肌纤维挛缩，或是臀筋膜炎；坐骨结节部压痛常是坐骨结节滑囊炎或坐骨结节结核；骶尾关节部压痛，则是骶尾部挫伤，骶骨下端骨折或尾骨骨折、脱位。上述各压痛点须结合临床病史分析判断。

3. 特殊检查

（1）骨盆挤压试验　用于诊断骨盆骨折和骶髂关节病变。患者仰卧位，检查者两手分别放于髂骨翼两侧，两手同时向中线挤压，如有骨折则会发生疼痛，称骨盆挤压试验阳性。或嘱患者采取侧卧位，检查者将手放于上侧髂骨部，向下按压，后法多用于检查骶髂关节病变（图 6-27）。

（2）骨盆分离试验　多用于检查骨盆骨折及骶髂关节病变。患者仰卧，检查者两手分别置于两侧髂前上棘部，两手同时向外推按髂骨翼，使之向两侧分开，发生疼痛反应为阳性（图 6-28），提示骨盆骨折或骶髂关节病变。

（3）斜扳试验　患者仰卧，健侧腿伸直，患侧腿屈髋、屈膝各 90°，检查者一手扶住膝部，一手按住同侧肩部，然后用力使大腿内收，向下按在膝部，如骶髂关节发生疼痛为阳性（图 6-29），提示骶髂关节病变。

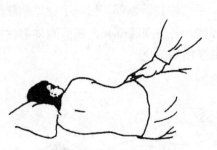

图 6-27 骨盆挤压试验（侧卧位）

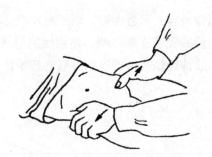

图 6-28 骨盆分离试验（仰卧位）

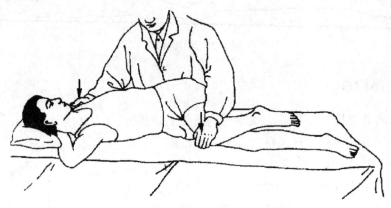

图 6-29 斜扳试验

（4）床边试验 患者平卧，患侧臀部置于床边，健侧腿尽量屈膝、屈髋，检查者用手按住膝部，使大腿靠近腹壁，另一手将患腿移至床边外，用力向下按压使之过度后伸，使骨盆沿着横轴旋转，如骶髂关节发生疼痛则为阳性（图 6-30），提示骶髂关节病变。

（5）单髋后伸试验 患者取俯卧位，两下肢并拢伸直，检查者一手按住骶骨中央部，另一手肘部托住患侧大腿下部，用力向上抬起患肢，使之过度后伸，如骶髂关节疼痛则为阳性（图 6-31），提示骶髂关节病变。

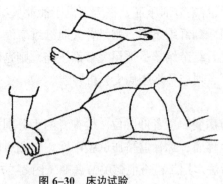

图 6-30 床边试验

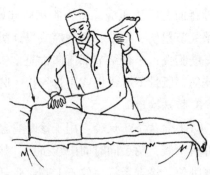

图 6-31 单髋后伸试验

四、上肢部检查

（一）肩部检查

由于神经反射的原因，临床上某些内脏出现病变时，体表相应区域可发生牵涉痛，因此遇到肩部疼痛的患者，首先要排除内脏疾病。如左肩疼痛要排除心脏疾病；右肩疼痛要排除肝、胆疾病。另外有些肩痛是由于颈椎病而引起的，称之为"颈肩综合征"。所以对肩部疼痛应进行整体检查。

1. 望诊　肩部望诊时，应双肩裸露，对比双肩部是否对称、是否在同一水平，要注意其皮肤颜色情况，肩部有无窦道、肿块及静脉怒张，对比两侧三角肌的形态及锁骨上、下窝是否对称，肌肉有无萎缩；然后检查背面，对比两侧肩胛骨高低是否一致，肩胛骨内缘与中线的距离是否相等，肩胛冈的上下肌肉有无萎缩。还要借助肩关节主动或被动运动来观察其肌肉及关节的形态和功能状况，如发现两侧不对称，则应进一步检查。三角肌膨隆消失成"方肩"多为肩关节脱位（图 6-32）。先天性高位肩胛症可出现肩胛高耸（图 6-32），如为双侧则出现颈部短缩畸形。前锯肌麻痹可致肩胛胸壁关节松动，肩胛骨向后凸起，如累及双侧则称为"翼状肩胛"，但要注意与脊柱侧弯而引起的肩胛骨后凸畸形相鉴别。任何一种较严重的肩部外伤，均可能引起不同程度的肩部肿胀，如挫伤、牵拉伤、腱袖破裂等筋腱损伤；肩部骨折脱位时，肿胀更为严重。

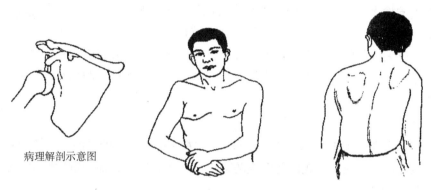

病理解剖示意图

图 6-32　方肩畸形（右肩关节前脱位）及高位肩胛症

2. 动诊　肩部动诊检查时应固定肩胛骨下角，避免肩胛骨一起参与活动而造成假象。肩关节的正常运动范围见图 6-33。

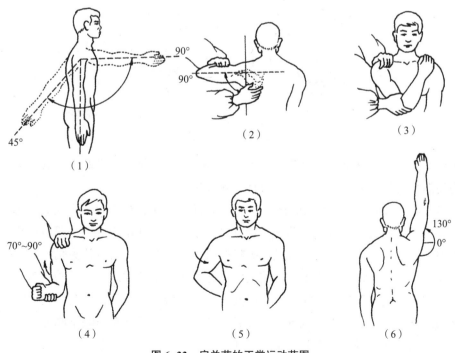

（1）　　（2）　　（3）

（4）　　（5）　　（6）

图 6-33　肩关节的正常运动范围

（1）骨性标志　肩部触诊要重点触摸其骨性标志，肩峰、大结节、喙突三点组成三角形，称肩三角。肩峰在肩外侧最高点骨性突出处；其下方的骨性高突处为肱骨大结节；肩峰前方为锁骨外侧端；锁骨外、中 1/3 交界处的下方一横指、肱骨头内上方为喙突。

（2）压痛点　肩关节周围不同部位的压痛点，对于鉴别诊断很有意义。如肩关节周围炎，其压痛点多在肱骨大、小结节间沟，喙突和冈上窝部，后期形成广泛性粘连而发生功能障碍。肱骨结节间的压痛见于肱二头肌长头肌腱炎；肱二头肌短头肌腱炎，压痛点多局限于喙突（图 6-34）；三角肌下滑囊炎，则压痛广泛，但主要位于三角肌区；冈上肌腱炎或冈上肌腱断裂，压痛位于肱骨大结节尖顶部；肩背部肌膜炎，可在背部肩胛骨周围触及多个压痛点和结节。

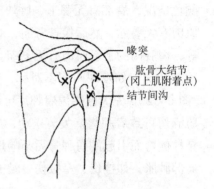

图 6-34　肩部常见压痛点

（3）外伤患者检查　触诊尚可用于骨折或脱位的诊断。如锁骨位于皮下，骨折后容易触知，骨折有移位时尚能触及骨擦音和异常活动。肩关节脱位时，肩三角关系改变，并可在肩峰下方触到明显凹陷和空虚感，在腋窝部或肩前方能触到肱骨头。肩锁关节脱位时，在锁骨外端可触到突起的骨端，向下按压时，有琴键样弹跳感，并有明显压痛。

3. 特殊检查

（1）搭肩试验（Dugas 征）　患者屈肘，如手在搭到对侧肩部的同时，肘部能贴近胸壁为正常，若患者不能完成上述动作，或仅能完成两动作之一者为阳性，提示有肩肱关节或肩锁骨关节脱位的可能（图 6-35）。

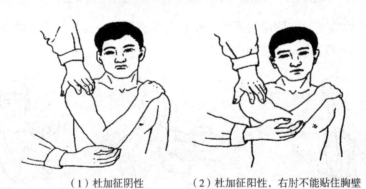

（1）杜加征阴性　　　　（2）杜加征阳性，右肘不能贴住胸壁

图 6-35　搭肩试验

（2）落臂试验　患者站立，先将患肢被动外展 90°，然后令其缓慢地向下放，如果不能慢慢放下，出现突然直落到体侧则为阳性，说明有肩袖破裂存在。

（3）肱二头肌抗阻力试验（Yergason 试验）　患者屈肘 90°，检查者一手扶其肘部，一手扶其腕部，嘱患者用力做屈肘及前臂旋后动作，检查者给予阻力，如出现肱二头肌腱滑出，或结节间沟处产生疼痛则为阳性，前者为肱二头肌长头腱滑脱，后者为肱二头肌长头肌腱炎。

（4）直尺试验　正常人肩峰位于肱骨外上髁与肱骨大结节连线之内侧。检查者用直尺边缘贴于患者上臂外侧，一端贴肱骨外上髁，另一端能与肩峰接触则为阳性，说明肩关节脱位。

（5）疼痛弧试验　患者肩外展到 60°～ 120°范围时，冈上肌腱在肩峰下摩擦，肩部出现疼痛则为阳性，这一区域的外展痛称疼痛弧（图 6-36）。

（6）冈上肌腱断裂试验　患者肩外展，当外展到 30°～ 60°时可以看到患侧三角肌用力收缩，但不能外展上举上肢，越用力越耸肩。若患肢被动外展超过60°，则患者又能主动上举上肢。这一特定区外展障碍为阳性体征，说明有冈上肌腱的断裂或撕裂（图6-37）。

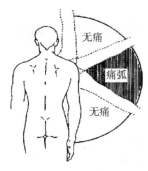

图6-36　疼痛弧试验

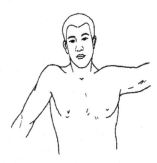

图6-37　冈上肌腱断裂试验

（二）肘部检查

1. 望诊　肘部望诊需将两肘暴露，对比检查两侧，观察肘关节的轮廓有无肿胀和变形。

（1）肘部肿胀　对肘关节有明显肿胀外观的患者，检查时必须认真区分是关节内肿胀还是关节外肿胀，是全关节肿胀还是局限性肿胀。对肿胀性质也必须仔细分析，是外伤性肿胀抑或是病理性（化脓感染、结核等）肿胀。关节内有积液时，关节肿胀明显，且呈半屈曲状态（因此姿势关节内容积最大）。对关节内积液者，应进一步检查，明确其性质。

外伤患者如出现局限性肿胀，常提示某一局部的损伤。如以肘内侧肿胀为著，可能为肱骨内上髁骨折；以肘外侧肿胀为著，则有肱骨外上髁或桡骨小头骨折的可能；如以肘后方肿胀为著，则有尺骨鹰嘴突骨折的可能。此外局部软组织挫伤、肿胀也较局限。

（2）肘部畸形

①肘外翻：正常的肘关节伸直时，上臂与前臂之间形成一生理性外偏角（即携带角），男性5°～10°，女性10°～15°。携带角大于15°即为肘外翻畸形（图6-38），常见于先天性发育异常、肱骨下端骨折对位欠佳，或肱骨下端骨骺损伤，而在生长发育中逐渐形成畸形。肘外翻的患者，由于尺神经经常受到牵拉或磨损，晚期常发生尺神经炎，甚至出现神经麻痹。

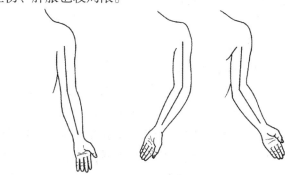

（1）携带角（正常，5°～15°）　（2）肘内翻　　（3）肘外翻

图6-38　携带角及肘内、外翻

②肘内翻：携带角小于5°者称为肘内翻（图6-38）。临床最常见的原因是尺偏型肱骨上髁骨折，因复位不良或骨骺损伤造成生长发育障碍所致。

③肘反张（槎柳肘）：肘关节过伸超过10°以上称为肘反张，多由于肱骨下端骨折复位不良，髁干角过小所致。

④靴形肘：临床见于肘关节脱位或伸直型肱骨髁上骨折，于侧面观察肘部时，状如靴形，故称"靴形畸形"（图6-39）。

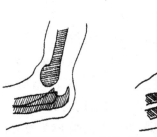

（1）肘后脱位　　（2）伸直型肱骨髁上骨折

图6-39　肘部靴形畸形

⑤矿工肘：尺骨鹰嘴突滑囊炎患者，其肘后形成像乒乓球样的囊性肿物，因多发于矿工，故而得名。

2. 动诊 肘关节运动检查（图6-40）

（1）屈肘运动 肘关节正常屈曲可达到140°，主要屈肘肌肉是肱二头肌，嘱患者做屈肘动作，手能摸到同侧肩部为正常，先做主动运动检查，然后进行被动检查。引起屈肘运动障碍的常见疾病有化脓性关节炎、风湿性关节炎、关节滑膜结核、靠近关节的骨折和脱位、骨化性肌炎等。

（2）伸肘运动 肘关节正常伸直为0°～5°，主要伸肘肌肉是肱三头肌，检查时嘱患者做最大限度的屈肘，然后再伸直，观察能否达到正常范围。影响肘关节伸直的疾病最常见于肱骨髁间骨折、尺骨鹰嘴骨折或肘关节长期屈肘固定，致鹰嘴窝被纤维组织充填而阻碍肘关节伸直；或肘前有肌腱挛缩、瘢痕形成、骨性阻挡等，也影响肘关节伸直。

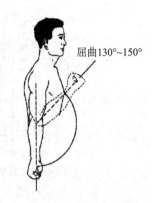

图6-40 肘关节运动检查

屈曲130°～150°

（3）旋转运动 前臂的旋转运动主要是由上下尺桡关节来完成，肱桡关节次之。当前臂发生旋转时，主要是桡骨围绕尺骨转。正常时前臂旋后可达80°～90°，主要旋后肌肉是旋后肌和肱二头肌。检查时，患者端坐或站立，屈肘90°，两上臂紧靠胸壁侧面，拇指向上，然后嘱患者做旋后动作，对比检查两侧，判断前臂是否有旋后功能障碍。应当防止患者以肘部内收动作代替前臂旋后运动。旋前运动主要由旋前圆肌和旋前方肌完成，正常时前臂旋前可达90°。检查时体位同前。在前臂中立位做旋前运动，掌心向下为正常。检查时务必防止患者用上臂外展来代替旋前运动。发生旋转功能障碍的原因多为前臂骨折畸形愈合、下尺桡关节脱位或桡骨小头骨折脱位等。

3. 触诊

（1）肘后三角触诊及临床意义 肘关节屈曲90°时，肱骨外上髁、内上髁和尺骨鹰嘴突三点连线构成的等腰三角形，称肘后三角。当肘关节伸直时，则三点在一条直线上（图6-41）。临床通过检查三点关系的变化来判断肘部骨折或脱位。肱骨髁上骨折时，三点关系保持正常；而肘关节脱位时，则此三角关系破坏，可以此鉴别肱骨髁上骨折和肘关节脱位。此外尺骨鹰嘴骨折，近端被肱三头肌拉向上方，肱骨内、外髁骨折移位，肘后三角亦会发生改变。故触摸肘后三角时，先触到尺骨鹰嘴突，然后再摸肱骨内、外髁，对此三点进行仔细观察，可判断肘部的骨折和脱位。

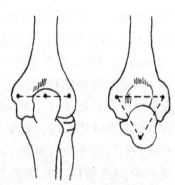

图6-41 肘后三角

（2）肘部常见压痛及临床意义 肱骨外上髁为前臂伸肌群的起点，容易造成牵拉性损伤（或劳损）而形成肱骨外上髁炎，网球运动员多发本病，故有"网球肘"之称。而肱骨内上髁压痛则为肱骨内上髁炎，但临床较少见（图6-42）。小儿桡骨小头半脱位时，压痛点在桡骨小头前方；成人桡骨小头骨折，压痛点在肘前外侧。

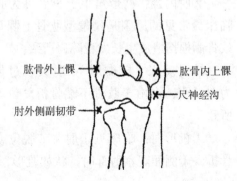

肱骨外上髁　　　　肱骨内上髁
尺神经沟
肘外侧副韧带

图6-42 肘部常见压痛点

此外，肱骨内外髁撕脱骨折、尺骨喙突和鹰嘴突骨折，压痛点多在骨折的局部。在肘后部触摸到囊性包块，常见于尺骨鹰嘴突滑囊炎；若在鹰嘴突两侧触到黄豆大小的硬性包块，可在关节内移动，多是关节内游离体（或称关节鼠）。损伤后期，如在肘前方触及边界不清、硬度较大肿块，多为骨化性肌炎。

4. 特殊检查

（1）网球肘试验（Mill 征）　患者前臂稍弯曲，手呈半握拳，腕关节尽量屈曲，然后将前臂完全旋前，再将肘伸直。如在肘伸直时，肱桡关节的外侧发生疼痛，即为阳性。

（2）腕伸、屈肌紧张（抗阻力）试验　患者握拳、屈腕，检查者按压患肢手背，患者抗阻力伸腕，如肘外侧疼痛则为阳性，提示肱骨外上髁有炎性病灶；反之如令患者伸手指和背伸腕关节，检查者以手按压患者手掌，患者抗阻力屈腕，肘内侧疼痛为阳性，提示肱骨内上髁炎或病变。

（3）前臂（收展）试验　本试验用于判断是否有肘关节侧副韧带损伤。患者坐在检查者对面，上肢向前伸直，检查者一手握住其肘部，另一手握住其腕部并使其前臂内收，握肘部的手推肘关节向外，如有外侧副韧带断裂，则前臂可出现内收运动。若握腕部的手使前臂外展，而拉肘关节向内，前臂出现外展运动，则为内侧副韧带损伤。

（三）腕和手部检查

1. 望诊　手的自然休息姿势是：腕轻度背伸（约 15°），拇指靠近食指旁边，其余四指屈曲，从第 2 ~ 5 指各指的屈曲度逐渐增大，而诸指尖端指向舟状骨（图 6-43）。手的功能位是准备握物的位置：腕背伸（约 30°），并向尺侧倾斜 10°，拇指在外展对掌屈曲位，其余各指屈曲，犹如握茶杯姿势（图 6-43）。在这个位置上能快速地握拳和完全伸开手指，表明手的功能正常。

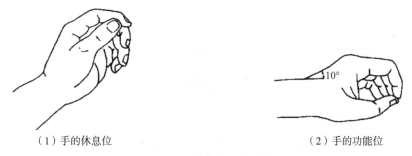

（1）手的休息位　　　　　　　　　　　（2）手的功能位

图 6-43　手的休息位和功能位

（1）腕和手部肿胀　全腕关节出现肿胀，多表明有关节内损伤或关节内病变，如腕部骨折、脱位或韧带、关节囊撕裂。急性化脓性腕关节炎较少发生，一旦发生则全腕肿胀显著。腕关节结核肿胀发展缓慢，关节梭形变，不红不热。而风湿性关节炎肿胀发展迅速，时肿时消，且往往是对称性肿胀。腕舟骨骨折时鼻咽窝部肿胀明显，正常生理凹陷消失。第 2 ~ 5 指指间关节梭形肿胀，多为类风湿性关节炎。沿肌腱的肿胀多为腱鞘炎或肌腱周围炎。整个手指呈杵状指，多为肺源性心脏病、支气管扩张或发绀型先天性心脏病等疾患。腱鞘囊肿多为孤立、局限的包块，有明显的界限。

（2）手指震颤　多见于震颤麻痹、甲状腺功能亢进、慢性酒精中毒等。震颤性麻痹患者，运动时震颤减轻或消失，静止时出现。如震颤轻微，可令患者紧闭双目，双手向前平举，在其双手背上放一张纸，可见到纸的抖动。

（3）腕和手部畸形

①餐叉样畸形：见于伸直型桡骨远端典型移位骨折（图 6-44）。

②爪形手：畸形若由前臂缺血性肌挛缩形成，表现为手的掌指关节过伸，而近位指间关节屈曲，形似鸟爪（图 6-45）。若由尺神经损伤或臂丛神经损伤形成，则表现为指间关节半屈，掌指关节过伸，第 4、5 指不能向中间靠拢，且小鱼际肌萎缩（图 6-46）。因烧伤所致爪形手，则有明显瘢痕和并指畸形。

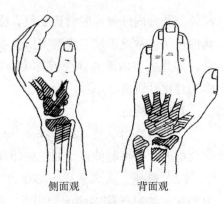

图 6-44 餐叉样畸形

③猿手（扁平手、铲形手）：由正中神经和尺神经同时损伤所致，表现为大、小鱼际肌萎缩，掌部的两个横弓消失，使掌心变为扁平，形如猿手（图 6-47）。大鱼际肌萎缩临床多由正中神经损伤的肌麻痹形成，或腕管综合征正中神经长期受压引起；小鱼际肌萎缩由尺神经损伤、肘管综合征或尺神经炎所引起；骨间肌萎缩，常由尺神经麻痹、损伤或受压引起，掌侧骨间肌萎缩由于解剖位置深在，临床表现不明显，而背侧骨间肌因位于手背的掌骨间，萎缩时能够清楚地看到，其中第 1、2 背侧骨间肌最容易显露。

④腕垂症：由桡神经损伤所引起。此外，前臂伸腕肌腱外伤性断裂，亦可形成"垂腕"畸形（图 6-48）。

⑤锤状指：因手指末节伸肌腱断裂引起末节指间关节屈曲，不能主动背伸，形似小锤状。

⑥尺骨小头变位：尺骨小头向背侧移位，临床常见于下尺桡关节分离移位、三角软骨损伤等。上述变位往往在前臂旋前位更明显。

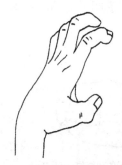 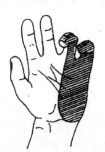 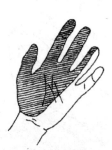 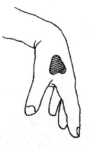

图 6-45 前臂缺血性肌挛缩手部畸形　图 6-46 尺神经损伤后手部畸形　图 6-47 猿手　图 6-48 垂腕畸形

2. 动诊

（1）腕关节的正常运动范围　见图 6-49。

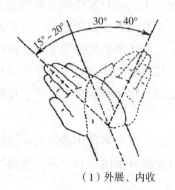 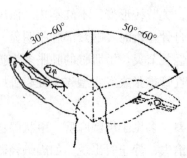

（1）外展、内收　　　　　　　　　（2）屈伸

图 6-49 腕关节的正常运动范围

（2）指关节的正常运动范围　见表6-2。

表6-2　指关节的正常运动范围

指关节	运动范围
拇指	外展40°；屈曲掌拇关节20°～50°，指间关节可达90°
掌指关节	伸90°；屈可达60°～90°
近侧指间关节	伸0°，屈可达90°
远侧指间关节	伸0°，屈可达60°～90°

3. 触诊

（1）腕和手部肿块　月骨脱位时，在腕掌侧中央部能触到向前移位的骨块。腕背侧触及形状大小不一、边界清楚的孤立性囊性肿物多为腱鞘囊肿。桡骨茎突狭窄性腱鞘炎急性炎症期，可触及局部明显高凸。内生软骨瘤发生在指骨者最多，骨体向外肿大变粗，呈梭形，触之质硬，无移动，边界不清。

（2）腕和手部压痛　桡骨茎突部压痛多系拇长伸肌腱、拇短伸肌腱腱鞘炎；腕部损伤，若鼻咽窝部压痛，多为腕舟骨骨折；腕掌侧正中压痛，可能是月骨脱位或骨折；腕背侧正中压痛，多是伸指肌腱腱鞘炎；下尺桡关节间和尺骨小头下方压痛，多是腕三角软骨损伤、下尺桡关节脱位；腕管综合征的压痛点，多在腕掌侧横纹正中部大、小鱼际之间，且多伴有手指放射痛和麻木感；若掌指关节掌侧面有压痛（即掌骨头部），多是屈指肌腱腱鞘炎。

4. 特殊检查

（1）腕三角软骨挤压试验　患者屈肘90°，掌心向下，检查者一手握住前下端，另一手握住手掌部，使患手向尺侧被动偏斜，然后伸屈腕关节，使尺腕关节部发生挤压和研磨，如有明显疼痛加重即为阳性（图6-50），提示三角软骨损伤。

（2）握拳试验（Finkel-Stein试验）　患者屈肘90°，前臂中立位握拳，并将拇指握在掌心中，检查者一手握住前臂下端，另一手握住患者手部，同时使腕关节向尺侧屈腕，如在桡骨茎突部出现剧烈疼痛，则为阳性（图6-51），提示桡骨茎突狭窄性腱鞘炎。

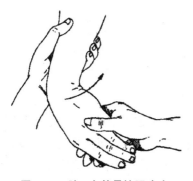

图6-50　腕三角软骨挤压试验

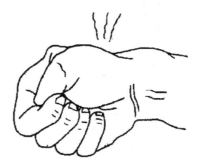

图6-51　握拳试验

（3）弹手指征（Hoffmann征）　快速弹压被夹住的患者中指指甲，引起诸手指的掌屈反应为阳性，提示中枢神经损害。

五、下肢部检查

（一）髋部检查

1. 望诊

（1）前面观察　两侧髂前上棘是否在同一水平线上，即骨盆是否倾斜。腹股沟区是否对称，有无高凸饱满或空虚，前者多系髋关节肿胀，后者往往提示股骨头有严重破坏。

（2）侧面观察　如有腰椎生理前凸加大，臀部明显后凸，髋部呈现屈曲位，则是髋关节后脱位（陈旧性）；或系小儿先天性髋脱位和髋关节屈曲性强直（图 6-52）。

（3）后面观察　应注意有无臀大肌萎缩。慢性髋关节疾病由于长期负重减少和运动障碍，可出现失用性肌萎缩；小儿麻痹后遗症，则有神经性肌萎缩。对比观察两侧臀横纹是否对称，如有单侧横纹皱褶增多，而且加深，并有升高，为单侧先天性髋关节脱位；若有两侧股骨大转子向外突出，会阴部增宽，为双侧先天性髋关节脱位。单侧髋内翻畸形，临床多有患肢短缩。髋外翻外旋畸形表现为患肢外展，不能内收，比健肢稍长。

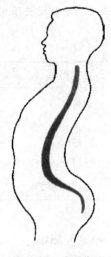

图 6-52　双髋先天性脱位（臀部后凸，腰椎代偿性前凸）

2. 动诊　髋关节有屈曲、后伸、外展、内收、外旋、内旋等运动功能。其正常运动范围见图 6-53。

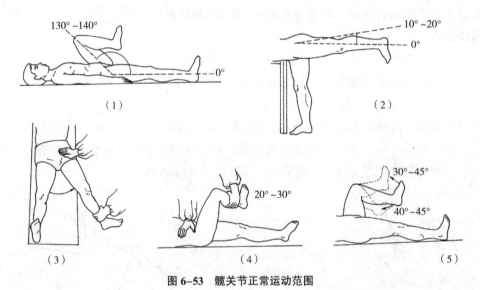

130°～140°

0°

（1）

10°～20°

0°

（2）

（3）

20°～30°

（4）

30°～45°

40°～45°

（5）

图 6-53　髋关节正常运动范围

3. 触诊　先从前面检查，以两侧髂前上棘为骨性标志。触摸腹股沟部时，注意淋巴结是否有肿大，局部有无饱满肿胀、压痛等。急性化脓性关节炎、髋关节结核、髋部骨折等，腹股沟部均有肿胀和压痛。髋关节侧面触诊主要是触摸大转子，注意两侧大转子顶部，观察是否有大转子向上移位。大转子向上移位多见于股骨颈骨折、粗隆间骨折、髋关节后上方脱位等（图 6-54）。大转子部滑囊炎，在局部可触到较大的囊性肿物，质软可移动。"弹响髋"的表现是当髋关节屈伸活动时，可触到在大转子上来回滑动的髂胫束。在髋关节后方触诊时，注意臀大肌肌张力和臀部压痛点，梨状肌下缘是坐骨神经出口处，此体表投影部位如有压痛则多涉及坐骨神经的病变。

4.特殊检查

（1）髋关节承重机能试验（Trendelenburg征）　用于检查有无臀中肌麻痹和髋关节的稳定程度。检查时患者取直立位，背向医者，先将患腿屈膝抬起，用健侧单腿站立，然后再用患侧单腿站立，注意观察站立时骨盆的升降变化。正常时单腿站立后对侧骨盆上升，患侧单腿站立时，则对侧骨盆下降低落。常用于诊断小儿麻痹后遗症、小儿先天性髋关节脱位、成人陈旧性髋脱位、股骨颈骨折后遗症、髋内翻畸形、股骨头坏死等（图6-55）。

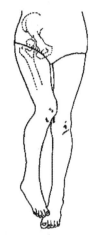 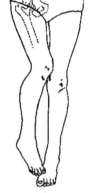

图 6-54　髋关节后脱位，大转子向上移位　　　　图 6-55　髋关节承重机能试验

（2）髋关节屈曲挛缩试验（Thomas征）　用于检查髋关节有无屈曲挛缩畸形。患者仰卧，腰部放平，先将健侧腿伸直，然后再将患腿伸直，达到一定角度时，腰部离开床面，向上挺起，则为阳性；当患肢完全伸直后，再将健肢屈髋、屈膝，使大腿贴近腹壁，腰部也下降贴近床面，此时患腿自动离开床面，向上抬起，亦为阳性（图6-56）。阳性者说明髋关节有屈曲挛缩，常用于检查髋关节结核、髋关节炎或强直、类风湿性关节炎、髂腰肌炎等。

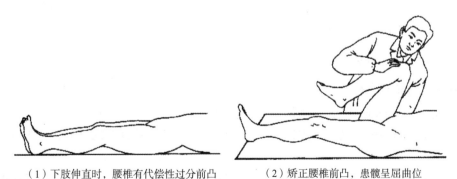

（1）下肢伸直时，腰椎有代偿性过分前凸　　　（2）矫正腰椎前凸，患髋呈屈曲位

图 6-56　髋关节屈曲挛缩试验

（3）下肢短缩试验（Allis征）　患者取仰卧位，两腿并拢，屈髋、屈膝，两足并齐，如患腿低落为阳性，说明有肢体短缩。临床常见于股骨颈骨折，髋关节后脱位，股骨、胫骨缩短（图6-57）。

（4）望远镜试验（套叠征）　用于检查婴幼儿先天性髋关节脱位。患儿取仰卧位，两下肢放平伸直，医者一手固定骨盆，另一手握住膝部将大腿抬高30°，并上下推拉股骨干，如出现松动感或抽动感，即为阳性。可双侧对照检查。

（5）髋关节过伸试验（腰大肌挛缩试验）　患者取俯卧位，患膝屈曲90°，医者一手握踝部将下肢提起，使患髋过伸，若骨盆亦随之抬起，即为阳性，说明髋关节不能过伸（图 6-58）。可见于腰大肌脓肿、髋关节早期结核、髋关节强直等。

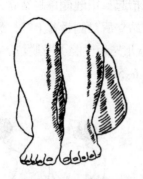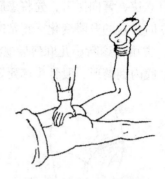

图 6-57　下肢短缩试验　　　　　图 6-58　髋关节过伸试验

（6）髂胫束挛缩试验　患者取侧卧位，健肢在下，医者立于患者背后，一手固定骨盆，另一手握住患肢踝部，使膝屈曲 90°，患髋先屈曲、外展，再后伸。最后放松握踝的手，让患肢自然落下，正常时落在健肢的后方，若落在健肢的前方或保持上举外展的姿势，则为阳性，说明髂胫束挛缩或阔筋膜张肌挛缩（图 6-59）。

（7）蛙式试验　多用于幼儿，患儿仰卧，使双膝双髋屈曲 90°，医者使患儿双髋做外展外旋至蛙式位，双侧肢体平落在床面为正常，若一侧或双侧肢体不能平落于床面，即为阳性，说明髋关节外展外旋受限，临床可考虑为先天性髋关节脱位（图 6-60）。

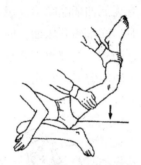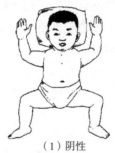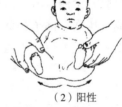

（1）阴性　　　（2）阳性

图 6-59　髂胫束挛缩试验　　　　　图 6-60　蛙式试验

（8）股骨大转子位置的测量

①髂坐连线（Nelaton 线）：患者取仰卧位，髋部稍屈曲（45°~ 60°），由髂前上棘至坐骨结节画一连线，正常时股骨大转子顶点恰在该连线上，若大转子超过此线以上，说明有大转子上移（图 6-61）。

②布瑞安（Bryant）三角：患者仰卧，自髂前上棘至床面做一垂线，自大转子顶点与身体平行画一线与上线垂直，即构成一直角三角形，称为布瑞安三角。医者对比两侧三角形的底边，如一侧底边变短，说明该侧大转子向上移位。

③休梅克（Sheoemaker）线：患者仰卧，两下肢伸直取中立位，两侧髂前上棘在同一平面，检查者从两侧髂前上棘与股骨大转子顶点分别连一直线，正常时两连线之延长线相交于脐或脐上中线，若一侧大转子上移，则延长线交于健侧脐下，且偏离中线（图 6-62）。

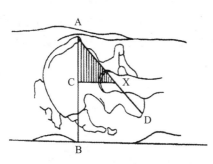

A 为髂前上棘；AB 线垂直于床面；
D 为坐骨结节；CX 线垂直于 AB 线

图 6-61　髂坐连线及布瑞安三角

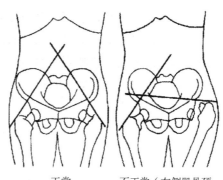

正常　　　不正常（左侧股骨颈
　　　　　骨折，大转子升高，
　　　　　两线在右侧交叉）

图 6-62　休梅克线

（二）膝部检查

1. 望诊

（1）膝关节肿胀　膝关节轻度肿胀时，表现为两侧膝眼消失，肿胀严重则波及髌上囊甚至整个膝周肿大。肿胀最常见原因是外伤，如膝部扭挫伤、髌骨骨折、胫骨内外髁骨折、髁间棘骨折等。如为急性化脓感染者，则关节肿胀伴有局部皮肤焮红、灼热而剧痛。此外，膝关节滑膜炎、风湿性关节炎、膝关节结核、肿瘤等均可出现肿胀。

（2）膝部周围局限性肿块　髌上滑囊炎、膝关节结核和肿瘤等均可出现局限性肿胀。胫骨结节骨骺炎，在胫骨结节处有明显的高凸畸形。膝关节后侧有圆形肿块者，一般为腘窝囊肿。囊性肿物、骨软骨瘤，在股骨下端或胫骨上端的内、外侧均可发生，局部可见隆突。

（3）股四头肌萎缩　多见于膝关节半月板损伤、腰椎间盘突出症及下肢骨折长期固定后等。检查时根据肌肉萎缩程度结合病史进行分析。

（4）膝关节畸形　正常的膝关节有 5°～10°的生理外翻角。超过 15°，为膝外翻畸形；反之若正常生理外翻角消失，则形成小腿内翻畸形；正常的膝关节伸直有 0°～5°的过伸，如过伸超过 15°，则称为膝反张畸形（图 6-63）。上述畸形常见于佝偻病、骨折畸形愈合、骨骺发育异常、小儿麻痹后遗症等。

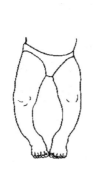 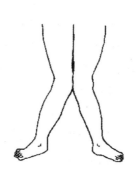 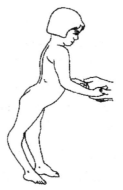

（1）膝内翻（"O"形腿）　　（2）膝外翻（"X"形腿）　　（3）膝反张

图 6-63　膝关节畸形

2. 动诊　膝关节有伸展、屈曲功能，膝关节的正常运动范围见图 6-64。

3. 触诊　患者仰卧，两腿伸直，髌上滑囊炎时，在髌骨上方能触到囊性肿块，有波动和轻度压痛。髌骨横形骨折时，在髌骨前面能触到裂隙和明显沟状凹陷，压痛敏感。髌骨软化症时，向下按压髌骨，使髌骨轻轻移动，可出现明显的疼痛反应。胫骨结节骨骺炎，局部能触到高凸坚硬的包块，压痛明显。髌下脂肪垫肥厚，在髌韧带两侧可触到饱满柔韧的硬性包块。膝关节间隙压痛，可能为半月板损伤。膝部常见压痛点见图6-65。

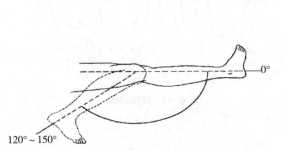

图 6-64　膝关节正常运动范围

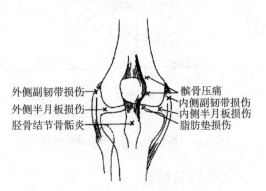

外侧副韧带损伤　　髌骨压痛
外侧半月板损伤　　内侧副韧带损伤
胫骨结节骨骺炎　　内侧半月板损伤
　　　　　　　　　脂肪垫损伤

图 6-65　膝部常见压痛点

4. 特殊检查

（1）浮髌试验　患者患腿伸直，检查者一手将髌上囊内液体向下挤入关节腔内，然后用另一手拇、中指固定髌骨内外缘，食指按压髌骨，这时可感到髌骨有漂浮感，重压时下沉，松指时浮起称浮髌试验阳性（图6-66），提示关节腔内积液。

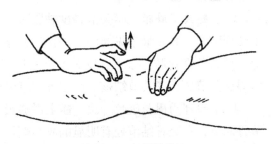

图 6-66　浮髌试验

（2）侧副韧带损伤试验　用于检查膝关节侧副韧带是否有断裂。患者取仰卧位，患腿伸直，检查者一手扶膝侧面，另一手握住踝部，然后使小腿做被动的内收或外展动作。如检查内侧副韧带，则一手置膝外侧推膝部向内，另一手拉小腿外展，这时产生松动感和内侧疼痛为阳性；若检查外侧副韧带，则一手置膝内侧推膝部向外，另一手拉小腿内收，此时发生膝外侧疼痛和产生松动感亦为阳性（图6-67），提示有膝关节外侧副韧带断裂或损伤。

（3）回旋挤压试验（麦氏征试验）　是临床诊断半月板损伤最常用的试验方法。患者取仰卧位，双下肢伸直，如检查内侧半月板损伤，检查者一手扶患膝，另一手握住足踝部，先将膝关节屈曲到最大限度，然后使膝外旋、小腿内收，并逐渐伸直膝关节，这样使膝关节内侧间隙产生挤压力和研磨力（图6-68）。如发生弹响和明显疼痛，即为阳性。如使小腿外展、膝内旋，可以检查外侧半月板损伤。

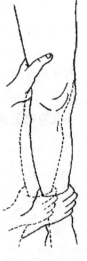

图 6-67　侧副韧带损伤试验

（4）研磨提拉试验　患者俯卧，患膝屈曲90°，检查者将其大腿固定，用双手握住患肢踝部提起小腿，使膝离开床面，做外展、外旋或内收、内旋活动，若出现膝外或内侧疼痛，则为研磨提拉试验阳性，说明有内侧或外侧副韧带损伤。若检查者双手握足踝部，使膝关节在不同角度被动研磨加压，同时做外展、外旋或内收、内旋活动，如出现膝关节疼痛和弹响为阳性，说明有内侧或外侧半月板损伤。由于该试验有两种临床意义，故研磨和提拉检查又用于鉴别膝关节半月板和侧副韧带损伤（图6-69）。

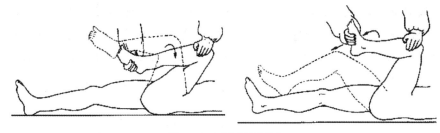

图 6-68 回旋挤压试验

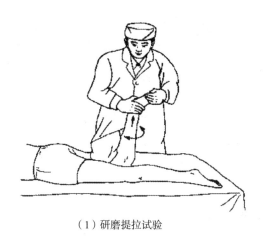

（1）研磨提拉试验 　　　　　　　　　　　　　（2）研磨加压试验

图 6-69 研磨试验

（5）抽屉试验　患者取坐位或仰卧位，双膝屈曲90°，用双手按住大腿下段，检查者双手握住小腿上段，用大腿夹患肢的足部以防止移动，同时做小腿前后推拉动作，如过度向前移动，则说明是膝关节前十字韧带断裂，若过度向后移动，则说明后十字韧带有断裂。注意在检查移动时必须以解剖位置为活动起点，否则容易发生判断错误。如后十字韧带断裂时，小腿上端自然向后移位，检查时可以拉向前移动，这是恢复解剖位置的移动，不要误认为是胫骨向前移动，再向后推出现的移动才是异常活动（图6-70）。

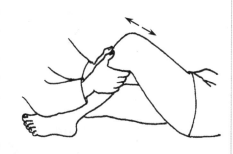

图 6-70 抽屉试验

（6）交锁征　患者取坐位或仰卧位，嘱患者做患肢膝关节屈伸活动数次，若关节突然出现疼痛，不能屈伸为阳性，说明膝关节被破裂的半月板交锁，但慢慢旋膝以后，可解开交锁，又能恢复主动屈伸。凡此试验阳性者，平日上、下楼或上、下坡时有膝关节交锁史。

（7）挺髌试验　患膝伸直，用拇、食二指将髌骨向远端推压，嘱患者用力收缩股四头肌，若引发髌骨部疼痛者为阳性，多提示髌骨劳损（髌骨软化症）。

（三）踝与足部检查

1. 望诊

（1）足踝部畸形　如垂足（马蹄足）、跟足（仰趾足）、内翻足、外翻足、扁平足和高弓足等（图6-71）。

（2）踝关节肿胀　常见于踝部外伤，其中以踝部筋伤多见，如有内外踝骨折或胫骨下端骨折，则肿胀更为显著。若为踝关节结核或关节炎等，则肿胀形成缓慢。踝下凹陷消失，跟骨增宽，跟腱止点处疼痛，可能为跟骨骨折；内、外踝下方及跟腱两侧的正常凹陷消失，兼有波动感，可能为关节内积液或者血肿；肿胀局限于一侧，多见于侧副韧带损伤；足后部肿胀多属跟腱炎、滑囊炎、骨质增生等。

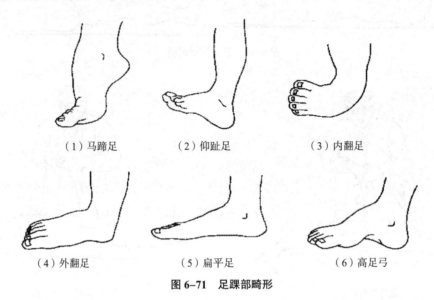

(1) 马蹄足　　　　　(2) 仰趾足　　　　　(3) 内翻足

(4) 外翻足　　　　　(5) 扁平足　　　　　(6) 高足弓

图 6-71　足踝部畸形

2. 动诊　踝关节与足的正常活动范围，见图 6-72。

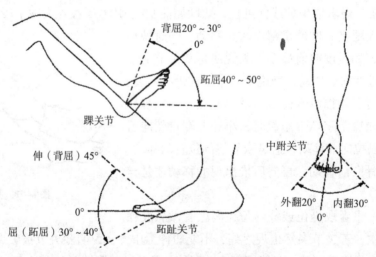

图 6-72　踝关节与足的正常活动范围

3. 触诊　踝关节全关节肿胀多为关节内严重骨折、脱位、结核、肿瘤。当有积液时，可触之有波动感，关节周围压痛。足踝部局限性肿胀，多见于筋伤、关节外骨折。如踇长伸肌腱腱鞘炎时，在足背部呈长条状肿胀，并有明显触痛；跖骨骨折时，可顺跖骨轴线肿胀，并能触到骨折端及压痛；第 2 跖骨头无菌性坏死，压痛在第 2 跖趾关节近端。当内踝发生骨折时则压痛点在内踝前下方、内踝尖端部；舟骨内侧向内凸出，可能是副舟骨畸形或胫后肌止点骨质无菌性坏死；上述二者均有压痛。跟距关节间隙压痛可能为跟距关节炎；第 1 跖骨头内侧皮下囊性肿块，压痛明显，常为滑囊炎；外踝骨折时，局部肿胀明显，压痛在外踝部；外侧副韧带损伤，肿胀和压痛都在外踝前下方；第 5 跖骨基底部骨折，压痛和肿胀在足外侧第 5 跖骨近端；足跟触痛伴肿胀多见于跟骨骨折、跟骨结核、跟骨骨髓炎等；无肿胀的跟骨周围痛，若在跟骨结节部，则为跟腱炎；

跟骨底部痛，不能行走负重，往往是跟骨脂肪垫肥厚、跟骨刺或跟底滑囊炎；青少年如有跟后部痛，多见于跟骨骨骺炎。

4. 特殊检查

（1）跟轴线测量 患者站立位时，跟骨纵轴线与跟腱纵轴线垂叠为正常，当足出现内翻或外翻畸形时，则跟腱轴线向内、外侧偏斜，应记录其偏斜角度（图6-73）。

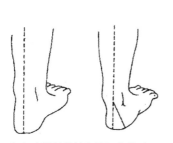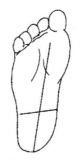

（1）小腿的长轴与足跟的关系　（2）足长轴与两踝连线的关系

图6-73 跟轴线测量

（2）跟腱挛缩试验 跟腱挛缩，常由比目鱼肌和腓肠肌挛缩引起，该试验可进行两者鉴别。患者取坐位，使小腿自然下垂，若膝关节屈曲，踝关节下垂，腱屈畸形为比目鱼肌挛缩。如膝关节伸直位，踝关节屈而不能背伸，则为腓肠肌挛缩。如膝伸直或屈曲位均出现跖屈，则为双肌挛缩。

（3）踝阵挛 检查者一手托住腘窝，一手握足，突然使足背屈并维持之，若产生踝关节连续交替的伸屈运动，则视为阳性，见于锥体束损害。

（4）划跖试验（Babinski征） 阳性反应为轻划足底外侧，引起蹈趾背屈，余趾呈扇形分开，提示锥体束受损（图6-74）。

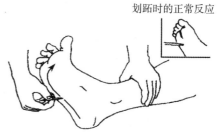

划跖时的正常反应

图6-74 划跖试验

思考题

腰椎间盘突出症是临床常见病证，除影像学检查，还有哪些常用的体格检查方法？其检查的原理是什么？

答：腰椎间盘突出症最常用的体格检查为直腿抬高试验及加强试验、股神经牵拉试验。正常人下肢抬高在0°～20°时，并不引起神经根在椎管内的移动，因此在此范围内的受限，多为腘绳肌痉挛所致；在下肢抬高超过30°以后，即可引起神经根的牵拉或向下移动，其中受牵拉最大的是腰4、5神经根；当抬高角度超过60°时，腰5神经根所受拉力达到最大程度，并使之在椎管内向下移动。腰椎间盘突出症患者神经根受压或粘连使滑动度减少或消失，抬高在60°以内即可出现坐骨神经痛，称为直腿抬高试验阳性。在阳性患者中，缓慢降低患肢高度，待放射痛消失，这时再被动屈曲患侧踝关节，再次诱发放射痛称为加强试验阳性。加强试验可区别神经根性或是肌肉因素所引起的直腿抬高受限，一般由于髂胫束、腘绳肌或膝关节后侧关节囊紧张所造成的直腿抬高试验阳性，在做加强试验时可呈阴性，而腰椎间盘突出症患者由于踝关节背屈时，因椎间盘突出压迫而变得敏感的坐骨神经张力突然增高而诱发疼痛。股神经牵拉试验为患者取俯卧位，患肢膝关节完全伸直，检查者将伸直的下肢高抬，使髋关节处于过伸位时出现大腿前方股神经分布区域疼痛，或检查者手握住患者检查侧踝部，屈曲膝关节，使足跟尽量贴近臀部，出现被检测大腿前方牵拉痛、大腿前方或后方放射痛，或骨盆抬离床面，则为阳性。此项试验主要用于检查腰2～3和腰3～4椎间盘突出，其原理为牵拉腰大肌及股四头肌中的股神经而使上位腰神经根紧张，产生疼痛。

扫一扫，查阅本章数字资源，含PPT、音视频、图片等

第一节　内科病证

一、感冒

感冒是风邪侵袭人体所引起的以恶寒发热、鼻塞、流涕、头痛、咳嗽、全身不适等为主要症状的一种常见外感疾病。主要由于正气不足，机体卫外功能低下，风寒、风热、暑湿等外邪乘虚由皮毛、口鼻而入，引起营卫失和、肺气失宣所致。病位在肺卫。

西医学的上呼吸道感染属于本病的范畴。

【辨证要点】

临床主要根据病情轻重、流行性、全身兼症等进行辨证。

1. 主症　恶寒发热、鼻塞、流涕、咳嗽、头痛、周身酸楚不适。

2. 辨兼症　兼恶寒重，发热轻或不发热，无汗，喷嚏，苔薄白，脉浮紧为风寒感冒；兼微恶风寒，发热重，浊涕，痰稠或黄，咽喉肿痛，苔薄黄，脉浮数为风热感冒；夹湿则头痛如裹，胸闷纳呆；夹暑则汗出不解，心烦口渴。

【治疗】

1. 针灸治疗

治法：祛风解表。以手太阴、手阳明经穴及督脉穴为主。

主穴：列缺、合谷、大椎、太阳、风池。

配穴：风寒感冒，加风门、肺俞；风热感冒，加曲池、尺泽、鱼际；夹湿，加阴陵泉；夹暑，加委中。体虚，加足三里；鼻塞，加迎香；咽喉疼痛，加少商；头痛，加印堂；全身酸楚，加身柱。

操作：主穴用毫针泻法。风寒感冒，大椎行灸法；风热感冒，大椎行刺络拔罐。配穴中足三里用补法或平补平泻法，少商、委中用点刺出血，余穴用泻法。

方义：感冒为外邪侵犯肺卫所致，太阴、阳明互为表里，故分别取手太阴、手阳明经的列缺、合谷以祛邪解表；督脉主一身之阳气，温灸大椎可通阳散寒，刺络出血可清泻热邪；风池为足少阳经与阳维脉的交会穴，"阳维为病苦寒热"，故风池既可疏散风邪，又与太阳穴相配可清利头目。

2. 推拿治疗

治法：祛风解表。以手太阴、手阳明、足太阳经及督脉穴为主。

取穴： 攒竹、太阳、百会、迎香、大椎、曲池、合谷、风池等。

手法： 一指禅推法、抹法、按揉法、拿法、扫散法、掐法等。

操作： 患者取坐位，术者以一指禅推法沿两眼眶呈 "∞" 字形在印堂、攒竹、太阳等穴施术 5～8 遍；以拇指抹法从印堂至神庭、印堂至太阳、迎香至鼻根分抹各 3～5 次；以拇指按揉百会、迎香、大椎穴各 0.5 分钟；曲池、合谷、风池、肩井穴以拿法施术 0.5 分钟；患者取俯卧位，术者以擦法于背部督脉、两侧膀胱经施术，以透热为度。风寒感冒者，以扫散法施术于两侧头颞部 6～8 遍；风热感冒者，以拇指按揉太阳、外关穴各 0.5 分钟；暑湿感冒者，加拇指按揉脾俞、胃俞、内关、阴陵泉穴各 0.5 分钟；体虚感冒者，加拇指按揉足三里、关元穴各 0.5 分钟；高热惊厥者，加掐揉水沟、十宣穴各 0.5 分钟。

3. 其他治疗

（1）拔罐法　选大椎、身柱、大杼、肺俞。留罐 15 分钟起罐，或用闪罐法，适用于风寒感冒。风热感冒者可用刺络拔罐法。

（2）耳针法　选肺、内鼻、屏尖、额。毫针刺，用中、强刺激。咽痛加咽喉、扁桃体。

思考题

感冒可以引起很多并发症，甚至因并发症而导致死亡。已有较多临床研究证实，针灸对感冒有较好的预防作用。哪些穴位、哪些针灸推拿方法可以较好地预防感冒？

答：风池、大椎、肩井、足三里等穴位或针或灸或推拿均可起到较好的预防和治疗感冒的作用。如两手拇指点住风池穴，用力揉动数十次，能起到清热疏风解表的作用，特别适合预防和治疗风热感冒；用一手食、中两指，用力按住大椎穴，揉动 100 或 200 次，可起到预防和治疗感冒的作用，特别适合治疗感冒后高热不退；两手拇、食、中三指分别拿对侧的肩井穴，拇指在前，食、中指在后，提拿 10 次即可，能起到疏风散寒解表的作用，特别适合预防和治疗风寒感冒；用一手食、中两指，用力点住同侧足三里穴，慢慢揉动数十次。再用另一只手点揉另一侧的足三里穴，有疏风散寒、扶正祛邪的作用，可调节机体免疫力，预防感冒。

二、咳嗽

咳嗽是肺系疾病的主要症状之一。"咳" 指有声无痰，"嗽" 指有痰无声。临床一般声、痰并见，故统称咳嗽。根据病因可分为外感咳嗽和内伤咳嗽两大类。咳嗽病位在肺，与肝、脾、肾关系最为密切。外感咳嗽是外邪从口鼻皮毛而入，肺卫受邪，肺气上逆而致；内伤咳嗽多为脏腑功能失调所致，肺气不利，肺失宣降均可致咳嗽。

西医学的上呼吸道感染，急、慢性支气管炎，支气管扩张，肺炎，肺结核等的咳嗽症状属于本病范畴。

【辨证要点】

临床主要根据病因、病程、咳嗽的轻重、兼症的不同进行辨证。

1. 主症　咳逆有声，或伴咳痰。外感咳嗽，多为新病，起病急，病程短，常伴恶寒、发热等肺卫表证。内伤咳嗽，多为久病，常反复发作，病程长，可伴他脏兼症。

2. 辨兼症　咳嗽声重，咽喉作痒，咳痰白稀，头痛发热，形寒无汗，苔薄白，脉浮紧为风寒袭肺；咳嗽频剧，咳痰黄稠，咽痛，身热，汗出恶风，舌尖红，苔薄黄，脉浮数为风热犯肺。痰多色白，呈泡沫状，易于咳出，脘腹胀闷，神疲纳差，舌淡苔白腻，脉濡滑为痰湿阻肺；咳嗽气逆，痰少而黏，引胁作痛，目赤口苦，舌边尖红，苔薄黄少津，脉弦数为肝火灼肺；干咳声短，少痰或痰中带血，潮热盗汗，形体消瘦，神疲乏力，舌红少苔，脉细数为肺阴亏损。

【治疗】

1. 针灸治疗

（1）外感咳嗽

治法：疏风解表，宣肺止咳。以手太阴经穴、手阳明经穴为主。

主穴：肺俞、列缺、合谷。

配穴：风寒袭肺，加风门、太渊；风热犯肺，加大椎、尺泽。咽喉痛，配少商放血。

操作：主穴毫针泻法。风热犯肺可疾刺；风寒袭肺留针或针灸并用，或针后在背部腧穴拔罐。中府、风门、肺俞等胸背部腧穴不可深刺。

方义：咳嗽病变在肺，肺俞为肺气所注之处，位邻肺脏，可调理肺脏气机，使其清肃有权，该穴泻之宣肺、补之益肺，无论虚实及外感内伤的咳嗽，均可使用；列缺为肺之络穴，可散风祛邪，宣肺解表；合谷为大肠经原穴，与列缺配合共奏宣肺解表、止咳之功。

（2）内伤咳嗽

治法：肃肺理气，止咳化痰。以手、足太阴经穴为主。

主穴：肺俞、太渊、三阴交。

配穴：痰湿阻肺，加丰隆、阴陵泉；肝火灼肺，加行间、鱼际；肺阴亏损，加膏肓。咯血，配孔最。

操作：主穴用平补平泻法，可配用灸法。

方义：内伤咳嗽易耗伤气阴，使肺失清肃，故取肺俞调理肺气；太渊为肺经原穴，可肃肺、理气、化痰；三阴交可疏肝健脾，化痰止咳（主穴中无天突穴）。三穴合用，共奏肃肺理气、止咳化痰之功。

2. 推拿治疗

治法：外感咳嗽宜疏风解表，宣肺止咳；内伤咳嗽宜肃肺理气，化痰止咳。以手太阴、足太阴经穴为主。

取穴：天突、膻中、中府、肺俞、列缺、合谷、太渊、关元等。

手法：一指禅推法、揉法、按法、摩法、推法、擦法等。

操作：患者取仰卧位，术者以中指揉天突、膻中、中府穴，施术各0.5分钟；再以两拇指由胸骨剑突沿肋弓分推两胁肋部5～10遍。患者取俯卧位，术者用一指禅推法在身柱、大杼、风门、肺俞穴施术各1分钟。患者取坐位，术者先用一指禅推法推尺泽、太渊穴各1～2分钟；按揉列缺、外关、合谷穴各1～2分钟。外感风寒者，加按揉太阳和拿风池穴，各操作1～2分钟；外感风热者，加掐揉大椎穴1～2分钟；内伤咳嗽者，加推膀胱经肺俞至脾俞诸穴连线由上而下5～8遍；痰湿阻肺者，加拇指按揉丰隆、阴陵泉穴各1～2分钟；肾阳不足者加擦命门、腰阳关穴，以透热为度；体质虚弱者加摩关元穴，以温通微热为度。

3. 其他治疗

（1）拔罐法　选背部第1～12胸椎两侧足太阳膀胱经第一侧线，用留罐法，每侧5～6只罐，至皮肤瘀血为度。或选取大杼至膈俞，用走罐法，至局部皮肤潮红为度。

（2）皮肤针法　选后颈部5～7颈椎两侧、气管两侧、天突、肘窝及大、小鱼际部进行叩刺，适用于外感咳嗽。选项后至背部1～7胸椎两侧足太阳膀胱经、颈前气管两侧、膻中、天突叩刺，适用于咳嗽日久，反复发作者。

（3）穴位贴敷法　选肺俞、定喘、风门、膻中、丰隆。用白芥子、甘遂、细辛、丁香、苍术、川芎等量研成细粉，加入基质，调成糊状，制成直径1cm圆饼，贴在穴位上，用胶布固定，每3天更换1次，5次为1个疗程。适用于内伤咳嗽。

思考题

针灸治疗咳嗽的作用机理是什么？

答：现代研究表明，针灸可调整机体免疫功能，增强机体的防御能力；可以改善肺通气功能，降低气道阻力，缓解支气管痉挛和支气管黏膜水肿；还可调节和改善因炎性刺激导致的黏膜水肿、渗出，以收抑制咳喘之效。

三、哮喘

哮喘是一种常见的反复发作性肺性疾患，以突然起病、呼吸急促、喉间哮鸣，甚则张口抬肩、不能平卧为主要症状。哮与喘均有呼吸急促的表现，但症状略有不同，哮以呼吸急促，喉间有哮鸣音为特征；喘以呼吸困难，甚则张口抬肩为特征。本病一年四季均可发病，尤以寒冷季节和气候急剧变化时发病较多。哮喘的发生常与外邪、饮食、情志、体虚等因素有关，病理因素以痰为根本。病位在肺，与脾肾关系密切。其发生多为痰饮伏肺，每因外邪侵袭、饮食不当、情志刺激、体虚劳倦等诱因引动而触发，以致痰壅气道，肺气宣降功能失常。发作期多表现为气阻痰壅的实证，亦有素体肺肾不足或正气耗伤者，发作时表现为虚哮。缓解期多表现为肺、肾等脏气虚弱，兼有痰浊内阻之证。

西医学的支气管哮喘、慢性喘息性支气管炎、肺炎、肺气肿、心源性哮喘等属于本病的范畴。

【辨证要点】

临床主要根据喘息状况、全身兼症，结合病程、病因等进行辨证。

（一）实证

1. 主症　哮喘声高气粗，呼吸深长，呼出为快，体质较强，脉象有力。

2. 辨兼症　咳嗽喘息，遇寒触发，咳痰稀薄，形寒无汗，苔薄白，脉浮紧为风寒外袭；咳喘，痰色黄或白，痰黏，胸中烦闷，或见身热口渴，便秘，苔黄腻，脉滑数为痰热阻肺。

（二）虚证

1. 主症　哮喘声低气怯，气息短促，体质虚弱，脉象无力。

2. 辨兼症　喘促气短，动则加剧，喉中痰鸣，神疲声低，动则汗出，舌质淡苔薄白，脉细数为肺气不足；久病气息短促，呼多吸少，动则喘甚，汗出肢冷，舌淡苔薄白，脉沉细为肺肾气虚。

【治疗】

1. 针灸治疗

（1）实证

治法：祛邪肃肺，化痰平喘。以手太阴经穴及相应背俞穴为主。

主穴：列缺、膻中、尺泽、肺俞、定喘。

配穴：风寒外袭加风门；痰热阻肺加丰隆；喘甚者加天突。

操作：毫针泻法。定喘穴刺络拔罐，风寒者可合用灸法。

方义：列缺为肺经络穴，可宣肺散邪；膻中为气会穴，可宽胸理气，调畅气机；尺泽为肺经合穴，可肃肺化痰，降逆平喘；肺俞为肺之背俞穴，可宣肺祛痰；定喘为平喘之效穴，取"急则治其标"之意。

（2）虚证

治法：补益肺肾，止哮平喘。以相应背俞穴及手太阴、足少阴经穴为主。

主穴：肺俞、膏肓、肾俞、定喘、太渊、太溪、足三里。

配穴：肺气不足者加气海、膻中；肺肾气虚者加阴谷、关元；喘甚者加天突。

操作：定喘用刺络拔罐法，余穴用毫针补法。可酌用灸法或拔火罐法。

方义：肺俞、膏肓针灸并用，可补益肺气；补肾俞以补肾纳气；肺经原穴太渊配肾经原穴太溪，可充肺肾真元之气；足三里可调和胃气，以资生化之源，使水谷精微上归于肺，肺气得充；定喘为平喘之经验效穴。

2. 推拿治疗

治法：理肺平喘。实证者兼以祛邪化痰；虚证者兼以补益肺肾。以足太阳、足阳明经穴为主。

取穴：风池、肩井、天突、膻中、天枢、定喘、大椎、肺俞。

手法：推法、扫散法、拿法、按法、揉法、一指禅推法、擦法等。

操作：患者取仰卧位，术者以一指禅推法从天突推至神阙穴，并按揉天突、膻中、中脘、天枢穴各1分钟；沿锁骨下缘至第12肋部横擦前胸部，上下往返2～3遍。患者取俯卧位，术者以拇指按揉定喘、大椎、肺俞、脾俞、肾俞等穴各0.5分钟；从肩背至腰骶施以横擦法，大椎至腰阳关穴施以直擦法，以透热为度。患者取坐位，术者沿额至下颌两侧施以分推法2～3遍；以扫散法于侧头部胆经区域，自太阳穴向后下方施术8～10遍；以五指拿法自头顶部至枕部，拿至颈项部时变为三指拿法，往返3～5遍。实证者，加拿风池、肩井穴，以患者头额微出汗为度；拇指按揉合谷、足三里、丰隆穴，以酸胀为度。虚证者，加横擦肺俞、膏肓穴，以透热为度；拇指按揉肾俞、太溪、命门穴各0.5分钟，或擦八髎穴以透热为度。

3. 其他治疗

（1）穴位贴敷法　选肺俞、膏肓、膻中、定喘。常用白芥子30g，甘遂15g，细辛15g，共为细末，用生姜汁调药粉成糊状，制成药饼如蚕豆大，上放少许丁桂散，敷于穴位上，用胶布固定。贴3小时左右取掉，以局部红晕微痛为度。

（2）皮肤针法　选鱼际至尺泽穴手太阴肺经循行部、第1胸椎～第2腰椎旁开1.5寸足太阳膀胱经循行部，循经叩刺，以皮肤潮红或微渗血为度。

（3）耳针法　选对屏尖、肾上腺、气管、肺、皮质下、交感。每次选用3～5穴，毫针刺法。发作期每日1～2次；缓解期用弱刺激，每周2次。

思考题

三伏灸（穴位敷贴）防治哮喘的原理是什么？

答：中医学认为，哮喘的发生多由宿痰内伏于肺，复因外感、饮食或情志劳倦等诱因而发，以致痰阻气道，肺失肃降，气道挛急，多属本虚标实之证。根据"天人相应"的观点，三伏是人体气血最旺盛的时期，此时通过扶正祛邪的治疗，不仅能强壮机体，而且能祛除人体内的宿邪，从而达到防治哮喘的作用。

四、头痛

头痛是以自觉头部疼痛为主要症状的一种常见疾病，可见于临床各科急、慢性疾病之中。根据病因不同分为外感头痛和内伤头痛。头痛常与外感风邪及情志、饮食、体虚久病等因素有关。本病病位在头，与肝、脾、肾关系密切。头为诸阳之会，所有阳经都循行到头，足厥阴肝经上行到颠顶，故头痛与手足三阳经、足厥阴经、督脉密切相关。各种外邪或内伤因素导致头部经络功能失常，气血失调，头部脉络不通或脑窍失养均可导致头痛的发生。

西医学颅内病变（脑肿瘤、脑出血、脑膜炎等）、功能性或精神性疾病（如血管紧张性头痛）、全身性疾病（如发热、癫痫大发作后）、五官科疾病（如鼻窦炎、弱视和屈光不正）等所引起的头痛，均属于本病的范畴。

【辨证要点】

临床主要根据头痛的部位、发病原因、疼痛的性质、全身兼症进行辨证。

1. 主症 头部疼痛。一般发病较急，病程短，外感表证明显，为外感头痛；发病较缓，病程较长，遇劳或情志刺激易发作，时轻时重，为内伤头痛。

2. 辨经络 枕部痛或下连于项者为太阳头痛；额痛或兼眉棱、鼻根部痛者为阳明头痛；两侧头痛者为少阳头痛；颠顶痛或连于目系者为厥阴头痛。

3. 辨兼症 头痛时作，痛连项背，恶风畏寒，口不渴，苔薄白，脉浮紧为风寒头痛；头痛而胀，甚则头痛如裂，发热恶风，口渴欲饮，舌质红，苔黄，脉浮数为风热头痛；头痛如裹，肢体困重，纳呆胸闷，大便或溏，苔白腻，脉濡为风湿头痛；头痛而眩，心烦易怒，面红目赤，口苦舌红，苔薄黄，脉弦有力为肝阳上亢头痛；头痛昏蒙，胸脘满闷，呕恶痰涎，舌苔白腻，脉滑或弦滑为痰浊头痛；头痛经久不愈，痛处固定不移，痛如锥刺，或有头部外伤史，舌质紫，脉细或细涩为瘀血头痛；头痛且空，每兼眩晕，腰膝酸软，神疲乏力，耳鸣失眠，舌红少苔，脉细无力为肾虚头痛；头痛头晕，遇劳则甚，神疲乏力，心悸怔忡，面色不华，舌淡苔白，脉细弱无力为血虚头痛。

【治疗】

1. 针灸治疗

（1）外感头痛

治法：祛风解表，通络止痛。以督脉及手太阴、足少阳经穴为主。

主穴：百会、列缺、风池、太阳、阿是穴。

配穴：风寒头痛加外关、风门；风热头痛加大椎、曲池；风湿头痛加阴陵泉、丰隆。阳明头痛加印堂、合谷、内庭；少阳头痛加率谷、外关、足临泣；太阳头痛加天柱、后溪、昆仑；厥阴头痛加四神聪、内关、太冲。

操作：穴位多用泻法。太阳向后斜刺捻转泻法；风池捻转泻法；大椎穴常规消毒后用三棱针点刺3～5点，闪火法拔罐；头痛剧烈时，阿是穴可强刺激和长留针。

方义：百会、太阳、阿是穴可疏导头部经气，太阳为经外奇穴、止头痛之效穴，善治偏正头痛；风池为足少阳经与阳维脉之交会穴，可祛风活血，通络止痛；列缺穴为手太阴、手阳明、任脉之会，可宣肺解表，祛风通络。

（2）内伤头痛

治法： 疏经通络，清利头窍。以督脉及足少阳、足阳明经穴为主。

主穴： 百会、头维、风池、足三里。

配穴： 肝阳头痛，加太冲、侠溪；痰浊头痛，加丰隆、阴陵泉；瘀血头痛，加阿是穴、合谷、三阴交；肾虚头痛，加肾俞、太溪；血虚头痛，加气海、血海。

操作： 百会、头维平刺，风池用平补平泻法，足三里用补法。阿是穴出针后不按孔穴，任其流出恶血。

方义： 百会、头维宣发清阳，疏导头部经气，风池祛风通经，清利头目；且风池为足少阳与阳维脉的交会穴，能祛风活血，通络止痛；足三里补益气血，滋养脑髓。

2. 推拿治疗

治法： 通经活络，镇静止痛。风寒头痛者，兼以祛风散寒；风热头痛者，兼以疏风清热；风湿头痛者，兼以祛风除湿；肝阳头痛者，兼以平肝潜阳；血虚头痛者，兼以养血调血；痰浊头痛者，兼以化痰降逆；肾虚头痛者，兼以滋阴补肾；瘀血头痛者，兼以活血化瘀。以督脉、足阳明、足少阳经穴为主。

取穴： 印堂、头维、太阳、鱼腰、阳白、百会、风池。

手法： 一指禅推法、推法、按揉法、拿法、提捏法、拍法、扫散法、抓法等。

操作： 患者取坐位，术者从印堂穴开始向上沿发际至头维、太阳穴施以一指禅推法操作3～5遍；从印堂开始经鱼腰、太阳至耳前施以拇指分推法3～5遍；于印堂、鱼腰、阳白、太阳、百会穴施以拇指按揉法，各穴施术0.5分钟；从前额至风池穴施以五指抓法3～5遍；从风池穴至大椎两侧沿膀胱经施以五指拿法5～6遍。风寒头痛，拇指按揉肺俞、风门穴各0.5分钟；拿两侧肩井穴以患者头额微出汗为度。风热头痛，拇指按揉大椎、肺俞、风门穴各0.5分钟；拿曲池、合谷穴各0.5分钟。风湿头痛，加印堂及项部皮肤提捏法，以皮肤透红为度；以掌拍背部膀胱经往返5～6遍，以皮肤微热发红为度。肝阳头痛，加推桥弓穴，从上而下左右各5～6遍；扫散两侧头颞部各5～6遍。血虚头痛，加指摩中脘、气海、关元穴，以微热为度；直擦背部督脉膀胱经，拇指按揉脾俞、胃俞、心俞、膈俞、足三里、三阴交穴各0.5分钟。痰浊头痛，一指禅推中脘、天枢穴各0.5分钟，拇指按揉足三里、丰隆穴各0.5分钟。肾虚头痛，加拇指按揉肾俞、命门、腰阳关穴各0.5分钟并擦腰骶部及涌泉穴，以透热为度。瘀血头痛，加分推前额部6～8遍，掌擦前额部以透热为度。

3. 其他治疗

（1）耳针法　选枕、额、脑、神门。毫针刺法，或用埋针法、压丸法。对于顽固性头痛可在耳背静脉点刺出血。

（2）皮肤针法　选太阳、印堂及阿是穴。用皮肤针中、重度叩刺。适用于外感头痛及瘀血头痛。

（3）穴位注射法　选风池穴。选用1%的盐酸普鲁卡因或维生素B_{12}注射液，每穴0.5～1mL。适用于顽固性头痛。

思考题

针灸治疗头痛，如何根据经络辨证选取相应穴位？

答：应根据疼痛部位进行经络辨证选取相应的穴位。阳明头痛多在前额及眉棱骨等处，可选取阳明经穴治疗，如合谷、内庭；少阳头痛多在头两侧，并连及于耳，可选少阳经穴治疗，如率谷、足临泣；太阳头痛多在后枕部，下连于项部，可选取太阳经穴治疗，如天柱、后溪、昆仑；厥阴头痛在头顶部或连于目系，可选厥阴经穴治疗，如行间、太冲等。

附：偏头痛

偏头痛是由于神经、血管性功能失调引起的疾病，以一侧头部疼痛反复发作，常伴有恶心、呕吐、对光及声音过敏等特点。本病由神经、血管功能失调所引起，与遗传有关。疼痛程度多为中、重度，以年轻的成年女性居多。本病病位在头，与肝、胆关系密切。侧头部为足少阳胆经循行所过之处，恼怒、紧张及风火痰浊之邪导致侧头部经络功能失常、脉络不通可导致头痛的发生。

【辨证要点】

临床主要根据疼痛部位、发病特点和先兆症状等进行辨证。

1. 主症　临床表现为头痛多为一侧，常局限于额部、颞部和枕部，疼痛开始时为激烈的搏动性疼痛，后转化为持续性钝痛，任何时间均可发作，但以晨起多发，症状可持续数小时或数日。典型的偏头痛有先兆症状，如眼前闪烁暗点、视野缺损、单盲或者同侧偏盲。发作时头痛部位可由头的某一个部位转移到另一个部位，同时放射至颈、肩部。

2. 辨兼症　头胀痛，眩晕，心烦易怒，胸胁胀痛，目赤口干，舌红少苔，脉弦或细数为肝阳上亢；头痛昏沉，胸脘痞闷，呕恶吐涎，苔白腻，脉弦滑为痰湿偏盛；头痛日长，痛有定处，其痛如刺，舌紫暗，脉弦或沉涩为瘀血阻络。

【治疗】

针灸治疗

治法：疏泄肝胆，通经止痛。以足厥阴、手足少阳经穴及局部穴为主。

主穴：阿是穴、丝竹空、率谷、合谷、列缺。

配穴：肝阳上亢加四神聪、翳风、风池；痰湿偏盛加丰隆、足三里；瘀血阻络加血海、地机。

操作：头部诸穴沿皮刺，疼痛局部施中强刺激，间歇运针，留针 20 ～ 30 分钟，也可配合使用电针。当发作时要以远端穴为主，行较强刺激的泻法。

思考题

偏头痛是针灸治疗优势病种。2012 年 9 月英国国家卫生医疗质量标准署（NICE）发布的最新头痛指南中，推荐使用针灸预防和治疗紧张性头痛和偏头痛。目前临床常用的穴位和方法主要有哪些？

答：目前关于针灸治疗偏头痛的穴位较多，主要有以太阳穴作为刺激点，其次为风池、百会、率谷、头维、太冲、列缺等；刺激方法以毫刺法为主，其次为电针疗法、刺血疗法等。

五、眩晕

眩是指眼花或眼前发黑，晕是指头晕或感觉自身或外界景物旋转。二者常同时并见，故统称为"眩晕"。轻者闭目即止，重者如坐车船，旋转不定，不能站立，或伴有恶心、呕吐、汗出，甚则昏倒等症状。本病的发生多与忧郁恼怒、恣食厚味、劳伤过度、跌扑损伤等因素有关。病位在脑，与肝、脾、肾相关。基本病机不外虚实两类，虚证为髓海不足或气血虚弱，清窍失养；实证多与气、血、痰、瘀扰乱清窍有关。

西医学的耳源性眩晕、颈性眩晕及高血压、贫血、神经官能症等引起的眩晕症状，均属本病范畴。

【辨证要点】

临床主要根据病程、体质、眩晕情况、全身兼症等进行辨证。

1. 主症　头晕目眩、视物旋转。

2. 辨兼症　兼耳鸣，头痛且胀，每因烦劳或恼怒而头晕、头痛剧增，面色潮红，急躁易怒，口苦，舌质红，苔黄，脉弦为肝阳上亢；兼见头重如蒙，胸闷恶心，少食多寐，舌苔白腻，脉濡滑为痰浊中阻。兼头晕动则加剧，面色苍白，心悸失眠，神疲懒言，舌质淡，脉细弱为气血亏虚；兼眩晕久作不已，少寐健忘，腰膝酸软，耳鸣，脉沉细为肾精不足。

【治疗】

1. 针灸治疗

治法：平肝潜阳，补益气血，滋阴补肾，化痰息风。以督脉、足少阳经穴为主。

主穴：百会、印堂、风池、太阳。

配穴：肝阳上亢，加肝俞、肾俞、三阴交、太冲；痰浊中阻，加足三里、丰隆、太白；气血亏虚，加脾俞、足三里；肾精不足，加肾俞、太溪、三阴交、绝骨。

操作：毫针刺，按虚补实泻进行操作。

方义：眩晕病位在脑，脑为髓之海，督脉入络脑，故治疗首选位于颠顶之百会穴，可清头目、止眩晕；印堂止眩宁神；风池局部取穴，疏调头部气机，清泻肝胆，潜阳止眩；太阳祛风止眩。

2. 推拿治疗

治法：平肝潜阳，化痰息风。

取穴：百会、太阳、印堂、鱼腰、风池、肩井、丰隆、足三里穴等。

手法：一指禅推法、按揉法、拿法、推法、摩法、擦法、拔伸法、扳法等。

操作：患者取坐位，术者以一指禅推法从印堂穴向上沿发际至头维、太阳穴往返6～8遍；以拇指按揉法于印堂、鱼腰、阳白、太阳、百会穴施术各0.5分钟；从前额至风池穴施以五指抓法5～6遍；从风池穴至大椎两侧膀胱经施以一指禅推法1～2分钟，拿两侧肩井穴以患者头额微汗出为度。肝阳上亢者，加推桥弓穴左右各5～6遍，扫散头侧颞部左右各5～6遍，拇指按揉期门、章门、肝俞、胆俞穴各0.5分钟。气血亏虚者，加擦背部督脉、膀胱经以透热为度，掌摩腹部2～3分钟，以拇指按揉脾俞、胃俞、足三里穴各0.5分钟。肾精不足者，加拇指按揉肾俞、命门穴各0.5分钟，掌擦腰骶部及涌泉穴，以透热为度。痰浊中阻者，加拇指按揉中脘、丰隆穴各0.5分钟，掌摩腹部2～3分钟。颈椎病患者，加颈椎拔伸法、扳法等关节微调手法。

3. 其他治疗

（1）头针法　选顶中线、枕下旁线。用毫针沿头皮刺入，快速捻转，留针30分钟。

（2）耳针法　选肾上腺、皮质下、枕、神门、额、内耳。每次取3～5穴，毫针刺或用压丸法。

（3）三棱针法　选印堂、太阳、头维、百会等穴。用三棱针点刺出血数滴。适用于眩晕实证者。

思考题

针灸治疗颈椎病眩晕的现代作用机制是什么？

答：针灸治疗颈椎病眩晕的作用机制主要是：缓解劳损所致的肌肉紧张，减轻椎间孔周围关节囊滑膜充血，减少不利因素对交感神经的刺激；消除神经根及周围组织的炎性水肿，缓解软组织对椎动脉的压迫；解除椎动脉痉挛，改善椎 - 基底动脉血供，增加脑血流量，从而减轻眩晕症状。

六、中风

中风是以突然昏仆、不省人事、半身不遂、口舌㖞斜、言语謇涩或不经昏仆，仅以半身不遂、口舌㖞斜、言语謇涩为主症的一种疾病。本病病位在脑，与心、肾、肝、脾关系密切。本病多在内伤积损的基础上，复因情志不遂、烦劳过度、饮食不节、外邪侵袭等因素，导致脏腑阴阳失调，阴亏于下，肝阳暴亢，阳化风动，气血逆乱，血随气逆，夹痰夹火，蒙蔽清窍，横窜经隧，发为上实下虚，阴阳互不维系，肌肤筋脉失于濡养诸症。本病基本病机是气血逆乱，上犯于脑，清窍闭塞。

西医学的急性脑血管性疾病，如脑出血、脑梗死、脑栓塞等多属于本病的范畴。

【辨证要点】

临床主要根据神志、全身兼症等进行辨证。

1. 主症　半身不遂、口舌㖞斜、言语謇涩。

2. 辨中经络与中脏腑　根据有无神志改变可分为中经络与中脏腑两大类。病位较浅，病情较轻，无神志改变，仅见半身不遂、口舌㖞斜、言语謇涩为中经络；病位较深、病情较重，表现为突然昏仆、不省人事，或神志恍惚、嗜睡，兼见半身不遂，口角㖞斜为中脏腑。

3. 辨兼症

（1）中经络　兼肢体麻木或手足拘急，头晕目眩，苔白腻，脉弦滑为风痰阻络；兼面红目赤，眩晕头痛，口苦，舌红或绛，苔黄，脉弦有力为肝阳暴亢；兼口黏痰多，腹胀便秘，舌红，苔黄腻或灰黑，脉弦滑大为痰热腑实；兼肢体软弱，偏身麻木，面色淡白，气短乏力，舌黯，苔白腻，脉细涩为气虚血瘀；兼肢体麻木，手足拘挛，眩晕耳鸣，舌红，苔少，脉细数为阴虚风动。

（2）中脏腑　神志不清，牙关紧闭，两手握固，面赤气粗，喉中痰鸣，二便闭塞，脉滑数或弦数为闭证，属实；昏沉不醒，目合口张，手撒遗尿，鼻鼾息微，四肢逆冷，脉细弱或沉伏为脱证，属虚。

【治疗】

1. 针灸治疗

（1）中经络

治法：疏通经络，醒脑调神。取督脉、手厥阴及足太阴经穴为主。

主穴：水沟、内关、极泉、尺泽、委中、三阴交。

配穴：风痰阻络，配丰隆、合谷；肝阳暴亢，配太冲、太溪；痰热腑实，配曲池、内庭、丰隆；气虚血瘀，配气海、血海、足三里；阴虚风动，配太溪、风池。上肢不遂，配肩髃、曲池、手三里、合谷；手指不伸，配腕骨；下肢不遂，配环跳、足三里、风市、阳陵泉、悬钟、太冲。

病侧肢体屈曲拘挛者，在同侧配穴，肘部配曲泽、腕部配大陵、膝部配曲泉、踝部配太溪；足内翻，配丘墟透照海；足外翻，配太溪、中封；足下垂，配解溪。口角㖞斜，配地仓、颊车、合谷、太冲；语言謇涩，配廉泉、通里、哑门；吞咽困难，配廉泉、金津、玉液；头晕，配风池、天柱、完骨；复视，配风池、睛明；便秘，配天枢、丰隆、支沟；尿失禁、尿潴留，配中极、关元。

操作：水沟用雀啄法，以眼球湿润为度；内关用捻转泻法；极泉在原穴位置下 1 寸心经上取穴，避开腋毛，直刺进针，用提插泻法，以患者上肢有麻胀感和抽动为度；尺泽、委中直刺，提插泻法，使肢体抽动；刺三阴交时，沿胫骨内侧缘与皮肤成 45°角向上斜刺，用补法。可用电针。

方义：中风病位在脑，督脉入络脑，水沟为督脉要穴，可醒脑开窍、调神导气；心主血脉藏神，内关为心包经络穴，可调理心气、疏通气血；三阴交为足三阴经交会穴，可滋补肝肾；极泉、尺泽、委中，可疏通肢体经络。

（2）中脏腑

①闭证

治法：醒脑开窍，启闭开窍。取督脉、十二井穴为主。

主穴：十二井、水沟、太冲、劳宫、丰隆。

配穴：二便闭塞，加天枢、足三里；牙关紧闭，加颊车、合谷。

操作：水沟向上方斜刺；十二井穴用三棱针点刺出血；太冲、丰隆、劳宫用泻法。

方义：闭证为肝阳暴亢，气血上逆所致，故取十二井穴点刺出血，并泻水沟，开窍启闭；足厥阴经循行至颠顶，泻太冲降肝经逆气以平息肝阳；脾胃为生痰之源，痰浊壅遏，气机失宣，取足阳明经络穴丰隆，以豁痰开窍；"荥主身热"，故取手厥阴经荥穴劳宫清心泄热。

②脱证

治法：回阳固脱。取任脉经穴为主。

主穴：关元、神阙。

操作：神阙用隔盐灸，关元用大艾炷隔姜灸，至四肢转温为止。

方义：任脉为阴脉之海，关元为任脉与足三阴的会穴，为三焦元气所出，联系命门真阳，是阴中有阳的穴位，取之能回阳救逆。神阙为真气所系，故重灸二穴，可回阳固脱。

2. 推拿治疗

治法：通经活络，调和气血。肝阳上亢者兼以息风潜阳，中脏腑者兼以开窍醒神。以督脉、手阳明经、足阳明经穴为主，辅以手足太阳及少阳经穴。

取穴：肩髃、曲池、合谷、环跳、阳陵泉、承山、足三里、太冲、行间等。

手法：按揉法、捻法、拔伸法、擦法、掐法、拿法、关节被动运动手法等。

操作：患者取仰卧位，术者于患侧上肢内外侧施以擦法，并配合患肢肩、肘、腕关节的被动活动，操作 3 ～ 5 分钟；拇指按揉肩髃、曲池、手三里、合谷穴各 0.5 分钟；患侧手指及其指间关节施以拔伸法和捻法 1 ～ 2 分钟；自肩部至腕部施以拿法 4 ～ 6 遍。患肢下肢内外侧施以擦法，并配合患肢髋、膝、踝关节的被动活动，操作 3 ～ 5 分钟；拇指按揉髀关、风市、伏兔、血海、梁丘、内膝眼、足三里、阳陵泉、三阴交穴各 0.5 分钟；踝关节及足趾施以拔伸法和捻法 1 ～ 2 分钟；拿大腿和小腿 4 ～ 6 遍。患者取俯卧位（或患侧在上的侧卧位），术者于背部、腰骶部、臀部及下肢施以擦法，并配合腰部后伸、髋后伸及膝关节屈伸活动，操作 3 ～ 5 分钟；拇指按揉肾俞、大肠俞、环跳、承扶、委中、承山穴各 0.5 分钟。肝阳上亢者加拇指按揉太冲、行间、太溪穴各 0.5 分钟；中脏腑者加掐水沟、十宣穴等。

3. 其他治疗

（1）头针法　选顶颞前斜线、顶颞后斜线、顶旁 1 线及顶旁 2 线，快速捻转 2 ~ 3 分钟，每次留针 30 分钟，留针期间反复捻转 2 ~ 3 次，行针时嘱患者活动患侧肢体。适用于中经络。

（2）电针法　在患侧上、下肢各选一组穴位，采用断续波或疏密波，以肌肉微颤为度，每次通电 20 ~ 30 分钟。此法适用于半身不遂患者。

（3）穴位注射法　选肩髃、曲池、手三里、足三里、丰隆。每次选用 2 ~ 4 穴，选用丹参注射液或川芎嗪注射液、维生素 B_1 注射液、维生素 B_{12} 注射液，每穴注射 1 ~ 2mL。适用于中经络。

思考题

针灸推拿治疗中风应如何掌握介入时机？作用机制是什么？

答：针灸推拿治疗脑血管意外宜早期介入，生命体征平稳即可治疗，发病 3 个月以内为最佳治疗时间，特别是 1 个月以内开始治疗，患者基本可以好转，甚至进步或痊愈，半年以上治疗效果较差，甚至基本无效。针刺推拿治疗的同时应配合功能锻炼，特别是患者的主动运动能提高疗效。针灸推拿治疗可促进脑血管侧支循环的建立，促进脑血栓或凝血块软化，改善脑的血液循环，改善脑供血，减轻脑组织损伤，有利于活动不利肢体的功能恢复，不仅可以改善脑血流量，而且可以减少致残率，经临床检验有显著效果。

七、面瘫

面瘫是以口、眼向一侧歪斜为主要症状的一种疾病，又称为"口眼喎斜"，发病急速，以一侧面部发病多见。多由脉络空虚，感受风邪，使面部经筋失养，肌肉纵缓不收所致。本病的发生多与正气不足，脉络空虚，风寒或风热之邪乘虚而入等因素有关。本病病位在面部，与太阳、阳明经筋有关。手足阳经均上行头面部，当邪气阻滞面部经络，尤其是手太阳和足阳明经筋功能失调，可导致面瘫的发生。

西医学的周围性面神经炎属于本病范畴。

【辨证要点】

临床主要根据面瘫特征、病程长短和全身兼症等进行辨证。

1. 主症　口角喎斜、眼睑闭合不全。起病突然，多在睡眠醒后，发现一侧面部麻木、松弛、示齿时口角歪向健侧，患侧露睛流泪、额纹消失、鼻唇沟变浅。部分患者伴有耳后、耳下乳突部位疼痛，少数患者可出现患侧耳道疱疹、舌前 2/3 味觉减退或消失及听觉过敏等症。病程日久，可因患侧肌肉挛缩，口角歪向病侧，出现"倒错"现象。

2. 辨经络　本病与太阳、阳明经筋有关。足太阳经筋为"目上冈"，足阳明经筋为"目下冈"，故眼睑不能闭合者病在足太阳和足阳明经筋；口颊部主要为手太阳和手、足阳明经筋所主，故口喎者病在此三条经筋。

3. 辨兼症　发病初期，面部有受凉史，舌苔薄白，脉浮紧为风寒外袭；发病初期，继发于外感热病或其他头面部炎症性、病毒性疾病，舌红苔薄，脉浮数为风热侵袭。恢复期或病程较长者，兼见肢体倦怠无力，面色淡白，头晕等为气血不足。

【治疗】

1. 针灸治疗

治法： 祛风通络、疏调经筋。以局部穴、手足阳明经穴为主。

主穴： 攒竹、丝竹空、阳白、四白、颧髎、颊车、地仓、合谷。

配穴： 风寒外袭加风池、风府；风热侵袭加外关、关冲；气血不足加足三里、气海。抬眉困难加攒竹、鱼腰；乳突部疼痛加翳风；颌唇沟歪斜加水沟、口禾髎；鼻唇沟变浅加迎香；舌麻、味觉减退配廉泉、足三里；听觉过敏配阳陵泉；流泪配太冲。

操作： 面部腧穴均行平补平泻手法，恢复期可加灸法。急性期面部腧穴手法宜轻，针刺宜浅，取穴宜少，肢体远端的腧穴行泻法且手法宜重；恢复期面部腧穴可用透刺法，如地仓透颊车、阳白透鱼腰等。合谷行平补平泻法，足三里行补法。

方义： 面部腧穴可疏调局部经络气血，活血通络。"面口合谷收"，合谷为循经远端取穴，急性期用泻法，可祛除阳明、太阳筋络之邪气，祛风通络。

2. 推拿治疗

治法： 祛风活血、通经活络。取手足少阳、阳明经穴位。

取穴： 印堂、阳白、太阳、四白、迎香、地仓、颊车等。

手法： 一指禅推法、抹法、按揉法、拿法等。

操作： 患者取仰卧位，术者以一指禅推法于患侧印堂、攒竹、阳白、太阳、四白、睛明、迎香、地仓、颧髎、下关、颊车穴施术 3～5 分钟；以双手拇指分抹印堂至神庭、印堂至两侧太阳穴 5～8 遍；前额及面颊部施以大鱼际揉法 4～5 分钟。患者取坐位，术者拿风池、肩井穴 0.5～1 分钟，拇指按揉两侧合谷、足三里穴各 0.5 分钟。风寒者加拇指按揉风门、外关穴各 0.5 分钟；风热者加拇指按揉大椎、曲池穴各 0.5 分钟。

3. 其他治疗

（1）**皮肤针法** 取阳白、颧髎、地仓、颊车，轻叩，以局部潮红为度，每日或隔日 1 次。适用于恢复期。

（2）**电针法** 取太阳、阳白、地仓、颊车。断续波，刺激 10～20 分钟，强度以患者面部肌肉微见跳动而能耐受为度。适用于面瘫中、后期。

（3）**刺络拔罐法** 取阳白、颧髎、地仓、颊车。用皮肤针叩刺或三棱针点刺出血后加拔火罐。适用于恢复期。

（4）**穴位敷贴法** 取太阳、阳白、颧髎、地仓、颊车。将马钱子锉成粉末 1～2 分，撒于胶布上，然后贴于穴位处，5～7 日换药 1 次；或用蓖麻仁捣烂，加麝香少许，取绿豆粒大一团，贴敷穴位上，每隔 3～5 日更换 1 次；或用白附子研细末，加冰片少许做面饼，贴敷穴位，每日 1 次。

思考题

1. 面瘫急性期的针灸治疗应注意什么？

答：面瘫早期，面部腧穴以浅刺、轻刺为主，手法宜轻，针刺量不宜过强，取穴宜少，不宜使用电针，可加灸；肢体远端的腧穴行泻法且手法宜重。

2. 针灸治疗面瘫的疗效如何？

答：现代研究表明，针灸治疗面瘫疗效确切，但面神经损伤程度和性质不同，治疗效果也不同。周围性面瘫的预后与面神经损伤程度有密切关系，肌电图检查结果可判定面神经损伤程度。

八、心悸

心悸又名"惊悸""怔忡"，是指患者自觉心中悸动，惊慌不安，甚则不能自主的一种病证。病情较轻，名惊悸，病情较重，名怔忡。本病可在多种疾病中出现，常与失眠、健忘、眩晕、耳鸣等并存。心悸多与体虚劳倦、七情所伤、感受外邪、药食不当等因素有关。本病病位在心，与肝、脾、肾功能失调密切相关。七情刺激、素体胆怯及脏腑功能失常均可内犯于心，进而导致心神失养，或心神受扰而发病。

西医学的某些器质性或功能性疾病如冠心病、风湿性心脏病、高血压性心脏病、肺源性心脏病、各种心律失常，以及贫血、低钾血症、心脏神经官能症等出现心悸属于本病的范畴。

【辨证要点】

临床主要根据原发病、病情轻重虚实、全身兼症等进行辨证。

1. 主症 自觉心跳心慌，时作时息，并有善惊易恐，坐卧不安，甚则不能自主。

2. 辨兼症 因惊恐而发，兼气短自汗，少寐多梦，舌淡苔薄，脉细弦为心虚胆怯；兼头晕目眩，易出汗，纳差乏力，失眠多梦，舌淡苔薄白，脉细弱为心脾两虚；兼少寐多梦，五心烦热，耳鸣腰酸，舌红少苔，脉细数为阴虚火旺；兼心痛阵发，气短乏力，舌紫黯或有瘀斑，脉沉细或结代为心脉瘀阻；兼胸闷，动则气喘，咯吐大量痰涎，面浮肢肿，舌淡苔白滑，脉沉细为水气凌心。

【治疗】

1. 针灸治疗

治法：调理心气，安神定悸。以手厥阴、手少阴经穴及脏腑俞募穴为主。

主穴：内关、郄门、神门、巨阙、心俞。

配穴：心虚胆怯，加胆俞、通里；心脾两虚，加脾俞、足三里；阴虚火旺，加肾俞、太溪；心脉瘀阻，加膻中、膈俞；水气凌心，加膻中、气海；易惊，加大陵。

操作：内关、郄门、神门用毫针泻法或平补平泻法；心俞、巨阙用补法。配穴中气海可行艾灸。

方义：内关为心包经络穴，理气通络、安神定悸作用显著，为治疗心悸的必选穴位；郄门可调理心气，疏导气血；心经原穴神门，可宁心安神定悸；心之募穴巨阙，可益心气，宁心神；心俞可补益心气，调理气机，镇惊宁神，俞募相配，有养心安神、镇惊定悸之功。诸穴合用则心神得安，心悸可平。

2. 推拿治疗

治法：调心、安神、定悸。以督脉、足太阳、手厥阴及手少阴经穴位为主。

取穴：膻中、中府、云门、内关、心俞、肾俞等。

手法：一指禅推法、摩法、按揉法、擦法。

操作：患者取仰卧位，术者以一指禅推法于膻中穴施术（或拇指按揉法）2～3分钟；指摩中府、云门穴各1～2分钟；拇指按揉两侧内关穴各1～2分钟。患者取侧卧位，术者一指禅推法于心俞、肺俞、膈俞穴施术各1～2分钟。心虚胆怯，加拇指按揉胆俞、通里穴各1～2分钟；心脾两虚，加拇指按揉脾俞、足三里穴各1～2分钟；阴虚火旺者，加拇指按揉肾俞、太溪穴各1～2分钟；心脉瘀阻者，加掌擦心俞至膈俞穴一线，以透热为度；水气凌心者，加拇指按揉膻中、神阙、气海穴各 1 ～ 2 分钟，擦心俞至肾俞穴一线，以透热为度。

3. 其他治疗

（1）耳针法　选心、交感、神门、皮质下等，毫针刺，轻刺激。亦可用埋针法或压丸法。

（2）穴位注射法　选穴参照体针治疗，用维生素 B_1 或维生素 B_{12} 注射液，每次选用 1 ～ 2 穴，每穴注射 0.5mL，隔日 1 次。

（3）皮肤针法　取心俞、厥阴俞、巨阙、内关、膻中。叩至局部出现红晕略有出血点为度。

思考题

临床上艾灸治疗心悸的报道较多，其适应证型及常选的腧穴有哪些？

答：心脾两虚型心悸，可以艾炷灸、温和灸或温针灸心俞、脾俞、膈俞、气海、关元、内关、足三里等穴；阴虚火旺型心悸，可以艾炷灸或温和灸心俞、巨阙、阴郄、郄门、神门、三阴交、太溪等穴；心虚胆怯型心悸，可以艾炷灸或温和灸心俞、肝俞、胆俞、阳陵泉、气海、关元等穴；心脉瘀阻型心悸，可以艾炷灸、温和灸、温针灸或敷灸心俞、膈俞、气海、曲泽、少海、血海等穴；水气凌心型心悸，可以隔附子饼灸脾俞、肾俞、命门、关元、内关、足三里等穴。

九、不寐

不寐是以经常不能获得正常睡眠，或入睡困难，或睡眠时间不足，或睡眠不深，严重者彻夜不眠为特征的病证。不寐常与饮食不节、情志失常、劳逸失调、病后体虚等因素有关。病位在心，与肝、脾、肾等脏腑功能失调密切相关。各种情志刺激及内伤因素导致火、痰等病理产物存留于体内，影响于心，使心神失养或心神被扰，心神不安，阴跷脉、阳跷脉功能失于平衡，而出现不寐。

西医学的神经官能症、围绝经期综合征、慢性消化不良、贫血、动脉粥样硬化症、甲状腺功能亢进等以不寐为主要临床表现时属于本病范畴。

【辨证要点】

临床主要根据病情轻重、受病脏腑、虚实、全身兼症等进行辨证。

1. 主症　经常不易入睡，或寐而易醒，甚则彻夜不眠。

2. 辨兼症　兼多梦易醒，心悸健忘，头晕目眩，面色无华，舌淡苔白，脉细弱为心脾两虚；兼夜寐多梦，善惊多恐，多疑善虑，舌淡，脉弦细为心胆气虚；兼心烦不寐，或时寐时醒，心悸健忘，颧红潮热，手足心热，脉细数为心肾不交；兼急躁易怒，胸胁胀满，面红口苦，舌红，苔黄，脉弦数为肝阳上扰；兼睡眠不安，胸闷脘痞，口苦痰多，舌红苔厚腻，脉滑数为脾胃不和。

【治疗】

1. 针灸治疗

治则：宁心安神，清热除烦。以八脉交会穴、手少阴经穴及督脉穴为主。

主穴：神门、四神聪、安眠、三阴交、照海、申脉。

配穴：心脾两虚，加心俞、脾俞；心胆气虚，加心俞、胆俞；心肾不交，加太溪、肾俞；肝阳上扰，加行间、侠溪；脾胃不和，加太白、公孙、足三里。健忘，加四神聪；多梦，加大陵。

操作：毫针刺神门、安眠、四神聪、三阴交用平补平泻法；毫针刺照海用补法，毫针刺申脉用泻法。对于不寐较重者，四神聪可留针 1 ～ 2 小时。配穴按虚补实泻法操作。

方义：心藏神，心经原穴神门可宁心安神；安眠、四神聪穴可以健脑益髓、镇静安神；三阴交为足三阴经交会穴，能和调与不寐密切相关的肝、脾、肾三脏；照海、申脉为八脉交会穴，分别与阴跷脉、阳跷脉相通，可以调理阴阳跷脉以安神，改善睡眠。

2. 推拿治疗

治法：宁心安神，镇静除烦。以手少阴经穴、督脉、足太阳经及八脉交会穴为主。

取穴：百会、太阳、神庭、攒竹、风池、心俞、脾俞等。

手法：一指禅推法、抹法、按揉法、扫散法、拿法、摩法、擦法、推法等。

操作：患者取仰卧位，术者以一指禅推法从印堂至神庭、印堂至太阳、沿两眼眶呈"∞"字形，依次往返施术 5～6 遍，再依次施以双手拇指抹法，往返 5～6 遍；拇指按揉印堂、攒竹、睛明、太阳、神庭、百会穴各 0.5 分钟。患者取坐位，术者扫散侧头部左右各 6～8 遍；自前额至风池穴施于五指抓法 3～5 遍，拿两侧肩井穴以患者微感疼痛为度。心脾两虚者，加拇指按揉心俞、脾俞、内关、足三里、三阴交穴各 0.5 分钟，掌擦心俞至脾俞一线以透热为度；心肾不交者，擦肾俞至命门一线及涌泉穴，以透热为度；肝阳上扰者，加推桥弓穴左右各 6～8 遍；脾胃不和者，加拇指按揉脾俞、胃俞穴各 0.5 分钟，掌摩腹部以微热为度。

3. 其他治疗

（1）耳针法 选皮质下、心、肾、肝、神门。毫针刺，或用埋针法、压丸法。入睡前或醒后不易入睡时可轻轻按压刺激。

（2）皮肤针法 自项至腰部督脉和足太阳经背部第 1 侧线，用梅花针自上而下叩刺，叩至皮肤潮红为度，每日 1 次。

（3）拔罐法 自项至腰部足太阳经背部侧线，用火罐自上而下行走罐，以背部潮红为度。

思考题

针灸推拿治疗失眠的临床研究进展有哪些？

答：针灸推拿治疗失眠临床仍以辨证取穴法为主，常用穴位如百会、神门、风池、三阴交等。近年来随着耳穴贴压、电针、梅花针等特殊疗法的广泛应用，效果亦得到明显提高。目前，临床报道综合疗法的疗效要高于单一疗法，所以采用针灸配合其他疗法的治疗手段日趋多样，如针灸结合穴位注射、耳穴贴压、认知疗法、心理疗法、推拿等。

十、胸痹

胸痹是指以胸部闷痛，甚则胸痛彻背，短气，喘息不得卧为主症的一种疾病。轻者仅感胸闷如窒，呼吸欠畅；重者心痛彻背、背痛彻心，肢冷汗出。胸痹与寒邪内侵、饮食不当、情志失调、年老体虚等因素有关。病位在心，与肝、脾、肾有关。各种内外因素导致阳气不足或痰湿、瘀血痹阻于胸中，使心脉不畅或失于温煦而发生胸痹。

西医学的冠状动脉粥样硬化性心脏病、慢性气管炎、肺气肿等发生的胸痛均属于本病范畴。

【辨证要点】

临床主要根据病情轻重及全身兼症等进行辨证。

1. 主症 胸部闷痛，甚则胸痛彻背，短气、喘息。

2. 辨兼症 兼胸闷、疼痛，或痛引背部，气短喘促，咳痰黏稠，舌淡，苔白腻，脉滑者为痰浊内蕴；胸痛如刺，或绞痛阵发，痛彻肩背，兼胸闷短气，唇紫，舌质黯，脉细涩或结代者为瘀血痹阻；胸闷心痛兼心悸短气，神倦怯寒，舌淡，苔白滑，脉沉迟者为胸阳不振。

【治疗】

1. 针灸治疗

治法：活血通络，宽胸理气。取手少阴、手厥阴经穴及俞募穴为主。

主穴：内关、阴郄、心俞、膻中。

配穴：痰浊内蕴配太渊、丰隆；瘀血痹阻配膈俞、太冲；胸阳不振配大椎、气海。纳少倦怠配足三里、脾俞；唇紫配少冲、中冲点刺出血。

操作：毫针平补平泻法，内关行捻转泻法 1 ～ 3 分钟。胸阳不振者可配合灸法。

方义：内关是心包经络穴，能活血通络而止痛，为治疗胸痹的特效穴；阴郄为心经郄穴，可缓急止痛；心俞为心的背俞穴，膻中为心包的募穴，又为气会，同用可宽胸理气，振奋心阳。

2. 推拿治疗

治法：活血通络，宽胸理气。取俞募穴和手少阴、手厥阴经穴位为主。

取穴：阿是穴、心俞、厥阴俞、膈俞、膻中、内关等。

手法：按揉法、摩法、擦法等。

操作：患者取侧卧位，术者以拇指按揉背部阿是穴、心俞、厥阴俞、膈俞穴各 0.5 分钟，再施以擦法，以透热为度。患者取仰卧位，术者拇指按揉膻中穴 2 ～ 3 分钟；以指摩法于中府、云门穴施术各 2 ～ 3 分钟；拇指按揉内关穴 2 ～ 3 分钟。

3. 其他治疗

耳针法　取胸、心、小肠、交感、神门。每次选 3 ～ 5 穴，毫针刺，较强刺激，留针 1 小时，隔日 1 次。或用埋针法、压丸法。

思考题

针灸推拿治疗胸痹作用有哪些？

答：针灸推拿治疗胸痹具有宁心、宽胸、除痹等作用。

十一、郁证

郁证是以心情抑郁、情绪不宁、胸部满闷、胁肋胀满，或易怒易哭，或咽中如有异物梗塞等为主要临床表现的一类病证。郁病多与情志不舒、思虑过度、饮食不节等因素有关。本病病位在肝，可涉及心、脾、肾。肝气郁结，郁火、痰湿、神乱均可致气机郁滞，心神被扰，或心神失养而出现郁病。

西医学的神经官能症、癔病、抑郁症、焦虑症及围绝经期综合征等均属于本病范畴。

【辨证要点】

临床主要根据致病因素、全身兼症等进行辨证。

1. 主症　精神抑郁善忧，情绪不宁或易怒易哭。

2. 辨兼症　兼胸胁胀满，脘闷嗳气，脉弦为肝气郁结；兼急躁易怒，口苦而干，或头痛，目赤，舌红，苔黄，脉弦数为气郁化火；兼咽中如有物梗塞，吞之不下，咯之不出，苔白腻，脉弦滑为痰气郁结；兼精神恍惚，多疑易惊，悲忧善哭，舌淡，脉弦为心神惑乱；兼多思善疑，心悸胆怯，失眠健忘，纳差，舌淡，脉细为心脾两虚；兼眩晕耳鸣，两目干涩，五心烦热，口咽干燥，舌干少津，脉细数为肝肾亏虚。

【治疗】

1. 针灸治疗

治法：调神理气，疏肝解郁。以督脉及手足厥阴、手少阴经穴位为主。

主穴：水沟、神门、内关、太冲。

配穴：肝气郁结加膻中、期门；气郁化火加行间、侠溪；痰气郁结加丰隆、阴陵泉、天突；心神惑乱加通里、心俞、三阴交；心脾两虚加心俞、脾俞、足三里、三阴交；肝肾亏虚加太溪、三阴交、肝俞、肾俞。咽部异物梗塞感明显者配天突、照海。

操作：水沟、太冲用泻法，内关、神门用平补平泻法。配穴按虚补实泻法操作。

方义：脑为元神之府，督脉入络脑，水沟可醒脑调神；心藏神，神门为心经原穴，内关为心包经络穴，二穴可调理心神而安神定志；内关又可宽胸理气；太冲可疏肝解郁。

2. 推拿治疗

治法：理气安神，疏肝解郁。以督脉及手足厥阴、手少阴经为主。

取穴：心俞、印堂、太阳、肝俞、百会、膻中、章门、期门等。

手法：滚法、一指禅推法、按揉法、分推法、抹法、抓法、擦法等。

操作：患者取俯卧位，术者于背部脊柱两侧膀胱经施滚法 2～3 分钟；以一指禅推法于心俞、厥阴俞、肝俞、脾俞各施术 0.5～1 分钟；用擦法沿心俞至脾俞一线操作，以透热为度。患者取仰卧位，术者以拇指按揉膻中、章门、期门穴各 1 分钟；沿膻中至两胁施以分推法 6～8 遍。患者取坐位，术者以一指禅推法于印堂至神庭、印堂至太阳、沿两眼眶呈"∞"字形依次施术 8～10 遍，再依次施以双手拇指抹法，各往返 6～8 遍；以拇指按揉于印堂、太阳、百会穴各 0.5 分钟，以抓法自头顶至风池及肩井穴 3～5 遍。肝气郁结者，加拇指按揉曲泉、膻中、期门各 0.5 分钟；气郁化火者，加拇指按揉行间、侠溪、外关各 0.5 分钟；痰气郁结者，加拇指按揉丰隆、阴陵泉、天突、廉泉各 0.5 分钟；心神惑乱者，加拇指按揉通里、心俞、三阴交、太溪各 0.5 分钟；心脾两虚者，加拇指按揉心俞、脾俞、足三里、三阴交各 0.5 分；肝肾亏虚者，加拇指按揉太溪、三阴交、肝俞、肾俞各 0.5 分钟。

3. 其他治疗

（1）耳针法　选神门、心、交感、肝、脾。毫针刺，留针 15 分钟，或用埋针法、压丸法。

（2）穴位注射法　选心俞、膻中。用丹参注射液，每穴每次 0.3～0.5mL，每日 1 次。

（3）电针法　取百会、印堂、内关、神门、太冲，采用连续波。

思考题

　　抑郁症属于中医的郁证范畴，近年来针灸治疗抑郁症取得较多的临床研究成果。《中医循证临床实践指南——抑郁症针灸临床实践指南》的推荐意见中，"抑郁症一般人群的针灸治疗"的推荐意见是什么？

　　答：抑郁症一般人群建议采用调神舒肝法治疗，以电针印堂、百会为主穴（A 级推荐）；对于躯体化症状较多的患者，建议根据主要临床表现选用相应的穴位随症加减（B 级推荐）；轻中度抑郁症患者，如果不能耐受针刺治疗，可予耳穴贴压治疗（GPP）。

十二、癫狂

癫狂是以精神错乱、言行失常为主要症状的一种疾病。癫证以沉默痴呆、语无伦次、忧郁苦闷、静而多喜为特征；狂证以喧扰不宁、躁妄打骂、哭笑无常、动而多怒为特征。癫属阴、狂属阳，两者病情可相互转化，故统称癫狂。本病病位在脑，与心、肝、脾等关系密切。主要是由于七情内伤，痰气上扰，气血凝滞，使机体阴阳平衡失调，不能互相维系，以致阴盛于下，阳亢于上，心神被扰，神明逆乱所致。

西医学的精神分裂症、狂躁性精神病、抑郁性精神病、反应性精神病、围绝经期精神病等均属本病范畴。

【辨证要点】

临床主要根据疾病新久虚实、全身兼症等进行辨证。

1. 主症　精神错乱、言行失常。

2. 辨癫与狂　兼沉默痴呆，精神抑郁，表情淡漠，或喃喃自语，语无伦次，或时悲时喜，哭笑无常，不知秽洁，不知饮食，舌苔薄腻，脉弦细或弦滑为癫证；兼性情急躁，头痛失眠，面红目赤，两目怒视等症，继则妄言责骂，不分亲疏，或毁物伤人，力过寻常，虽数日不食，仍精神不倦，舌质红绛，苔黄腻，脉弦滑为狂证。

3. 癫证辨兼症　兼善怒易哭，时时太息，舌淡，苔薄白，脉弦者为肝郁气滞；兼哭笑无常，多疑多虑，苔白腻，脉弦滑者为痰气郁结；兼神思恍惚，面色无华，舌淡，苔薄白，脉细无力者为心脾两虚。

4. 狂证辨兼症　狂乱无知，登高而歌，舌质红绛，苔黄腻或黄燥，脉弦大滑数者为痰火扰神；躁扰不安，或呆滞少语，妄闻妄见，面色晦滞，舌质紫黯，脉细涩者为气血瘀滞；妄言妄为，但呼之能自制，舌红少苔，脉细数者为火盛伤阴。

【治疗】

1. 针灸治疗

（1）癫证

治法：涤痰开窍，宁心安神。以背俞穴为主，辅以手少阴、足阳明经穴。

主穴：肝俞、脾俞、心俞、神门、丰隆。

配穴：肝郁气滞加膻中、期门；痰气郁结加中脘、膻中；心脾两虚加三阴交、大陵。不思饮食加足三里、中脘；心悸易惊加内关；哭笑无常者加百会；体倦纳呆者加足三里。

操作：毫针常规刺。

方义：病因痰气郁结、蒙蔽心窍所致。故取肝俞以疏肝解郁，脾俞以健脾化痰，心俞以宁心开窍，神门以醒神宁心，丰隆以涤痰化浊，痰气消散，癫证自愈。

（2）狂证

治法：清心豁痰。以督脉、手足厥阴和手少阴经穴为主。

主穴：大椎、水沟、风府、印堂、内关、丰隆。

配穴：痰火扰神加劳宫；火盛伤阴加行间、太溪。

操作：毫针刺，用泻法。水沟强刺激以眼球湿润或流泪为佳。

方义：本病由痰火扰心所致，取大椎、水沟能清热醒神；风府、印堂醒脑宁神；内关、丰隆祛痰开窍、宁心安神。

2. 推拿治疗

治法：理气化痰，调心安神。取背俞穴为主，佐以手少阴、足阳明经及任督二脉穴位。

取穴：心俞、厥阴俞、肝俞、百会、章门、期门、风池穴等。

手法：滚法、一指禅推法、按揉法、分推法、抹法、拿法、擦法等。

操作：患者取俯卧位，术者于背部两侧膀胱经施以滚法2～3分钟；以一指禅推法于心俞、厥阴俞、肝俞、脾俞穴各施术0.5～1分钟；以擦法沿心俞至脾俞一线操作，以透热为度。患者取仰卧位，以拇指按揉膻中、章门、期门穴各1分钟；沿膻中至两胁施以分推法6～8遍。患者取坐位，术者以一指禅推法沿印堂至神庭、印堂至太阳、沿两眼眶呈"∞"字形，依次施术6～8遍；再以双手拇指抹法依次施于上述部位，往返5～6遍；以拇指按揉于印堂、太阳、百会穴各0.5分钟；自头顶至风池、颈项施于抓法3～5遍；拿肩井及双上肢3～5遍；以拇指按揉法于内关、合谷穴各0.5分钟。肝郁气滞者加拇指按揉膻中、太冲穴各0.5分钟；心脾两虚者加拇指按揉三阴交、大陵穴各0.5分钟；不思饮食者加拇指按揉足三里、中脘穴各0.5分钟；心悸易惊者加拇指按揉内关穴0.5分钟；痰火扰神者加拇指掐揉劳宫穴1分钟。

3. 其他治疗

（1）穴位注射法　选心俞、巨阙、间使、足三里、三阴交穴，每次选用1～2穴，用25～50mg氯丙嗪注射液，每日注射1次，各穴交替使用。本法适用于狂证。

（2）耳针法　选心、皮质下、肾、枕、额、神门。毫针刺，每次选用3～4穴，留针30分钟。癫证用轻刺激，狂证用强刺激。

（3）电针法　水沟、百会、大椎、风府透哑门。每次选用一组穴，针后接通电针仪治疗15～20分钟。

思考题

癫证和狂证都是精神错乱的疾病，临床上常常容易混淆，两者的主要区别是什么？二者在针灸推拿治疗方面的原则有何异同？

答：癫证以沉默痴呆、语无伦次、忧郁苦闷、静而多喜为特征，属于阴证；狂证以喧扰不宁、躁妄打骂、哭笑无常、动而多怒为特征，属于阳证。对于癫证，针灸推拿的治疗原则为理气豁痰，醒神开窍；以背俞穴为主，辅以手少阴、足阳明经穴；肝郁气滞、痰气郁结用泻法，心脾两虚用补法。对于狂证，针灸推拿的治疗原则为清心泻火，开窍安神；以督脉、手足厥阴和手少阴经穴为主，主要用泻法。

十三、痴呆

痴呆是以呆傻愚笨为主要症状的一种神志疾病。痴呆常与老年精气亏虚、情志失调、外伤及中毒有关。本病病位在脑，与肝、心、脾、肾等脏腑功能失常关系密切。由于禀赋不足，肾精亏损，髓海空虚，或脾虚湿盛，痰湿上犯，或气血虚弱，脑失所养所致。

西医学的先天性痴呆或精神病之后出现的痴呆、脑血管性痴呆、阿尔茨海默病等属于本病范畴。

【辨证要点】

临床主要根据受病脏腑、全身兼症等进行辨证。

1. 主症　本病以呆傻愚笨为主要症状。其轻者可见神情淡漠、少言寡语、善忘、迟钝等症；重者常表现为终日不语，或闭门独居，或口中喃喃自语，或言辞倒错，或哭笑无常，或不欲饮、数日不知饥饿等。

2. 辨兼症　兼头晕耳鸣，腰酸骨软，步履艰难，舌瘦色淡，苔薄白，脉沉细弱为髓海不足；兼终日不言不语，记忆力减退甚至丧失，面白气短，舌淡，苔白，脉弱无力为气血不足；兼脘腹胀满，倦怠思卧，口多痰涎，二便失禁，舌质淡，苔白腻，脉滑为痰浊蒙窍；兼善惊易恐，肌肤甲错，或肢体麻木不遂，舌质紫黯，脉细涩者为瘀血阻络。

【治疗】

1. 针灸治疗

治法： 补肾益精，化痰通络。以督脉穴为主。

主穴： 四神聪、神庭、上星、本神、合谷、悬钟。

配穴： 髓海不足，加命门、涌泉；脾肾两虚，配脾俞、肾俞；痰浊蒙窍，加丰隆、中脘；瘀血内阻，加膈俞、内关。

操作： 毫针常规刺。

方义： 本病病位在脑，脑为元神之府，选头部腧穴四神聪、神庭、上星、本神，重在醒神开窍；合谷以疏通阳明之气血；选髓之会悬钟以补髓养脑。

2. 推拿治疗

治法： 醒脑开窍，化痰通络。

取穴： 印堂、神庭、上星、囟会、前顶、百会、风池、肩井穴等。

手法： 一指禅推法、抹法、按揉法、击法、拍法、拿法、抓法等。

操作： 患者取仰卧位，术者以一指禅推法于印堂至神庭、印堂至太阳，依次施术3～5分钟，再依次施以双手拇指抹法于上述部位，各往返5～6遍。患者取坐位，术者于头顶部（上星、囟会、前顶、百会）施以指端击法或掌心拍法0.5～1分钟；以五指抓法自前额至风池3～5遍；颈项部及肩井穴施以拿法1～2分钟。禀赋不足者加拇指按揉命门、涌泉穴各1分钟；肾精亏损者加拇指按揉肾俞、太溪穴各1分钟；痰浊蒙窍者加拇指按揉公孙、丰隆、中脘穴各1分钟；气血虚弱者加拇指按揉足三里1分钟。

3. 其他治疗

（1）头针法　选顶中线、顶颞前斜线、顶颞后斜线。将2寸长毫针刺入帽状腱膜下，快速捻转行针，使局部有热感，或用电针刺激。

（2）耳针法　选神门、皮质下、肾、脑点、交感、心、枕等穴。用0.5寸毫针，每次选用2～3穴（双侧取穴）。或用埋针法、压丸法。

（3）三棱针法　选中冲、涌泉、劳宫。用三棱针直刺皮下1分，放出4～5滴血，隔日放血1次。适用于智能发育不全者。

思考题

针灸治疗老年性痴呆的现代作用机制是什么？

答：西医学研究发现，老年痴呆与神经递质、受体、神经肽有关。实验研究显示，针灸可以激发中枢5-HT能神经元功能，提高患者大脑皮质兴奋性；可以改善血液循环，提高脑血流量，增加脑血氧供应，增强已减退的神经元能量代谢，使ATP得到充分发挥补偿和有效作用，以及增加胆碱乙酰化酶活力等；针灸还可改善老年痴呆患者的血脂代谢，可能是其作用机制之一。

十四、痫证

痫证是以突然仆倒、昏不知人、四肢抽搐、醒后如常人等为主要症状的反复发作性神志异常的一种疾病。常因情志失调、禀赋不足、饮食不节、脑络瘀阻而发病。痫病的病位在脑，与肝、心、脾、肾功能失调有关。各种外因与内伤因素导致风、痰、火、瘀蒙蔽清窍，扰乱神明均可发病。

西医学的癫痫属于本病范畴。

【辨证要点】

临床主要根据发病时间、发作期的症状表现、间歇期全身兼症进行辨证。

1. 主症　以突然意识丧失，发作时仆倒，不省人事，强直抽搐，口吐涎沫，两目上视或口中怪叫，移时苏醒，醒后如常为主要症状。发作前可伴眩晕、胸闷等先兆，发作后常有疲乏无力等症状。

2. 发作期

（1）大发作（典型发作）　发作前常有头晕头痛，胸闷不舒，神疲乏力等预兆，旋即突然昏仆，不省人事，面色苍白，两目上视，牙关紧闭，四肢抽搐，口吐涎沫，甚则尖叫，二便失禁。短暂发作即清醒，发作过后则觉头昏，精神恍惚，乏力欲寐。

（2）小发作　动作突然中断，手中物件落地，或头突然向前倾下而后迅速抬起，或两目上吊，大多数秒至数分钟即可恢复，且对上述症状发作全然不知。

3. 辨兼症　兼发作前常有眩晕、胸闷、乏力等症，发则突然跌倒，神志不清，抽搐吐涎，舌苔白腻，脉弦滑为肝风痰浊；兼发作时昏仆抽搐吐痰，平日情绪急躁，咳痰不爽，便秘，舌红苔黄腻，脉弦滑数为肝火痰热；痫证发作日久，兼记忆力差，腰酸头晕，舌质红苔少，脉细数为肝肾阴虚；痫证发作日久，兼神疲乏力，眩晕时作，食欲不佳，大便溏薄，舌质淡，脉濡弱为脾胃虚弱。

【治疗】

1. 针灸治疗

治法：镇肝息风，豁痰开窍。以督脉、手足厥阴经穴为主。

主穴：①发作时：水沟、风府、大椎、内关、后溪、申脉、涌泉。②间歇期：鸠尾、长强、大椎、腰奇、间使、行间、丰隆。

配穴：肝风痰浊加大陵、肝俞；肝火痰热加劳宫、行间；肝肾阴虚加神门、太溪；脾胃虚弱加脾俞、足三里、中脘。

操作：发作时用泻法，水沟施雀啄灸法，宜强刺激致眼球湿润或流泪。

方义：水沟为督脉手足阳明之会，主一身之阳气，可调节督脉，开窍定痫；风府、大椎清泻风阳，宁神开窍；内关和胃化浊，调畅心气，醒神开窍；后溪通于督脉，与申脉相配，为治痫要穴；涌泉为足少阴肾经之井穴，能滋水潜阳。间歇期取任脉络穴鸠尾，配诸阳脉交会穴大椎，有平调阴阳逆乱的功能；长强、鸠尾意在交通任督二脉，为治痫要穴；间使疏通心包经气，与腰奇穴同为治痫证之经验穴；行间、丰隆祛风化痰。

2. 推拿治疗

治法：镇肝息风，豁痰开窍。以督脉、足太阳经穴位为主。

取穴：水沟、内关、神门、丰隆、背俞、胆俞、太溪等。

手法：掐法、拿法、点法、按揉法等。

操作：发作时令患者取仰卧位，术者以指掐法施予水沟穴，以患者有痛楚感或表现为眼泪流出为度，拇指点内关、神门穴，反复数次，直至患者苏醒或症状稳定。患者苏醒后取仰卧位，术者于两侧上肢和下肢分别自上而下施以拿法，往返数次。患者取俯卧位，术者以拇指按揉法于背部夹脊穴或背俞穴自上而下施术 8～10 遍。患者取坐位，术者于风池、颈项和肩井施以拿法，力度稍重为宜。肝风痰浊或肝火痰热者，加拇指按揉丰隆、肝俞、胆俞、大陵穴各 1 分钟；肝肾阴虚者，加拇指按揉三阴交、太溪穴各 1 分钟；脾胃虚弱者，加拇指按揉脾俞、胃俞、足三里穴各 1 分钟。

3. 其他治疗

（1）穴位注射法　选足三里、内关、大椎、风池。用维生素 B_1 或维生素 B_{12} 注射液 0.5～1mL，每次 2～3 穴。

（2）耳针法　选胃、皮质下、神门、心、枕、脑点。每次选 2～3 穴，毫针刺，强刺激，间歇捻转，留针 30 分钟，隔日 1 次。

（3）穴位埋线法　选大椎、肝俞、腰奇、足三里、丰隆。每次选 2～4 穴，2 周 1 次。

思考题

癫痫是一种发作性神智失常的疾病，临床中发病急、变化快，了解其防治措施，有利于癫痫患者生活的稳定。癫证患者日常生活中有哪些注意事项？

答：癫痫患者需长期治疗，在日常生活中患者的自我管理对治疗成败起非常重要的作用，必须认真遵照医嘱，积极配合医生的治疗；尽量避开容易诱发发作的因素，同时也不过分困扰自己，保持最小的精神压力，如果精神压力成为负担，则要学会正确处理；避免过度疲劳，保证充足的睡眠；不喝酒，不暴饮暴食；外出离家时，确保带足够量的抗癫痫药物；如果患者独自生活，要保证能及时与亲戚、朋友或邻居取得联系；保持乐观态度，选择最适合自己的体育或休闲活动，在日常生活中注意相应的安全问题。

十五、胃痛

胃痛，又称"胃脘痛"是指以上腹胃脘部疼痛为主要症状的病证。由于疼痛部位近心窝部，古人又称"心痛""胃心痛""心下痛"等。胃痛与寒邪客胃、饮食伤胃、情志不畅和脾胃虚弱等因素有关。胃痛的病位在胃，与肝、脾也有关。无论是胃腑本身病变还是其他脏腑的病变影响到胃腑，使胃气失和、胃络不通或胃失温养均可导致胃痛。

西医学的急慢性胃炎、胃溃疡、十二指肠溃疡、功能性消化不良、胃黏膜脱垂等病以上腹胃脘部疼痛为主要症状者，均属于本病范畴。

【辨证要点】

临床主要根据胃痛的程度、性质及全身兼症等进行辨证。

1. 主症　上腹胃脘部疼痛。

2. 辨兼症　兼冷痛较剧，遇寒痛增，得温痛减。苔薄白，脉弦紧为寒邪犯胃；兼胀痛，嗳腐吞酸，呕吐或矢气后痛减，大便不爽，苔厚腻，脉滑为饮食停滞；每因情志因素诱发，痛连胁肋，兼嗳气吞酸，苔薄白，脉弦为肝气犯胃；兼胃痛拒按，痛有定处，舌紫黯或有瘀斑，脉细涩为气滞血瘀；兼疼痛缠绵，神疲乏力，纳呆便溏，舌淡苔薄，脉虚弱或迟缓为脾胃虚寒；兼隐痛灼热，饥不欲食，咽干口燥，舌红少津，脉弦细数为胃阴不足。

【治疗】

1. 针灸治疗

治法：和胃止痛。以足阳明、手厥阴经穴及相应募穴为主。

主穴：中脘、内关、足三里。

配穴：寒邪犯胃加胃俞；饮食停滞加天枢、梁门；肝气犯胃加太冲；气滞血瘀加膈俞；脾胃虚寒加关元、脾俞、胃俞；胃阴不足加三阴交、内庭。急性胃炎配梁丘；消化性溃疡配公孙。

操作：毫针刺，实证用泻法，虚证用补法。寒邪犯胃、脾胃虚寒者，可针灸并用。

方义：中脘为胃之募穴，足三里为足阳明经合穴、下合穴，两穴合用能和胃止痛；内关是八脉交会穴，通于阴维脉，主治胃痛、恶心。三穴合用能调理中焦，和胃止痛，是治疗胃腑疾患的要穴。

2. 推拿治疗

治法：和胃止痛。以任脉、足阳明经穴及相应背俞穴为主。

取穴：中脘、上脘、气海、足三里、关元、脾俞、胃俞、八髎穴等。

手法：一指禅推法、按揉法、摩法、擦法、振法等。

操作：患者取仰卧位，术者以一指禅推法于上脘、中脘、气海穴施术各 2～3 分钟；以拇指按揉法于足三里穴施术 2～3 分钟；以掌摩法于上腹部施术 5～6 分钟。寒邪犯胃者，加拇指按揉脾俞、胃俞穴各 1～2 分钟，或掌擦胃脘部以透热为度；饮食停滞者，加腹部掌振法 3～5 分钟；肝气犯胃者，加拇指按揉膻中、期门、章门穴各 1 分钟；脾胃虚寒者，加拇指按揉气海、关元穴各 1 分钟，擦背部脾俞至骶部八髎穴以透热为度。

急性胃炎、消化性溃疡出血期及胃肿瘤禁用推拿疗法。

3. 其他治疗

（1）耳针法　选脾、胃、肝、交感、神门、皮质下。毫针刺，中等强度，或用埋针法或压丸法。

（2）穴位注射法　选中脘、足三里、肝俞、胃俞、脾俞，每次取 2 穴，以黄芪、丹参或当归注射液，每穴注入 1mL，每日或隔日 1 次。

思考题

胃痛是针灸推拿治疗的优势病种，古代医家治疗胃痛时选取的经脉、腧穴有什么规律？多用哪些针灸方法？

答：古代医家治疗胃痛，多以足阳明胃经的应用为主，任脉其次，体现了"经脉所过，主治所及"的规律及"循经取穴"的治疗原则；以膀胱经的选穴个数最多，且多为病变相关脏腑邻近的腧穴，体现了"腧穴所在，主治所在"的规律及"局部选穴""辨病选穴"的治疗原则；在治疗胃痛的经穴中，特定穴占 90.74%，说明古代针灸治疗胃脘痛以特定穴为主，尤以胃募穴及胃经合、经、络穴为主；穴位配伍分析显示交会穴与其他特定穴配伍最为常用，以脾胃经的俞募穴与交会穴相配伍最多；古代医家更加强调艾灸治疗胃痛，在治疗胃痛的针灸处方中，仅少数条文提到刺灸方法，大多在腧穴主治中记载此穴可灸或针刺，灸几壮或针几分。

十六、呃逆

呃逆是以患者自觉胸膈气逆，喉间呃呃连声，声短而频，不能自主为主要症状的一种病证。古称"哕""哕逆"。呃逆可单独发生，其症轻微，多持续数分钟至数小时后自愈；亦可继发于其他急慢性疾病的过程中，其症多重，可昼夜不停，或间歇发作，迁延数日至数月不愈。呃逆的发生主要与饮食不当，情志不畅，正气亏虚有关。本病病位在膈，病变脏腑主要在胃，涉及肺、肝、脾。凡饮食不当，情志不遂或正气亏虚均可使胃失和降，气逆动膈而为呃逆。

西医学的单纯性膈肌痉挛及其他疾病如胃肠神经官能症、胃炎、胃扩张、胃癌、肝硬化晚期、脑血管病、尿毒症及胃食管手术后等引起的膈肌痉挛属于本病范畴。

【辨证要点】

临床主要根据病程、呃声高低、全身兼症等进行辨证。

1. 主症　喉间呃呃连声，声短而频，不能自制。呃声或高或低，或疏或密，间歇时间不定。

2. 辨兼症　呃声沉缓有力，兼胸膈及胃脘不舒，遇寒更甚，口淡，苔薄白，脉迟缓为胃中寒冷；呃声洪亮有力，冲逆而出，兼口臭烦渴，脘腹胀闷，便秘尿黄，舌红，苔黄燥，脉滑数为胃火上逆；常因情志不畅而诱发或加重，呃逆连声，兼胸闷胁胀，嗳气纳呆，苔薄白，脉弦为肝气犯胃；呃声低长无力，气不得续，兼腹中冷痛，喜温喜按，食少，便溏，舌质淡，苔薄白，脉细弱为脾胃阳虚；呃逆短促而不得续，兼口干咽燥，不思饮食，大便干结，舌质红，苔少而干，脉细数为胃阴不足。

【治疗】

1. 针灸治疗

治法：和胃降逆止呃。以任脉、足阳明和手厥阴经穴位为主。

主穴：中脘、足三里、内关、膈俞、膻中。

配穴：胃中寒冷，加胃俞，梁门；胃火上逆加陷谷；肝气犯胃加期门、太冲；脾胃阳虚加气海、关元；胃阴不足加太溪。

操作：毫针常规刺。胃中寒冷、脾胃阳虚者可配艾灸。

方义：中脘为胃募穴，足三里为胃经合穴、下合穴，两穴同用，泻之能清热降气，补之能益气温中；膈俞利膈降逆；内关和中解郁；膻中穴近膈，又为气会，功擅理气降逆，气调则呃止。

2. 推拿治疗

治法：和胃降气止呃。以任脉、足阳明、手厥阴经穴及相应背俞穴为主。

取穴：中脘、肝俞、内关、膈俞、胃俞、脾俞等。

手法：按揉法、摩法、一指禅推法、擦法等。

操作：患者取仰卧位，术者于缺盆穴和内关穴分别施以拇指按揉法，以有酸胀感为度；以一指禅推法于膻中、上脘、中脘穴施术各1分钟；以顺时针掌摩法于上腹部施术3～5分钟。患者取俯卧位，术者以拇指按揉法于脾俞、胃俞、膈俞、肝俞、胆俞穴施术各0.5分钟。胃寒者，加擦中脘穴、神阙穴以透热为度；胃热者，加拇指按揉内庭穴1分钟；肝气犯胃者，加拇指按揉期门、章门穴各0.5分钟，并斜擦两胁10遍；阳虚者，加背部督脉、膀胱经及八髎穴擦法，以透热为度；阴虚者，加拇指按揉太溪、三阴交、血海穴各0.5分钟。

3. 其他治疗

（1）**耳针法**　选膈、交感、胃、肝、脾。毫针刺，强刺激。顽固性呃逆可用埋针法或压丸法。

（2）**穴位贴敷法**　麝香粉0.5g，放入神阙穴内，适用于实证呃逆，尤其以气机郁滞者取效更捷。吴茱萸10g，研细末，用醋调成膏状，敷于双侧涌泉穴，适用于各种呃逆，对冲气上逆引起者尤为适宜。

思考题

针灸降气止呃的作用显著，除教材介绍腧穴外，还有哪些穴位配伍临床常用？

答：1. 颈 3～5 夹脊穴，因为支配膈肌的膈神经从颈 3～5 椎间孔出椎管。

2. 联合运用气街和气海理论，采用膻中、中脘、气海、胃俞、膈俞。

十七、呕吐

呕吐是指胃失和降，气逆于上，迫使胃中之物从口中吐出的一种病证。有声有物谓之呕，有物无声谓之吐，有声无物谓之干呕，临床上呕和吐常同时出现，故称呕吐。呕吐既可单独为患，亦可见于多种疾病。呕吐常与外邪犯胃、饮食不节、情志失调、体虚劳倦等因素有关。本病病位在胃，与肝、脾有关。六淫外邪，侵犯胃腑，或饮食不节，食滞胃腑，或恼怒伤肝，横逆犯胃，或忧思劳倦，内伤脾胃，均可致胃失和降，气逆于上而发生呕吐。

西医学的急慢性胃炎、胃扩张、贲门痉挛、幽门痉挛、功能性消化不良、胃神经官能症、胆囊炎、胰腺炎、耳源性眩晕、晕动症等引起的呕吐属于本病范畴。

【辨证要点】

临床主要根据起病缓急、呕吐物的性质和量及全身兼症等进行辨证。

1. 主症 呕吐食物、痰饮、水液，或干呕无物。

2. 辨兼症 呕吐清水或痰涎，食久乃吐，兼大便溏薄，喜暖畏寒，苔白，脉迟为寒邪客胃；食入即吐，呕吐酸苦热臭，兼大便燥结，口干而渴，苔黄，脉数为热邪内蕴；呕吐宿食，脘腹胀满吐后舒畅，苔厚腻，脉滑实者为饮食停滞；呕吐清水痰涎，兼脘闷纳差，头眩心悸，苔白腻，脉滑为痰饮内阻；每因情志不畅时发作呕吐，频频嗳气，平时多烦善怒，吞酸，苔薄白，脉数为肝气犯胃；饮食稍有不慎，呕吐即易发作，时作时止，呕而无力，纳差便溏，倦怠乏力，舌淡苔薄，脉弱无力为脾胃虚弱。

【治疗】

1. 针灸治疗

治法： 和胃降逆，行气止呕。以足阳明、手厥阴经穴及相应募穴为主。

主穴： 内关、足三里、中脘。

配穴： 寒邪客胃加上脘、胃俞；热邪内蕴加合谷、金津、玉液；饮食停滞加梁门、天枢；痰饮内阻加膻中、丰隆；肝气犯胃加阳陵泉、太冲；脾胃虚弱加脾俞、胃俞。泛酸欲呕者加公孙；大便燥结或大便溏薄加天枢。

操作： 毫针刺，平补平泻法。金津、玉液点刺出血；寒气客胃或脾胃虚寒者，可加用艾灸。呕吐发作时，可在内关穴行强刺激并持续运针 1～3 分钟。

方义： 内关为手厥阴经络穴，宽胸理气，降逆止呕；足三里为足阳明经合穴，疏理胃肠气机，通降胃气；中脘乃胃之募穴，理气和胃止呕。

2. 推拿治疗

治法： 和胃降逆止呕。以足阳明胃经穴及相应俞募穴为主。

取穴： 中脘、天枢、脾俞、胃俞、内关、足三里等。

手法： 按揉法、一指禅推法、摩法、擦法等。

操作： 患者取仰卧位，术者以一指禅推法于中脘、天枢穴施术各 2～3 分钟，摩腹 3～5 分钟；以拇指按揉内关、足三里穴各 1 分钟。患者取俯卧位，术者以拇指按揉脾俞、胃俞穴各 1 分钟。肝气犯胃者，加拇指按揉期门、章门穴各 1 分钟；脾胃虚寒者，加拇指按揉关元、气海穴各 1 分钟，横擦腰骶部，以透热为度。

3. 其他治疗

（1）穴位注射法　选穴参照针灸治疗主穴。用维生素 B_1 或维生素 B_{12} 注射液，每穴注射 $0.5 \sim 1mL$，每日或隔日 1 次。

（2）穴位敷贴法　选神阙、中脘、内关、足三里，将鲜生姜切片贴敷于穴位。

思考题

美国国立卫生研究院（NIH）明确推荐针刺防治手术后的恶心、呕吐，其现代作用机制是什么？

答：现代研究表明，针刺可通过调节自主神经系统改善胃肠功能紊乱，包括对手术后恶心、呕吐均有良好的防治作用。

十八、腹痛

腹痛指胃脘以下、耻骨毛际以上部位发生以疼痛为主要症状的一种疾病。可见于多种脏腑疾患，如痢疾、泄泻、肠痈、妇科经带病证等，在此主要讨论以脾胃肠等病证所致的内科腹痛。腹痛常与感受外邪、饮食不节、情志不畅、劳倦体虚等因素有关。本病病位在腹，与有肝、胆、脾、肾、大肠、小肠、膀胱等脏腑有关，体表为足阳明、足少阳、足三阴经及冲、任、带脉所过，若外邪侵袭，或内有所伤，以致气血受阻，或气血不足以温养，使腑气不通即导致腹痛。

西医学的急慢性肠炎、胃肠痉挛、不完全性肠梗阻、腹型过敏性紫癜、肠道激惹综合征等属于本病的范畴。

【辨证要点】

临床主要根据疼痛的性质、程度以及起病缓急、全身兼症等进行辨证。

1. 主症　胃脘以下、耻骨毛际以上疼痛。急性腹痛一般发病急骤，痛势剧烈，多为实证；慢性腹痛病程较长，腹痛缠绵，多为虚证，或虚实夹杂。

2. 辨兼症　多因感寒而发作，腹痛暴急，兼喜温怕冷，腹胀肠鸣，小便清长，舌淡苔白，脉沉紧为寒邪内积；腹痛拒按，胀满不舒，兼大便秘结或溏滞不爽，小便短赤，舌红苔黄腻，脉滑数为湿热壅滞；脘腹胀痛，攻窜作痛，兼见嗳气则痛减，恼怒则加剧，舌紫暗，或有瘀点，脉弦涩为气滞血瘀；腹痛缠绵，兼痛时喜按，大便溏薄，神疲怯冷，舌淡苔薄白，脉沉细为脾阳不振。

【治疗】

1. 针灸治疗

治法：通调腑气，缓急止痛。以胃之下合穴及大肠、小肠募穴为主。

主穴：足三里、中脘、天枢、三阴交。

配穴：寒邪内积加神阙、关元；湿热壅滞加阴陵泉、内庭；气滞血瘀加曲泉、血海；脾阳不振加脾俞、神阙。

操作：毫针常规刺法。寒邪内积或脾阳不振可配合灸法。腹痛发作时，足三里穴持续强刺激 $1 \sim 3$ 分钟，直到痛止或缓解。

方义："肚腹三里留"，足三里为胃之合穴、下合穴，中脘为腑之会、胃之募穴，二者均善治胃肠疾患；天枢为大肠募穴，可通调腑气；三阴交调理足三阴经之气血，通调气机，通则不痛。

2. 推拿治疗

治法：通调腑气，缓急止痛。以任脉及足阳明、足太阴、足厥阴经及相应背俞穴为主。

取穴：天枢、大横、脾俞、胃俞、足三里、上巨虚、下巨虚穴等。

手法：一指禅推法、按揉法、弹拨法等。

操作：患者取仰卧位，术者以一指禅推法于天枢、大横、气海穴施术各 1 分钟，顺时针摩腹 3～5 分钟；以拇指按揉足三里、上巨虚、下巨虚穴以酸痛为度。患者取俯卧位，术者以拇指按揉于脾俞、胃俞、肾俞、大肠俞各 1 分钟，以酸痛为度。寒邪内积者加指摩神阙、关元以微热为度；湿热壅滞者，加拇指按揉阴陵泉、内庭穴各 1 分钟；脾阳不振者，加脾俞至大肠俞连线擦法和背部督脉擦法，以透热为度。

3. 其他治疗

（1）耳针法 选大肠、小肠、脾、胃、神门、交感。每次取 2～3 穴，疼痛时用中强刺激捻转，亦可用埋针法或贴压法。

（2）穴位注射法 选天枢、足三里。用异丙嗪和阿托品各 50mg 混合，每穴注入 0.5mL，每日 1 次。

思考题

针灸治疗胃痛、腹痛时除选用中脘、足三里之外，还可以选择哪些穴位？

答：还可以选择胃、肠的郄穴和下合穴，因为郄穴擅长治疗脏腑的急症及腑病的痛症，而下合穴长于治疗腑病。

十九、胁痛

胁痛是指一侧或双侧胁肋部疼痛的病证，古称季胁痛。胁痛多与情志不畅、跌扑损伤、饮食所伤、外感湿热、劳欲久病等因素有关。胁肋部为肝胆经络所过之处，故本病的病位在肝胆，与脾、胃、肾有关。肝胆经脉分布两胁，气滞、瘀血、湿热等实邪闭阻胁肋部，或肝胆疏泄失常，均可导致胁肋经脉不通或脉络失养而发生胁痛。

西医学的急慢性肝炎、肝硬化、肝癌、急慢性胆囊炎、胆石症、胆道蛔虫病、肋间神经痛、胸胁部扭挫伤等属于本病范畴。

【辨证要点】

临床主要根据疼痛部位、全身兼症结合病程、病因等进行辨证。

1. 主症 一侧或双侧胁肋部疼痛。

2. 辨兼症 胁肋胀痛，走窜不定，疼痛每因情志变化而增减，兼胸闷，喜叹息，纳呆腹胀，苔薄白，脉弦为肝气郁结；兼胁肋刺痛，固定不移，入夜尤甚，或胁下有积块，舌质紫黯，脉沉涩为瘀血阻络；胁肋胀痛，触痛明显，拒按，兼口苦，胸闷，呕恶，或有黄疸，苔黄腻，脉弦滑为湿热蕴结；胁肋隐痛，绵绵不休，兼口干咽燥，头晕目眩，两目干涩，舌红少苔，脉细数为肝阴不足。

【治疗】

1. 针灸治疗

治则：疏肝利胆，行气止痛。以足厥阴、手足少阳经穴位为主。

主穴：期门、阳陵泉、支沟、足三里。

配穴：肝气郁结加行间、太冲；瘀血阻络加膈俞、阿是穴；湿热蕴结加中脘、三阴交；肝阴不足加肝俞、肾俞。

操作：主穴毫针刺，用泻法。瘀血阻络者，可用三棱针点刺膈俞、阿是穴行刺络拔罐法。

方义：肝胆经布于胁肋，故近取肝经期门、远取胆经阳陵泉疏利肝胆气机，行气止痛；支沟善理胁肋之气，取之以疏通三焦之气，为治疗胁肋疾病的要穴，配足三里和胃消痞，取"见肝之病，当先实脾"之意。

2. 推拿治疗

治法：疏肝利胆，行气止痛。以足厥阴经穴位、足少阳经穴及相应背俞穴为主。

取穴：期门、章门、肝俞、肾俞、胆俞穴、阿是穴、胆囊穴等。

手法：按揉法、擦法等。

操作：患者取俯卧位，术者以拇指按揉于胆囊穴、阿是穴、肝俞、胆俞穴施术各 0.5 分钟，以酸胀为度，以两掌斜擦胁肋部，以发热为度。患者取仰卧位，术者以拇指按揉章门、期门各 1 分钟。肝气郁结者加拇指按揉行间、太冲穴各 1 分钟；瘀血阻络者加拇指按揉膈俞、期门、阿是穴各 1 分钟；湿热蕴结者加拇指按揉中脘、三阴交穴各 1 分钟；肝阴不足者加拇指按揉肝俞、肾俞穴各 1 分钟。

3. 其他治疗

（1）耳针法　选肝、胆、胸、神门，毫针浅刺，留针 30 分钟，也可用压丸法。

（2）皮肤针法　用皮肤针叩刺胸胁疼痛部位至潮红或微出血，可加拔火罐。本法适用于瘀血阻络胁痛。

（3）穴位注射法　用 10% 葡萄糖注射液 10mL，或加维生素 B_{12} 注射液 0.1mg，注入相应部位的夹脊穴，每穴注射 0.5 ～ 1mL。适用于肋间神经痛。

思考题

针灸治疗胁痛，应以脏腑辨证与经络辨证相结合进行辨证分析。在什么情况下以脏腑辨证为主，或以经络辨证为主？

答：肝居胁下，其经脉布于两胁，胆附于肝，其脉亦循于胁，故胁痛之病，主要责之于肝胆及其经脉。当胁痛的主要伴随症状为口苦、胸闷纳呆、舌苔黄腻、脉弦滑数，即病机为湿热蕴结，病位主要在肝胆；或胁痛隐隐，时作时休，主要伴随症状为口干咽燥、心中烦热、舌红少苔、脉细弦而数，即病机为肝阴不足，病位主要在肝的情况下，辨证以脏腑辨证为主。当胁痛以胀痛为主，走窜不定，主要伴随症状为嗳气、善太息、苔薄脉弦，即病机为肝气郁结，阻于胁络，病位主要在胁络；或胁痛以刺痛为主，痛有定处，入夜更甚，舌质紫暗，脉象沉涩，即病机为瘀血停着，痹阻胁络，病位主要在胁络的情况下，辨证以经络辨证为主。

二十、泄泻

泄泻亦称"腹泻"，是指排便次数增多，粪便稀薄或完谷不化，或泻出如水样。古人将大便溏薄者称为"泄"，大便如水注者称为"泻"。泄泻病位在肠，与脾关系最为密切，也与脾、胃、肝、肾有关。多由感受外邪、饮食不节、情志所伤及脏腑虚弱等，使脾胃运化功能失调，肠道分清泌浊、传导功能失司所致。脾失健运是病机关键。

西医学的急慢性肠炎、肠结核、肠道激惹综合征、吸收不良综合征等属于本病的范畴。

【辨证要点】

临床主要根据病程长短、便质性状、全身兼症等进行辨证。

1. 主症 大便次数增多，便质清稀或完谷不化，甚至如水样。分为急性泄泻和慢性泄泻。发病势急，病程短，大便次数多，小便减少，属急性泄泻，多为实证；起病势缓，病程长，便泻次数较少，属慢性泄泻，多为虚证，或虚实夹杂。

2. 辨兼症 实证者，大便清稀，兼腹痛肠鸣，脘闷食少，舌淡，苔白腻，脉迟缓为寒湿内盛；兼泄泻腹痛，泻下急迫，气味臭秽，烦热口渴，舌红，苔黄腻，脉濡数为肠腑湿热；腹痛肠鸣，臭腐如败卵，泻后痛减，兼嗳腐吞酸，苔垢浊或厚腻，脉滑为食滞肠胃。虚证者，大便时溏时泻，迁延反复，完谷不化，兼饮食减少，面色萎黄，神疲倦怠，舌淡苔白，脉细弱为脾胃虚弱；每因抑郁恼怒或情绪紧张则泄泻，兼胸胁胀闷，嗳气食少，矢气频作，舌淡红，脉弦为肝气乘脾；黎明前脐腹作痛，肠鸣即泻，泻下完谷，兼有形寒肢冷，腰膝酸软，舌淡苔白，脉沉细为肾阳虚衰。

【治疗】

1. 针灸治疗

（1）急性泄泻

治法： 除湿导滞，通调腑气。以足阳明、足太阴经穴为主。

主穴： 天枢、上巨虚、阴陵泉、水分。

配穴： 寒湿内盛者加神阙，宜用灸法；肠腑湿热加内庭、曲池；饮食停滞者加中脘。

操作： 毫针刺，用泻法。

方义： 天枢为大肠募穴，可调理肠胃气机；上巨虚为大肠下合穴，可运化湿滞，取"合治内腑"之意；阴陵泉可健脾化湿；水分可利小便而实大便。

（2）慢性泄泻

治法： 健脾温肾，固本止泻。以任脉及足阳明、足太阴经穴为主。

主穴： 神阙、天枢、足三里、公孙。

配穴： 脾气虚弱者加脾俞、太白；肝气郁结者加太冲；肾阳不足者加肾俞、命门。

操作： 神阙用灸法；天枢用平补平泻法；足三里、公孙用补法。

方义： 神阙居于中腹，内连肠腑，无论急、慢性泄泻，用之皆宜，可温补元阳，固本止泻；本病病位在肠，天枢为大肠募穴，能调理肠胃气机；足三里、公孙可健脾益胃。

2. 推拿治疗

治法： 调和肠胃，健脾止泻。以任脉及足阳明经、足太阴经穴为主。

取穴： 中脘、天枢、气海、关元、脾俞、胃俞、肾俞、大肠俞、章门、期门等。

手法： 一指禅推法、摩法、按揉法、擦法、掐法等。

操作： 患者取仰卧位，术者以一指禅推法于中脘、天枢、气海、关元穴施术，各穴操作 0.5 分钟，并往返 10 遍；以全掌逆时针方向摩腹，时间 3～5 分钟。患者取俯卧位，术者以拇指按揉法于脾俞、胃俞、肾俞、大肠俞施术，各穴操作 0.5 分钟；以擦法施术于上述各穴，以透热为度。寒湿盛者加掌擦神阙穴，以透热为度；湿热盛者加拇指掐揉内庭穴 1 分钟；脾气虚弱者加拇指掐揉脾俞、太白穴各 1 分钟；肝气郁结者加拇指按揉章门、期门、太冲穴各 1 分钟；肾阳不足者加掌擦肾俞、命门穴，以透热为度。

3. 其他治疗

（1）耳针法　选大肠、小肠、脾、胃、肝、肾、交感，每次取 3～4 穴，毫针刺，中等刺激。亦可用埋针法或压丸法。

（2）穴位注射法　选天枢、上巨虚，用小檗碱注射液，或用维生素 B_1 或 B_{12} 注射液，每穴注射 0.5～1mL，每日或隔日 1 次。

思考题

灸法是治疗腹泻的常用方法，古代医家治疗泄泻，用灸法多于其他针灸疗法。针对急、慢性泄泻，应如何选择腧穴，并恰当选用灸法施灸？

答：治疗泄泻，寒证、湿证、虚证、食积均可用灸法：

1. 急性泄泻以寒湿泄泻、湿热泄泻、伤食泄泻为主。治疗寒湿泄泻，应解表散寒，除湿止泻，可隔盐隔姜灸神阙、关元、气海；治疗伤食泄泻，应消食导滞，调中理气，可直接灸神阙、天枢、中脘。

2. 慢性泄泻以脾虚泄泻、肾虚泄泻、肝郁泄泻为主。治疗脾虚泄泻，应健脾益气，和胃补中，可隔盐灸神阙，直接灸关元、脾俞、足三里；治疗肾虚泄泻，应温补脾肾，固摄止泻，可隔附子饼灸肾俞、关元、命门。

二十一、便秘

便秘是指大便秘结不通，粪便干燥艰涩难解，常常数日一行，或虽有便意，但排便不畅为主症的一种病证。便秘多与饮食不节、情志失调、劳倦体虚、外邪侵袭等因素有关。便秘的病位在肠，与脾、胃、肺、肝、肾等脏腑的功能失调有关。无论是肠腑疾患或是其他脏腑的病变影响到肠腑，使肠腑壅塞不通或肠失滋润及糟粕内停，均可导致便秘。

西医学的习惯性便秘、全身衰弱致排便动力减弱引起的便秘、肠神经官能症、肠道炎症恢复期肠蠕动减弱引起的便秘、肛裂、痔疮、直肠炎等肛门直肠疾病引起的便秘，以及药物引起的便秘等属于本病的范畴。

【辨证要点】

临床主要根据便质、体质及全身兼症等进行辨证。

1. 主症　大便秘结不通，或不干但排出艰难，便而不畅。

2. 辨兼症　兼大便干结，腹胀腹痛，口干口臭，小便短赤，舌红，苔黄或黄燥，脉滑数为热秘。兼欲便不得，嗳气频作，遇情志不畅则便秘加重，胸胁痞满，苔薄腻，脉弦为气秘。属于虚秘者兼大便并不干硬，临厕努挣，若便后疲乏，神疲气怯，舌淡嫩，苔薄，脉虚细为气虚；若面色无华，头晕心悸，唇舌色淡，脉细为血虚。兼大便艰涩，排出困难，小便清长，腹中冷痛，四肢不温，舌淡苔白，脉沉迟为冷秘。

【治疗】

1. 针灸治疗

治法：调理肠胃，行滞通便。以足阳明、手少阳经穴位为主。

主穴：天枢、支沟、水道、归来、丰隆。

配穴：热秘者加合谷、内庭；气秘者加太冲、中脘；虚秘之气虚者加脾俞、气海；虚秘之血虚者加足三里、三阴交；冷秘者加神阙、关元。

操作：主穴用毫针泻法。冷秘、虚秘宜配合灸法。

方义：天枢为大肠募穴，可疏通大肠腑气，腑气通则大肠传导功能正常；支沟可宣通三焦气机，三焦之气通畅则腑气通调；水道、归来、丰隆可调理肠胃，行滞通腑。

2. 推拿治疗

治法：调理肠胃，行滞通便。以任脉、足阳明经、手少阳经、膀胱经穴位为主。

取穴：中脘、天枢、关元、脾俞、肾俞、大肠俞等。

手法：一指禅推法、摩法、按揉法、擦法、掐法等。

操作：患者取仰卧位，术者以一指禅推法于中脘、天枢、大横、气海、关元穴施术，各穴0.5分钟，以全掌顺时针摩腹5～8分钟。患者取俯卧位，术者以拇指按揉肝俞、胆俞、脾俞、胃俞、肾俞、大肠俞穴，各穴0.5分钟，以掌擦法施术于上述部位，以透热为度。热秘者加拇指掐揉合谷、内庭穴各0.5分钟；气秘者加拇指按揉太冲、中脘穴各0.5分钟；气虚者加拇指按揉脾俞、气海穴各0.5分钟；血虚者加拇指按揉足三里、三阴交穴各0.5分钟；寒秘者加掌擦神阙、关元穴，以透热为度。

3. 其他治疗

（1）**耳针法**　选大肠、直肠、交感、皮质下，毫针刺，中等强度或弱刺激，或用贴压法。

（2）**穴位注射法**　选穴参照针灸治疗主穴，用生理盐水，或维生素B_1，或B_{12}注射液，每穴注射0.5～1mL，每日或隔日1次。

思考题

针灸具有调理肠胃、行滞通便的功效，针灸治疗便秘的主要现代作用机制是什么？

答：现代研究表明，针灸可兴奋副交感神经、抑制交感神经，从而促进胃肠蠕动；可促进胃肠运动型脑肠肽胃动素、胃泌素、P物质的分泌，减少抑制胃肠运动型脑肠肽血管活性肠肽、生长抑素的分泌，促使胃肠平滑肌细胞收缩从而促进胃肠运动；可抑制盆底肌痉挛，降低静息状态下盆底肌肌电活动，增强盆底横纹肌力量及肛门内外括约肌的协调性，促进排便。近年来研究发现，肠神经系统是具有调节控制胃肠道功能的独立于交感和副交感神经的整合系统，其病理性改变可影响肠道的运动，针刺则有助于修复其受损的功能及结构，促进结肠传输功能恢复。

二十二、消渴

消渴是以多饮、多食、多尿、形体消瘦，或尿浊、尿有甜味为特征的病证。本病主要由禀赋不足、饮食不节、情志不调和劳欲过度所致，其病机特点是以阴津虚为本、燥热盛为标，两者互为因果，阴愈虚而燥热愈盛，燥热盛则阴津愈虚。内外因素渐致脏腑功能的衰减与失调，终致肾阴不足，肺胃津伤，燥热内盛而发为消渴。病变脏腑主要在肺、胃、肾，又以肾为关键。临床上根据患者的症状不同，病变轻重程度不同，可分为上、中、下三消。

西医学的糖尿病属本病的范畴。尿崩症因具有多尿、烦渴的临床特点，与消渴病有某些相似之处，亦可参照治疗。

【辨证要点】

临床主要根据多饮、多食、多尿的轻重及病程、全身兼症等进行辨证。

1. 主症　多饮、多尿、多食、形体消瘦，或尿浊、尿有甜味。

2. 辨兼症　兼烦渴多饮，口干舌燥，尿频量多，舌边尖红，苔薄黄，脉洪数为肺热津伤（上消）；兼多食易饥，口渴，尿多，形体消瘦，大便干结，苔黄，脉滑实有力为胃热炽盛（中消）；兼尿频量多，混浊如脂膏，腰膝酸软，头晕耳鸣，口干唇燥，舌红苔少，脉细数为肾阴亏虚（下消）；兼腰膝酸软，畏寒怕冷，小便频数，混浊如膏，面容憔悴，舌淡苔白而干，脉沉细无力为阴阳两虚，见于下消。

【治疗】

1. 针灸治疗

治法：清热润燥，养阴生津。以相应背俞穴及足少阴、足太阴经穴为主。

主穴：胃脘下俞、肺俞、脾俞、肾俞、太溪、三阴交。

配穴：上消口渴多饮加太渊、少府；中消多饥加内庭、地机；下消多尿口干加复溜、太冲；阴阳两虚加关元、命门。视物模糊配睛明、光明；皮肤瘙痒配曲池、血海。

操作：主穴用毫针补法或平补平泻法。配穴按虚补实泻法操作。

方义：胃脘下俞为奇穴，是治疗本病的经验效穴；肺俞培补肺阴；脾俞健脾而促进津液的化生；肾俞、太溪滋补肾阴；三阴交滋补肝肾，清虚热。

2. 推拿治疗

治法：清热润燥，养阴生津。以背俞穴及足少阴、足太阴经穴位为主。

取穴：肺俞、脾俞、胰俞、三焦俞、肾俞、膀胱俞、三阴交、足三里等。

手法：按揉法、擦法、掐法、振法等。

操作：患者取俯卧位，术者以拇指按揉法于肺俞、脾俞、胰俞、三焦俞、肾俞、膀胱俞施术，各穴操作0.5分钟；以全掌擦法施术于背部膀胱经、督脉，以透热为度。患者取仰卧位，术者于三阴交、足三里穴施以拇指按揉法，各穴0.5分钟。上消口渴多饮者加拇指按揉太渊、少府穴各0.5分钟；中消多饥者加拇指掐揉内庭、地机穴各0.5分钟；下消多尿口干者加拇指按揉复溜、太冲穴各0.5分钟；阴阳两虚者加拇指按揉关元、命门穴各0.5分钟；全掌振腹3～5分钟。

3. 其他治疗

（1）耳针法　选胰、胆、内分泌、肾、三焦、耳迷根、神门、心、肝、肺、屏尖、胃等穴。每次取3～4穴，用毫针轻刺激，或用埋针法或压丸法。

（2）穴位注射法　选心俞、肺俞、脾俞、胃俞、肾俞、三焦俞，或相应夹脊穴、曲池、足三里、三阴交、关元、太溪等。每次取2～4穴，以当归注射液，或黄芪注射液，或等渗盐水，或小剂量的胰岛素进行穴位注射，每穴注射药液0.5～2mL。

思考题

现代研究表明，针刺有一定的降血糖作用，在治疗糖尿病并发症方面疗效明显。目前临床上针灸常用于治疗糖尿病的哪些并发症？其取穴及操作方法是什么？

答：①周围神经病变，治疗原则：健脾益肾、益气养血、通经活络；取穴：多取足三里、三阴交、阳陵泉、阴陵泉、太溪、曲池、合谷、外关、夹脊穴、肾俞、关元俞、关元等；操作方法：针灸并用，补法或平补平泻。②胃轻瘫，治疗原则：健脾益气；取穴：多取足三里、三阴交、中脘、气海、关元、内关、脾俞、胃俞等；操作方法：针灸并用，针刺补法，俞募穴针后加灸或加拔火罐。③脑血管病变，中经络治疗原则：调神通脑、行气活血；取穴：水沟、百会、内关、极泉、尺泽、委中、足三里、三阴交；操作方法：针刺为主，百会、内关用捻转泻法，水沟用雀啄法以眼球湿润为度，三阴交、足三里用提插补法，极泉用提插泻法以患者上肢有麻胀和抽动感为度，尺泽、委中用提插泻法使肢体有抽动感。中脏腑治疗原则：醒脑开窍，闭证兼开窍启闭，只针不灸，泻法，脱证兼回阳固脱，重用灸法；取穴：水沟、素髎、百会等；操作方法：内关用捻转泻法，水沟、素髎、百会用雀啄法以患者面部表情出现反应为度，闭证加刺太冲、合谷用泻法，强刺激，脱证加灸关元、气海用大艾炷灸法，加神阙用隔盐灸法，直至四肢转温为止。④周围性面瘫，治疗原则：活血通络、濡养筋脉；取穴：多取颊车、地仓、下关、迎香、风池、丝竹空、水沟、承浆、合谷、列缺、足三里、听会、翳风等；操作方法：在急性期面部穴位以轻刺激、浅刺为主，肢体远端穴位行泻法；恢复期合谷行平补平泻，足三里行补法，可加用灸法。⑤神经源性膀胱疾病，治疗原则：调理膀胱、补气固本；取穴：多取关元、中极、气海、肾俞、三焦俞、膀胱俞、三阴交、阴陵泉等；操作方法：针刺中极、关元时针尖朝向会阴部，关元多用灸法，其他穴位常规针刺。⑥眼部病变，治疗原则：补益肝肾、健脾益胃、行气活血；取穴：多取睛明、球后、翳明、风池、养老、太阳、曲池、足三里、血海、阴陵泉、太冲、光明等；操作方法：以针刺为主，翳明、风池针感最好能向眼部传导，补法或平补平泻，太阳可点刺出血。⑦心脏自主神经病变，治疗原则：滋阴补肾、宁心安神；取穴：多取脾俞、肾俞、心俞、内关、通里、神门、足三里、三阴交、太溪等；操作方法：针灸并用，补法，足三里可施灸。

二十三、癃闭

癃闭是以排尿困难、尿量减少，甚至小便闭塞不通为主要表现的一种病证。"癃"是指小便不利，点滴而下，病势较缓；"闭"是指小便不通，欲溲不下，病势较急。癃与闭常合称癃闭。癃闭常与外邪侵袭、饮食不节、情志内伤、瘀浊内停、体虚久病、外伤等引起肾和膀胱气化失司所导致。本病病位主要在膀胱、肾，与三焦、肺、脾、肝等脏腑的气机失利密切相关。

西医学的膀胱、尿道器质性和功能性病变及前列腺疾患等所造成的排尿困难和尿潴留均属本病范畴。

【辨证要点】

临床主要根据病程长短、病势缓急及全身兼症等进行辨证。

1. 主症 排尿困难，或点滴而出，或小便闭塞不通。

2. 辨兼症 兼小腹胀急而痛，烦躁口渴，舌质红，苔黄腻为膀胱湿热；兼多烦善怒，胁腹胀满疼痛，舌红，苔黄，脉弦为肝郁气滞；兼多有外伤或手术损伤病史，小腹满痛，舌紫黯或有瘀点，脉涩为瘀浊闭阻；兼小腹坠胀，时欲小便而不得出，大便不坚，舌淡，苔白，脉细弱为脾虚气弱；兼小便排出无力，腰膝酸软，舌淡胖，苔薄白，脉沉细为肾气亏虚。

【治疗】

1. 针灸治疗

治法：调理膀胱，行气通闭。以任脉、足太阳及足太阴经穴及相应俞募穴为主。

主穴：秩边、三阴交、关元、中极、膀胱俞、三焦俞、肾俞、阴陵泉。

配穴：膀胱湿热加委阳、尺泽；肝郁气滞加太冲、大敦；瘀浊闭阻加曲骨、次髎、血海；脾虚气弱加脾俞、足三里；肾气亏虚者，加太溪、复溜。

操作：毫针常规刺。针刺中极时针尖向下，使针感能到达会阴并引起小腹收缩、抽动为佳，不可过深，以免伤及膀胱。脾气虚弱、肾气亏虚者可温针灸；阴陵泉清利下焦、通利小便。

方义：秩边为膀胱经穴，可调理膀胱；三阴交可通调足三阴经气血，消除瘀滞；关元为任脉与足三阴经交会穴，中极为膀胱募穴，中极配膀胱之背俞穴，俞募相配，关元透中极，均能起到鼓舞膀胱气化功能的作用；三焦俞通调三焦，配肾俞可促进膀胱气化功能。

2. 推拿治疗

治法： 调理膀胱，行气通闭。以任脉、足太阳及足太阴经穴位为主。

取穴： 膀胱俞、关元、中极、气海、三阴交、委阳等。

手法： 按揉法、摩法、擦法等。

操作： 患者取仰卧位，术者以掌摩法于小腹部施术 3～5 分钟；以拇指按揉法于中极、气海、关元、三阴交穴施术各 0.5 分钟，以有酸胀感为度。患者取俯卧位，术者以掌擦法于腰部督脉、膀胱经施术，以透热为度。湿热内蕴者，加拇指按揉膀胱俞、委阳、尺泽穴各 0.5 分钟；肝郁气滞者，加拇指按揉章门、期门穴各 0.5 分钟，掌擦两胁部 10 遍；瘀血阻滞者，加两侧三焦俞和志室连线擦法，以透热为度，拇指按揉血海穴 0.5 分钟；脾肾气虚者，加拇指按揉脾俞、胃俞、肾俞、命门、足三里穴各 0.5 分钟。

3. 其他治疗

（1）耳针法　选肾、膀胱、肺、肝、脾、三焦、交感、尿道、神门、皮质下、腰骶椎。每次选 3～5 穴，用毫针中强刺激，或用埋针法或压丸法。

（2）穴位敷贴法　选神阙穴。用葱白、冰片、田螺或鲜青蒿、甘草、甘遂各适量，混合捣烂后敷于脐部，外用纱布固定，加盐袋热敷。

（3）取嚏或探吐法　用消毒棉签，向鼻中取嚏或喉中探吐；也可用皂角粉末 0.3～0.6g 吹鼻取嚏。

思考题

癃闭症见小便不通，少腹胀大，少腹急痛，烦躁不安等，若病情进一步加重时，还可见头晕、头痛、恶心、呕吐、胸闷、喘促、水肿，甚至神昏等。这种情况下，应如何救治？

答：癃闭失治或治疗不当，病情可加重转为关格，若不及时进行抢救，可导致死亡。这时可针刺足三里、中极、三阴交、阴陵泉等穴，反复提插捻转，强刺激，同时在关元、气海穴用大剂量隔盐灸或隔附子饼灸，并可采用少腹部膀胱区按摩。如果依然无效，而小腹胀满特甚，叩诊膀胱区呈浊音，当用导尿法以缓其急，同时配合现代肾功能衰竭的临床抢救措施。

二十四、腰痛

腰痛又称"腰脊痛"，是以自觉腰部疼痛为主要症状的一种常见病证。疼痛可表现为一侧或双侧或在腰脊正中。本病病位在腰部，与肾及足太阳膀胱经、督脉等关系密切。腰为肾之府，督脉并于脊里，肾附于其两旁，膀胱经夹脊络肾，若感受外邪、跌扑挫闪、劳欲太过，则导致腰部脉络气血运行不畅或经络失于温煦濡养，均可致腰痛。

现代医学的腰肌纤维炎、强直性脊柱炎、腰椎骨质增生、腰椎间盘病变、腰肌劳损等腰部病变及某些内脏疾病所引起的腰痛属于本病范畴。

【辨证要点】

临床主要根据疼痛的部位、性质、标本虚实及全身兼症、发病原因等进行辨证。

1. 主症　腰部疼痛。发病较急，腰痛明显，痛处拒按者为实证；起病较缓，腰部酸痛，遇劳加重，痛处喜按者为虚证。

2. 辨经络　疼痛在腰脊中部者为督脉病证，疼痛在腰脊两侧者为太阳经证。

3. 辨兼症　兼腰部冷痛重着，或拘挛不可俯仰，遇冷加重，腰部有受寒史，舌质淡，苔白腻，脉沉迟为寒湿腰痛；兼腰痛如刺，或触之僵硬，痛有定处，腰部有明显损伤或陈伤史，舌质紫黯，或有瘀斑，脉涩为瘀血腰痛；兼起病缓慢，腰部隐痛，酸软无力，喜按喜揉，反复发作者为肾虚腰痛。

【治疗】

1. 针灸治疗

治法：舒筋活络，通经止痛。以阿是穴及足太阳经穴为主。

主穴：肾俞、大肠俞、阿是穴、委中。

配穴：督脉病证加后溪；足太阳经证加申脉；腰椎病变加腰夹脊。寒湿腰痛加腰阳关；瘀血腰痛加次髎；肾虚腰痛加志室、太溪。

操作：毫针常规刺。寒湿腰痛、肾虚腰痛者可加灸法；瘀血腰痛、急性腰痛而痛势剧烈者，阿是穴、委中可用三棱针刺出血。

方义：肾俞可益肾壮腰；大肠俞、阿是穴可疏通局部经脉、络脉及经筋之气血，通经止痛；膀胱之脉，夹脊抵腰络肾，"腰背委中求"，委中为足太阳经合穴，可疏调腰背部膀胱经脉之气血，是治疗腰背部疼痛的要穴。

2. 推拿治疗

治法：补肾壮腰，通络止痛。以阿是穴及足太阳经穴位为主。

取穴：阿是穴、太溪、腰阳关、委中、志室、命门穴等。

手法：滚法、按揉法、擦法、拨法等。

操作：患者取俯卧位，术者以滚法于腰部两侧膀胱经自上而下往返施术 2～3 分钟；以拇指按揉法重点于阿是穴、委中穴施术各 1～2 分钟；以掌擦法于腰背部两侧膀胱经和腰骶部施术，以透热为度。寒湿痹阻者加拇指按揉腰阳关穴 0.5 分钟；湿热阻滞者，加拇指按揉大椎穴 0.5 分钟；瘀血阻滞者，加痛点指拨法以酸痛为度；肾气亏虚者，加拇指按揉志室、命门、太溪穴各 0.5 分钟。

3. 其他治疗

（1）**刺络拔罐法**　选腰脊疼痛部位，用梅花针叩刺出血，加拔火罐。适用于寒湿痹阻、湿热阻滞和瘀血腰痛。

（2）**耳针法**　选患侧腰骶椎、肾、神门，毫针刺后嘱患者活动腰部；或用埋针法、压丸法。

（3）**穴位注射法**　用地塞米松 5mL 和普鲁卡因 2mL 混合液，在痛点严格消毒后刺入，无回血后推药液，每穴注射 0.5～1mL，每日或隔日 1 次。

思考题

针灸推拿不仅治疗腰痛疗效明显，而且有些方法可以有效地预防腰痛的发生。哪些穴位、针灸推拿方法可以较好地起到预防腰痛的作用？

答：临床常用穴位敷贴预防风寒湿侵袭、气血瘀滞、肝肾亏虚所致腰痛，发挥行气活血、温煦补益的功效。推拿预防腰痛较为常用，所选腧穴主要分布在腰背部，以及下肢的部分穴位，以督脉、足太阳及足少阳经为主，应用频率较高的腧穴包括肾俞、大肠俞、委中、秩边、八髎、环跳、承山等，采用的主要手法包括点按类手法、拔伸类手法、扳法类手法、定点杠杆旋转复位类手法、踩跷法等多种方法的综合运用，如揉法放松、弹拨法理筋、斜扳法调整小关节、牵抖法及推法解除压迫，多法并用。推拿预防腰痛的机制主要为舒筋通络、理筋整复、活血祛瘀。

二十五、痹证

痹证是由于风、寒、湿、热等外邪侵袭人体，闭阻经络，气血运行不畅所导致的以肌肉、筋骨、关节发生疼痛、麻木、重着、屈伸不利，甚或关节肿大、灼热等为主要临床表现的一种病证。素体虚弱，正气不足，腠理不密，卫外不固，是引起痹证的内在因素；感受外邪，使肌肉、关节、经络痹阻而形成痹证。本病病位在肉、筋、骨。

西医学的风湿性关节炎、类风湿性关节炎、强直性脊柱炎、骨性关节炎、肌纤维组织炎等疾病属于本病的范畴。

【辨证要点】

临床主要根据疼痛的特点、部位、全身兼症等进行辨证。

1. 主症　关节肌肉疼痛，屈伸不利。

2. 辨经络　膝关节或踝关节内侧疼痛为足太阴经证或足少阴经证；髋关节或踝关节外侧疼痛为足少阳经证。

3. 辨兼症　兼疼痛游走，痛无定处，舌淡苔薄白，脉浮为行痹；兼疼痛较剧，痛有定处，遇寒痛增，苔薄白，脉弦紧为痛痹；兼肢体关节酸痛，重着不移，或肌肤麻木不仁，苔白腻，脉濡缓为着痹；兼关节灼热红肿，痛不可触，舌红，苔黄燥，脉滑数为热痹。

【治疗】

1. 针灸治疗

治法：通痹止痛。以局部经穴和阿是穴为主，结合循经和辨证选穴。

主穴：阿是穴、局部经穴。

配穴：行痹加膈俞、血海；痛痹加肾俞、关元；着痹加阴陵泉、足三里；热痹加大椎、曲池。另可根据疼痛部位循经配穴。

操作：主穴毫针刺，用泻法或平补平泻法。痛痹、着痹加灸法；热痹可疾刺疾出，大椎、曲池可点刺放血。

方义：疼痛局部及循经取穴，旨在疏通局部经络气血，使营卫调和而风寒湿热等邪无所依附，痹痛得解。

2. 推拿治疗

治法：疏通经络，活血止痛。

取穴：阿是穴及局部经穴。

手法：按揉法、㨰法、擦法、摇法、拿法等。

操作：脊背痹痛者：患者取俯卧位，术者以㨰法施术于背部、腰骶部 3 ～ 5 分钟；于脊柱及骶髂关节两侧沿膀胱经俞穴施以拇指按揉法；以全掌擦背部督脉、膀胱经及腰骶部，以透热为度。四肢痹痛者：患者取坐位，术者于病变部位痛点及周围施以㨰法 3 ～ 5 分钟，并配合关节被动运动；并以摇法施于病痛关节；患肢肌肉施以拿法 1 ～ 2 分钟；再以擦法施于肌肉疼痛部位，以透热为度。

3. 其他治疗

（1）刺络拔罐法　用皮肤针重叩脊背两侧和关节病痛部位，使出血少许，加拔火罐。每周

1～2次。

（2）电针法　取穴同体针。先用连续波刺激 5～10 分钟，后改用疏密波。每次治疗 20～30 分钟，每日或隔日 1 次，10 次为 1 个疗程。本法更适用于痹痛发作时。

（3）穴位注射法　病痛部位取穴。用当归注射液或威灵仙注射液，必要时可用 1% 利多卡因加曲安西龙 40mg 混合液。每穴每次注射 0.5～1mL。每隔 1～3 日注射 1 次，10 次为 1 个疗程。每次选穴不宜过多，可交替应用。

思考题

中医认为痹证的病位在肉、筋、骨。《灵枢·官针》记载有针对痹证的多种刺法，对临床治疗有重要的指导意义，包括哪些刺法，其具体操作如何？

答：①毛刺："刺浮痹皮肤也"，操作方法为用短毫浅刺皮肤，出针快，不透皮，不出血，仅以皮肤潮红为度。②合谷刺："左右鸡足，针于分肉之间，以取肌痹，此脾之应也"，操作方法为先直刺至穴位肌层，然后退至浅层，依次分别向左右两旁斜刺，使穴内的刺痕呈鸡爪状，是一种强刺激手法。③恢刺和关刺："关刺者，直刺左右尽筋上，以取筋痹，慎无出血，此肝之应也"，操作方法是毫针直刺关节附近的压痛点肌腱；"恢刺者，直刺傍之，举之前后，恢筋急，以治筋痹也"，操作方法为毫针从受损肌腱旁斜刺进针，提插捻转行针，然后将针提至皮下，配合做关节的屈伸活动。④输刺与短刺："输刺者，直入直出，深内之至骨，以取骨痹，此肾之应也"，操作方法是直刺进针，深入至骨，在病变处捻转提插，然后逐步退针；"短刺者，刺骨痹，稍摇而深之，致针骨所，以上下摩骨也"，操作方法是进针时，边摇动针柄、边逐步深入，深刺至骨部，在骨膜处做上下捣动，如摩刮骨状。⑤齐刺与傍针刺："齐刺者，直入一，傍入二，以治寒气小深者；或曰三刺，三刺者，治痹气小深者也"，操作方法是在病变局部中心直刺一针，左右（或上下）各斜刺一针；"傍针刺者，直刺傍刺各一，以治留痹久居者也"，操作方法是在压痛点先直刺一针，行针得气后，再在其旁开 5 分至 1 寸处斜刺一针，针尖朝向直刺的针，捻针得气后勿再深入。⑥焠刺："焠刺者，刺燔针则取痹也"，操作方法是"以痛为腧"，将烧好的火针刺入阿是穴，进针的深浅要适宜，"切忌太深，恐伤经络，太浅不能去病，惟消息取中耳"。

二十六、痿证

痿证是以肢体痿软无力，肌肉萎缩，甚至运动功能丧失而成瘫痪之类的病证，又称"痿躄"。痿证常与感受外邪、饮食不节、久病房劳、跌扑损伤、药物损伤等因素有关。感受外邪或相关脏腑受损，均可使筋脉失于濡润，肌肉弛纵不收而成痿病。本病病位在筋脉肌肉，与肺、脾、肝、肾相关。

西医学的感染性多发性神经根炎、多发性末梢神经炎、急性脊髓炎、运动神经元病、重症肌无力、肌营养不良及周围神经损伤等引起的肢体瘫痪属于本病的范畴。

【辨证要点】

临床主要根据起病缓急、肢体痿软无力程度、全身兼症等进行辨证。

1.主症　肢体软弱无力，筋脉弛缓，甚则肌肉萎缩或瘫痪。

2.辨虚实　起病急，病情发展较快，病程短，肢体力弱，肌肉萎缩不明显，属实证；起病缓，病情发展较慢，病程长，肢体弛缓，肌肉瘦削，属虚证。

3.辨兼症　兼发热多汗，热退后突然出现肢体软弱无力，舌红，苔黄，脉细数为肺热津伤；

兼肢体逐渐痿软无力，下肢为重，麻木不仁，舌红，苔黄腻，脉濡数为湿热浸淫；兼肢体痿软无力日久，面色少华，舌淡，苔白，脉细弱为脾胃虚弱；兼病久肢体痿软不用，肌肉萎缩，腰膝酸软，头晕耳鸣，舌红，少苔，脉细数为肝肾亏虚。

【治疗】

1. 针灸治疗

治法：祛邪通络，濡养筋脉。以手、足阳明经穴和夹脊穴为主。

主穴：①上肢：肩髃、曲池、合谷、颈胸部夹脊穴。②下肢：髀关、足三里、阳陵泉、三阴交、腰部夹脊穴。

配穴：肺热津伤加尺泽、肺俞；湿热浸淫加阴陵泉、大椎；脾胃虚弱加脾俞、胃俞、中脘；肝肾亏虚加肝俞、肾俞。上肢肌肉萎缩配手阳明经排刺；下肢肌肉萎缩配足阳明经排刺。

操作：毫针刺，按虚补实泻法操作。

方义：治痿证重在调理阳明，补益气血，疏筋通络。根据《素问·痿论》"治痿独取阳明"的治疗原则，以上、下肢阳明经穴位为主，阳明经多气多血，可疏通经络，调理气血，又"主润宗筋"，宗筋可约束骨骼，利于关节运动。夹脊穴为督脉之旁络，通于足太阳经第1侧线之脏腑背俞，可调脏腑，行气血。阳陵泉为筋会，可柔筋止颤。

2. 推拿治疗

治法：祛邪通络，强筋壮骨。以督脉及手、足阳明经和足太阳经穴位为主。

取穴：肩髃、曲池、足三里、阳陵泉、脾俞、肾俞、委中、承山穴等。

手法：按揉法、滚法、拿法、擦法等。

操作：患者取俯卧位，术者以滚法于背部自上而下沿督脉、足太阳经施术3～5分钟；于肺俞、肝俞、胆俞、脾俞、胃俞、肾俞、命门等穴施以拇指按揉法，各穴0.5分钟；沿督脉、足太阳经施以擦法，以透热为度；下肢施以按揉法，并以拇指按揉委中、承山穴各0.5分钟；以拿法施术于下肢往返3～5遍。患者取仰卧位，术者于肩部施以滚法，同时配合上肢关节被动运动；以拇指按揉法施术于肩髃、曲池、手三里、合谷穴各0.5分钟；沿上肢自上而下用拿法3～5遍；以掌擦法施于肩及上肢，以透热为度；以滚法于大腿前外侧、小腿外侧施术2～3分钟；以拇指按揉伏兔、足三里、阳陵泉穴各0.5分钟；下肢施以擦法，以透热为度。肺热津伤者，加拇指按揉尺泽、肺俞穴各0.5分钟；湿热浸淫者，加拇指按揉阴陵泉、大椎穴各0.5分钟；脾胃虚弱者，加拇指按揉中脘、气海、关元穴各0.5分钟和腹部摩法2～3分钟；肝肾亏虚者，加拇指按揉三阴交、太溪穴各0.5分钟。

3. 其他治疗

（1）**电针法**　在瘫痪肌肉处选取穴位。采用断续波，以患者耐受为度，每日1次，每次留针30分钟，10次为1个疗程。

（2）**穴位注射法**　取穴参照体针穴位。用维生素B_1或B_{12}注射液，每次选2～4穴，每穴注射0.5～1mL，隔日1次。

（3）**皮肤针法**　取患肢阳明经及相应夹脊穴，反复叩刺，以局部微热或充血为度，隔日1次。

思考题

《素问·痿论》提出"治痿独取阳明"作为治痿总则，现代医家遵循古人治痿理论，而又不拘泥于古，常多法合用或临证灵活变通，针灸临床有哪些治痿新思路、新方法？

答：现代医家根据《素问·痿论》提出的治疗原则，在"独取阳明"的基础上，"各补其荣而通其俞，调其虚实，和其逆顺"，一种是直接配伍足阳明胃经内庭、陷谷穴，另一种是考虑到五脏致痿因素，选用五脏的荣俞穴；还有医家根据《素问·痿论》对痿证病理生理的论述，加用奇经八脉理论和气街理论进行指导，配伍冲脉、带脉、督脉交会穴及气冲穴进行治疗。

二十七、颤证

颤证是以头部或肢体、手足摇动、颤抖等为主要症状的一种病证。主要由于邪扰风动，筋脉失养或气血虚损，不荣于脑所致。本病病位在脑，与肝、脾、肾有关。

西医学的锥体外系疾病，如震颤麻痹、手足徐动症、舞蹈症等属于本病的范畴。

【辨证要点】

临床主要根据病情轻重虚实、全身兼症等进行辨证。

1. 主症 头部或肢体、手足摇动、颤抖。

2. 辨兼症 兼头目眩晕，耳鸣，腰膝酸软，舌体瘦，舌质黯红，少苔，脉弦细为肝肾不足；兼四肢乏力，神情倦怠，面色无华，舌淡，脉细弱为气血亏虚；兼发热口干，头晕体倦，咳痰色黄，胸脘痞闷，苔黄腻，脉滑为痰热动风。

【治疗】

1. 针灸治疗

治法：平肝息风，活血通络。以督脉、手足阳明经穴为主。

主穴：百会、风池、曲池、合谷、足三里、三阴交、太冲。

配穴：肝肾不足加肾俞、肝俞、太溪；气血亏虚加气海、血海、太白；痰热动风加丰隆、脾俞、中脘。

操作：主穴毫针刺，用平补平泻法。

方义：本病因风而起，故治以祛风为主，取百会、风池以疏风止颤；曲池、合谷、足三里通阳明经气血，活血祛风；配三阴交、太冲以滋阴平肝息风。

2. 其他治疗

（1）头针法 取顶中线、顶颞后斜线、顶旁1线、顶旁2线，一侧病变针对侧，两侧病变针双侧。每次行针1～2分钟，间歇10分钟，共行针3次。

（2）耳针法 取皮质下、缘中、神门、枕、颈、肘、腕、指、膝。每次选2～4穴，毫针刺，用中度刺激，或加用电针，或用耳穴压丸法。

（3）电针法 头部和上肢穴位针刺后，选2～3对穴位加用电针，用疏密波，强刺激20～30分钟。

思考题

震颤麻痹属中医"颤证"的范畴，是一种难治病，至今尚无根治的药物。现代研究表明，针灸推拿有改善震颤麻痹症状的作用，其治疗震颤麻痹的现代作用机制是什么？

答：现代研究表明，针刺可显著增加纹状体内多巴胺及多巴胺转运体的含量，诱发多巴胺神经干细胞的增殖、分化，抑制多巴胺神经元退变、凋亡，从而产生积极的治疗作用；可调节SOD、GSH-Px及MDA的含量，降低黑质内Fe含量，提高脑线粒体复合物Ⅱ活性，改善线粒体功能，从而改善氧化应激反应；可通过降低脑内反应性氧化物如 NO 及细胞因子 MAC-1、COX-2、iNOS 等的含量，减少多巴胺神经元的损伤，缓解疾病进程；可降低纹状体内 Glu 与 ACh 含量，抑制其释放过多产生的促毒性作用。细胞自噬是近年来震颤麻痹发病的研究热点，自噬体的积累与蛋白酶外泄可导致毒蛋白不能有效清除，损伤正常的细胞及细胞器，针灸可通过调节神经细胞自身的自噬水平来清除过度积累的毒性蛋白，保护神经细胞免受毒性蛋白的损伤，从而改善症状。

二十八、肥胖症

肥胖症是指由于能量摄入超过消耗，导致体内脂肪积聚过多而造成的内分泌紊乱疾病。本病病位在胃、肠、脾、肾，并与肺、心、肝关系密切。各种外邪及内伤因素均可致五脏气血阴阳失调，水湿、痰浊、膏脂等壅盛于体内而致肥胖。

西医学按发病因素将肥胖症分为单纯性肥胖和继发性肥胖两类，前者不伴有神经或内分泌系统功能变化，临床上最为常见；后者继发于神经、内分泌和代谢疾病，或与遗传、药物有关。针灸减肥主要针对单纯性肥胖。

【辨证要点】

临床主要根据肥胖状态、全身兼症进行辨证。

1. 主症 形体肥胖，面肥颈臃，项厚背宽，腹大腰粗，臀丰腿圆。轻度肥胖常无明显伴随症状，重度肥胖可伴有全身症状。

2. 辨兼症 兼消谷善饥，腹胀便秘，舌质红，苔黄腻，脉滑数为胃肠积热；兼食欲不振，心悸气短，大便溏薄，舌淡，苔薄，脉细弱为脾胃虚弱；兼畏寒怕冷，头晕腰酸，月经不调或阳痿早泄，舌淡，苔薄，脉沉细为肾阳亏虚。

【治疗】

1. 针灸治疗

治法： 祛湿化痰，通经活络。以手足阳明、足太阴经穴为主。

主穴： 中脘、天枢、曲池、丰隆、阴陵泉、三阴交、太冲。

配穴： 胃肠积热加上巨虚、内庭；脾胃虚弱加脾俞、足三里；肾阳亏虚配肾俞、关元。腹部肥胖加归来、下脘、中极；胸闷加膻中、内关；便秘加支沟；性功能减退加关元、肾俞；下肢水肿加三阴交、水分。

操作： 主穴以毫针刺为主，强刺激泻法。诸穴均视肥胖程度及腧穴部位适当深刺，可用电针。关元、肾俞可加灸。

方义： 肥胖症多责之脾胃肠腑。中脘为胃之募穴、腑之会穴，天枢为大肠的募穴，曲池为手阳明大肠经的合穴，三穴相配，可通利胃肠，降浊消脂；丰隆乃足阳明胃经之络穴，为治痰要穴，阴陵泉为足太阴脾经之合穴，健脾祛湿，两穴合用，可分利水湿、蠲化痰浊；三阴交分利水湿、蠲化痰浊；太冲疏肝而调理气机。

2. 推拿治疗

治法： 调理脾胃，除痰化浊。以足太阴、足阳明经穴为主。

取穴： 天枢、中脘、梁门、大横、上巨虚、丰隆穴等。

手法： 摩法、振法、拿法、推法、捏脊等。

操作： 患者取仰卧位，术者以拇指按揉神阙、天枢、中脘、梁门、大横穴各 0.5 分钟；顺时针掌摩腹部 3～5 分钟；以五指拿法施于腹部，以酸胀微痛为度；掌振腹部 3～5 分钟；双掌自两胁向中、下腹部施以掌推法 5～6 遍。患者俯卧位，术者以捏脊法施术 6～8 遍；拇指按揉上巨虚、丰隆穴各 0.5 分钟。脾胃郁热者，加拇指按揉合谷、内庭、曲池穴各 0.5 分钟；脾胃虚弱者，加拇指按揉足三里、关元穴各 0.5 分钟；真元不足者，加拇指按揉肾俞、太溪穴各 0.5 分钟。

3. 其他治疗

（1）耳针法　选内分泌、三焦、胃、大肠、脾、肾、神门、饥点、渴点、口，根据具体情况随症加减。每次 5～7 穴，采用毫针刺，或耳穴埋针法或压丸法。

（2）皮肤针法　选上述的治疗主穴、局部阿是穴，用皮肤针叩刺。实证重力叩刺，以皮肤渗血为度；虚证中等力度刺激，以皮肤潮红为度。

（3）艾灸法　选中脘、气海、关元、足三里、脾俞。采用隔姜灸法，每次 5～7 壮。适用于脾胃虚弱、肾阳亏虚者。

思考题

穴位埋线是临床上常用的减肥方法，一般如何操作？

答：选择常用减肥穴位，采用埋刺针埋线法，背部、腹部穴位消毒局麻后用 2～0 号羊肠线 1～2cm，四肢穴用 2～0 号羊肠线 1～2cm，肌肉厚处用 2～0 号羊肠线 2～3cm 埋入。每 15 天埋线 1 次，5 次为 1 个疗程。

第二节　妇、男科病证

一、月经不调

月经不调是月经的周期、经色、经量、经质出现异常改变的一类病证，包括月经先期、月经后期、月经先后无定期等。本病的发生常与感受寒邪、情志不调、饮食不节有关。脏腑功能失常，气血不和，冲任失调，胞宫藏泻失常即可出现月经不调。本病病位在胞宫，与冲、任二脉及肾、肝、脾关系密切。

西医学的部分排卵性异常子宫出血，以及生殖器炎症或肿瘤引起的阴道异常出血等属于本病的范畴。

【辨证要点】

临床主要根据月经的周期，兼顾经色、经量、经质等进行辨证。

1. 主症　月经周期或提前或错后或前后不定。

月经周期提前 7 天以上，甚至 10 余日一行，连续 2 个周期以上，为月经先期（经早）；月经周期推迟 7 天以上，甚至 40～50 日一行，连续 2 个周期以上，为月经后期（经迟）；月经周期或提前或延后 7 天以上，连续 3 个周期以上，为月经先后无定期（经乱）。

2. 辨兼症

（1）月经先期　月经量多，色红质黏，兼心胸烦热，小便短黄，大便干燥，舌红苔黄，脉数为实热证；经色鲜红质稠，兼两颧潮红，手足心热，舌红苔少，脉细数为虚热证；月经色淡质稀，兼神疲肢倦，心悸气短，纳少便溏，舌淡，脉细弱为气虚证。

（2）月经后期　月经量少色黯有血块，兼小腹冷痛，得热则减，畏寒肢冷，苔薄白，脉沉紧为实寒证；月经量少色淡，兼头晕心悸，面白，舌淡，脉细为血虚证；月经量少，色暗有块，兼胸胁小腹胀痛，舌红，脉弦为气滞证。

（3）月经先后无定期 经量或多或少，色紫黯有块，经行不畅，兼胸胁少腹胀痛，嗳气不舒，苔薄白，脉弦为肝郁证；月经量少色淡，兼腰骶酸痛，头晕耳鸣，舌淡苔白，脉沉弱为肾虚证。

【治疗】

1. 针灸治疗

（1）月经先期

治法：调理冲任，清热调经。以任脉、足太阴经穴为主。

主穴：关元、三阴交、血海。

配穴：实热加太冲或行间；虚热加太溪；气虚加足三里、脾俞。月经量多加隐白。

操作：毫针刺，实证用泻法，虚证用补法，气虚者针后加灸或用温针灸。

方义：关元属任脉，为足三阴经之交会穴，是调理冲任要穴；三阴交为足太阴经穴，与足少阴、足厥阴交会，是调理肝脾肾、调经之要穴；血海调理血分，清血分之热。三穴相配，冲任调和，经血按时而行。

（2）月经后期

治法：温经散寒，行血调经。以任脉、足太阴经穴为主。

主穴：气海、三阴交、归来。

配穴：实寒加子宫、天枢、地机；血虚配足三里、血海；气郁者，加太冲。小腹冷痛加灸关元；少腹胀痛、经血有块加血海。

操作：毫针刺，寒证、虚证针后加灸。

方义：气海为任脉经穴，可益气温阳，调一身之气，加灸温经散寒；三阴交为足太阴脾经、足少阴肾经、足厥阴肝经之交会穴，可调理三阴经而和血调经；归来调和气血。

（3）月经先后无定期

治法：调补肝肾，理血调经。以任脉、足太阴经穴为主。

主穴：关元、三阴交、肝俞。

配穴：肝郁加太冲、期门；肾虚加肾俞、太溪。胸胁胀痛加支沟、阳陵泉、内关；腰骶疼痛加次髎、腰眼。

操作：毫针刺，按虚补实泻法。

方义：关元补肾培元，通调冲任；三阴交能补脾胃、益肝肾、调气血；肝俞为肝之背俞穴，有疏肝理气、养血调经的作用，且肝肾同源，故又可补益肾精。三穴共用可调理经血。

2. 推拿治疗

治法：调理冲任。以任脉穴位及背俞穴为主。

取穴：关元、肝俞、脾俞、肾俞、气海、关元、八髎等。

手法：按揉法、摩法、擦法等。

操作：患者取仰卧位，术者于小腹部施以摩法。于气海、关元穴施以按揉法；患者取俯卧位，术者于背部两侧膀胱经施以擦法，于肺俞、膈俞、肝俞、脾俞、胃俞、肾俞、气海、关元穴施以按揉法，以酸胀感为度；于八髎穴施以擦法，以透热为度。肝郁者，加按揉章门、期门穴，擦两胁；肾虚者，加两侧肾俞穴连线横擦法，腰阳关至命门直擦法，以透热为度；气虚或血虚者，加两侧膈俞穴连线至两侧胃俞穴连线横擦法，以透热为度，按揉足三里、三阴交穴，以酸胀感为度；寒凝者，加两侧膀胱经和督脉擦法。

3. 其他治疗

（1）耳针法　选内分泌、皮质下、卵巢、子宫、肾、肝，每次选2～4穴，毫针刺或用埋针法、压丸法。

（2）艾灸法　选关元穴，隔姜灸，适用于月经后期。

（3）穴位注射法　取脾俞、肾俞、肝俞、三阴交、血海、足三里、关元。每次选用2～3穴，选当归注射液或丹参注射液，每穴注射0.5～1mL。

思考题

1. 月经不调何时治疗最有效？

答：针灸推拿治疗一般多在经前5～7天开始，连续5～7次，下次月经来潮前再进行。

2. 针灸推拿调理月经的作用机理是什么？

答：现代研究表明，针灸通过对下丘脑－垂体－卵巢轴自身功能的调节，使失调的生殖内分泌功能恢复到正常，使其卵泡期和黄体期两个阶段恢复到正常的生理变化过程，月经不调随之得到调整和治疗。推拿方面，从西医学的观点来看，推拿作用部位以小腹、少腹和腰等为主要治疗部位，而这些部位从解剖学来看，正是子宫和卵巢在体表的投影区，缓慢柔和的手法，使子宫和卵巢受到一种良性刺激，可以提高子宫内膜对性激素的周期性反应。

二、痛经

痛经是妇女在行经期间或行经前后出现周期性小腹或腰骶部疼痛或胀痛，甚则剧痛晕厥的一种病证。本病多是由于气滞血瘀、寒凝、湿热、气血虚弱、肾气亏损所致。外邪客于胞宫，或情志不舒等导致气血滞于胞宫，冲任瘀阻，"不通则痛"，为实证；多种原因导致气血不足，冲任虚损，胞脉失于濡养，"不荣则痛"，为虚证。病位在胞宫、冲任，与肝、肾关系密切。

西医学的原发性痛经（生殖器官无器质性病变）和继发性痛经（常见于子宫内膜异位症、急慢性盆腔器官炎症或子宫颈狭窄阻塞等）属于本病的范畴。

【辨证要点】

临床可根据疼痛发生的时间、性质、部位、程度，结合月经情况、全身兼症、舌脉等进行辨证。

1. 主症　行经前后或行经少腹疼痛。

2. 辨虚实　经期或经行前小腹疼痛，疼痛剧烈，经色紫红或紫黑，有血块为实证。腹痛多在经后，少腹绵绵作痛，柔软喜按，月经色淡量少为虚证。

3. 辨兼症　经前伴有乳房胀痛，舌有瘀斑，脉弦涩为气滞血瘀；腹痛有冷感，得热痛减，月经量少，色紫黑有血块，苔白腻，脉沉紧为寒湿凝滞。面色苍白或萎黄，倦怠无力，头晕心悸，舌淡，舌体胖大边有齿痕，脉细弱为气血不足；腰膝酸软，头晕耳鸣，舌红，苔少，脉细为肝肾不足。

【治疗】

1. 针灸治疗

（1）实证

治法：行气活血，调经止痛。以任脉、足太阴经穴为主。

主穴：中极、三阴交、地机、次髎。

配穴：气滞血瘀加太冲；寒湿凝滞加归来。腹胀痛加天枢；胁痛加阳陵泉；胸闷加内关。

操作：毫针刺，用泻法，寒邪甚者可艾灸。

方义：中极为任脉经穴，可通调冲任之气，散寒行气；三阴交为足三阴经交会穴，可通经止痛；地机乃脾经郄穴，可疏调脾经气血而止痛；次髎为治疗痛经之经验穴。四穴合用，以行气活血散瘀，温经散寒止痛。

（2）虚证

治法：调补气血，温养冲任。以任脉、足太阴、足阳明经穴为主。

主穴：关元、三阴交、足三里。

配穴：气血虚弱加气海、脾俞；肝肾不足加肝俞、肾俞、太溪、太冲。失眠多梦加神门；头晕耳鸣加太溪。

操作：毫针刺，用补法，可温针灸。

方义：关元为任脉经穴，又是全身强壮要穴，有暖下焦、温养冲任之功效；三阴交为肝、脾、肾三经之交会，可调理三经气血；足三里为阳明经之合穴，补益气血。三穴合用，使气血充足，胞脉得养，冲任自调。

2. 推拿治疗

治法：通调气血。以任脉、足太阳经穴为主。

取穴：气海、关元、肝俞、脾俞、肾俞、八髎等。

手法：按揉法、摩法、擦法等。

操作：患者取仰卧位，术者于小腹部施以摩法。于气海、关元穴施以按揉法；患者取俯卧位，术者于八髎穴施以擦法，以透热为度。气滞血瘀者，加按揉章门、期门、肝俞、膈俞；寒湿凝滞者，加按揉血海、三阴交，擦肾俞、命门；气血虚弱者，加按揉脾俞、胃俞、足三里；肝肾不足者，加肝俞至肾俞、命门至腰阳关按揉法和擦法，以酸胀、透热为度。

3. 其他治疗

（1）耳针法 选内分泌、内生殖器、交感、神门、皮质下、卵巢、子宫、肾。每次取 2 ～ 4 穴，毫针刺或用埋针法、压丸法。

（2）艾灸法 选关元、气海穴，隔附子饼灸 3 ～ 5 壮，隔日 1 次。适用于子宫内膜异位引发的痛经。

（3）穴位注射法 选中极、关元、次髎穴。用 1% 利多卡因或 5% 当归注射液，每次取 2 穴，每穴注射药液 1 ～ 2mL，隔日 1 次。

（4）皮肤针法 选背、腰、骶部的督脉、膀胱经，下腹部的任脉、带脉及足三阴经循行线。循经叩刺，中等刺激，重点叩刺腰骶部、下腹部穴。隔日 1 次，于月经前 3 ～ 5 日开始治疗。

（5）穴位敷贴法 选神阙穴。用吴茱萸、白芍、延胡索各 30g，艾叶、乳香、没药各 15g，冰片 6g。研细末，每次 5 ～ 10g，用白酒调成膏状贴敷。

思考题

痛经何时治疗最有效？

答：痛经治疗应选择在月经前 1～2 周开始，一般连续治疗 2～4 个月经周期。

三、闭经

闭经，又称经闭，女子年过 16 周岁而月经尚未来潮，或以往有过正常月经周期，现停经在 3 个周期以上者。排除妊娠、哺乳、围绝经期因素。主要由于瘀滞、痰凝、血虚及肾虚导致胞脉闭阻，脉道不通，或气血不足，冲任血海空虚而致。本病病位主要在胞宫，与肝、脾、肾有关。

西医学的原发性闭经或继发性闭经，排除先天性无子宫、无卵巢、无阴道或处女膜闭锁等器质性病变所致的闭经，属于本病的范畴。

【辨证要点】

临床主要根据病史、病因、月经情况、全身兼症、脉象等进行辨证。

（一）血枯经闭

1. 主症　月经超期未至，或经期错后，经量逐渐减少，终至经闭。

2. 辨兼症　兼头晕耳鸣，腰膝酸软，五心烦热，潮热盗汗，舌红，苔少，脉弦细为肝肾不足；兼头晕目眩，心悸气短，神疲肢倦，舌淡，苔薄白，脉沉细为气血亏虚。

（二）血滞经闭

1. 主症　以往月经正常，骤然经闭不行。

2. 辨兼症　兼烦躁易怒，小腹胀痛拒按，舌质紫暗或有瘀斑，脉沉弦为气滞血瘀；兼形体肥胖，胸满倦怠，白带量多，苔腻，脉滑为痰湿阻滞；兼小腹冷痛，形寒肢冷，喜温暖，苔白，脉沉迟为寒凝血滞。

【治疗】

1. 针灸治疗

（1）血枯经闭

治法：养血调经。以任脉及足阳明经穴为主。

主穴：关元、足三里、归来。

配穴：肝肾不足加肝俞、肾俞、太溪；气血虚弱加脾俞、胃俞、气海。潮热盗汗加太溪；心悸气短加内关；食欲不振加中脘。

操作：毫针刺，用补法，可加灸。

方义：关元为任脉与足三阴经交会穴，可补下焦真元而助精血化生；足三里、归来健运后天之气，调补脾胃以资生化之源而养血，血海充盈，则经自通，月事按时而下。

（2）血滞经闭

治法：活血调经。以任脉及足太阴经穴为主。

主穴：中极、三阴交、血海。

配穴：气滞血瘀加合谷、太冲；寒凝血滞加命门、腰阳关；痰湿阻滞加阴陵泉、丰隆。胸胁胀满加内关；小腹胀满加归来。

操作： 毫针刺，用泻法，寒凝者可加灸。

方义： 中极为任脉经穴，能理冲任，疏调下焦；三阴交、血海通胞脉而调和气血。气血调和，冲任条达，经闭可通。

2. 推拿治疗

治法： 理气活血，通调冲任。以任脉、足太阳经穴为主。

取穴： 关元、气海、曲骨、膈俞、肝俞、脾俞、肾俞等。

手法： 一指禅推法、按揉法、摩法、擦法等。

操作： 患者取仰卧位，术者沿巨阙推至曲骨穴，自上而下施以一指禅推法，反复操作；重点于气海、关元穴施以按揉法；于小腹部施以摩法及掌按法。患者取俯卧位，术者沿背部两侧膀胱经施以擦法，往返操作；重点于膈俞、肝俞、脾俞、肾俞施以按揉法，以酸胀为度。肝肾不足者，加背部膀胱经、督脉擦法，以透热为度；气血虚弱者，延长中脘及上腹摩法时间，加按揉血海、足三里、三阴交穴，以酸胀为度；肝气郁结者，加按揉章门、期门穴，擦两胁，以温热为度；寒凝血滞者，延长背部膀胱经和督脉擦法时间。

3. 其他治疗

（1）**耳针法**　选内分泌、内生殖器、肾、子宫、卵巢。每次取 2～4 穴，毫针刺或用埋针法、压丸法。

（2）**皮肤针法**　选腰骶部相应背俞穴和夹脊穴及下腹部任脉、肾经、脾经、带脉等，从上而下，循经叩刺，隔日 1 次。

（3）**穴位注射法**　取肝俞、脾俞、肾俞、关元、归来、足三里、三阴交。每次取 2～3 穴，选当归注射液或红花注射液、黄芪注射液，每穴注射 0.5～1mL。

思考题

针灸推拿对闭经有一定的治疗作用，治疗中应注意哪些问题？

答：因该病的治疗疗程较长，治疗应谨守"虚者补而充之，实者泻而通之"的原则，虚实夹杂者当补泻兼顾，补中有通，泻中有养，务使脏腑功能和调，冲任气血充盈。在治疗期间，应避免过度劳累，注意七情调护，加强体育锻炼，宜劳逸结合，起居有时。

四、崩漏

崩漏是指妇女因冲任损伤，不能固摄经血，以致经血从胞宫非时妄行的病证。本病多与素体阳盛或劳倦思虑、饮食不节、房劳多产、七情内伤等有关。诸种原因导致的虚（脾、肾）、热和瘀，使子宫藏泻失常，冲任不固，不能制约经血所致。以经血非时而下，量多如崩；或量少如漏，淋漓不断为主要表现。本病病位在胞宫，与冲、任两脉及肝、脾、肾关系密切。

西医学的排卵性异常子宫出血及其他原因引起的子宫出血属于本病的范畴。

【辨证要点】

临床主要依据血量多少、血色气味，结合审脉辨舌及全身症状进行辨证。

（一）实证

1. 主症　崩漏下血量多，或淋漓不断。

2. 辨兼症　兼血色深红，气味臭秽，口干喜饮，舌红，苔黄，脉滑数为血热；兼经血量多，色紫而黏，带下量多，色黄臭秽，阴痒，苔黄腻，脉濡数为湿热；兼血色正常，或带有血块，烦躁易怒，小腹胀痛，苔薄白，脉弦为气郁；兼漏下不止，或突然下血量多，色紫红而黑，有块，小腹疼痛拒按，下血后疼痛减轻，舌质紫黯有瘀点，脉弦或涩为血瘀。

（二）虚证

1. 主症　暴崩下血，或淋漓不净，色淡质稀。

2. 辨兼症　兼面色萎黄，神疲气短，纳呆便溏，舌淡胖，苔白，脉沉细无力为脾虚；兼经血色淡质清，腰酸肢冷，舌淡，苔薄，脉沉细者为肾虚。

【治疗】

1. 针灸治疗

（1）实证

治法：清热利湿，固经止血。以任脉、足太阴经穴为主。

主穴：关元、三阴交、隐白。

配穴：血热加血海；湿热加阴陵泉；气郁加太冲；血瘀加地机。

操作：毫针刺，用泻法，隐白用艾炷直接灸。

方义：关元为任脉与足三阴经、冲脉之交会穴，可通调冲任，固摄经血；三阴交是足三阴经交会穴，可清泻三阴经瘀、热之邪，为治疗妇科病之要穴；隐白为脾经井穴，用艾炷直接灸是治崩漏经验之法。

（2）虚证

治法：健脾补肾，固冲止血。以任脉、足太阴、足阳明经穴为主。

主穴：气海、三阴交、肾俞、足三里、隐白。

配穴：脾虚加百会、脾俞；肾虚加命门、太溪。

操作：毫针刺，用补法，背俞穴可用灸法、隐白用艾炷直接灸。

方义：气海是任脉要穴，益气固本，补肾气而调冲任；三阴交为足三阴经交会穴，可健脾益肾；肾俞具有加强补肾固摄作用；足三里为胃经合穴，善助气血化生，补气摄血。

2. 其他治疗

（1）耳针法　选内生殖器、内分泌、卵巢、皮质下、肝、肾、脾。每次取 2 ~ 4 穴，用毫针中等强度刺激。亦可用埋针法或压丸法。

（2）皮肤针法　选腰骶、夹脊穴、足三阴经循行部位。自上而下，轻或中等强度叩刺，以皮肤潮红为度。

（3）穴位注射法　选足三里、关元、归来、三阴交、肝俞、脾俞、肾俞。每次取 2 ~ 3 穴，用 5% 当归注射液或 10% 红花注射液或维生素 B_{12} 注射液，每穴注射 0.5 ~ 1mL，隔日 1 次。

思考题

崩漏血止后的治疗是治愈崩漏的关键，临证中根据患者不同的年龄阶段应如何进行个体化的调理？

答：青春期患者，肾气初盛，冲任未实，多以调补肝肾佐以理气活血之法。育龄期患者，多因崩漏而导致不孕，故治疗要重在解决调经种子的问题。绝经前期患者，主要是解决因崩漏导致的体虚贫血，防止复发及预防恶性病变，根据肾阴阳偏颇而平衡阴阳。

五、绝经前后诸证

绝经前后诸证是指妇女在绝经期前后，出现以经行紊乱、头晕心悸、烦躁失眠、潮热汗出及情绪异常等为主要症状的一类病证。本病与先天禀赋、情志所伤、劳逸失度、经孕产乳所伤等因素有关。本病病位在肾，与肝、脾、心关系密切。绝经前后，肾气渐衰，天癸将竭，脏腑功能逐渐衰退，则使机体阴阳失去平衡而出现诸多证候。

西医学的围绝经期综合征属于本病的范畴。

【辨证要点】

临床辨证主要根据七七之年，月经紊乱及其伴随的症状，重在辨肾的阴阳平衡失调。

1. 主症　月经紊乱，性欲减退，头晕心悸，烦躁失眠，阵发性潮热汗出。

2. 辨兼症　兼头晕目眩，心烦易怒，烘热汗出，经来量多，或淋漓漏下，舌红，脉弦细为肝阳上亢；兼精神萎靡，头晕腰酸，形寒肢冷，脘腹满闷，肢体浮肿，大便稀溏，舌胖大，苔白滑，脉沉细弱为脾肾阳虚；兼头晕耳鸣，失眠多梦，五心烦热，腰膝酸软，舌红苔少，脉沉细而数为心肾不交。

【治疗】

1. 针灸治疗

治法： 滋补肝肾，调理冲任。取任脉、足太阴经穴及相应背俞穴为主。

主穴： 关元、气海、三阴交、肝俞、脾俞、肾俞。

配穴： 肝阳上亢加风池、太冲；脾肾阳虚加足三里、命门；心肾不交加心俞、神门。

操作： 毫针刺，主穴用平补平泻法，配穴按虚补实泻操作。

方义： 关元、气海属任脉，可补益元气，调和冲任；三阴交为肝、脾、肾三经交会穴，可健脾、疏肝、益肾；肝俞、脾俞、肾俞可调补肝、脾、肾三脏。

2. 推拿治疗

治法： 补益脾肾，疏肝理气。以任脉穴位及相应背俞穴为主。

取穴： 气海、关元、心俞、肝俞、脾俞、肾俞、神门等。

手法： 一指禅推法、按揉法、摩法、擦法等。

操作： 患者取仰卧位，术者于小腹部施以摩法，于气海、关元施以一指禅推法，于足三里、三阴交施以按揉法。患者取俯卧位，术者于心俞、肝俞、脾俞、肾俞施以按揉法和擦法，于肾俞、命门连线施以横擦法，以透热为度。肝阳上亢者，加太阳、百会太中按揉法，头顶、风池、肩井拿法及两胁擦法；脾肾阳虚者，延长全腹摩法时间；心肾不交者，加前额一指禅推法，神门、内关按揉法，涌泉穴擦法。

3. 其他治疗

（1）**耳针法**　选内分泌、内生殖器、皮质下、肝、心、肾、交感、神门。每次选2～4穴，毫针刺或用埋针法、压丸法。

（2）**电针法**　选三阴交、太溪。针刺得气后，接电针仪，疏密波，弱刺激，每日1次。

思考题

为何说绝经前后诸证应重在平调肾中阴阳？

答：本病以肾虚为本，病理变化以肾阴阳平衡失调为主，因此临床辨证关键在于辨清阴阳属性，治疗重在平调肾中阴阳。

六、带下病

带下病是指妇女阴道分泌物明显增多，色、质、气味发生异常的一种病证。带下病的发生常与感受湿邪、饮食劳倦、素体虚弱等因素有关。《丹溪心法》认为带下病多与痰湿有关。本病病位在胞宫，与带脉、任脉及脾、肾关系密切。种种原因导致脾虚运化失职或肾虚蒸腾失司，湿邪伤及任、带二脉，任脉失固，带脉失约，以致带下量明显增多，色质味异常而为病。

西医学的各类阴道炎、宫颈炎、盆腔炎性疾病、妇科肿瘤、内分泌功能失调（尤其是雌激素水平偏高）等疾病引起的阴道分泌物异常属于本病的范畴。

【辨证要点】

临床主要根据带下的量、色、质、局部症状、全身兼症等进行辨证。

1. 主症 阴道流出的黏稠液体明显增多，色、质、气味异常。

2. 辨兼症 兼带下色黄黏稠，气秽臭，阴中瘙痒，小腹作痛，小便短赤，身热，舌红苔黄，脉滑数为湿热下注；兼带下色白无臭，质黏稠，连绵不断，食少便溏，神疲乏力，舌淡苔白腻，脉濡弱为脾虚；兼带下色白，量多，质清稀，小腹及腰部寒凉，小便清长，大便溏薄，舌淡苔薄白，脉沉为肾虚。

【治疗】

1. 针灸治疗

治法：健脾利湿，补益肾气，固摄带脉。以足少阳、任脉及足太阴经穴为主。

主穴：带脉、中极、白环俞、三阴交。

配穴：湿热下注加阴陵泉、水道、次髎；脾虚加气海、足三里、脾俞；肾虚加关元、肾俞、照海。阴痒配蠡沟、太冲。

操作：毫针刺，带脉用平补平泻法，其余主穴用泻法。

方义：带脉穴固摄带脉，调理经气；中极可清利下焦，利湿化浊；白环俞助膀胱之气化，利下焦之湿邪；三阴交健脾利湿，调理肝肾，固经止带。

2. 推拿治疗

治法：调摄任带，清利湿热。以任脉、督脉穴位为主。

取穴：中脘、神阙、气海、关元、中极、命门、腰阳关、八髎穴等。

手法：一指禅推法、按揉法、摩法、振法、擦法等。

操作：患者取仰卧位，术者于中脘至中极施以一指禅推法，反复操作；于腹部（神阙、气海、关元）施以摩法及全掌振法，以小腹透热为度。患者取俯卧位，术者于命门、腰阳关、八髎穴连线施以擦法，以透热为度。脾虚者，加两侧脾俞、胃俞按揉法及擦法；肾虚者，加三阴交按揉法，涌泉穴擦法；湿热下注者，加腰部两侧膀胱经纵向擦法，腰及骶部横向擦法阴陵泉揉法。

3. 其他治疗

（1）拔罐法 选十七椎、腰眼、八髎周围之络脉。三棱针点刺出血后拔罐。每3～5天治疗1次。用于湿热下注所致带下。

（2）穴位注射法 选双侧三阴交。辨证选用黄芪注射液、胎盘注射液、双黄连注射液，每穴注射0.5～1mL。

（3）艾灸法 选三阴交、中极、命门、神阙。温和灸，每穴 5 ～ 10 分钟，隔日 1 次。适用于脾虚、肾虚所致的带下。

思考题

如何根据带下的色、味、质等的异常判断其可能病因？

答：如带下黄、赤，应排除癌症的可能性；若带下色黄、量多、有臭味，外阴瘙痒者，应考虑为滴虫性阴道炎；若带下乳白如豆渣状、量多，伴外阴瘙痒或刺痛者，应考虑为霉菌性阴道炎。

七、不孕症

不孕症是指育龄期妇女未避孕，男方生殖功能正常，婚后有正常性生活，同居 1 年以上而不受孕；或曾有过妊娠，而后未避孕，又连续 1 年以上未再受孕的病证。前者为原发性不孕，古称"无子""全不产"；后者为继发性不孕，古称"断绪"。本病常与先天禀赋不足、房事不节、反复流产、情志失调、饮食所伤等因素有关。病位在胞宫，与任、冲二脉及肾、肝、脾关系密切。受孕是一个复杂的过程，肾虚而天癸乏源，或肝气郁结，冲任不能相资，不能摄精成孕，或痰湿、瘀血阻滞气机而致胞脉不通等，均可导致不孕。

西医学中，因某些因素如输卵管炎、卵巢炎、子宫内膜炎、宫颈炎和内分泌失调、免疫因素等疾病阻碍受孕等，均属于本病范畴。

【辨证要点】

临床主要根据经期，月经的色、量、质，全身兼症进行辨证。

1. 主症 育龄期或曾孕育妇女，有正常性生活 1 年以上，配偶生殖功能正常，未避孕而不受孕。

2. 辨兼症 兼月经后期，量少色淡，性欲淡漠，腰酸肢冷，小便清长，舌淡，苔白，脉沉细为肾虚胞寒；兼经前乳房胀痛，经期先后不定，经行腹痛，量少色黯，烦躁易怒，舌质黯红，苔薄白，脉弦为肝气郁结；兼形体肥胖，经行延后，甚或闭经，带下量多，质黏稠，胸闷纳呆，苔白腻，脉滑者为痰湿内阻；兼月经后期，量少色紫有块，小腹疼痛，舌质紫黯，苔薄白，脉弦或涩为瘀阻胞宫。

【治疗】

1. 针灸治疗

治法：调理冲任，补肾助孕。取任脉穴及肾的背俞穴、原穴为主。

主穴：关元、肾俞、太溪、三阴交。

配穴：肾虚胞寒配神阙、命门；肝气郁结配期门、太冲；痰瘀内阻配丰隆、中脘；瘀阻胞宫配子宫、归来。

方义：关元属于任脉，位于脐下，邻近胞宫，可补肾经气血、壮元阴元阳，针之调和冲任，灸之温暖胞宫；肾主生殖，取肾之背俞穴肾俞、肾经原穴太溪，补益肾气，以治其本；三阴交通于任脉和脾、肝、肾诸经，既能疏肝理气行瘀，又能健脾化湿导滞，还能补益肾阴肾阳，调和冲任气血。

操作：毫针虚补实泻法。肾虚宫寒、痰瘀内阻者可加灸。

2. 推拿治疗

治法：调理冲任。以任脉、足太阴及足太阳经穴为主。

取穴：气海、关元、中极、命门、腰阳关、八髎等。

手法：按揉法、摩法、振法、擦法等。

操作：患者取仰卧位，术者于关元、气海、中极施以按揉法；于小腹部施以摩法及振法，以小腹透热为度。患者取俯卧位，术者于命门、腰阳关、八髎穴连线和腰部两侧膀胱经施以擦法，以透热为度。

3. 其他治疗

（1）耳针法　选内生殖器、皮质下、内分泌、肾、肝、脾。每次取 3～5 穴，毫针刺法或压丸法。

（2）穴位注射法　选关元、肾俞、归来、次髎、三阴交。每次选用 2 穴，选当归注射液、绒毛膜促性腺激素等，每穴注射 1～2mL，从月经周期第 12 日开始治疗，每日 1 次，连续治疗 5 次。

（3）灸法　选神阙。选用熟附子、肉桂、白芷、川椒、乳香、没药、五灵脂、大青盐、冰片等温肾助阳、化瘀行气类中药，共研细末，用黄酒调和制成药饼，置于神阙穴，上置大艾炷灸之，每次 8～10 壮，每周 1～2 次。

思考题

针灸推拿治疗女性不孕症的作用机理是什么？

答：针灸主要对神经内分泌功能失调性的不孕症效果良好。现代研究表明，针灸通过对下丘脑－垂体－卵巢轴的调节，使生殖内分泌功能恢复正常的生理状态，改善卵巢功能，促进卵泡正常发育，并通过刺激垂体促性腺激素的分泌，促进排卵，增加受孕机会。此外，推拿手法可以促进卵巢功能恢复，调整内分泌紊乱和基础体温异常，达到治疗女性不孕症的作用。

八、胎位不正

胎位不正是指妊娠 7 个月（28 周）后，经产前检查发现胎儿在宫内位置异常。本病多见于经产妇或腹壁松弛的孕妇。胎位不正若不能得到及时有效的纠正，分娩时有可能造成难产。胎位不正的发生常与禀赋不足、情志失调、形体肥胖、负重劳作等因素有关。本病病位在胞宫，与冲、任二脉及肾、肝、脾关系密切。由气血亏虚，转胎无力；或气机不畅，胎位难转所致。

【辨证要点】

临床主要根据妇科检查，辅以全身兼症、舌脉等进行辨证。

1. 主症　妊娠 28 周后经产科检查发现胎位不正。临床大多无自觉症状。

2. 辨兼症　兼神疲乏力，少气懒言，面色萎黄，心悸气短，舌淡薄白，脉滑无力或细弱为气血虚弱；兼情志抑郁，烦躁易怒，胸胁胀满，苔薄白，脉弦滑为肝郁气滞。

【治疗】

针灸治疗

治法：益气养血，疏肝理气，调正胎位。以足太阳经井穴为主。

主穴：至阴。

配穴：气血虚弱加足三里、三阴交；肝郁气滞加内关、太冲。

操作：至阴用艾条温和灸。操作时嘱孕妇排空小便，解松腰带，仰卧屈膝，每次灸双侧至阴15～20分钟，以温热感为度，每日1～2次。也可用麦粒灸，燃至局部有灼热感，即除去艾灰，每次7～10壮，每日1～2次。施灸3日后复查，至胎位转正为止。若配合膝胸卧位，每日两次，每次15分钟，效果更好。

方义：足太阳经气与足少阴肾经相交，至阴为足太阳膀胱经井穴，灸之能助肾水、调肾气，为调正胎位之经验要穴。配足三里、三阴交，健脾益气理胞；配内关、太冲可疏肝解郁理胞。

思考题

1. 针灸在矫正胎位不正方面疗效独特且确切，其作用机理是什么？

答：现代研究证实，针灸疗法通过兴奋垂体-肾上腺皮质系统，刺激相关激素的分泌，可使子宫紧张性增高，平滑肌收缩，使胎动增多，促使胎位不正得以纠正。

2. 针灸治疗胎位不正最佳治疗时机为何时？

答：一般而言，妊娠7～8个月（28～32周）为最佳治疗时机。

九、乳癖

乳癖是妇女乳房部常见的慢性良性肿块，以乳房肿块和胀痛为主症。多见于中青年妇女。乳癖的发生常与情志内伤、忧思恼怒等因素有关。本病病位在乳房，足阳明胃经过乳房，足厥阴肝经至乳下，足太阴脾经行乳外，故本病与胃、肝、脾关系密切。情志内伤、忧思恼怒，导致肝脾郁结，气血逆乱，痰浊内生，阻于乳络而成。本病基本病机为气滞痰凝，冲任失调。

西医学之乳腺小叶增生、乳房纤维瘤和乳房囊性增生症等属于本病范畴。

【辨证要点】

临床根据乳部肿块状况、部位、全身兼症等进行辨证。

1. 主症 单侧或双侧乳房单个或多个肿块，大小不等，增长缓慢，质韧或呈囊性感，无粘连，边界清楚，活动度好，胀痛或压痛。

2. 辨兼症 乳房肿痛结块随喜怒消长，兼急躁易怒，头晕胸闷，少腹胀痛，月经不调，苔薄，脉弦为肝郁气滞；兼眩晕恶心，胸闷脘痞，咳吐痰涎，苔腻，脉滑为痰浊凝结；兼午后潮热，头晕耳鸣，失眠多梦，腰背酸痛，舌淡，脉细数为肝肾阴虚。

【治疗】

1. 针灸治疗

治法：疏肝解郁，化痰消结。以足厥阴、足阳明经穴为主。

主穴：屋翳、乳根、膻中、天宗、肩井、期门。

配穴：肝郁气滞加肝俞、太冲；痰浊凝结加丰隆、中脘；肝肾阴虚加肝俞、肾俞。

操作：毫针刺，补泻兼施。乳根、膻中可向乳房肿块方向斜刺或平刺。

方义：屋翳、乳根疏导阳明经气，疏通局部气血；膻中为气海，泻之以利气机；天宗、肩井为治疗乳腺疾病之经验穴，可化痰消结；期门疏肝气，调冲任。

2. 推拿治疗

治法：调和肝脾，理气消结。以任脉及足厥阴、足阳明、足太阳经穴为主。

取穴：膻中、乳根、中脘、气海、关元、足三里、三阴交等。

手法：拿法、按揉法、摩法、擦法等。

操作：患者取仰卧位，术者于膻中、乳根穴施以轻柔缓和按揉法，于中脘、气海、关元施以按揉法，于胃脘部和腹部施以摩法。患者取坐位，术者拿肩井，按揉天宗、内关穴。肝郁气滞者，加章门、期门按揉法，两胁擦法；痰浊凝结者，延长腹部摩法时间，加丰隆、足三里、阴陵泉按揉法；肝肾阴虚者，加肝俞至肾俞按揉法和擦法，加腰骶部擦法，加血海、三阴交穴按揉法。

3. 其他治疗

（1）耳针法　选内分泌、神门、乳腺、卵巢、肝。毫针中度刺激，或用埋针法、压丸法。

（2）电针法　选乳根、屋翳，给予弱刺激。

思考题

针灸推拿治疗乳癖的作用机制是什么？

答：西医学认为，本病与卵巢功能失调有关，如黄体素分泌减少，雌激素分泌量相对增高。针灸可能通过改善下丘脑－垂体－卵巢轴功能，调节体内黄体素和雌激素的水平而发挥治疗作用。

十、乳少

乳少是指产后哺乳期内，产妇乳汁分泌甚少或者全无，又称"产后缺乳""乳汁不足""乳汁不行"。本病的发生常与素体亏虚或形体肥胖、分娩失血过多及产后情志不畅、操劳过度、缺乏营养等因素有关。本病病位在乳房，胃经经过乳房，肝经至乳下，脾经行乳外，故本病与胃、肝、脾关系密切。诸种原因导致乳汁化源不足或乳络不畅均可导致乳少。

西医学的产后泌乳过少属于本病的范畴。

【辨证要点】

临床主要根据乳房状况、乳汁情况及全身兼症、舌脉等进行辨证。

1. 主症　产后乳汁分泌量过少，甚或全无。

2. 辨兼症　兼乳汁清稀，乳房柔软无胀感，面色萎黄，头晕目眩，神疲食少，舌淡苔薄白，脉细弱为气血亏虚；兼产后乳少而浓稠，或乳汁全无，乳房胀满硬痛，胸胁胀闷，舌红苔薄黄，脉弦细为肝郁气滞；兼乳汁不稠，形体肥胖，胸闷痰多，舌淡胖，苔腻，脉沉滑为痰浊阻滞。

【治疗】

1. 针灸治疗

治法：调理气血，通络下乳。以任脉、足阳明经穴为主。

主穴：膻中、乳根、少泽。

配穴：气血亏虚加脾俞、胃俞、足三里；肝郁气滞加太冲、期门；痰浊阻滞加中脘、丰隆。

方义：膻中为八会之气会穴，又为任脉经穴，功在调气益血通乳；乳根为阳明经穴，通阳明经络而调气血以通乳；少泽为手太阳小肠经之井穴，分清浊，助脾胃化生气血而营养全身，为通乳的经验效穴；三穴合用达通络下乳之功效。脾俞、胃俞、足三里可补益脾胃，化生气血；太冲、期门可疏肝解郁，理气通乳；中脘、丰隆可和胃化痰，通络下乳。

操作：针刺膻中穴时，宜向两侧乳房平刺；乳根沿乳房向上平刺，使针感向乳房扩散；少泽点刺出血；虚证可加灸。

2. 其他治疗

（1）耳针法　选内分泌、交感、胸、肝、脾。每次取2～4穴，毫针刺或用埋针法、压丸法。

（2）艾灸法　选膻中、乳根。温和灸每穴 10 ～ 20 分钟，每日 1 ～ 2 次。

（3）皮肤针法　选背部从肺俞至三焦俞及乳房周围。背部从上而下每隔 2cm 叩刺一处，并可沿肋间向左右两侧斜行叩刺，乳房周围做放射状叩刺，乳晕部做环形叩刺，以局部潮红为度。

思考题

1. 针刺治疗乳少时的操作要领有哪些？

答：针刺膻中穴时，宜向两侧乳房平刺，乳根宜沿乳房向上平刺，使针感向乳房扩散；少泽可点刺出血。同时应争取早期治疗，发病时间越短，治疗效果越好。

2. 试分析针灸治疗乳少的优势。

答：乳少的病因多数是由于气血亏虚，乳汁化生无源所致，或由于肝郁气滞或痰浊阻滞，乳络不通所致。针灸治疗缺乳的优势表现在：针灸操作简单、使用方便、疗效肯定、便于推广；还可以排除药物对产妇及婴儿的影响，可以让婴儿安全地得到母乳喂养。

十一、遗精

遗精是指不因性生活而频繁遗泄精液的一种病证。因梦而泄称"梦遗"；无梦甚至清醒时精液自行流出为"滑精"。青壮年偶有遗精，过后无其他症状者，多属精满自溢现象，不作病论。多由于情志失调、劳神过度、饮食不节等原因，致肾之封藏失职，精关不固而发生。本病病位在肾，与心、肝、脾相关。

西医学的神经官能症、前列腺炎、精囊炎、睾丸炎等疾患，引起以遗精为主要症状者属于本病的范畴。

【辨证要点】

临床主要根据遗精的性质、全身兼症等进行辨证。

1. 主症　频繁遗精，梦遗或滑精。

2. 辨兼症　兼少寐多梦，小便短赤，善恐健忘，头晕目眩，心中烦热，口干，舌红少苔，脉细数为心肾不交；兼遗精频作，小便热赤混浊，口苦或渴，心烦少寐，口舌生疮，大便臭溏，苔黄腻，脉濡数为湿热下注；兼遗精频作，甚至滑精，头晕目眩，面色少华，耳鸣健忘，畏寒肢冷，舌淡苔薄，脉沉细为肾气亏虚。

【治疗】

1. 针灸治疗

治法：益肾固摄。以任脉、足少阴经穴及背俞穴为主。

主穴：关元、三阴交、志室、大赫、太冲。

配穴：心肾不交加心俞、神门、太溪；湿热下注加阴陵泉；肾气亏虚加肾俞、太溪。

操作：主穴毫针刺，用平补平泻法。关元宜向下呈 70°～ 80°角斜刺，以针感至阴茎为好。大赫可直刺 0.8 ～ 1.2 寸，以局部酸胀为佳，有时针感可向上传至胸腹部，向下传至会阴部。肾气亏虚加用灸法为宜，湿热下注可在太冲穴点刺放血。

方义：关元为足三阴经与任脉交会穴，是人体元气的根本，用以振奋肾气；三阴交以补益肝肾；志室以固精收涩；大赫为治疗遗精之经验穴；肝经环绕阴器，刺太冲可调肝之疏泄功能。

2. 其他治疗

（1）耳针法　取内生殖器、肾、心、神门、内分泌、皮质下。每次选 3 ～ 5 穴，毫针轻刺激，或用埋针法或压丸法。

（2）穴位注射法　取关元、中极，用当归注射液，或维生素 B_1 或 B_{12} 注射液，每穴注射 0.5mL，隔日 1 次。

（3）穴位贴敷法　取五倍子粉末 200g，加醋调和成膏。选神阙、关元穴，取药膏如枣大，贴敷穴位。每天换药 1 次，一般连续治疗 10～15 天。

（4）皮肤针法　取小腹部任脉、肾经，腰骶部第 2 腰椎至第 5 骶椎两旁及三阴交穴，轻叩。每日或隔日 1 次。

思考题

如何区别梦遗和滑精？

答：有梦而遗精者为"梦遗"，无梦而遗精甚至清醒时精液流出者为"滑精"。梦遗多因相火妄动，滑精多为肾虚，精关不固。梦遗多属实证，滑精多属虚证。

十二、阳痿

阳痿是指成年男子在性交时，由于阴茎痿弱不举，或临房举而不坚，坚而不久，不能进行正常性交的一种病证。多由于情志抑郁、惊恐损伤、脏腑虚损或外邪侵袭等因素，致使气血不足，宗筋失养或宗筋受灼而引起阴茎痿弱不用。本病病位在宗筋，与肝、肾、心、脾相关，在经脉上主要与足厥阴、足少阴及手足阳明经有关。

西医学的男子性功能障碍和某些慢性疾病引起的以阳痿为主要症状者属于本病的范畴。

【辨证要点】

临床主要根据阴茎勃起情况、全身兼症等进行辨证。

1. 主症　性交时，阴茎不能勃起，或勃起不坚，或坚而不久，以致不能插入阴道完成正常性交。

2. 辨兼症　兼精薄清冷，头晕耳鸣，腰膝酸软，舌质淡，苔薄白，脉沉细弱为命门火衰；兼心悸失眠，神疲乏力，食少便溏，舌淡，苔薄白，脉细弱为心脾亏损；兼心悸易惊，胆怯多疑，苔薄白，脉弦细为惊恐伤肾；兼阴囊潮湿腥臊，瘙痒坠胀，小便短赤，舌红，苔黄腻，脉滑数为湿热下注；兼心情抑郁，胸胁胀痛，舌苔薄白，脉弦为肝气郁结。

【治疗】

1. 针灸治疗

治法：调神安志，益肾起痿。以任脉、足太阴经穴及背俞穴为主。

主穴：关元、三阴交、肾俞、内关。

配穴：命门火衰加命门、腰阳关；心脾亏损加心俞、脾俞、足三里；惊恐伤肾加志室、胆俞；湿热下注加阴陵泉、行间、次髎；肝气郁结加肝俞、太冲。失眠多梦加神门、心俞。

操作：主穴毫针刺，用补法。关元、命门、腰阳关可加灸。

方义：关元为元气所存之处，补之可使真元得充，恢复肾之作强功能，兴奋宗筋；三阴交补益肝肾，健运脾土；肾俞以培补肾气；内关为调神导气之效穴，以调神通经，治神充精以助阳事。

2. 其他治疗

（1）耳针法　取肾、肝、心、脾、外生殖器、神门、内分泌、皮质下。每次选 3～5 穴，毫针弱刺激，每日或隔日 1 次，也可用埋针法或压丸法。

（2）穴位注射法　取关元、三阴交、肾俞、足三里。可选用胎盘组织液或黄芪注射液、当归注射液、丙酸睾酮、维生素 B_1 注射液，每次每穴 0.5～1mL，隔日 1 次。

思考题

针灸治疗阳痿的原则是什么？

答：由于阳痿的病位在心、肝、脾、肾，多由纵欲过度，久犯手淫，肾气损伤，命门火衰，宗筋失养所至；或因七情内伤，思虑劳神，心脾受损，惊恐伤肾，气血亏损，宗筋失养而弛缓；或因湿热过甚，下注宗筋，宗筋受灼，发为阳事不举。故治疗应以补益肝肾，清热利湿为原则。

十三、前列腺综合征

前列腺综合征是指因前列腺各种病变引起的下尿路受阻而产生的一系列症状和病理改变。前列腺增生、前列腺结石、前列腺炎等压迫尿道导致膀胱出口处梗阻，均可引起前列腺综合征。本病主要由于肾元亏虚，津液输布失常，痰浊瘀生，或肝郁气滞，湿热下注，膀胱气化不利，水道不通而发生。本病病位在肾、膀胱，与三焦、肺、脾、肝相关。

前列腺综合征属于中医学"淋浊""癃闭""白淫""淋证"等病的范畴。

【辨证要点】

临床主要根据排尿情况、全身兼症等进行辨证。

1. 主症　尿频，尿道滴白，排尿困难，排尿中断，血尿，会阴部胀痛，腰痛等。

2. 辨兼症　兼小便赤热短涩，渴不欲饮，舌质红，苔黄腻，脉滑数为膀胱湿热；兼心烦易怒，胁腹胀满，阴部胀痛，排尿间隔缩短，舌质淡或紫黯，苔薄白，脉弦涩为气滞瘀阻；兼小便频数清长，排尿无力，神怯气弱，腰膝酸软，舌质淡苔白，脉沉细为脾肾虚弱；兼尿道灼热，尿少而黄，可见尿血，咽干心烦，腰膝酸软，舌红少苔，脉细数为阴虚火旺。

【治疗】

1. 针灸治疗

治法：通腑利尿。以任脉、足太阳经穴为主。

主穴：中极、曲骨、秩边、水道、膀胱俞、三阴交。

配穴：膀胱湿热加阴陵泉、行间；气滞瘀阻加太冲、血海；脾肾虚弱加脾俞、肾俞；阴虚火旺加复溜、照海。

操作：中极透曲骨，采用捻转补法，令麻胀感放散至前阴，然后虚证可加灸；秩边透水道，采用直刺深透，患者取侧卧屈膝位，用 30 号芒针徐缓进针，刺至 3～5 寸有针感后，行弹搓手法，令针感放散至尿道；膀胱俞、三阴交用平补平泻法。

方义：中极为膀胱之募穴，曲骨为任脉穴，两穴可调理膀胱之气化功能；秩边透水道以利水通淋；膀胱俞、中极为俞募配合；三阴交有利尿通淋的作用。

2. 其他治疗

（1）耳针法　取肾、尿道、膀胱、外生殖器、脑。毫针刺或压丸法。

（2）电针法　①取阴陵泉、阳陵泉、水道、曲泉。②取三阴交、膀胱俞、委阳、三焦俞。以上任选一组，交替使用，用疏密波或断续波治疗。

（3）皮肤针法　叩刺腰骶部、少腹部、中极、关元、小腿内侧及阳性反应点处，中度或较重度刺激。

思考题

现代研究表明，不同的针灸刺法对改善因前列腺肥大引起的排尿功能障碍效果不同。针灸治疗该症首选的刺灸方法是什么？

答：首先透刺针法，即中极透曲骨，采用捻转补法，令麻胀感放散至前阴；然后秩边透水道，采用直刺深透，患者取侧卧屈膝位，用30号芒针徐缓进针，刺至3～5寸有针感后，行弹搓手法，令针感放散至尿道。

第三节　儿科病证

一、小儿发热

小儿发热是指体温超过正常范围，为小儿常见的一种病证。主要由于小儿体质偏弱，寒温失宜，风寒风热之邪侵袭体表，卫阳被郁而致发热；或由于乳食内伤，致肺胃壅盛，郁而发热；或先天不足，后天失养，致肺阴不足而发热。本病病位在肺。

西医学的上呼吸道感染、急性扁桃体炎、流行性感冒、肺炎和消化不良所引起的发热属于本病的范畴。

【辨证要点】

临床主要根据病情轻重、全身兼症等进行辨证。

1. 主症　发热，人体口腔温度＞37.5℃，或肛温＞38℃，或一天中体温波动超过1.0℃。

2. 辨兼症　兼头痛，无汗，鼻塞，流涕，苔薄白，指纹鲜红为外感风寒；兼发热，微汗出，咽痛，流黄涕，苔薄黄，指纹红、紫为外感风热；兼高热，面赤，气促，腹满，舌红苔燥，指纹深紫为肺胃实热；兼低热，午后、夜间发热，盗汗，舌质红，少苔或无苔，脉细数，指纹淡紫为阴虚发热。

【治疗】

1. 针灸治疗

治法：清热解表，滋阴宣肺。以督脉、手阳明经穴为主。

主穴：大椎、曲池、外关、合谷。

配穴：外感风寒加风池、风门、列缺；外感风热加孔最、鱼际、少商；肺胃实热加尺泽、内庭；阴虚发热加肺俞、肾俞、三阴交。

操作：主穴毫针刺，用泻法。大椎可行点刺放血或刺络拔罐法；少商宜点刺放血。

方义：大椎属督脉，为诸阳之会，能宣散一身阳热之气；肺与大肠相表里，曲池为手阳明经合穴，配手阳明经原穴合谷，可宣肺解表；外关既为手少阳之络穴，又属八脉交会穴，通于阳维，善宣达三焦气机，疏散风热。

2. 推拿治疗

治法：清热解表，滋阴宣肺。

操作：①外感发热：开天门、推坎宫、揉太阳、清肺经、清天河水。②肺胃实热：清肺经、清胃经、清大肠、揉板门、运内八卦、清天河水、推六腑、揉天枢。③阴虚发热：补脾土、补肺经、揉上马、清天河水、运内劳宫、揉足三里、推擦涌泉。

加减：风寒者，加推三关、揉二扇门、拿风池、推天柱骨；风热者，加推脊、清天河水；咳嗽痰急者，加推揉膻中、揉肺俞、运内八卦、揉丰隆；脘腹胀满、不思饮食、嗳酸呕吐者，加揉板门、分腹阴阳、摩中脘、推天柱骨；惊惕不安、睡卧不宁者，加清肝经、捣揉小天心、掐揉五指节；自汗、盗汗者，加揉肾顶、补肾经、捏脊；烦躁不眠者，加清肝经、清心经、开天门、揉百会、掐五指节。

3. 其他治疗

（1）耳针法　取神门、交感、肾上腺、额、肺、内鼻、耳尖。每次选 2～3 穴，毫针刺或压丸法。

（2）拔罐法　取大椎、身柱、大杼、肺俞、风门。拔罐后留罐 15 分钟，或于背部膀胱经走罐。

（3）穴位注射法　取大椎、风门、曲池。每穴注入柴胡注射液 0.5mL，每日 1 次。

思考题

小儿发热的原因有哪些？针灸治疗常用穴位是什么？

答：引起小儿发热的原因很多，最主要的是感受外邪，邪正相争。如感受风热、暑热、疫毒之邪所致。针灸治疗小儿发热常用大椎、曲池、合谷、十宣。风热配鱼际、外关；肺热配少商、尺泽；气分热盛配内庭、历兑；热入营血配中冲、内关等。针刺用泻法，大椎、十宣可点刺出血。

二、小儿食积

小儿食积是指小儿乳食停滞不化，气滞不行所致的以不思饮食、腹胀嗳腐、大便不调为主要症状的一种病证。本病主要由于喂养不当，乳食内积，脾胃虚弱，运化失健所致。病位在脾胃，可涉及心、肝、肺、肾。

西医学的胃肠消化不良、肠寄生虫等疾病属于本病的范畴。

【辨证要点】

临床主要根据病程长短、全身兼症等进行辨证。

1. 主症　不思饮食、脘腹胀满、嗳腐呕吐、大便不调。

2. 辨兼症　兼嗳腐吞酸，烦躁哭闹，大便酸臭或夹有不消化食物，小便短黄如米泔，舌淡，苔白腻，脉弦滑为乳食内积；兼面色萎黄，形体消瘦，呕吐酸馊，大便溏薄，舌淡红，苔白厚腻，脉细弱为脾胃虚弱。

【治疗】

1. 针灸治疗

治法：健脾和胃，化积消滞。以足阳明经穴为主。

主穴：足三里、天枢、里内庭。

配穴：乳食内积加中脘、梁门；脾胃虚弱加脾俞、胃俞。呕吐加内关。

操作：毫针刺，足三里用补法或平补平泻法，天枢、里内庭用泻法。

方义：足三里为胃经合穴，能健脾消食，强胃益气；天枢为大肠募穴，能调理肠道，消积化滞；里内庭为治疗食积经验穴。

2. 推拿治疗

治法：健脾和胃，化积消滞。

操作：补脾土、运板门、运内八卦、揉中脘、摩腹、揉脐、揉足三里、捏脊。

加减：大便秘结者，加清大肠、摩腹、揉龟尾、推下七节骨；手足心热者，加清天河水。

3. 其他治疗

（1）皮肤针法　取脾俞、胃俞、夹脊穴。轻刺激，每日 1 次，每次 20 分钟。

（2）三棱针法　取四缝穴。三棱针点刺，挤出黄白色透明样黏液或少许血液，隔日 1 次，3 ～ 5 次为 1 个疗程。

思考题

何谓疳证？其治法、主穴及配穴如何？

答：疳证是由多种慢性疾患引起的一种疾病，临床以精神萎靡、面黄肌瘦、腹部隆起、毛发稀疏焦枯为特征。针灸治法为健脾益胃，化滞消疳；主穴：中脘、足三里、四缝；随症配穴：食积者加下脘、璇玑、腹结，虫积配天枢、百虫窝，重症疳积加神阙、气海、肺俞、肾俞、膏肓等。

三、小儿腹泻

小儿腹泻是指小儿大便次数增多，便质清稀，甚至如水样的一种病证。多见于 6 个月～ 2 岁以下小儿，夏、秋季节多发。本病主要由于感受外邪，内伤乳食，导致脾胃运化失司，小肠泌别清浊和大肠传导功能失常而发生。本病病位在肠，与脾、胃相关。

西医学的单纯性消化不良和急、慢性肠炎等疾病属于本病的范畴。

【辨证要点】

临床主要根据大便情况、全身兼症等进行辨证。

1. 主症　大便次数增多，便质清稀，甚至如水样或完谷不化。

2. 辨兼症　兼大便清稀多沫，肠鸣腹痛，小便清长，苔白腻，指纹色红或青，脉濡为寒湿泻；兼腹痛即泻，急迫暴注，色黄褐热臭，尿少色黄，苔黄腻，指纹色紫，脉滑数为湿热泻；兼腹痛胀满，泻前哭闹，泻后痛减，大便量多酸臭，呕吐酸馊，舌苔厚腻，脉滑为伤食泻；兼久泻不愈，便稀，夹有奶块或食物残渣，食欲不振，形体消瘦，舌淡苔薄，指纹淡红，脉濡为脾虚泻。

【治疗】

1. 针灸治疗

治法：运脾化湿，理肠止泻。以大肠的俞募穴、下合穴为主。

主穴：天枢、大肠俞、上巨虚、神阙、三阴交。

配穴：寒湿泻加脾俞、阴陵泉；湿热泻加合谷、下巨虚；伤食泻加中脘、建里；脾虚泻加脾俞、足三里。

操作：主穴用毫针刺，平补平泻法。神阙穴用隔盐灸或隔姜灸。

方义：天枢为大肠募穴，大肠俞为大肠背俞穴，二穴为俞募相配，与大肠之下合穴上巨虚合用可调理肠腑止泻；神阙穴居中腹，内联肠腑，急、慢性腹泻灸之皆宜；三阴交化湿止泻。

2. 推拿治疗

治法：温中导滞，健脾止泻。

操作：①寒湿泻：补脾经、推三关、补大肠、揉外劳宫、揉脐、推上七节骨、揉龟尾、按揉足三里。②伤食泻：补脾经、清大肠、揉板门、运内八卦、揉中脘、摩腹、揉天枢、揉龟尾。③湿热泻：清脾经、清胃经、清大肠、清小肠、退六腑、揉天枢、揉龟尾。④脾虚泻：补脾经、补大肠、推三关、摩腹、揉脐、推上七节骨、揉龟尾、捏脊。

加减：腹痛肠鸣者，加揉一窝风、拿肚角；惊惕不安者，加清肝经、掐揉五指节；腹胀者，加运内八卦；久泻不止者加按揉百会。

3. 其他治疗

（1）耳针法　取大肠、胃、脾、肝、肾、交感。每次选 3 ～ 4 穴，毫针刺或压丸法。

（2）穴位注射法　取天枢、上巨虚。用小檗碱注射液或维生素 B_1、B_{12} 注射液，每穴注射 0.5 ～ 1mL，每日 1 次。

思考题

小儿腹泻的原因及如何进行推拿治疗？

答：小儿腹泻多因感受外邪、内伤乳食与脾胃虚弱有关，最常见的当然是伤食。小儿腹泻只要不发烧，神志清，精神状态良好，大便没有脓血，完全可以采用推拿治疗。推拿方法：补脾经 100 ～ 300 次，清大肠 100 ～ 300 次，揉板门 100 ～ 300 次，运内八卦 100 ～ 300 次，揉中脘 100 ～ 300 次，揉天枢 100 ～ 300 次，揉龟尾 100 ～ 300 次。

四、小儿遗尿

遗尿是指 3 周岁以上小儿睡眠中小便自遗，醒后方知的一种病证，又称"夜尿症"。多由肾气不足，下元亏虚，脾肺两虚等导致膀胱约束无力，水道制约无权而发生。本病病位在膀胱，与任脉、肺、脾、肾、肝相关。

在西医学中，本病多见于神经发育尚未成熟，大脑皮质或皮质下中枢功能失调者。泌尿系感染和隐性脊柱裂等疾病引起的遗尿亦属本病的范畴。

【辨证要点】

临床主要根据遗尿频繁程度、全身兼症等进行辨证。

1. 主症　睡中小便自遗，数夜或每夜一次，甚则一夜数次。

2. 辨兼症　兼精神萎靡，面色苍白，小便清长而频数，肢寒怕冷，舌淡苔白，脉沉迟无力为肾气不足；兼尿频而量少，面白神疲，食欲不振，大便稀溏，舌淡，脉沉细为脾肺气虚。

【治疗】

1. 针灸治疗

治法：温肾固摄，健脾益肺。以任脉、足太阴经、膀胱俞募穴为主。

主穴：关元、中极、膀胱俞、三阴交。

配穴：肾气不足加肾俞、太溪、命门；脾肺气虚加肺俞、脾俞、足三里。睡眠深沉加百会、神门。

操作：主穴毫针刺，用补法。中极、关元直刺或向下斜刺，使针感达到阴部为佳。肾俞、关元可行温针灸或隔附子饼灸。

方义：关元为任脉与足三阴经交会穴，可培补元气，固摄下元；中极、膀胱俞是膀胱的募穴和俞穴，可调理膀胱以增收涩固脱之力；三阴交为足三阴经交会穴，疏调肝脾肾而止遗尿。

2. 推拿治疗

治法：温补肾阳，补益脾肺。

操作：补脾经、补肾经、补肺经、推三关、揉外劳宫、按揉百会、揉丹田、按揉肾俞、擦腰骶部、按揉三阴交。

加减：如小便清长者，加清小肠；腹痛明显者，加拿肚角；烦躁不安者，加掐揉小天心。

3. 其他治疗

（1）**耳针法** 取肾、膀胱、皮质下、尿道、脑点。每次选 2～3 穴，毫针中等刺激，每日 1 次，留针 20 分钟，或用埋针法或压丸法。

（2）**皮肤针法** 取夹脊穴、膀胱俞、八髎、肾俞、关元、气海、曲骨、三阴交。轻、中度叩刺，至皮肤潮红为度。

（3）**穴位注射法** 取肾俞、次髎、三阴交。用 10% 普鲁卡因注射液，每穴注射 1mL，每次 1 穴，三穴交替使用，隔日 1 次。

思考题

古代医家治疗遗尿用穴特点有哪些？

答：古代医家治疗遗尿多选用下腹部、腰骶部腧穴为主，如中极、气海、关元、肾俞、膀胱俞等，又常配合远道穴足三里、三阴交等提升中气，补益肺气。

五、小儿夜啼

小儿夜啼是指小儿白天如常，入夜则啼哭不眠，时哭时止，或每夜定时啼哭，甚至通宵达旦的一种病证。多见于半岁以内的婴幼儿，民间俗称"夜哭郎"。主要由于脾寒腹痛、心热神扰、惊恐伤神、食积胃脘等所致。本病病位在心、脾、胃。

【辨证要点】

临床主要根据全身兼症等进行辨证。

1. 主症 白天如常，入夜啼哭，或每夜定时啼哭，甚至通宵达旦。

2. 辨兼症 兼哭声低弱，食少便溏，唇色淡白，舌苔薄白，指纹青红，脉沉细为脾脏虚寒；兼哭声较响，烦躁不安，小便短赤，面赤唇红，舌尖红，苔薄白，指纹青紫，脉数有力为心经积热；兼夜间突然啼哭，时作惊惕，唇与面色乍青乍白，脉舌多无变化为惊恐伤神；兼阵发啼哭，哭声响亮，脘腹胀满，呕吐乳块，大便酸臭，舌苔厚，指纹紫为乳食积滞。

【治疗】

1. 针灸治疗

治法：补脾安神或清心定惊安神。以足太阴、足阳明、手少阴经穴为主。

主穴：大陵、神门、太白、三阴交、足三里。

配穴：脾脏虚寒加脾俞、关元；心经积热加阴郄、内关；惊恐伤神加内关、通里；乳食积滞加中脘、四缝。

操作：主穴毫针刺，快速点刺不留针。

方义：大陵为手厥阴心包经原穴，神门为手少阴心经原穴，二穴相配清心安神，镇惊止骇；太白为足太阴脾经原穴，配三阴交温中健脾；足三里补中益气，消食导滞。

2. 推拿治疗

治法：温中健脾，安神导滞。

操作：①脾脏虚寒：补脾土、推三关、摩腹、揉中脘。②心经积热：清心经、清小肠、清天河水、揉总筋、揉内劳宫。③惊恐伤神：推攒竹、清肝经、揉小天心、揉五指节。④乳食积滞：清补脾经、清大肠、摩腹、揉中脘、揉天枢、揉脐、推下七节骨。

加减：体虚者，加捏脊。

3. 其他治疗

（1）三棱针法　医者握住患儿中指，常规消毒后，持细三棱针，点刺中冲穴，使出血 3 ～ 5 滴。

（2）耳针法　取心、肝、脾、神门、内分泌、交感。每次选 2 ～ 3 穴，毫针刺或用压丸法。

（3）灸法　取中脘穴，以吴茱萸、肉桂研成细末做成药饼，行隔药饼灸法，每次灸 20 分钟，每日 1 次。

思考题

西医学将小儿夜啼分为生理性和病理性两大类。针灸推拿治疗小儿生理性夜啼具有较好的疗效，常作为首选的治疗方法，除此之外治疗小儿夜啼还有哪些外治法？

答：还有三棱针法、耳针法、隔药饼灸法等。

六、小儿惊风

小儿惊风又称小儿惊厥，是以四肢抽搐，角弓反张，口噤不开为特征的一种病证。严重者可出现神志不清，本病以 1 ～ 5 岁婴幼儿多见。分为急惊风和慢惊风两种。急惊风多因热邪入里，导致热极生风；慢惊风多由脾肾阳虚或肾阴不足，导致虚风内动。本病病位在心、肝、脑，与脾、肾相关。

西医学中因高热、脑炎、脑膜炎、大脑发育不全等所致抽搐属于本病的范畴。

【辨证要点】

临床主要根据发病缓急、病情轻重、神志情况、全身兼症等进行辨证。

1. 主症　四肢抽搐，角弓反张，口噤不开，甚至神志不清。

2. 辨急、慢惊风　抽风，甚则神昏。发病急骤，高热，面红唇赤，气急鼻煽，烦躁不安，继而出现神志昏迷，两目上视，牙关紧闭，四肢抽搐，脊背强直，苔微黄，脉浮数或弦滑为急惊风；起病缓慢，时惊时止，面色苍白，嗜睡无神，四肢不温，抽搐乏力，时作时止，舌淡，苔薄或少苔，脉沉迟或沉细数为慢惊风。

【治疗】

1. 针灸治疗

治法：急惊风豁痰开窍，镇惊息风；慢惊风健脾益肾，镇惊息风。以督脉、足阳明、足厥阴经穴为主。

主穴：①急惊风：水沟、印堂、合谷、太冲。②慢惊风：百会、印堂、气海、足三里、太冲。

配穴：壮热加大椎、十宣放血；痰多加丰隆；烦躁不安加神门；潮热加太溪；口噤不开加颊车。

操作： 主穴毫针刺，急惊风用泻法，慢惊风用平补平泻法。

方义： 百会、水沟、印堂位居督脉，有开窍醒神定惊之功；合谷、太冲相配谓开"四关"，功善平肝息风治惊厥；气海益气培元，足三里补脾健胃。

2. 推拿治疗

治法： 急惊风清热开窍，镇惊息风；慢惊风补益脾肾，镇惊息风。

操作： ①急惊风：掐水沟、掐端正、掐老龙、掐威灵、拿合谷、拿曲池、拿肩井、拿承山、拿委中、推脊。②慢惊风：补脾土、清肝经、补肾经、按揉百会、推三关、拿曲池、揉中脘、摩腹、按揉足三里、捏脊、拿委中。

加减： 痰多者，加清脾经、揉天突、揉肺俞、揉丰隆；壮热者，加清肺经、退六腑、清天河水。

3. 其他治疗

（1）耳针法　取交感、神门、皮质下、心、肝。每次选 2～3 穴，毫针刺，中强度刺激，每次留针 30 分钟，每日 1 次。

（2）三棱针法　取十宣或十二井穴点刺放血。

思考题

"四关穴"是息风止痉、醒脑开窍的经验配穴，其作用机理是什么？

答：合谷、太冲两穴合称为"四关穴"，即是指人体生命的关口，两穴一气一血、一阴一阳、一手一足，可调整上下阴阳，善于平肝息风而治惊厥。

七、小儿肌性斜颈

小儿肌性斜颈又称斜颈，俗称"歪脖"，是由于各种原因造成一侧胸锁乳突肌发生纤维性挛缩，引起头倾向肌肉挛缩的一侧，下颏转向对侧，颈部向患侧活动受限的一种病证。主要由于先天胎位不正或后天损伤导致经筋受损，瘀血留滞，筋脉拘急而发生。

本病属于中医学"项痹""筋结"的范畴。病位在颈项部经筋，与督脉、手足太阳和足少阳经相关。

【辨证要点】

临床主要根据等进行辨证。

1. 主症　一侧胸锁乳突肌挛缩，头倾向肌肉挛缩的一侧，下颏转向对侧，颈部向患侧活动受限。

2. 辨轻重　发病早期，病情较轻，可于一侧颈部胸锁乳突肌中、下 1/3 处触及如黄豆或花生米大小包块，质较硬，患儿颈部向健侧转动时；后期，病情加重，胸锁乳突肌挛缩逐渐加重，甚至成一条无弹性的纤维索带，并逐渐出现面部和头部畸形。

【治疗】

1. 针灸治疗

治法： 理气活血，化瘀散结。以局部经穴和阿是穴为主。

主穴： 阿是穴、大椎、大杼、阳陵泉、悬钟。

配穴： 翳风、完骨、天牖、扶突、气舍、肩井、天宗。

操作：主穴毫针刺，平补平泻法，不留针。

方义：阿是穴疏通局部经络气血，化瘀散结；大椎为诸阳之会，通督脉经气，大杼为骨会，阳陵泉为筋会，悬钟为髓会，诸穴合用通阳舒筋，壮骨益髓。

2. 推拿治疗

治法：舒筋散结，通络消肿。

操作：①推揉法：患儿取仰卧位，术者用食指、中指、环指三指并拢沿着患侧胸锁乳突肌上下反复操作数遍。②拿捏法：由拇指、食指拿起肿物，上下来回拿捏数遍。③牵拉法：患儿取坐位，术者一手固定患侧肩部，另一手推患侧头部，使头部尽量偏向健侧肩部，反复牵拉操作数遍。④旋转法：术者用双手分别托起下颌和枕部，向患侧旋转，反复操作数遍。⑤最后配合轻拿肩井 3 ～ 5 次结束。

加减：若伴有眼面部大小不一，或颈肩部不对称者，加揉局部治疗。

3. 其他治疗

（1）皮肤针法　使患儿保持舒适体位，先沿胸锁乳突肌走行及颈部圆卵状肿块周围叩刺，再取患侧颈夹脊、巨骨、臑俞、阳陵泉等穴。宜轻度叩刺，至皮肤略有潮红为度。

（2）小针刀疗法　局部麻醉后，小针刀松解切断胸锁乳突肌的胸骨头及锁骨头，必要时可松解切断胸锁乳突肌的附着点。适用于肿块太大或延误治疗而畸形明显者、经保守治疗未改善者。

思考题

小儿肌性斜颈是新生儿及婴儿时期的常见病，发病率较高，若不及时治疗常导致小儿颜面五官畸形。针灸推拿治疗具有疏通经络，调和气血，消瘀散结，解痉松肌的功效。针灸推拿治疗该病的最佳时机是何时？

答：本病早期（6 个月以内）针灸推拿治疗，疗效较好。

八、小儿脑性瘫痪

小儿脑性瘫痪简称"脑瘫"，是以小儿大脑发育不全，智力低下，四肢运动障碍为主要症状的一种疾病。本病属于中医学"五迟""五软""痿证"的范畴。主要由于先天禀赋不足，肝肾亏虚；或后天失养，气血虚弱所致。本病病位在脑，与五脏密切相关。

西医学中，小儿脑性瘫痪多见于先天性大脑发育不良或各种原因引起脑损伤而致的后遗症。

【辨证要点】

临床主要根据病情轻重、全身兼症等进行辨证。

1. 主症　发育迟缓，智力低下，四肢运动障碍。

2. 辨兼症　兼智力低下，生长发育迟缓，筋脉拘急，急躁易怒或多动秽语，舌红，脉弦或细为肝肾不足；兼四肢痿弱，手不能举，足不能立，涎流不噤，面色萎黄，智力迟钝，舌淡，脉沉细为气血亏虚。

【治疗】

1. 针灸治疗

治法：补益肝肾，益气养血，健脑益智。以督脉、足阳明、足少阳经穴为主。

主穴：大椎、身柱、百会、四神聪、风府、足三里、悬钟、阳陵泉。

配穴：肝肾不足加肝俞、肾俞、太溪；气血亏虚加脾俞、三阴交。上肢瘫痪加肩髃、曲池、手三里、外关、合谷、后溪；下肢瘫痪加环跳、风市、委中、承山、太冲；头项倾斜配天柱；语言障碍加通里、廉泉；涎流不噤加承浆。

操作： 毫针刺，用补法。

方义： 大椎、身柱疏通督脉经气；百会为诸阳之会，能醒神开窍；四神聪、风府具健脑益智之功；阳明经为多气多血之经，取阳明经合穴足三里，培补后天之本，化生气血，滋养筋骨脑髓；悬钟为髓会，可养髓健脑充骨；筋会阳陵泉可舒筋通络，强筋壮骨。

2. 推拿治疗

治法：补气养血，健脑益智。

操作： 患儿取仰卧位，术者于百会、中脘、气海、关元、足三里等穴位处施以按揉法；于腹部施以摩法。患儿取俯卧位，术者于背部膀胱经，重点是心俞、膈俞、肝俞、脾俞、胃俞、肾俞等穴位处施以按揉法；于背部督脉、膀胱经施以擦法，以透热为度；捏脊3～5遍。

加减： 肝肾不足者，加两侧肝俞穴和肾俞穴的按揉法及横向擦法；脾胃虚弱者，延长摩腹时间，加两侧脾俞穴和胃俞穴的按揉法及横向擦法；上肢瘫痪者，加按揉肩髃、臂臑、曲池、手三里、外关、合谷等穴，摇肩、肘、腕关节，拿上肢，搓上肢；下肢瘫痪者，加臀及下肢，按揉环跳、承扶、风市、委中、承山等穴，摇髋、膝、踝关节，拿下肢，搓下肢。

3. 其他治疗

（1）**耳针法** 取交感、神门、脑干、皮质下、心、肝、肾、脾。上肢瘫痪加肩、肘、腕，下肢瘫痪加髋、膝、踝。每次选4～6穴，毫针中等强度刺激，留针20分钟，或用压丸法。

（2）**头针法** 取顶颞前斜线、顶旁1线、顶旁2线、颞前线、枕下旁线，毫针刺，留针30～60分钟，每日1次。

（3）**穴位注射法** 取大椎、肾俞、曲池、手三里、足三里、阳陵泉、承山，每次选2～3穴，用胎盘组织液或维生素B_1、B_{12}注射液等，每穴注入0.5～1mL，每日1次。

思考题

古代医家认为，小儿脑性瘫痪多由于先天禀赋或后天失养等原因导致脑髓失充，脑络受损所引起，治疗强调补先天、补后天并举，古代医家多选用哪些经脉和腧穴治疗？

答：古代医家多以督脉、足阳明、足少阳经穴为主，穴位常选用百会、四神聪、悬钟、足三里、合谷、大椎、夹脊穴等。

九、小儿多动症

小儿多动症又称脑功能轻微失调或轻微脑功能障碍综合征，是指小儿智力基本正常，但以注意力不集中，自我控制能力差，多动，学习困难等为主要症状的一种常见的儿童行为异常。中医学认为本病与先天禀赋不足、后天失养、外伤瘀滞或情志失调等因素有关。肾精虚衰，阴虚阳亢，虚风内动，或心脾两虚，气血化源不足，脑髓失于滋养，神志失聪所致。本病病位在心、脑，与肝、脾、肾相关。

西医学认为本病可能有遗传倾向，由生物、心理、社会等多种因素综合作用所致。

【辨证要点】

临床主要根据全身症状进行辨证。

1. 主症 活动过度，说话过多，注意力涣散，情绪不稳定，易受外界影响而激动，自我控制能力差，但智力基本正常。

2. 辨兼症　兼性格暴躁，难以静坐，五心烦热，盗汗多梦，舌红苔薄，脉弦细为阴虚阳亢；兼心神不宁，神疲乏力，眠差健忘，纳食便溏，面色无华，舌淡苔薄白，脉弱为心脾两虚。

【治疗】

1. 针灸治疗

治法： 育阴潜阳，补益心脾，安神定志。以足少阴、足太阴、手少阴、手厥阴经穴为主。

主穴： 神门、内关、三阴交、太溪、太冲、四神聪。

配穴： 阴虚阳亢加肾俞、关元、行间；心脾两虚加心俞、脾俞、足三里。

操作： 毫针刺，神门、三阴交、太溪用补法，内关、太冲、四神聪用平补平泻法。

方义： 神门为手少阴心经原穴，内关为手厥阴心包经络穴，二穴合用能宁心安神；三阴交能补脾益智、滋养肝肾；太溪为足少阴肾经原穴，太冲为足厥阴肝经原穴，二穴可调养肝肾，滋阴潜阳；四神聪可安神定志，健脑益智。

2. 推拿治疗

治法： 滋补肝肾，潜阳安神，补益心脾。

操作： 补脾土，补肾经，清心经，清肝经，掐五指节，按揉神门、内关、三阴交、太溪、太冲。

加减： 夜寐不安者，加掐揉小天心；多语者，加点揉廉泉、哑门穴；注意力不集中者，加按揉百会及四神聪。

3. 其他治疗

（1）耳针法　取皮质下、心、肾、神门。毫针刺或用压丸法，隔日1次。

（2）头针法　取顶颞前斜线、额中线、顶中线、顶旁1线、顶旁2线、颞前线，毫针刺后给予疏密波电刺激20分钟，隔日1次。

思考题

针灸推拿治疗小儿多动症疗效较好，但目前针灸治疗该病取穴还较繁杂，今后应如何优化针灸治疗小儿多动症的治疗方案？

答：参照以往的研究结果，建议针刺基本选穴应以头针及体针为主。多动症患儿阳动有余而阴静不足，故针刺应以头部腧穴及阴经腧穴为主，以期益精填髓、调和阴阳、安神定志。

第四节　骨伤科疾病

一、落枕

落枕又称"失枕""失颈"，是颈部突然发生疼痛、活动受限的一种病证，主要指急性单纯性颈项强痛。西医学认为本病是各种原因导致颈部肌肉痉挛所致，常因睡眠姿势不正，枕头过高或过低或颈部过度扭转使颈项部一侧的肌群在较长时间内处于过度伸展状态，以致发生痉挛。本病病位在颈项部经筋，与督脉、手足太阳和足少阳经密切相关。基本病机是颈项部筋络受损，筋络拘急，气血阻滞不通，不通而痛。

【辨证要点】

临床主要根据疼痛的部位、性质及发病原因等进行辨证。

1. 主症 颈项强痛，活动受限，项背部或颈肩部压痛明显。

2. 辨经络 项背部强痛，低头加重，项背部压痛明显为病在督脉与太阳经；颈肩部疼痛，头部歪向患侧，颈肩部压痛明显为病在少阳经。

【治疗】

1. 针灸治疗

治法：通经活络，舒筋止痛。以局部阿是穴和手太阳、足少阳经穴为主。

主穴：外劳宫、后溪、悬钟、阿是穴。

配穴：病在督脉、太阳经配大椎、申脉；病在少阳经配风池、肩井。

操作：毫针刺，用泻法。先刺远端腧穴，持续捻转，嘱患者慢慢活动颈项部，一般疼痛可立即缓解。再针局部的腧穴，可加艾灸或点刺放血。

方义：外劳宫是治疗本病的经验穴；手太阳、足少阳经循行于颈项侧部，分别取两经腧穴后溪、悬钟，与局部阿是穴合用，远近相配，可疏调颈项部经络气血，舒筋通络止痛。

2. 推拿治疗

治法：温经通络，活血止痛。以局部阿是穴及手太阳经穴位为主。

取穴：风池、风府、肩井、天宗、肩外俞、阿是穴等。

手法：一指禅推法、㨰法、按法、弹拨法、拿法、拔伸法、擦法等。

操作：患者取坐位，术者施拇指按法于阿是穴、风池、风府、天柱、肩井、天宗等穴，以局部酸胀、患者能忍受为度；施㨰法于患侧颈项及肩背部，同时配合颈项部的被动屈伸及旋转活动，每侧 3 ～ 5 遍；施弹拨法于痉挛的肌群，尤以阿是穴为主；拿头部五经，拿颈项，拿风池、肩井、合谷穴，自上而下 3 ～ 5 遍；拿颈项两侧胸锁乳突肌，自上而下 3 ～ 5 遍；摇颈项，左右各 2 ～ 3 次；拔伸颈部 1 ～ 2 分钟。患者取俯卧位或坐位，术者再次拿颈项，拿风池、肩井及患侧胸锁乳突肌，自上而下 3 ～ 5 遍；擦法施于背部督脉及患部，以透热为度。

3. 其他治疗

（1）拔罐法 疼痛轻者，在患侧项背部顺着肌肉走行施予闪罐法。疼痛较重者，在阿是穴行刺络拔罐法。

（2）耳针法 取颈、颈椎、肩、枕、神门。每次选 2 ～ 3 穴，毫针刺，中等刺激，持续行针时嘱患者徐徐活动颈项部；或用耳穴压丸法。

思考题

针刺治疗落枕疗效突出，但针刺腧穴的先后及针刺手法起着重要的作用，古今针灸学者在临诊中也总结出许多经验穴和行针技巧。其中常用的远端腧穴有哪些？

答：常用的远端腧穴有外劳宫、后溪、悬钟等。

二、颈椎病

颈椎病又称颈椎综合征，是指由于损伤或椎间盘变性引起的颈椎及其附近软组织退行性改变而致脊柱内外平衡失调，压迫或刺激颈部血管、交感神经、神经根和脊髓等，头、颈、肩、上肢等部位出现疼痛、麻木等一系列症状的综合征。西医将颈椎病分为 6 型，即颈型、神经根型、脊髓型、椎动脉型、交感型和混合型。本病好发于 40～60 岁的中老年人，近年来有明显的年轻化趋势。

颈椎病属中医学"眩晕""痹证"等范畴，其发生常与伏案久坐、跌扑损伤、外邪侵袭或年迈体弱、肝肾不足等有关。本病部位在颈部筋骨，与督脉、手足太阳、少阳经脉关系密切。基本病机是筋骨受损，经络气血阻滞不通。

【辨证要点】

临床主要根据麻木疼痛的特点、部位、病因进行辨证。

1. 主症　头枕、颈项、肩背、上肢等部位疼痛及进行性肢体感觉和运动功能障碍。

2. 颈椎病西医分型

（1）颈型　主要表现为颈部疼痛、酸胀及沉重不适，向枕部及肩背部放射，颈部肌肉紧张、僵硬、压痛。

（2）神经根型　临床表现为神经根受压一侧的颈、肩、上肢疼痛、麻木、活动不灵。检查时，臂丛神经牵拉试验和椎间孔挤压试验呈阳性，神经长期受压的病例，手部内侧肌和前臂肌还可出现萎缩。

（3）脊髓型　临床上可有感觉、运动、颈背神经、脊髓束等多方面的症状。早期患者常出现单侧或双侧上、下肢的运动障碍、感觉障碍或两者同时存在，亦可为一侧上肢和对侧下肢感觉、运动障碍。有些患者还可表现有头痛、头晕等头部症状和排尿、排便障碍等骶神经症状。随着病情的发展，可逐渐出现明显的脊髓受压症状，甚至四肢瘫痪，卧床不起。

（4）椎动脉型　患者颈肩痛或颈枕痛与神经根型大体相同，还有头晕、恶心、呕吐、位置性眩晕、猝倒、持物落地、耳鸣耳聋、视物不清等椎动脉供血不全的症状，常因头颈部活动诱发或加重。

（5）交感神经型　此型患者除有神经根型或脊髓型颈椎病的临床表现外，尚合并有眼部胀痛、视物模糊、瞳孔散大、头痛、头晕、心动过速或过缓、血管痉挛引起肢体发凉、肢体与头面部麻木感，或因血管扩张引起指端发热、疼痛或痛觉过敏，多汗或少汗等一系列交感神经症状。

（6）混合型　临床上常常上述几型的症状混合存在，这种混合存在的现象使颈椎病的临床表现更为复杂。

3. 辨经络　后项部疼痛为太阳经证；颈项侧后方疼痛为少阳经证；颈项侧部疼痛为阳明经证；后项正中疼痛为督脉证。

4. 辨兼症　有明显的受寒史，遇寒痛增为外邪内侵；有颈部外伤或劳作过度史，痛如针刺为气滞血瘀；颈肩部酸痛，兼眩晕乏力为肝肾不足。

【治疗】

1. 针灸治疗

治法：通经止痛。以局部阿是穴和手、足三阳经穴、督脉穴为主。

主穴：相应颈夹脊、天柱、阿是穴、曲池、风池、后溪、悬钟。

配穴：太阳经证配申脉；少阳经证配外关；阳明经证配合谷；督脉证配后溪。外邪内侵配合谷、列缺；气滞血瘀配血海、膈俞；肝肾不足配肝俞、肾俞。上肢或手指疼痛麻木配合谷、手三里；头晕头痛配百会；恶心、呕吐配中脘、内关。

操作：毫针泻法或平补平泻法。颈夹脊宜直刺或向颈椎斜刺，强调针感传至患侧肩背、前臂。

方义：颈夹脊、风池、天柱、阿是穴为局部选穴，可疏筋骨，通经络，疏通太阳、少阳经气；后溪、悬钟分属手足太阳、足少阳经，且均为远部选穴，后溪通督脉，悬钟为髓会，两穴上下相配，功在疏导颈项、肩胛部气血，滋肾壮骨；辅以远部曲池，以疏导阳明经气。

2. 推拿治疗

治法：疏经通络，理筋整复。以局部阿是穴及手足太阳经穴为主。

取穴：风池、天柱、肩井、肩中俞、肩外俞、天宗、合谷、阿是穴等。

手法：一指禅推法、㨰法、按揉法、拿法、拔伸法、摇法、擦法等。

操作：患者取坐位，术者施一指禅推法于颈项肩背部，自上而下 3～5 遍；施㨰法于患侧颈项及肩背部，同时配合颈项部做相应的被动屈伸及旋转活动，每侧 3～5 遍；施按揉法于阿是穴、风池、风府、天柱、肩井、天宗等穴，以局部酸胀、患者能忍受为度；拿头部五经，拿颈项，拿风池、肩井、合谷穴，自上而下 3～5 遍；拔伸颈部 1～2 分钟；摇颈项，左右各 2～3 次；施擦法于项背及患部，以透热为度。

神经根型颈椎病，加患侧上肢部治疗，即除颈项部操作外，依次用一指禅推法、㨰法作用于患侧上肢部，按揉曲池、小海、合谷等上肢部穴位，再次拿头部五经、拿颈项、拿肩井，拿上肢、拿合谷，自上而下 3～5 遍；拔伸颈部 1～2 分钟；定位斜扳法施于颈项部，左右各 1 次；擦法作用于颈部及患侧上肢部，以透热为度。

椎动脉型颈椎病，加头面部的内功推拿操作。即一指禅推法施于头部督脉及足太阳膀胱经，自前向后 3～5 遍；扫散法施于头部两颞侧，1～2 分钟；依次点按百会、神庭、印堂、人中、承浆、风池、风府、哑门、大椎等穴，以局部得气为度。患者取仰卧位，拿颈项两侧胸锁乳突肌，自上而下 3～5 遍；掌振百会 1～2 分钟；熨眼 1 分钟；抹法作用于头面部，自印堂至百会、精明至太阳、迎香至下关、人中至颊车、承浆至听会，由上至下，由内向外，3～5 遍。

交感神经型颈椎病，加对症治疗。如患者感心慌、胸闷，加按揉天府、云门、尺泽穴；如患者感头痛、眩晕，可重点按揉百会、神庭、太阳、风池、风府、哑门等头面部穴位，加振百会；如患者感呃逆、恶心欲呕，加按揉天突、膻中、内关、合谷等穴。

脊髓型颈椎病患者慎用推拿手法治疗。若用推拿治疗，则颈项局部手法宜轻柔，且禁用拔伸法、摇法和扳法等被动运动类手法，可加四肢擦法。若治疗效果不佳，或有进行性加重趋势，应考虑手术治疗。

3. 其他治疗

（1）刺络拔罐法　取局部压痛点，适用于外邪内侵和气滞血瘀型者。

（2）穴位注射法　取局部压痛点，选当归注射液或维生素 B_{12} 注射液、0.1% 利多卡因注射液，每穴注射 1mL，隔日 1 次。

（3）电针法　参考基本治疗取穴，每次选 2～3 对穴位，用连续波或疏密波，每日 1 次。

思考题

针灸治疗颈椎病有较好的疗效，研究表明，针刺具有调节神经，镇痛，改善血供，促进微循环，协调肌肉与韧带等作用，其具体作用机制是什么？

答：针灸治疗能明显改善颈椎病患者的病变局部组织微循环，促进炎症吸收，缓解肌痉挛，针灸治疗能通过改善椎动脉型颈椎病患者的椎基底动脉系统对脑部的血液供应，达到缓解临床症状的效果等。

三、胸椎后关节紊乱

胸椎后关节紊乱症，是指上个胸椎的下关节突与下个胸椎的上关节突构成的关节因旋转外力引起小关节向侧方错离，导致疼痛和功能障碍，且不能自行复位的一种病证。也有人称此为"胸椎后关节滑膜嵌顿""胸椎小关节错缝"，多发生于第 3 ～ 7 胸椎，以青壮年多见。中医学认为本病因筋脉受伤，瘀血阻络所致。

【辨证要点】

患者背部时有阵发性疼痛，或如负重物感觉，可牵掣胸痛，每遇咳嗽、打喷嚏时疼痛加重。久坐则需经常变换体位，以缓解背部不适感。患者有较明显的受伤史，患处压痛明显，可有轻微畸形，如凹陷、突起、偏斜等，X 线检查显示 50% ～ 60% 的患者有棘突侧偏改变。

【治疗】

1. 针灸治疗

治法：舒筋通络，活血止痛。以局部阿是穴和手、足三阳经穴为主。

主穴：胸椎背俞穴、后溪、委中。

配穴：阿是穴、腰痛穴。

操作：毫针刺，用泻法。

方义：取局部胸椎背俞穴，以活血通络，解痉止痛；后溪通督脉，用之以通督脉经气，通络止痛；配委中疏通背部膀胱经气，以巩固疗效。

2. 推拿治疗

治法：舒筋通络，整复错缝。

取穴：夹脊穴、阿是穴、肩井、天宗等。

手法：㨰法、按揉法、扳法、擦法。

操作：患者俯卧，胸部垫枕，术者施㨰法于胸背部，自上而下，从左到右，各操作 3 ～ 5 遍；施拇指按揉法依次于胸背部夹脊穴、阿是穴，每穴约半分钟，以局部酸胀疼痛感为度；施扳肩式胸椎扳法于病变胸椎，即患者取俯卧位，术者立于患侧，一手拉住对侧肩部，另一手拇指或掌根顶住需要扳动的胸椎棘突旁，缓慢将肩向后上方牵拉，感到有明显阻力时，作一快速的、有控制的扳动，此时可能闻及"咯噔"的响声，患者顿感诸症明显缓解，但根据患者情况，不能强求弹响声。然后，用掌根按揉肩井、天宗、胸背夹脊穴，沿督脉及足太阳膀胱经循行部施用擦法，以热为度。

或者，继俯卧㨰法、按揉法使胸背部肌肉放松后，施坐位扩胸牵引扳法于胸椎病变节段，即患者取坐位，两手十指交叉扣住抱置于枕后部，术者立其身后，双手扶住患者两肘部，一脚踏在凳子上，用膝髌部顶住需要扳动的胸椎棘突旁，嘱患者配合深呼吸做俯仰动作，当后伸到一定限度时，以膝为支点，两手向后上方拉动的同时，顶住胸椎的膝部向前下方顶推，形成扳动，此时，往往可听到"咯噔"一声，随后立即松手，用掌根部轻轻按揉痛处及天宗、胸背夹脊穴等，沿督脉及足太阳膀胱经循行部施用擦法，以热为度。

思考题

胸椎小关节紊乱是一种临床多发病。由于胸椎小关节数量多，发生紊乱后所引起的症状、体征较为复杂，胸椎小关节紊乱所致的疾病常常被误诊为心血管系统疾病、呼吸系统疾病、消化系统疾病、神经系统疾病等。临床上应注意如何进行鉴别。

四、外伤性截瘫

外伤性截瘫是指脊柱受外力作用而导致脊髓损伤部位以下的肢体发生瘫痪。根据脊髓损伤的程度和病理改变，可分为脊髓休克、脊髓受压和脊髓本身的破坏三种类型。本病主要临床表现为脊髓受累平面以下出现运动、感觉、括约肌功能及皮肤营养障碍。临诊要依据病史、症状、体征及 X 线表现进行诊断。外伤性截瘫属中医学"痿证"范畴，本病病位在脊髓，与肾经、督脉关系密切。基本病机是脊髓受损，筋骨失养。

【辨证要点】

1. 主症 根据脊髓损伤部位的不同，出现损伤水平面以下的瘫痪。

有严重的外伤史，椎管的棘突后凹、压痛、叩击痛（叩击时若有传电感至下肢，则为神经通路尚未完全切断，预后一般较好），其两侧肌肉有明显压痛、紧张或变硬，脊柱可有侧弯或后凸畸形，受损平面以下深、浅感觉迟钝或消失。下肢肌肉松软或紧张，肌力减弱，反射亢进、减弱或消失。X 线检查可提示损伤椎体的形态改变和移位的情况，并可观察椎管腔的情况，借以判断脊髓损伤的程度。

2. 辨兼症 兼损伤肢体肌肉松弛，萎废不用，麻木不仁，二便不通，舌紫暗，脉涩为经脉瘀阻；兼损伤肢体肌肉萎缩，拘挛僵硬，麻木不仁，头晕耳鸣，腰膝酸软，二便失禁。舌红，少苔，脉沉细为肝肾亏虚。

【治疗】

1. 针灸治疗

治法：通经活络，活血养筋。以足三阳、足三阴经穴为主。

主穴：损伤椎体的上、下 1～2 个棘突的督脉穴及其夹脊穴、髀关、伏兔、足三里、环跳、阳陵泉、悬钟、委中、三阴交、太冲、太溪。

配穴：根据损伤的情况及并发症辨证取穴。上肢截瘫配肩髎、曲池、手三里、合谷、外关；下肢截瘫配秩边、风市、丰隆。经脉瘀阻配合谷、膈俞；肝肾亏虚配肝俞、肾俞。大便失禁配长强、大肠俞；小便失禁配中极、膀胱俞；小便不通配气海、阴陵泉。

操作：毫针平补平泻。督脉穴针刺时应注意深浅，以免造成脊髓新的损伤。

方义：针刺脊柱上、下的督脉穴及其夹脊穴可激发受损部位的经气，夹脊穴又与膀胱经第1侧线的脏腑背俞穴相通，可调脏腑阴阳，通行气血；局部取穴以通经活络；足三阳经穴行气活血，化瘀通经。治痿独取阳明，阳明经多气多血，取阳明经穴可疏通经络，调理气血。足三阴经穴调补肝、脾、肾以濡养筋脉。

2. 推拿治疗

治法：行气活血，濡养筋脉。以足三阳、足三阴经穴为主。

取穴：承扶、昆仑、足三里、环跳、委中、太冲、太溪、阳陵泉等。

手法：一指禅推法、滚法、按法、揉法、擦法、摇法等。

操作：患者取俯卧位，术者立其侧，施掌根揉或拇指按揉法于胸腰段损伤部位两侧夹脊穴及膀胱经路线，自上而下，从左到右操作 3～5 遍；用一指禅推法重点作用于相关背俞穴，如脾俞、胃俞、三焦俞、肾俞等，每穴约半分钟；用轻柔的滚法作用于腰背部损伤部位以下的肌群，自上而下 3～5 遍；掌擦腰骶部，以透热为度。接着，施㨰法于臀部至下肢后侧，自上而下 5～8 遍；依次按揉瘫痪下肢的环跳、居髎、承扶、殷门、委中、承筋、承山、昆仑、太溪等穴，每穴约半分钟；再次掌擦腰骶部及臀部，以透热为度。

患者取仰卧位，术者施㨰法于下肢前侧，同时配合髋、膝、踝关节相应的屈伸、旋转活动，自上而下 5～8 遍；依次按揉瘫痪下肢的阴廉、足五里、髀关、足三里、阳陵泉、悬钟、解溪、太冲等穴，每穴约半分钟；拿患侧下肢，自上而下 3～5 遍；依次摇髋、膝、踝关节，搓、抖下肢，自上而下 3～5 遍；拿法作用于肩井穴 2～3 分钟结束治疗。

若为痉挛性截瘫，推拿手法宜轻柔和缓，不宜用过重的按压类手法和强力的被动运动，以免加重痉挛。若为弛缓性截瘫，可在瘫痪肌群明显萎缩处，加用空拳叩击法和虚掌拍打法 2～3 分钟，慎用关节的摇法、拔伸法。

3. 其他治疗

（1）皮肤针法　取督脉背腰段、足太阳经、瘫痪肢体的手足三阳经循行部位。每次选 2～3 经，循经叩刺至皮肤潮红为度。

（2）电针法　在督脉或瘫痪肢体选取 2～3 组穴位。断续波，中度刺激，以肌肉轻轻收缩为度，适用于弛缓性瘫痪。

（3）穴位注射法　取损伤椎体上下两旁的夹脊穴、肾俞、血海、足三里、三阴交、腰俞。每次选 2～3 对穴位，选用维生素 B_1、B_{12} 注射液，或当归、人参、丹参、黄芪、红花注射液等，每穴注射 0.5～1mL。

思考题

针灸治疗外伤性截瘫有一定疗效，但脊髓损伤部位、损伤程度、病程、针感等因素与疗效有明显关系。请结合临床，从中西医两方面分析这些因素对疗效的影响。

五、急性腰扭伤

急性腰扭伤是指腰部软组织由于过度牵拉，肌肉、筋膜、韧带等发生急性损伤，主要表现为腰部疼痛，活动受限的疾病，又称"闪腰""岔气"。由于劳动时姿势不正、用力不当、负荷超重，或者突然改变体位，以致腰部软组织损伤。好发部位多在腰部骶棘肌、腰背筋膜的附着处、棘上韧带和椎间小关节，亦可发生在两旁的腹外斜肌处。本病病位在腰部经筋，与膀胱经、督脉等经脉关系密切。基本病机是腰部经络气血壅滞，不通则痛。

本病表现为腰部疼痛，俯仰转侧不利，一侧或双侧骶棘肌痉挛，行动困难，咳嗽、喷嚏使疼痛加剧，不少患者有下肢牵涉性疼痛，大多涉及臀部、大腿后部。

【辨证要点】

1. 主症　有明显的外伤史，骤然发病，腰部一侧或双侧疼痛剧烈，活动受限，不能翻身、坐立和行走，腰肌和臀肌痉挛或呈条索状僵硬，有明显压痛点，局部可出现肿胀、瘀斑。因肌肉痉挛可见脊柱生理曲线改变。

2. 辨经络　疼痛部位或压痛点以腰骶椎正中线（棘间或棘突上）明显者为督脉证；疼痛部位或压痛点在脊柱两侧足太阳膀胱经循行线上者为足太阳经证；痛在脊旁（督脉与膀胱经之间，棘突旁）者为手阳明经筋证。

【治疗】

1. 针灸治疗

治法：通经活络，舒筋止痛。以局部阿是穴、循经远端取穴、奇穴为主。

主穴：阿是穴、腰痛点、后溪、委中。

配穴：督脉证配水沟；足太阳经证配昆仑；手阳明经筋证配手三里。

操作：毫针刺，用泻法。一般先针远端穴、奇穴，行较强的捻转提插泻法，同时配合腰部活动；再让患者取俯卧位，在腰骶部寻找压痛点，毫针刺用泻法。

方义：阿是穴属局部取穴，以行气活血，化瘀止痛；远端选手背腰痛点，为经验用穴；"腰背委中求"，取委中可疏通腰背部膀胱经之气血；后溪为手太阳小肠经输穴，手、足太阳同名经脉气相通，"输主体重节痛"，后溪穴又为八脉交会穴之一，通督脉，故针刺该穴可疏通腰部经络之气血，舒展经筋，行气止痛。

2. 推拿治疗

治法：舒筋通络，活血止痛。以足太阳和足少阳经穴为主。

取穴：肾俞、大肠俞、居髎、环跳、委中、阳陵泉、阿是穴等。

手法：㨰法、按揉法、弹拨法、擦法、摇法、斜扳法等。

操作：患者取俯卧位，术者立其侧，在腰部疼痛处及其周围施用轻柔的㨰法，自上而下3～5遍或5～8分钟；若病变处疼痛剧烈，可先在肾俞或大肠俞施用按揉法，待气血调和，疼痛减轻，再于腰部施用㨰法。接着，用掌根或拇指重叠按揉肾俞、大肠俞、阿是穴，每穴约半分钟，手法宜柔和深透；弹拨居髎、环跳、委中等穴，每穴约半分钟；擦法施于阿是穴、腰骶部，以透热为度。

患者取仰卧位，术者施按揉法于双下肢血海、阳陵泉、绝骨、太冲穴，每穴约半分钟，以局部酸胀感为度；一手扶膝关节，一手压住小腿前侧，做双侧屈膝屈髋及摇髋动作，并做牵拉性被动直腿抬高动作3～5次；拿委中穴1～2分钟。

患者取低凳坐位，术者一手轻按患者肩部做被动性的弯腰伸腰动作，另一手按于腰部棘突部，做定位旋转扳法，左右各1次；再次施擦法于患侧腰骶部，以透热为度。或者，施侧卧位腰部斜扳法，左右各1次。即患者取侧卧位，患侧在上，屈膝屈髋，健侧在下伸直，术者一手抵住患者肩前部，另一手抵住臀部，将腰被动旋转至最大限度后，两手同时用力做相反方向的扳动。

3. 其他治疗

（1）刺络拔罐法　选阿是穴。皮肤针重叩至微出血，或三棱针点刺出血，加拔火罐。

（2）艾灸法　选阿是穴、肾俞、次髎。用艾条悬灸或隔姜灸，灸至皮肤潮红为度，每次15～20分钟，常在扭伤24小时以后施灸。适用于素体虚弱的患者。

（3）腕踝针法　取踝上6区、5区。常规操作，留针期间嘱患者活动腰部。

思考题

针刺治疗急性腰扭伤止痛迅速，效果突出。针灸学者在临床中发现总结出多个具有快速止痛作用的腧穴有哪些？

答：临床常用的具有快速止痛作用的腧穴主要有阿是穴、腰痛点、后溪、委中等。

六、慢性腰肌劳损

慢性腰肌劳损主要是指腰部肌肉、筋膜、棘上韧带、骶髂韧带等软组织的慢性损伤。多见于青壮年。有的病例并无明显的外伤史，但与职业和工作环境有关。其发病缓慢，病程缠绵，遇阴雨天气或劳动之后症状常加重，而适当休息即可得到缓解。

【辨证要点】

1. 主症　腰痛呈间歇性、广泛性，休息后症状减轻，长期反复发作，疼痛无放射性，牵涉性疼痛不超过膝关节，腰部活动度正常，压痛常见于腰骶关节及第3腰椎横突尖端处，直腿抬高试验阴性，X线及实验室检查无异常。

2. 辨兼症　兼遇寒加重，得温则减为寒湿证；兼以刺痛为主，局部压痛明显者为瘀血证；兼以酸痛为主，劳累后加重，常伴有腰膝酸软、耳鸣等症状者为肾虚证。

【治疗】

1. 针灸治疗

治法：通经止痛。以局部阿是穴及足太阳经穴为主。

主穴：阿是穴、腰眼、委中、后溪。

配穴：寒湿证配腰阳关；瘀血证配膈俞；肾虚证配肾俞、命门、志室。

操作：毫针常规刺。寒湿证可加艾灸。

方义：阿是穴、腰眼可疏通局部经气，通经止痛；委中为治腰痛之要穴，可疏通足太阳经气；后溪通督脉，取之以疏通督脉经气，为治疗腰部疼痛的经验穴。

2. 推拿治疗

治法：舒筋活血，温经止痛。以足太阳和足少阳经穴为主。

取穴：肾俞、大肠俞、关元俞、命门、居髎、环跳、委中、阿是穴等。

手法：一指禅推法、㨰法、扳法、按揉法、弹拨法、擦法、拍法等。

操作：患者取俯卧位，术者立其侧，沿腰部两侧膀胱经用㨰法，自上而下操作3～5遍；同时配合腰部后伸扳法，即患者取俯卧位，腰部放松，两下肢并拢伸直，术者一手托住患者两膝关节上方，缓缓向上提起，另一手紧压在腰部患处，当腰后伸到最大限度时，两手同时用力做相反方向的扳动；一指禅推法作用于肾俞、大肠俞、八髎穴，每穴约半分钟；按揉关元俞、命门、居髎、环跳、委中等穴，每穴约半分钟；弹拨阿是穴或条索状或结节样反应物的病理结节处1～2分钟；直擦腰背两侧膀胱经，横擦腰骶部，以透热为度；虚掌拍击腰背部两侧骶棘肌，以腰部松快舒服感为宜。酸痛较重、局部喜热恶寒者可加用患部热敷法。

3. 其他治疗

刺络拔罐法　选阿是穴。皮肤针重叩至微出血，或三棱针点刺出血，加拔火罐。可用于瘀血证、寒湿证者。

思考题

针灸治疗慢性腰肌劳损有较好的疗效。其作用主要有哪些？

答：针灸治疗慢性腰肌劳损具有通经活络、舒筋止痛的作用。

七、腰椎间盘突出症

腰椎间盘突出症又称腰椎间盘纤维环破裂髓核突出症，是腰椎间盘发生退行性病变后，在外力作用下，纤维环破裂，髓核突出刺激或压迫神经根、血管或脊髓等组织引起腰痛，并且伴有坐骨神经放射性疼痛等症状的一种病证。本病青壮年多见，多有外伤史。多发生在腰4、腰5、骶1之间，腰痛常局限于腰骶附近，腰4、腰5棘突间有局限性深压痛，并向患侧下肢放射，沿患侧大腿后侧向下放射至小腿外侧、足跟部和足背外侧。咳嗽、喷嚏、用力排便时均可使症状加重。疼痛多为间歇性，经休息后，特别是卧床休息后可明显减轻，但轻微损伤后易复发。

本病属于中医学"腰痛""痹证"的范畴。多因风寒湿邪、跌扑劳损或肾气不足使气血凝滞、筋脉不利所致。

【辨证要点】

1. 主症　临床主要根据腰及下肢疼痛部位、影像学检查结果辨别椎间盘突出的部位和经络病位。腰痛并沿其坐骨神经分布区域放射，椎旁压痛并向患侧下肢放射，直腿抬高试验阳性，脊柱侧弯，X线检查可见腰椎侧凸、椎间隙变窄、腰椎生理前凸减少或消失。CT有助于定位诊断。

2. 辨经络　腰痛伴股四头肌、大腿前侧疼痛，为第1腰椎间盘突出，属足阳明经证；腰痛伴外阴、大腿内侧疼痛，为第2腰椎间盘突出，属足厥阴、太阴经证；腰痛伴坐骨神经痛，为第3、4腰椎间盘突出，分属足少阳、足太阳经证（可参考"坐骨神经痛"）；腰痛伴小腿至足踝酸麻痛，为第5腰椎间盘突出，属于足少阳经证。

3. 辨兼症　可参考"腰痛"进行兼症辨别，分为寒湿证、瘀血证、肾虚证。

【治疗】

1. 针灸治疗

治法：通经活络，化瘀止痛。以局部阿是穴和足三阳经穴为主。

主穴：相应的夹脊穴、肾俞、大肠俞、秩边、环跳、委中、阳陵泉。

配穴：腰痛明显配阿是穴、次髎；足阳明经证配伏兔、梁丘；足厥阴、太阴经证配太冲、箕门；足少阳、足太阳经证配悬钟、昆仑；足少阳经证配风市。辨证配穴可参考"腰痛"。

操作：毫针刺，平补平泻法。可加用艾灸或电针。

方义：肾俞、大肠俞、夹脊穴为局部取穴，以化瘀止痛；膀胱经夹脊入循膂抵腰中，循经远取秩边、委中以通调膀胱经脉气血，行气止痛；胆经分布在下肢外侧，故配环跳、阳陵泉使经筋舒展，通络止痛。

2. 推拿治疗

治法：舒经通络，理筋整复。以督脉、足太阳、足少阳经穴位为主。

取穴：肾俞、环跳、承扶、委中、阳陵泉、悬钟、昆仑、阿是穴等。

手法：滚法、一指禅推法、按法、揉法、拿法、搓法、抖法、擦法等。

操作：患者取俯卧位，术者立其侧，沿腰部两侧膀胱经用滚法，自上而下操作3～5遍；掌根按法或按揉法施于腰背部两侧膀胱经、患侧臀部及下肢后侧，自上而下操作3～5遍；按揉或一指禅推法作用于腰部夹脊穴、肾俞、大肠俞、腰阳关、居髎、环跳、承扶、委中、承山、阳陵泉、悬钟、昆仑及阿是穴等穴，每穴约半分钟；酌情施短杠杆微调手法于腰椎病变节段；直擦腰背两侧膀胱经，横擦腰骶部，以透热为度。

患者取仰卧位，术者施滚法于患侧下肢前侧肌群，自上而下操作3～5遍；按揉法施于患侧下肢血海、阳陵泉、绝骨、太冲穴，每穴约半分钟，以局部酸胀感为度；嘱患者双手抱膝，术者助其压腿 1～2 分钟；摇患侧髋关节，并做牵拉性被动直腿抬高动作 3～5 次；拿患者下肢，自上而下 3～5 遍，重点拿委中、承山、昆仑等穴；搓患者下肢，自上而下 3～5 遍；抖患者下肢 1～2 分钟。

3. 其他治疗 可参考腰痛、慢性腰肌劳损的治疗。

思考题

推拿治疗腰椎间盘突出症疗效明显，在腰椎间盘突出症非手术疗法中，推拿是一项重要的治疗方法。其作用机制是什么？

答：中医学认为推拿具有舒筋活血、通络止痛、滑利关节等作用。现代研究认为，推拿可以降低神经末梢的兴奋，缓解肌肉痉挛，促进肌肉放松，扩张周围血管，改善局部缺血缺氧状态，消除炎症和水肿，改善腰部功能活动，消除症状，而达到治疗的目的。

八、坐骨神经痛

坐骨神经痛是指多种原因所致的沿坐骨神经通路及其分布区域（腰、臀、大腿后侧、小腿后外侧及足外侧）以疼痛为主要症状的综合征。通常分为根性坐骨神经痛和干性坐骨神经痛两种，临床以前者多见。根性坐骨神经痛常由椎管内疾病及脊柱疾病引起，以腰椎间盘突出引起者最为多见；干性坐骨神经痛病变部位在椎管外沿坐骨神经分布区，常见于梨状肌综合征、髋关节炎、骶髂关节炎、臀部损伤、盆腔炎及肿瘤等疾患。坐骨神经痛属中医学"痹证""腰腿痛"等范畴。其发生常与感受外邪、跌扑闪挫有关。本病病位主要在足太阳、足少阳经。基本病机是经络不通，气血瘀滞。

【辨证要点】

根据坐骨神经痛的疼痛部位、病因和临床表现进行辨证。

1. 主症 腰或臀、大腿后侧、小腿后外侧及足外侧的放射样、电击样、烧灼样疼痛。

2. 辨经络 疼痛以下肢后侧为主者为足太阳经证，疼痛以下肢外侧为主者为足少阳经证。

3. 辨兼症 兼腰腿冷痛、重浊，遇冷加重，得温则减，舌质淡，苔白滑，脉沉迟为寒湿证；兼腰腿疼痛剧烈，痛如针刺，或伴有外伤史，舌质紫暗，脉涩为瘀血证；兼痛势隐隐，喜揉喜按，劳则加重，舌淡，脉细，为气血不足证。

【治疗】

1. 针灸治疗

治法：通经止痛。取足太阳、足少阳经穴为主。

主穴：①足太阳经证：腰夹脊、秩边、委中、承山、昆仑、阿是穴。②足少阳经证：腰夹脊、环跳、阳陵泉、悬钟、丘墟、阿是穴。

配穴：寒湿证配命门、腰阳关；瘀血证配血海、三阴交；气血不足证配足三里、三阴交。

操作：毫针常规刺。秩边、环跳以针感沿腿部足太阳、足少阳经向下传导为佳，但不宜多次重复。

方义：腰夹脊为治疗腰腿疾病的要穴，可疏通局部气血，以治病求本；坐骨神经痛多发于足太阳、足少阳经循行部位，故取此两经诸穴可疏导经络气血，达到"通则不痛"的目的。

2. 推拿治疗

治法：行气活血，通络止痛。以局部阿是穴和足太阳经穴为主。

取穴：阿是穴、环跳、承扶、委中、承山、阳陵泉、悬钟、昆仑等。

手法：滚法、按揉法、弹拨法、擦法等。

操作：患者取俯卧位，术者立其侧，施滚法于腰骶、患侧臀部及下肢后侧，并配合相应髋关节内外旋的被动运动，自上而下操作 3～5 遍；掌根按揉法施于患侧臀部及下肢后侧，自上而下 3～5 遍；施拇指或掌根按揉法于环跳、承扶、委中、承山、阳陵泉、悬钟、昆仑等穴，每穴约半分钟；弹拨环跳、阿是穴或触及结节样反应物的病理反应点 1～2 分钟；横擦腰骶部，直擦臀及下肢后侧部，以透热为度。

患者取仰卧位，术者摇患侧髋关节，并做牵拉性被动直腿抬高动作 3～5 次，抖患者下肢 1～2 分钟。

3. 其他治疗

（1）拔罐法　沿下肢足太阳、足少阳经循行部位行闪罐、走罐法；寒湿证和瘀血证可用刺络拔罐法。

（2）电针法　取穴参考针灸治疗之主穴。选用 1～2 组，用密波或疏密波。

（3）穴位注射法　选腰夹脊、秩边、环跳、阳陵泉。每次选用 2～3 穴，选用当归注射液、丹参注射液或 10% 葡萄糖注射液 10mL，加维生素 B_1 100mg，每穴注射 2～5mL。

思考题

针刺治疗本病临床要求有明确的针感是什么？

答：针刺环跳、委中、阳陵泉三穴，应有触电感及酸胀感向整个下肢传导，并至达到足趾为佳。

九、肩关节周围炎

肩关节周围炎是指肩关节囊和关节周围软组织因损伤或退变而引发的一种慢性无菌性损伤性炎症，是以关节内外粘连、肩部疼痛和活动障碍为主要症状的常见病。好发于 50 岁左右，故又称"五十肩"。

中医学称本病为"漏肩风""肩凝症""冻结肩"等。认为本病主要是与体虚、慢性劳损、风寒湿邪侵袭等因素有关。病位在肩部经筋，与手三阳、手太阴经密切相关。手三阳经及手太阴经分别循行于肩前、肩外、肩后及肩内侧。肩部感受风寒，气血痹阻；或劳作过度、外伤，损及筋脉，气滞血瘀；或年老气血不足，筋脉失养皆可使肩部筋脉气血不利、不通或不荣而痛。

【辨证要点】

1. 主症　早期以肩部疼痛为主，夜间尤甚，晨起活动后减轻，肩部广泛压痛，并可出现不同程度的活动障碍；中后期常因肩关节周围广泛粘连而使肩部活动明显受限，部分患者肩部可出现三角肌萎缩。

2. 辨经络　疼痛以肩前外部为主者为手阳明经证，以肩外侧为主者为手少阳经证，以肩后部为主者为手太阳经证，以肩前内部为主者为手太阴经证。

3. 辨兼症　兼有明显感受风寒史，遇寒痛增，畏风恶寒，或肩部有沉重感者为外邪侵袭；兼肩部有外伤或劳作过度史，肩部疼痛拒按，以夜间为甚者为气血瘀滞；兼肩部酸痛，劳累后加重，或伴头晕目眩，气短乏力者为气血虚弱。

【治疗】

1. 针灸治疗

治法： 通经活络，舒筋止痛。以局部阿是穴为主，配合循经远端取穴。

主穴： 阿是穴、肩髃、肩髎、肩贞、肩内陵、阳陵泉、条口透承山。

配穴： 手阳明经证配合谷；手少阳经证配外关；手太阳经证配后溪；手太阴经证配尺泽；外邪内侵配合谷、风池；气滞血瘀配内关、膈俞；气血虚弱配足三里、气海。

操作： 毫针刺，用泻法或平补平泻法，局部穴可配合灸法。宜先刺远端穴位，运针时间稍长，并嘱患者自主活动肩部；局部穴要求有强烈的针感。

方义： 肩髃、肩髎、肩贞、肩内陵分别为手阳明、手少阳、手太阳经穴，均为局部取穴，可疏通肩部经络气血，通经活血止痛；阳陵泉为筋会，可舒筋止痛；条口透承山可疏导太阳、阳明两经气血，为临床经验效穴。

2. 推拿治疗

治法： 初期以舒筋通络、活血止痛为主；中后期以松解粘连、滑利关节为主。

取穴： 肩髃、肩贞、肩内陵、肩髎、肩井、天宗、阿是穴等。

手法： 一指禅推法、㨰法、拿法、按揉法、摇法及关节运动法。

操作： 患者取坐位，术者立于患者侧后身，一手在肩外侧部做㨰法治疗，另一只手握住患肢的远端做肩关节后伸、内旋臂、屈肘的被动运动；于肩关节施以摇法，术者一手扶住患肩，一手托住肘部或握住腕部，沿顺时针或逆时针方向摇肩关节，幅度由小到大，循序渐进；于患侧肩前部及上臂内侧、肩外侧和腋后部施以一指禅推法或按揉法，往返数次，并适当配合患侧肩关节的被动活动；最后于肩部、上肢、肩井等施以拿法结束治疗。外邪侵袭者，加肩部擦法，以透热为度；气血瘀滞者，加强肩关节被动活动；痛甚者，加合谷穴按揉法；气血虚弱者，加气海、足三里按揉法（患者宜卧位）。

3. 其他治疗

（1）**刺络拔罐法**　选局部压痛点，以三棱针点刺或皮肤针叩刺，使少量出血，再拔火罐。

（2）**穴位注射法**　选局部压痛点，选用当归注射液、维生素 B_{12} 注射液或 0.1% 利多卡因注射液，每处注射 2mL，隔日 1 次。

（3）**火针法**　选肩部阿是穴，用中粗火针点刺，2～3 日治疗 1 次。

思考题

1. 针灸、推拿治疗本病均有较好的治疗作用，但针灸与推拿治疗本病的疗效特点有何不同？

答：临床研究证明，肩痛甚者针灸治疗效果优于推拿，而肩关节活动障碍甚者推拿治疗效果优于针灸。

2. 针灸、推拿治疗的同时，应配合适当的肩部功能锻炼，可提高疗效和缩短疗程。

十、冈上肌腱炎

冈上肌腱炎是指冈上肌肌腱与肩峰、肱骨大结节的摩擦损伤，或肩部外展时过度用力而直接损伤该肌腱所引发的局部慢性无菌性炎症，以局限性疼痛和肩活动受限为主要表现。病久者可呈缺血性肌腱炎致肌腱钙化，因加重冈上肌肌腱与肩峰的摩擦，常使炎性疼痛更甚。

中医学认为本病主要因劳损和外力损伤导致局部经筋脉络失和、瘀滞不通而引起，属"伤筋"范畴。

【辨证要点】

主症 肩部疼痛。一般局限于外侧的肩峰下和肱骨大结节上端，有时牵涉颈、肩、上臂及肘部疼痛。当肩外展超过 60°时导致疼痛而活动受限，外展超过 120°时则疼痛消失，产生疼痛弧现象。冈上肌肌腱止点及肱骨大结节顶点处大多存在压痛，并可随肱骨头旋转而移动。

中医辨证为气滞血瘀证。根据经络辨证，又属于手阳明经筋证。

【治疗】

1. 针灸治疗

治法：舒筋通络，活血止痛。以局部阿是穴为主。

主穴：阿是穴、肩髃、肩髎、肩贞、肩井、天宗。

操作：毫针刺，泻法，可加灸。

方义：本病病位在经筋，"在筋守筋"，故取局部阿是穴及局部经穴舒筋通络，活血止痛。

2. 推拿治疗

治法：舒筋通络，活血止痛。

取穴：肩髃、肩井、天宗、肩髎、阿是穴等。

手法：按揉法、拿法、摇法、弹拨法、擦法等。

操作：患者取坐位，术者稍外展患者肩关节，一手托住肘上部，一手在冈上肌处用大拇指弹拨手法以舒筋通络，剥离粘连；术者于患侧肩部外侧施以揉法，同时配合肩关节外展运动；于阿是穴、肩髃、肩髎、天宗等穴施以按揉法；使患肩外展30°，于阿是穴及其周围施以弹拨法；最后于肩井穴和肩关节周围施以拿法，肩关节施以摇法结束治疗。重点于肩部痛点施以擦法，以透热为度。

3. 其他治疗 参考肩关节周围炎。

十一、肱骨外上髁炎

肱骨外上髁炎又称"网球肘"，是指由于急、慢性损伤而造成的肱骨外上髁周围软组织慢性无菌性炎症，以肘外侧部局限性慢性疼痛为主要表现。一般起病缓慢，常反复发作，无明显外伤史，常因反复的前臂旋转及用力做伸腕动作，使前臂伸肌群在肱骨外上髁的附着点受到过度牵拉所致，故好发于网球运动员、木工、水电工等前臂活动度较大者。

本病属中医学"伤筋""痹证"范畴，常因劳损、风寒侵袭，导致局部经筋脉络失和所致，属"肘劳"范畴。本病病位在肘部手阳明经筋。基本病机是筋脉不通，气血痹阻。

【辨证要点】

主症 肘外部疼痛，疼痛可牵涉至前臂、上臂部；肱骨外上髁局部或其下方伸肌群处存在明显压痛；患手握物乏力；网球肘试验（Mill 试验）、前臂伸肌抗阻力试验呈阳性。一般肘关节活动不受限，严重者关节活动受限。

中医辨证为气滞血瘀。根据经络辨证，又属于手阳明经筋证。

【治疗】

1. 针灸治疗

治法：舒筋通络，活血化瘀。以局部阿是穴为主。

主穴：阿是穴、曲池、肘髎、手三里、合谷。

操作：毫针刺，用泻法。压痛点局部采用多向透刺法，或做齐刺法，得气后留针，局部可加温和灸或电针。

方义：局部腧穴能疏通患部经气；循经取手三里、合谷穴以疏经通络止痛。

2. 推拿治疗

治法：理筋通络，解痉止痛。

取穴：合谷、肘髎、曲池、手三里、阿是穴等。

手法：弹拨法、一指禅推法、按揉法、擦法及关节运动法等。

操作：患者取坐位，患臂外展前屈位，搁置于治疗桌上，术者于肱骨外上髁的伸肌群肌腱处施以弹拨法，上下移动并反复数次；于肱骨外上髁和前臂伸肌群施以擦法，以透热为度；于患肘部及其周围施以按揉法或一指禅推法，并配合前臂旋转、伸屈肘关节的被动运动，重点在肱骨外上髁和前臂伸肌群处、肘髎和手三里穴施以按揉法，并配合肘关节屈伸放入被动运动；痛甚者，加按揉合谷穴。

3. 其他治疗

（1）穴位注射法　取阿是穴，选当归注射液或1%的利多卡因、维生素 B_{12} 注射液，每穴注射 0.5 ～ 1.0mL，每日或隔日 1 次。

（2）灸法　选局部压痛点、曲池等，用隔姜灸，每日或隔日 1 次。

（3）火针法　将火针烧至发白后，点刺肘劳疼痛处局部，深度为 3 ～ 5 分，隔日治疗 1 次。

思考题

针灸推拿治疗本病效果肯定，治疗期间的注意事项有哪些?

答：治疗期间患者应尽量减少前臂的活动，并注意保暖，可提高疗效和缩短疗程。

十二、腕管综合征

腕管综合征又称腕管狭窄症，是指腕管（腕骨与掌横韧带所构成的骨 - 韧带隧道，共同容纳指屈浅肌腱、指屈深肌腱、拇长屈肌腱等共 9 条肌腱通过）局部遭受损伤或受其他外在因素的影响，使肌腱腱鞘肿胀、膨大，以致腕管相对变窄，腕管内正中神经被挤压，引起以手指麻木、疼痛、持物无力等神经症状为主要表现的病证。

中医学认为本病主要由急慢性损伤、风寒湿邪侵袭，以致气血运行不畅所致，属于"伤筋"范畴。

【辨证要点】

主症　本病以手指麻木、疼痛、持物无力等感觉异常为主要症状。初期主要是正中神经受压的症状，如患手桡侧三个半手指（拇、食、中指和环指桡侧）掌面有麻木、刺痛感等。手腕劳累时症状可加重，患肢可有发冷、发绀、活动不利等表现。后期出现大鱼际肌肉萎缩及肌力减弱，拇指不能外展，拇、食、中指及环指桡侧掌面感觉迟钝或消失。以止血带阻断手臂血循环，或腕关节掌屈 90°时，可使手指麻木、疼痛、持物无力等症状重现并加剧。X 线检查能排除局部的骨性改变。中医辨证为气滞血瘀。

【治疗】

1. 针灸治疗

治法：舒筋通络，活血化瘀。以循经取穴与局部取穴相结合。

主穴：曲泽、内关、大陵、鱼际、合谷。

操作：毫针刺，用泻法，可加灸或电针。

方义：内关、大陵属局部取穴，曲泽、鱼际、合谷属循经取穴，局远相配以舒筋通络，活血止痛。

2. 推拿治疗

治法：理筋整复，活血化瘀。

取穴：曲泽、内关、鱼际、大陵等。

手法：㨰法、按揉法、一指禅推法、擦法等。

操作：患者取坐位，术者于前臂至手掌施以按揉法或一指禅推法；从前臂到手掌上下往返施以㨰法；以腕掌侧和手掌侧部位为重点，并配合腕关节屈曲的被动运动及少量的腕关节尺偏和桡偏的被动运动；最后于腕掌部施以擦法，以透热为度。

十三、腱鞘炎

桡骨茎突部狭窄性腱鞘炎是指拇指和腕部经常或过度活动，导致桡骨茎突部腱鞘（拇长展肌和拇短伸肌肌腱共同进入此腱鞘）发生炎性肿胀，使腱鞘变窄所引发的一种慢性无菌性炎症，以局部疼痛和拇指活动功能障碍为主要表现。拇指及腕部频繁活动者多发。

本病属于中医学"伤筋""筋结""筋瘤"范畴。主要由劳损、局部经筋脉络失和引起，本病病位在经筋。基本病机是经筋劳伤，气津凝滞。

【辨证要点】

主症　本病以局部疼痛和拇指活动功能障碍为主要症状。一般发病缓慢，也有因用力过度而突然发病者。早期腕背桡侧部感觉酸痛，在活动时疼痛可加重，可牵涉至拇指、前臂；桡骨茎突处存在肿胀及压痛，握拳尺偏试验呈阳性；严重者拇指内收、外展活动受限且感乏力。后期局部皮下可触及硬度似软骨的豆状大小的肿块，为腱鞘增厚所致；病久者可因废用而出现大鱼际肌肉萎缩。

中医辨证为气滞血瘀。要根据囊肿所在部位，辨属何经筋病。发于腕背者病以手少阳经筋为主，发于足背者病以足阳明经筋为主。

【治疗】

1. 针灸治疗

治法：活血化瘀，舒筋通络，消肿止痛。以局部取穴为主。

主穴：阿是穴。

配穴：发于腕背部配阳溪、阳池或外关，发于足背部配解溪。

操作：囊肿局部常规消毒，用较粗的毫针在囊肿的正中和四周各刺入1针，针尖均刺向囊肿的中心，以刺破囊壁为度，出针时摇大针孔。可配合温针灸法或艾条温和灸法。毫针刺用泻法，可加灸。

方义：本病病位在经筋，"在筋守筋"。故囊肿局部阿是穴围刺，有活血散结、舒调经筋的作用。配合艾灸的温通作用，可加快囊肿的消退。

2. 推拿治疗

治法：舒筋通络，消肿止痛。

取穴：阿是穴、列缺、阳溪、合谷、偏历、手三里等。

手法：按揉法、弹拨法、拔伸法、擦法等。

操作：患者取坐位，患肢置于治疗桌上（腕下可垫枕），术者立于其一侧，在前臂伸肌群至桡骨茎突部施以按揉法，由轻而重，重点在桡骨茎突部、合谷、列缺、阳溪、手三里、偏历等穴施以按揉法，每穴1分钟；于桡骨茎突部施以弹拨法10～15次；然后施以拇指拔伸法，一手夹持患者拇指近侧端，另一手握住腕部，相对用力拔伸拇指，同时使拇指做外展和内收等被动活动；最后于局部施以擦法，以透热为度。

3. 其他疗法

火针法 选阿是穴。在囊肿局部常规消毒，术者左手捏持囊肿，右手持火针对准囊肿高点迅速刺入，将表层囊壁刺破，并快速拔针，同时左手用力挤压囊肿，尽量使囊内的黏稠状物全部排出，然后常规消毒并加压包扎3～5日。一般1次即可，若囊肿未全消或复发，可于1周后再行治疗1次。

十四、退行性膝关节炎

退行性膝关节炎是由于膝关节软骨退行性变引起的、以骨质增生为主要特征的一种关节病变，又称膝关节骨关节炎、增生性膝关节炎等。本病常见于60岁以上老年人，尤其是肥胖者，故又称老年性膝关节炎。

退行性膝关节炎属中医"痹证""骨痹"范畴，其发生常与劳伤、行走过多或跑跳跌撞等因素有关。病位在膝部筋骨。基本病机是气血瘀滞，筋骨失养。

【辨证要点】

1. 主症 膝关节疼痛及活动受限。一般发病缓慢，膝关节疼痛早期呈间歇性，而后期为持续性。在上下楼梯、久行或夜晚时膝关节疼痛可明显加重，膝关节屈伸等运动受限，但不强直，适当活动后可改善。X线检查可见胫骨内外髁骨质增生、胫骨髁间嵴变尖、膝关节间隙变窄、髌骨边缘密度增高及髌韧带钙化等征象。病久者有股四头肌肌肉萎缩。

2. 辨兼症 兼冷痛肿胀，遇冷加重，舌质淡，苔白滑，脉沉迟为寒湿证；兼疼痛剧烈，痛如针刺，痛处固定不移，伴有外伤史，舌质紫暗，脉涩为瘀血证；兼痛势隐隐，喜揉喜按，劳则加重，舌淡，脉细为肝肾亏虚证。

【治疗】

1. 针灸治疗

治法：柔筋壮骨，通络止痛。以局部经穴、阿是穴为主。

主穴：阿是穴、内膝眼、犊鼻、梁丘、血海、阳陵泉。

配穴：寒湿证配腰阳关；瘀血证配膈俞；肝肾亏虚配肝俞、肾俞、气海。

操作：毫针刺，平补平泻，可加灸或电针。局部腧穴也可以采用透刺法，如外膝眼透内膝眼、阳陵泉透阴陵泉、梁丘透血海等。

方义：取膝关节局部的穴位可疏通局部气血，疏经通络止痛；阳陵泉乃筋之会穴，可舒筋通络止痛。

2. 推拿治疗

治法：松解粘连，滑利关节。

取穴：阿是穴、内膝眼、犊鼻、鹤顶、血海、伏兔、阳陵泉、风市等。

手法：㨰法、按揉法、弹拨法、拿法、擦法等。

操作：患者俯卧，术者先于大腿后侧及小腿后侧肌群施以㨰法2～3分钟；再用拿法拿揉相应肌群1～2分钟，手法要轻柔缓和，用力均匀；重点于委中、承山、飞扬等穴施以按揉。

患者仰卧，术者先于大腿股四头肌处施以㨰法或按揉法2～3分钟；于髌韧带及内外侧副韧带处施以按揉法和弹拨法，重点于髌骨上部、阿是穴、内膝眼、犊鼻、鹤顶、血海、伏兔、阳陵泉、风市等处施以按揉法；然后再于屈髋屈膝位做膝关节屈伸及旋转等被动运动；最后于膝部施以擦法，以透热为度。股四头肌肌肉萎缩者，加股四头肌肌腹的拿法和按揉法，并适当增加伸小腿的抗阻力被动运动。

3. 其他治疗

（1）拔罐法　选阿是穴。皮肤针重叩使出血少许，再加拔罐。

（2）穴位注射法　取膝眼、阳陵泉、梁丘、膝阳关。每次选取2～3穴，选用当归注射液、丹皮酚注射液、威灵仙注射液等，每穴注射0.5～1mL。

思考题

多种针灸方法治疗退行性膝关节炎有较好疗效。其中哪种方法疗效更好？

答：有研究报道，取局部穴，采用透刺法在止痛、消肿、改善关节功能方面疗效突出。

十五、踝关节扭伤

踝关节扭伤是指踝关节跖屈位时足底突然向内（或向外）翻转，而造成踝部损伤的病证。由于外踝比内踝位置低，内踝韧带强于外踝，且使足内翻的肌群强于使足外翻的肌群。因此，临床上以足内翻位扭伤、外侧副韧带受损多见。本病好发于下坡、下楼梯、从高处落地或在高低不平路面上行走时。

中医学称本病为"踝缝伤筋"，病位在踝部筋络。基本病机是经气运行受阻、气血壅滞，筋络不通。

【辨证要点】

1. 主症　踝部疼痛和活动障碍。典型者有足内翻扭伤史，外踝损伤为单纯性外侧副韧带扭伤或部分韧带断裂，局部明显肿胀、疼痛，且内翻时加重，活动受限；可有局部皮下瘀血，走路跛行。X线检查，可排除内外踝骨质撕脱。临床上踝关节扭伤的诊断，应明确是否存在韧带断裂、骨折及脱位等。

2. 辨病期　新伤者，有新伤史，疼痛剧烈，局部肿胀明显，关节功能障碍明显。陈旧伤者，有扭伤病史，疼痛渐不明显，肤色青紫，关节活动受限，部分患者仍有明显肿痛或硬结如块。

3. 辨经络　要根据肿胀、疼痛所在部位，辨属何经筋证：肿胀、疼痛在外踝下方为足太阳经筋证；在外踝前下方为足少阳经筋证；在内踝下方为足少阴经筋证；在内踝前下方为足太阴经筋证。

【治疗】

1. 针灸治疗

治法：活血通络，舒筋止痛。以局部穴为主。

主穴：阿是穴、丘墟、申脉、解溪、养老。

配穴：病在足少阳经筋，加悬钟；病在足少阴经筋，加然谷；病在足太阴经筋，加商丘。也可用手足同名经配穴法，在对侧腕关节找压痛点针刺。

操作：毫针刺，用泻法。陈旧性损伤留针，加灸法，或用温针灸。针灸对急性扭伤者，常先针刺远端穴位，并嘱患者同时活动患部，常有针入痛止之效。

方义：踝关节扭伤属筋伤病，病在经筋、络脉，"在筋守筋"，故以局部取穴为主，以活血通络，舒筋止痛；踝关节扭伤以外踝下方多见，病在足太阳筋络，取对侧养老穴处压痛点，属缪刺法，也是手足同名经取穴法，治疗本病常有捷效。

2. 推拿治疗

治法：舒筋通络，消肿止痛。

取穴：阿是穴、丘墟、申脉、昆仑、悬钟等。

手法：按揉法、拔伸法、擦法等。

操作：患者取仰卧或坐位，术者一手固定患肢足远端，使踝关节保持中立位，另一手掌在患侧小腿下段和足背痛处做轻揉摩，力度先轻后重，重点在外踝局部，如阿是穴、丘墟、申脉、昆仑、悬钟等穴施以按揉法；然后患者伸直患腿，术者一手握住患肢小腿远端，另一手握住足前部，两手配合用力施以拔伸法，同时做小幅度的踝关节内外旋转及屈伸活动；最后于踝部施以擦法，以透热为度。

3. 其他治疗

（1）**耳针法** 选对应部位的敏感点、神门，中强度刺激，或用埋针法、压丸法。

（2）**刺络拔罐法** 选阿是穴，以皮肤针叩刺疼痛肿胀局部，以微渗血为度，加拔火罐，适用于新伤局部血肿明显者或陈伤寒湿侵袭，瘀血阻络者。

思考题

针灸推拿治疗本病的注意事项有哪些？

答：急性损伤者需在 24 小时后行推拿治疗；在针灸推拿治疗前应排除韧带完全断裂、骨折（包括骨皮质撕脱）及脱位；需嘱患者治疗期间减少踝关节活动，或以绷带包扎固定其踝关节。

第五节 五官科疾病

一、目赤肿痛

目赤肿痛是以白睛红赤而痛、羞明多泪为主症的常见急性眼科病证，又称"暴风客热""天行赤眼""风热眼"，俗称"红眼病"。目赤肿痛常与外感风热、时疫热毒之邪，或肝胆火盛等因素有关。病位在目，十二经脉中除手阳明大肠经外，其余五条阳经皆直接联系眼睛，足厥阴肝经与手少阴心经也联系目系，故目赤肿痛的发生与上述七条经脉有关，但与肝、胆两经关系密切。各种外邪或肝胆火盛，循经上扰，热毒蕴结目窍均可导致目赤肿痛的发生。

西医学的急性结膜炎、假膜性结膜炎以及流行性结膜炎均属于本病的范畴。

【辨证要点】

临床主要根据目疾表现及全身兼症等进行辨证。

1. 主症 目赤、肿痛、眵多、流泪、羞明等。

2. 辨兼症 兼起病稍缓，羞明涩痛，胞睑肿胀，眵多胶结，伴口苦，烦热，苔黄，脉弦数为肝胆火盛；兼起病较急，痒痛灼热，羞明流泪，眵多清稀，苔薄白或微黄，脉浮数为外感风热。

【治疗】

1. 针灸治疗

治法：清泻风热，消肿止痛。以局部穴位及足厥阴、足少阳经穴为主。

主穴：睛明、太阳、风池、合谷、太冲。

配穴：肝胆火盛加侠溪、行间，外感风热加少商、上星。

操作：太阳、少商、上星点刺出血，余穴用毫针泻法。

方义：睛明为足太阳、阳明之交会穴，用之宣泄郁热，通络明目；太阳点刺放血以泻热消肿。肝开窍于目，少阳、阳明、太阳经脉均循行目系。风池、太冲分属肝胆两经，上下相应，共奏引肝胆之火下行之功；合谷为手阳明经穴，可调阳明经气以疏泄风热，且与太冲相配名曰"开四关"，以疏散一身热邪。

2. 推拿治疗

治法：通络明目，以局部取穴为主。

取穴：睛明、攒竹、承泣、四白、太阳、瞳子髎、鱼腰、风池、肩井、合谷等。

手法：一指禅偏峰推法、抹法、按揉法、拿法等。

操作：患者取坐位或仰卧位，术者由睛明穴向上沿上眼眶向外推至下眼眶，再向内推至对侧睛明穴（睛明→攒竹→鱼腰→瞳子髎→太阳→四白→睛明），继续同样上眼眶向外，内眼眶向内，呈"∞"字形施以一指禅偏峰推法，往返数次；于印堂至神庭施以抹法十数次；于两侧眼眶上下缘施以抹法十数次；于睛明、攒竹、承泣、四白、太阳、瞳子髎、鱼腰施以按揉法；于风池、肩井穴施以拿法；合谷施以按揉法。

3. 其他治疗

（1）三棱针法　在两侧肩胛间按压寻找过敏点，或在大椎及其旁开 0.5 寸处选点，挑刺。

（2）耳针法　选眼、目1、目2、肝。毫针刺，留针20分钟，间歇运针；亦可在耳尖或耳后静脉点刺放血。

思考题

眼与耳同为人体的面部五官，临床常用耳尖放血来治疗目赤肿痛，其机理如何？

答：耳尖点刺放血属泻血法范畴，使热毒随血而泻，具有通经活络、开窍泻热、消毒止痛作用。

二、睑腺炎

睑腺炎是指胞睑边缘生小疖肿，初期可有痒感，逐渐红肿胀痛，易于溃脓，形似麦粒，又称"睑腺炎""偷针眼""眼丹""土疖"等。本病常与脾胃蕴热，或心火上炎，复感风热等因素有关。本病病位在眼睑，眼睑属脾，太阳为目上冈，阳明为目下冈，故本病与脾胃及足太阳、足阳明两经关系密切。体内积热与外风相搏，气血瘀滞，火热结聚，热毒壅阻于胞睑，以致眼睑红肿，热腐化脓。

西医将睑腺组织的化脓性炎症通常称为睑腺炎。其中睫毛毛囊或其附属的皮脂腺或变态汗腺感染，称为外睑腺炎；如系睑板腺受累，则称为内睑腺炎。

【辨证要点】

临床主要根据病程、疼痛特点、全身兼症等进行辨证。

1. 主症　起始眼睑痒痛并作，睑缘局限性红肿硬结、疼痛和触痛，继则红肿热痛加剧。数日后硬结顶端出现黄色脓点，破溃后脓自流出。

2. 辨兼症　兼局部微肿痒痛，伴头痛发热、全身不适、汗出恶风、苔薄黄、脉浮数为外感风热；兼局部红肿灼痛，伴心烦、口臭、口渴、便秘、苔黄、脉数为脾胃蕴热。

【治疗】

1. 针灸治疗

治法：疏风清热，解毒散结。以局部穴及足少阳经穴为主。

主穴：太阳、耳尖、鱼腰、风池。

配穴：外感风热加攒竹、外关、丝竹空、行间；脾胃蕴热加内庭、承泣、阴陵泉。

操作：毫针刺，用泻法。太阳、耳尖点刺出血。其他穴可加用电针。

方义：点刺太阳、耳尖出血，可泻热解毒，活血散瘀；鱼腰可疏调眼部气血，为治疗眼病常用的有效奇穴；风池是足少阳经与阳维脉的交会穴，可疏风解表，以治目疾。

2. 其他治疗

（1）**耳针法**　选眼、肝、脾、耳尖。毫针刺，留针 20 分钟，间歇运针；亦可在耳背小静脉点刺放血。

（2）**三棱针法**　在肩胛区第 1 ～ 7 胸椎棘突两侧，探寻淡红色皮疹或敏感点，皮肤消毒，用三棱针挑刺，挤出少量黏液或血水，可反复挑挤 3 ～ 5 次；亦可挑断疹点处的皮下纤维组织。

（3）**拔罐法**　选取大椎穴，用三棱针点刺出血后拔罐。

思考题

睑腺炎的生长部位并不在面部危险三角区，但在该病的初起至酿脓期间，严禁用手挤压患处，为什么？

答：以免感染扩散，引起蜂窝织炎、海绵窦血栓等严重并发症。

三、近视

近视是以视近清楚、视远模糊为主症的一种屈光不正性眼病，古称之为"能近怯远症"。多因先天禀赋不足，后天用眼不当，或劳心伤神有关。本病病位在目，与心、肝、肾关系密切。肝开窍于目，足厥阴肝经上目系，手少阴心经系目系。各种内外因素，导致目络瘀阻，或目失所养均可导致近视的发生。

病多见于西医的屈光不正疾病之中，多发于青少年时期。

【辨证要点】

临床主要根据全身兼症进行辨证。

1. 主症　视近清晰，视远模糊，视物昏渺，视力减退为主要症状。

2. 辨兼症　兼失眠健忘、腰酸、目干涩、舌红、脉细为肝肾不足；兼眼易疲劳、神疲乏力、纳呆便溏、头晕心悸、面色无华或白、舌淡、脉细为心脾两虚。

【治疗】

1. 针灸治疗

治法：通络活血，养肝明目。以局部穴位及足阳明、足太阳、足厥阴经穴为主。

主穴：承泣、睛明、瞳子髎、风池、太冲、光明。

配穴：肝肾不足加肝俞、肾俞，心脾两虚加心俞、脾俞、足三里。

操作：毫针刺，承泣、睛明选用细针，将眼球固定，轻缓刺入，注意针刺深度，忌提插捻转，避免伤及眼球和血管，出针时长时间按压以防出血；风池穴针感须扩散至颞及前额或至眼区。

方义：承泣、睛明、瞳子髎为治眼疾的常用穴，可疏通眼部经络，益气明目；风池与眼络相连，可疏导头面气血，疏调眼络；目为肝之窍，肝经上连目系，太冲为肝经原穴，光明为胆经络穴，二者属原络配穴，且均为治疗眼病的要穴。

2. 推拿治疗

治法：通络明目，以局部取穴为主。

取穴：睛明、攒竹、承泣、四白、太阳、瞳子髎、鱼腰、风池、肩井、合谷等。

手法：一指禅推法、抹法、按揉法、拿法等。

操作：患者取坐位，术者于睛明、攒竹沿眼眶上缘至太阳，由睛明至承泣沿两侧眼部呈"∞"字形施以一指禅推法，往返数次；于印堂至神庭施以抹法十数次；于两侧眼眶上下缘施以抹法十数次；于睛明、攒竹、承泣、四白、太阳、瞳子髎、鱼腰穴施以按揉法；于风池、肩井穴施以拿法；合谷穴施以按揉法。

3. 其他治疗

（1）耳针法　选眼、肝、肾、目1、目2。毫针刺，每次取2～3穴，每次留针20～60分钟，间歇运针；或用埋针法或压丸法，双耳交替选用，嘱患者每日自行按压数次。

（2）皮肤针法　选眼周穴位及风池，用梅花针轻叩，隔日1次，10次为1个疗程。

（3）激光照射法　选睛明、承泣、光明。使用小功率氦－氖激光仪，每穴照射2分钟，隔日1次。

思考题

针灸推拿治疗近视的作用机理是什么？

答：研究表明，针刺对视力的改善可能与调节瞳孔的自主神经功能和改善眼周及眼内组织血液循环有关。推拿通过手法对特定穴位的刺激，调节眼肌功能，缓解眼肌痉挛，纠正颈椎后关节紊乱，消除由此引起的交感神经刺激、椎动脉痉挛及其视皮质和视觉通路缺氧，从而改善眼周血液循环，起到整体调节的作用与局部的调节作用。

四、视神经萎缩

视神经萎缩是指视网膜神经节细胞轴索广泛损害，出现萎缩变性，以视功能损害和视神经乳头苍白为主要特征，是一种严重影响视力且致盲率较高的慢性眼底病。本病分为原发性萎缩和继发性萎缩，属中医学"青盲""视瞻昏渺"范畴。多与先天禀赋不足、外伤等因素有关。本病病位在眼，与肝、肾关系密切。基本病机是精血虚乏、目窍萎闭、神光不得发越于外，或脉络瘀阻、精血不能上荣于目所致。

【辨证要点】

本病主要根据病情轻重、全身兼症等进行辨证。

1. 主症　患眼外观无异常而视力显著减退，甚至完全失明。视野改变与视力减退同步发展，视野呈向心性缩小，以红绿色视野缩小最为显著。瞳孔反应因视神经萎缩程度不同而迟缓或消失。

2. 辨兼症　兼情志不舒，抑郁好怒，胁痛，口苦，舌红，脉弦为肝郁气滞；兼有头或眼部外伤史，头痛，眩晕，健忘，舌质黯、有瘀斑，脉涩为气血瘀滞；兼双眼干涩，头晕耳鸣，颧红咽干，遗精腰酸，舌红，脉细数为肝肾亏虚。

【治疗】

1. 针灸治疗

治法：补益肝肾，养肝明目。以眼区局部穴位和足少阳经、足厥阴经穴为主。

主穴：球后、睛明、承泣、风池、太冲、光明、三阴交。

配穴：肝郁气滞加行间、侠溪；气血瘀滞加合谷、膈俞；肝肾亏虚加肝俞、肾俞、太溪。

操作：球后、睛明均按眼区腧穴常规操作，可适当深刺，但应注意避免伤及眼球和血管；风池穴应把握好进针的方向、角度和深浅，最好能使针感向眼部传导；余穴毫针平补平泻。

方义：球后、睛明、承泣皆位于眼部，旨在通调眼部气血；风池属足少阳胆经，内通目系，可通络明目；太冲为肝之原穴，光明为足少阳胆经之络穴，原络互用，可疏肝理气、养肝明目；三阴交调补肝肾、养精明目，以治其本。

2. 推拿治疗

同近视治疗。

3. 其他治疗

（1）耳针法　选眼、肝、脾、肾、枕、皮质下。每次选用3～4穴，毫针刺法，或埋针法、压丸法。

（2）头针法　选额旁二线、枕上正中线、枕上旁线。常规针刺。

（3）皮肤针法　选眼眶周围、第5～12胸椎两侧、风池、肝俞、胆俞、膈俞。眼区轻度叩刺至潮红，其余部位及经穴施以中度叩刺。隔日1次。

思考题

你认为怎样进一步提高针刺对该病的治疗效果？

答：针灸治疗视神经萎缩的研究起步于20世纪50年代后期。自20世纪70年代后期，主要从不同方面寻求提高疗效的途径。如在穴位选择上，除用传统穴位外，发现了一些有效的新穴；在治疗手段上，以针刺为主，亦运用头针、穴位注射、电针及耳针等方法；在针刺手法上，强调在补法的基础上使感应到达眼区。

五、耳鸣、耳聋

耳鸣、耳聋是听觉异常的两种症状。耳鸣以自觉耳内鸣响为主症；耳聋以听力减退或听力丧失为主症，其轻者又称为"重听"，重者则称为"耳聋"。本病常与肝胆火旺、外感风邪和肾精亏耗等因素有关。本病病位在耳，肾开窍于耳，少阳经入耳中，故本病与肝胆、肾关系密切。火热或精亏致耳部脉络不通或失于濡养均可导致耳鸣、耳聋的发生。

西医学认为耳内疾病、某些药物等导致听神经等损伤可致耳聋，而内耳的血管痉挛、血管硬化常是耳鸣发生的重要原因。

【辨证要点】

临床主要根据病程长短、耳鸣的声音、全身兼症等进行虚实辨证。

1. 主症　耳鸣、耳聋。暴病耳聋，或耳中觉胀，鸣声隆隆不断，按之不减为实证；久病耳聋，耳中如蝉鸣，时作时止，劳累则加剧，按之鸣声减弱为虚证。

2. 辨兼症　实证者，兼猝然发生耳鸣，耳聋，耳闷胀，舌红，苔薄，脉浮数为外感风邪；兼头胀，面赤，咽干，脉弦为肝胆火盛。虚证者，兼头晕，腰膝酸软，脉虚细为肾精亏损。

【治疗】

1. 针灸治疗

（1）实证

治法：疏风泻火，通络开窍。以局部穴位及手足少阳经穴为主。

主穴：听会、翳风、中渚、侠溪。

配穴：外感风邪加外关、合谷，肝胆火盛加行间、丘墟。

操作：毫针刺，听会、翳风的针感以向耳底或耳周传导为佳。可加用电针。

方义：手、足少阳经均绕行于耳之前、后并入耳中，听会属足少阳经，翳风属手少阳经，两穴又均居耳前，可疏导少阳经气，主治耳疾；循经远取中渚、侠溪，通上达下，疏通少阳经络，宣通耳窍。

（2）虚证

治法：补肾养窍。取局部穴位及足少阴经穴为主。

主穴：听宫、翳风、太溪、肾俞。

操作：听宫、翳风的针感宜向耳底或耳周传导为佳，太溪、肾俞可加温和灸或温针灸。

方义：听宫为手太阳经与手、足少阳经之交会穴，气通耳内，具有聪耳启闭之功，为治耳疾要穴，配手少阳经局部的翳风穴，可疏导少阳经气，宣通耳窍。太溪、肾俞能补肾填精，上荣耳窍。

2. 推拿治疗

治法：疏通耳窍。以足少阳、手少阳经穴为主。

取穴：耳门、听宫、听会、合谷、风池等。

手法：一指禅推法、按揉法、拿法等。

操作：患者取侧伏坐位，术者于耳门、听宫、听会施以一指禅推法，往返数十次，以局部渗透为佳；合谷穴施以按揉法；风池穴施以拿法。

3. 其他治疗

（1）耳穴法　选耳、心、肝、肾、内耳、皮质下。毫针刺，中度刺激，留针 20～30 分钟，亦可埋针；暴发性耳聋者，毫针强刺激。

（2）头针法　选颞后线。毫针刺，间歇运针，留针 20 分钟，每日或隔日 1 次。

（3）穴位注射法　选翳风、完骨、肾俞、阳陵泉穴，用丹参注射液或维生素 B_{12} 注射液，每穴 0.5～1mL，每日或隔日 1 次。

思考题

推拿局部穴位治疗耳聋、耳鸣的原理是什么？

答：研究表明，推拿可通过对局部神经的刺激，增强内耳毛细血管通透性，改善微循环，促进血液与迷路之间的物质交换，从而促进耳内病理进程的好转。

六、鼻渊

鼻渊以鼻流腥臭浊涕、鼻塞、嗅觉减退或丧失为主症，重者称为"脑漏"。本病的发生，与外热侵袭、胆腑郁热、脾胃湿热等因素有关。本病病位在鼻，与肺、肝胆、脾胃关系密切。足阳明胃经起于鼻；手阳明大肠经上夹鼻孔；督脉循行过鼻，故鼻渊与手足阳明、督脉等经脉有关。相关脏腑功能失调，生湿蕴热，循经上犯于鼻，导致邪壅鼻窍而发病。

西医学的慢性鼻炎、急慢性鼻窦炎和副鼻窦炎属于本病范畴。

【辨证要点】

临床主要根据病程长短、鼻涕特点、全身兼症等进行辨证。

1. 主症　鼻流浊涕、色黄腥秽、鼻塞不闻香臭。

2. 辨兼症　病变初发，黄涕量多，兼鼻塞时作，头痛，发热恶风，舌红苔微黄，脉浮数为肺经风热；经久不愈，兼头昏，眉额胀痛，记忆衰退，舌红苔腻，脉滑数为湿热阻窍；兼头痛目眩，烦躁易怒，舌红苔黄，脉弦数为肝胆火旺。

【治疗】

1. 针灸治疗

治法：清热宣肺，通利鼻窍。以局部穴位及手太阴、阳明经穴为主。

主穴：迎香、印堂、通天、合谷、列缺。

配穴：肺经风热，加尺泽、少商；湿热阻窍，加曲池、阴陵泉；肝胆火旺，加侠溪、行间。

操作：毫针刺，用泻法。少商点刺出血，迎香宜斜向上透刺鼻通穴。

方义：迎香夹于鼻旁，印堂位于鼻上，均是治鼻渊要穴，可疏散鼻部郁热而通鼻窍；邻近取通天善通鼻窍；鼻为肺之外窍，手阳明与手太阴相表里，其脉又上夹鼻孔，远取列缺、合谷为表里经配穴，可清泻肺热。

2. 其他治疗

（1）耳针法　选鼻、下屏尖、额、肺。毫针刺，中强度刺激，间歇捻转，留针 20～30 分钟；或用埋针法或压丸法，双耳交替，嘱患者每日自行按压数次。

（2）穴位注射法　选合谷、迎香、肺俞、口禾髎，每次 2 穴，用复合维生素 B 注射液，每穴 0.2～0.5mL，或鱼腥草注射液每穴 0.5mL，隔日 1 次。

（3）穴位贴敷法　取大椎、肺俞、脾俞、胃俞、胆俞，用白芥子 30g，延胡索、甘遂、细辛、丁香、白芷、苍耳子、辛夷、薄荷各 10g，研成细末，用生姜汁或辣椒水调糊，涂纱布上，撒上适量肉桂粉，贴敷上穴，保留 4 小时以上。每周 1 次，连续 3 次。

思考题

"肺开窍于鼻"，鼻渊的治疗往往离不开肺经及大肠经，但现代临床常用足阳明胃经的穴位治疗鼻渊，也取得了较好的疗效，为什么？

答：这是因为足阳明胃经起于鼻，鼻渊与足阳明胃经有关。相关脏腑功能失调，生湿蕴热，循胃经上犯于鼻，导致邪壅鼻窍而发病，治疗可取足阳明经穴位而获效。

七、鼻鼽

鼻鼽，是以突然和反复发作的鼻痒、喷嚏频作、流清涕、鼻塞等为主要特征的鼻病，又名鼽嚏、鼽喷，呈季节性、阵发性发作，亦可常年发病。鼻鼽的发生常与正气不足、外邪侵袭等因素有关。本病病位在鼻，与肺、脾、肾三脏关系密切。基本病机是脾肾亏虚，肺气不固，邪聚鼻窍。

西医学的过敏性鼻炎、血管运动性鼻炎、嗜酸细胞增多性非变应性鼻炎等属于本病的范畴。

【辨证要点】

临床主要根据鼻部症状及全身兼症进行辨证。

1. 主症　突然而反复发作的鼻痒、鼻塞、喷嚏、鼻流清涕。

2. 辨兼症　平素恶风怕冷，大量清涕，鼻塞不通，嗅觉减退，兼气短懒言，舌淡，苔薄白，脉虚弱为肺虚感寒；患病日久，兼鼻塞鼻胀较重，食少纳呆，大便稀溏，舌淡胖，边有齿痕，苔白，脉濡为脾气虚弱；兼反复发作多年，喷嚏连连，清涕难敛，腰膝酸软，小便清长，舌淡，脉沉细弱为肾阳亏虚。

【治疗】

1. 针灸治疗

治法：宣肺开窍，疏风通络。以局部穴位、手太阴及手阳明经穴为主。

主穴：迎香、印堂、合谷、列缺。

配穴：肺虚感寒加肺俞、气海；脾气虚弱加足三里、脾俞；肾阳亏虚加肾俞、命门。

操作：印堂由上向下沿皮透刺至鼻根部，迎香由下向上沿鼻翼斜刺近至鼻根部。肺俞、脾俞、肾俞、足三里用灸法。

方义：鼻为肺之窍，肺与大肠相表里，且大肠经循行路线经过鼻，而迎香、合谷穴为大肠经穴，故取之可宣通郁遏的肺气；印堂位于鼻部，起近治的作用，疏通鼻道。风门穴为足太阳膀胱经与督脉交会穴，膀胱经主一身之表，督脉总督一身阳气，具有调动一身之阳气之作用，取之可驱散外风，通调阳气。

2. 其他治疗

（1）穴位敷贴法　选肺俞、大椎、百劳、膏肓等，于三伏天敷贴药膏。

（2）蜂针疗法　选足三里、阳交、曲池。每次取 1 ~ 2 穴，每穴用 1 只蜜蜂针刺，间隔 3 ~ 7 天治疗 1 次，5 次为 1 个疗程，一般连续治疗 1 ~ 2 个疗程。

思考题

灸条分为有烟灸条和无烟灸条，一般认为，无烟灸条效果要弱于有烟灸条。使用艾灸治疗鼻鼽时，应避免其烟雾对鼻腔的刺激。请结合 WHO 制定的《过敏性鼻炎的处理及其对哮喘的影响》，综述目前针灸治疗该病的临床情况，思考针灸治疗该病的机理。

八、牙痛

牙痛是以牙齿疼痛为主要临床表现的常见口腔疾患。牙痛常与外感风热、胃肠积热或肾气亏虚等因素有关，并因遇冷、热、酸、甜等刺激时发作或加重。本病病位在齿，肾主骨，齿为骨之余，手、足阳明经分别入下齿、上齿，故本病与胃、肾关系密切。外邪与内热等因素均可伤及龈肉，灼烁脉络，发为牙痛。

西医学中的龋齿、牙髓炎、冠周炎、根尖周围炎和牙本质过敏等均可引起牙痛。

【辨证要点】

临床主要根据牙痛部位、疼痛程度、全身兼症等进行辨证。

1. 主症 牙齿疼痛。

2. 辨兼症 兼齿龈红肿或出脓血，口渴，尿赤，便秘，苔黄燥，脉洪为胃火牙痛；起病急，龈肿，兼形寒身热，苔薄黄，脉浮数为风火牙痛；起病较缓，隐隐作痛，时作时止，兼牙龈微红肿，或牙龈萎缩，齿浮动，舌红苔少，脉细为肾虚牙痛。

【治疗】

1. 针灸治疗

治法：祛风泻火，通络止痛。以手、足阳明经穴为主。

主穴：合谷、下关、颊车。

配穴：胃火牙痛，加内庭、二间；风火牙痛，加外关、风池；肾虚牙痛，加太溪、行间。

操作：毫针刺。循经远取可左右交叉刺，合谷持续行针 1～2 分钟。疼痛剧烈者每日治疗 2 次。

方义：手足阳明经入上下齿，合谷为手阳明经原穴，远道取穴，可清手阳明之热，兼有祛风作用，可通络止痛，为治疗牙痛之要穴；下关、颊车均为近部取穴，能疏通足阳明经气血。

2. 推拿治疗

治法：通络止痛。以局部取穴为主。

取穴：阿是穴、颊车、下关、合谷等。

手法：一指禅推法、点按、点揉、法等。

操作：患者取侧伏坐位，术者于颊车、下关施以一指禅推法，阿是穴和合谷施以点按、点揉法。

3. 其他治疗

（1）耳针法 选上颌、下颌、神门、上屏尖、牙痛点。每次取 2～3 穴，毫针刺，强刺激，留针 20～30 分钟。或用埋针法、压丸法。

（2）穴位注射法 选颊车、下关、合谷、翳风，每次取 1～2 穴，用阿尼利定注射液，每穴注入 0.5～1mL。

（3）穴位敷贴法 将大蒜捣烂，于睡前贴敷双侧阳溪，至发泡后取下，用于龋齿疼痛。

思考题

针刺合谷、二间、三间等穴均可有效地治疗牙痛，请从现代神经解剖学的角度解释这三个穴位治疗牙痛的机制。

九、咽喉肿痛

咽喉肿痛是以咽喉部红肿疼痛、吞咽困难或不适为特征的病变，又称"喉痹""乳蛾"。咽喉肿痛的发生常与外感风热、饮食不节和体虚劳累等因素有关。本病病位在咽喉，咽通于胃，喉为肺系，肾经上循喉咙，结于廉泉，故本病与肺、胃、肾等脏腑关系密切。外感风热之邪熏灼肺系；或肺、胃二经郁热上壅咽喉；或肾阴亏耗，虚火上炎，均可导致咽喉肿痛的发生。基本病机是火热或虚火上灼咽喉。

西医学中的急性扁桃体炎、急性咽炎和单纯性喉炎、扁桃体周围脓肿等属于本病范畴。

【辨证要点】

临床主要根据咽喉局部表现及全身兼症等进行辨证。

1. 主症 咽喉部红肿疼痛、吞咽不适。

2. 辨兼症 兼吞咽困难，寒热头痛，苔薄黄，脉浮数为外感风热；痛连耳根和颌下，兼咽干、口渴、便秘、溺赤，舌红苔黄，脉洪大为肺胃实热；兼疼痛较轻，或咽部异物感，咽干微肿，色黯红，微有热象，入夜尤甚，舌红苔少，脉沉细为肾阴不足。

【治疗】

1. 针灸治疗

（1）实证

治法： 清利咽喉，消肿止痛。以手太阴、手足阳明经穴为主。

主穴： 少商、尺泽、合谷、关冲。

配穴： 外感风热，加风池、外关，肺胃实热，加厉兑、鱼际。

操作： 毫针常规刺，泻法。少商、关冲、厉兑可点刺出血。

方义： 少商是手太阴经的井穴，点刺出血以清泻肺热，为治咽喉肿痛的要穴；尺泽是手太阴经的合穴，取"实则泻其子"之意；合谷属手阳明经之原穴，可清泻阳明之郁热，利咽止痛；关冲为手少阳三焦经的井穴，点刺出血，可清泻三焦之火，消肿利咽。

（2）虚证

治法： 滋阴降火，利咽止痛。取足少阴、手太阴经穴为主。

主穴： 太溪、照海、列缺、鱼际。

操作： 毫针补法或平补平泻法。列缺、照海行针时可配合做吞咽动作。

方义： 太溪为肾经原穴，有滋阴降火作用；照海为足少阴肾经与阴跷脉的交会穴，列缺属手太阴肺经，经气通于任脉，二穴相配，为八脉交会组穴，专治咽喉疾患；鱼际为手太阴经的荥穴，可清肺热、利咽喉。

2. 推拿治疗

治法： 利咽消肿止痛。以局部取穴为主。

取穴： 阿是穴、天突、廉泉、风池、合谷等。

手法： 按揉法、拿法等。

操作： 患者取坐位，术者于咽喉部位阿是穴和喉结两旁施以按揉法和拿法（可配合做吞咽动作）；于天突、廉泉、合谷施以按揉法；于风池施以拿法。

3. 其他治疗

（1）三棱针法 选少商、商阳、耳背静脉。用三棱针点刺出血，每日1次。

（2）耳针法 选咽喉、心、下屏尖、扁桃体、轮1～6。宜用毫针刺法。

（3）穴位注射法 选合谷、曲池、孔最。每次选一侧穴，用10%葡萄糖溶液或板蓝根、鱼腥草、柴胡注射液，每穴1～2mL，左右交替使用，每日1次。

思考题

推拿治疗咽喉肿痛的作用机理是什么？

答：通过推拿手法作用于咽喉局部天突、廉泉、合谷等穴，可促进局部血液循环，使炎症吸收加速而达到消炎止痛的作用。

第六节　皮外科疾病

一、斑秃

斑秃是指头皮部毛发发生斑状脱落的病证，严重者可致头发全部脱落。中医又称"油风"，俗称"鬼剃头"。斑秃的发生常与肝肾不足、脾胃虚弱、情志不遂、思虑太过等因素有关。本病病位在头部皮毛，与五脏有关，尤与肝、肾关系密切。中医学认为"发为血之余"，风邪乘虚入中毛孔，风盛血燥，发失所养；或肝气郁结，气滞血瘀，新血不生，血不养发则毛发脱落。

西医学认为本病可能与自身免疫、遗传、内分泌功能失调有关。多由中枢神经功能紊乱、内分泌失调、毛发乳头供血障碍、营养不良所致。精神因素是诱发及促使本病加重的重要原因之一。

【辨证要点】

临床主要根据脱发表现及全身兼症进行辨证。

1. 主症　头发突然斑状脱落，部位局限而不规则，表皮平滑光亮，边界清楚，数目、大小不等。少数患者发生全秃，甚至眉毛、胡须、阴毛或腋毛均脱落。

2. 辨兼症　兼患部发痒，面色无华，头晕，失眠，舌淡，苔薄，脉细弱为血虚生风；兼头皮油亮多屑，日久头发逐渐稀疏，甚则眉毛、腋毛、阴毛、汗毛脱落，伴头昏耳鸣，腰膝酸软，舌红，苔少，脉细数为肝肾不足；病程较长，兼面色晦暗，胸闷胁痛，舌质紫暗，脉弦涩为气滞血瘀。

【治疗】

1. 针灸治疗

治法：养血祛风，活血化瘀。以局部阿是穴、督脉穴为主。

主穴：阿是穴（脱发区）、百会、风池、膈俞、太渊。

配穴：①随症配穴：血虚生风，加足三里、血海；肝肾不足，加肝俞、肾俞；气滞血瘀，加太冲、血海。②按部配穴：病在前头，加合谷、内庭；病在侧头，加外关、足临泣；病在头顶，加太冲、中封；病在后脑，加后溪、申脉。

操作：阿是穴可用梅花针叩刺，血虚生风、肝肾不足者以局部发红为度，气滞血瘀者以微有渗血为度。也可用毫针围刺，在脱发部位从四周向中心平刺。并可用生姜汁涂搽。酌情配百会、风池、膈俞、太渊。

方义：阿是穴用梅花针叩刺或毫针围刺，可疏导局部经气，促进新发生长；头为诸阳之会，百会为足太阳经与督脉交会穴，风池为足少阳经与阳维脉交会穴，且二穴皆近脱发患处，同用可祛风活血；膈俞为血会，太渊为脉之所会、肺之原穴，与局部阿是穴相配，补能益气养血，泻能活血化瘀。诸穴相配可通达阴阳，调畅周身气血，共收养血活血生发之功。

2. 其他治疗

（1）**皮肤针法**　选阿是穴（脱发区）、夹脊穴或相关背俞穴。先从脱发边缘向中心区叩刺，再叩刺背部夹脊穴或相关背俞穴，至局部皮肤微出血。

（2）**穴位注射法**　选阿是穴（脱发区）、头维、百会、风池。用维生素 B_{12} 5mL 或三磷腺苷 5～10mg，每穴注射 0.5mL。

思考题

为什么说只要血分有病变，就能引起脱发？

答：因为中医学认为"发为血之余"，风邪乘虚入毛孔，风盛血燥，发失所养；或肝气郁结，气滞血瘀，新血不生，血不养发则毛发脱落。

二、痤疮

痤疮是一种常见的毛囊皮脂腺的慢性炎症性疾病，好发于面、背、胸等皮脂腺丰富部位，表现为粉刺、丘疹、脓疱、结节、囊肿及瘢痕。俗称"青春痘"，中医又称"肺风粉刺""面疮""酒刺"。多与先天禀赋、过食辛辣厚味、冲任不调等因素有关。肺经风热，熏蒸肌肤；恣食肥甘辛辣，脾胃湿热内生，上蒸头面、胸背；冲任不调，肌肤失于疏泄均可发生痤疮。本病的病位在肌肤腠理，与肺、胃、肝关系密切。

西医学认为本病的发生主要与雄激素、皮脂分泌过多、毛囊口上皮角化亢进、痤疮丙酸杆菌感染及遗传等因素有关。

【辨证要点】

临床常根据皮损表现及全身兼症等进行辨证。

1. 主症 初起为黑头或白头粉刺，可演变为脓疱、结节、囊肿、瘢痕等，伴有触痛。

2. 辨兼症 皮损以丘疹为主，多发于颜面、胸背上部，色红，或有痒痛，舌红，苔薄黄，脉浮数为肺经风热；丘疹红肿疼痛，或有结节、囊肿，皮肤油腻，兼便秘，口臭，舌质红，苔黄腻，脉滑数为肠胃湿热；皮疹的消长与月经周期有关，兼月经不调或痛经，舌红，苔腻，脉弦细数者为冲任不调。

【治疗】

1. 针灸治疗

治法：祛邪疏肌，解毒和营。取阳明经穴为主。

主穴：阿是穴、阳白、颧髎、大椎、曲池、合谷、内庭。

配穴：①随症配穴：肺经风热，加少商、尺泽；脾胃湿热，加足三里、阴陵泉；冲任不调，加血海、膈俞、三阴交。②按部配穴：发于面部，加四白、太阳、颧髎；发于背部，加风门、至阳；发于腰臀，加八髎、大肠俞。

操作：毫针刺，用泻法。少商、尺泽可用三棱针点刺放血，大椎刺络拔罐。

方义：面部穴位可疏通局部气血，使肌肤疏泄功能得以调畅；阳明经多气多血，手足阳明经均循行于面，手阳明经又与肺经相表里，肺主皮毛，故取合谷、曲池、内庭清阳明邪热；督脉为诸阳之会，大椎为督脉与三阳经的交会穴，大椎泻法以清热凉血解毒。

2. 其他治疗

（1）三棱针法 背部寻找阳性反应点。用三棱针挑刺，挑断皮下部分纤维组织，可加拔罐。

（2）拔罐法 选督脉及膀胱经第一、二侧线，从颈背部推至腰骶部。行走罐法，至皮肤出现潮红或暗红为度。

（3）割治法 选耳尖、相应部位耳穴、肺、大肠。皮肤常规消毒，用小手术刀片轻轻划割，以渗血为度，用消毒干棉球压迫止血。每周割治 1～2 次，两耳交替。

思考题

"经脉所过，主治所在"，手足三阳经及任脉皆经过面部，但治疗面部痤疮时为什么主要选用足阳明胃经及手阳明大肠经穴？

答：因为阳明经多气多血，手足阳明经均循行于面，手阳明经又与肺经相表里，肺主皮毛，故多选用足阳明胃经及手阳明大肠经穴位。

三、黄褐斑

黄褐斑是一种色素过度沉着于面部的皮肤病，表现为面部出现边界不清楚的褐色或黑色的斑片，多为对称性，以颧部、颊部、鼻、前额、颏部为主。中医又称"肝斑""黧黑斑"。本病多由七情内伤，饮食不调，劳倦失宜，妇人经血不调等导致。其发生与肝、脾、肾三脏密切相关。肝失条达，血行不畅，颜面气血失和；脾气虚弱，气血生化无源，气血不能润泽于面；肾阴不足，阴血日耗，血弱不能华面均可致面生褐斑。

西医学认为黄褐斑的发生多与内分泌失调致代谢异常有关，尤与雌激素水平增高有关。月经不调、妊娠、服避孕药或肝功能不好及慢性肾病都可能出现黄褐斑。

【辨证要点】

临床主要根据斑片表现及全身兼症进行辨证。

1. 主症　面部对称分布大小不等、形态不一的褐色或黑色斑片，表面光滑，不痛不痒，无鳞屑，日晒后加重。

2. 辨兼症　浅褐色至深褐色斑片，兼烦躁易怒，乳胁胀痛，月经不调，经前斑色加深，舌苔薄白，脉弦为肝郁气滞；灰黑色斑片，兼气短乏力，腹胀纳差，舌淡苔腻，脉细弱为脾胃虚弱；黑褐色斑片，兼头眩耳鸣，腰酸腿软，五心烦热，舌红少苔，脉细数为肾阴不足。

【治疗】

1. 针灸治疗

治法：活血通络，疏肝健脾，滋补肝肾。以局部穴位、足太阴、足阳明为主。

主穴：阳白、颧髎、颊车、下关、太阳、三阴交、合谷、足三里。

配穴：肝郁气滞加太冲、肝俞、阳陵泉；脾胃虚弱加中脘、脾俞、胃俞；肾阴不足加关元、太溪、肾俞。

操作：毫针刺，面部腧穴宜浅刺。

方义：阳白、颧髎、颊车、下关、太阳为局部取穴，可以舒调局部气血，以活血通络、消瘀祛斑；本病发生与肝、脾、肾三脏密切相关，三阴交为足三阴经交会穴，故取之以疏肝、健脾、补肾；手足阳明经循行达面，取合谷、足三里调和气血，使气血润泽面部。

2. 其他治疗

（1）耳针法　选面颊、子宫、内分泌、皮质下、肺、肾、肝、脾等，采用压丸法，两耳交替，隔日1次。

（2）拔罐法　于背部大椎穴和两侧肺俞穴点所组成的三角形之区域内，选取2～3个部位，皮肤针重叩，再加拔火罐。

思考题

三阴交为足太阴、足厥阴、足少阴经三经交会穴，归属于足太阴脾经，但足太阴脾经循行并不上于面部，为何治疗黄褐斑仍以三阴交穴为主穴？

答：本病发生与肝、脾、肾三脏密切相关，三阴交为足三阴经交会穴，故取之以疏肝、健脾、补肾。

四、扁平疣

扁平疣是皮肤出现赘生物，以米粒大小、稍高于皮面为主要特征的皮肤病，多发生于青年颜面、手背及头皮部。中医学又称为"扁瘊"。其发生常与感受风热毒邪、情志不畅等因素有关，病位在肌肤腠理。腠理不密，风热湿毒，搏结于肌肤；或肝气郁结，郁而化火，阻于腠理可导致生成扁平疣。

西医学认为本病是因人类乳头瘤病毒导致。

【辨证要点】

临床主要根据皮疹病变表现及全身兼症等进行辨证。

1. 主症　皮肤表面有粟粒至黄豆大小的扁平丘疹，圆形、椭圆形或多角形，表面光滑，稍高于皮肤，正常肤色、淡红色或褐色，边界清楚，质地偏硬，一般无痛痒。病程缓慢，有时可自愈。常由于搔抓而自体接种，沿抓痕呈串珠排列。

2. 辨兼症　皮疹初起，粟粒至黄豆大小扁平隆起，色淡红，散在分布，伴瘙痒，舌红苔薄黄，脉浮数为风热搏结；发病日久，丘疹呈灰色或暗褐色，疣体较大，触之坚实，烦躁易怒，口苦咽干，舌红苔黄，脉弦数为肝郁化火。

【治疗】

1. 针灸治疗

治法：疏风清热，泻肝养阴。以手阳明经穴及阿是穴为主。

主穴：阿是穴（疣体所在部位）、合谷、曲池、血海。

配穴：风热搏结，加风池、商阳；肝郁化火，加行间、侠溪。

操作：阿是穴用26～28号0.5～1寸毫针，在母疣中心快速进针至疣底部，大幅度捻转提插数秒钟，稍留针行针，然后摇大针孔，出针后出血可自然停止；若疣体较大，再于疣体上下左右四面与正常皮肤交界处各刺1针，以刺穿疣体对侧为度。施用同样手法，3～5日针刺1次。酌情配合谷、曲池、血海。

方义：阿是穴局部粗针刺激，意在破坏疣底部供应疣体的营养血管，使疣体枯萎脱落。再针泻血海凉血化瘀、软坚散结，更有助于疣体之枯萎。本病多发颜面部，为阳明经气所过之处，故取阳明经曲池、合谷调整阳明经气，散风清热。

2. 其他治疗

（1）耳针法　选肺、肾、皮质下、神门、内分泌、面颊、交感。毫针刺法，每日1次，留针15分钟。或用压丸法。

（2）火针法　取疣体局部。将针尖烧红，垂直而快速地刺入扁平疣正中（不可刺入过深，只稍微刺入扁平疣中即可），不留针。小疣体点刺一下即可；疣体大则需在四周再围刺，不可过深，以不超过皮损基底部为宜。

（3）激光照射法　选取阿是穴，用 7～25mW 的氦－氖激光仪散焦做局部照射 20～30 分钟，每日 1 次。

思考题

寻常疣、扁平疣在针刺治疗时必须直接针刺疣体，怎样认识这个问题？
答：意在破坏疣底部供应疣体营养的血管，使疣体枯萎脱落。

五、神经性皮炎

神经性皮炎是一种皮肤神经功能失调所致的肥厚性皮肤病，以皮肤革化呈苔藓样改变和阵发性剧痒为主症，又称慢性单纯性苔藓。好发于成年人，病变多局限于某处，常双侧对称分布。中医学称之为"顽癣""牛皮癣""摄领疮"等。本病病位在肌肤腠理络脉，与肺、肝关系密切。多与情志不遂、风热侵袭、过食辛辣等因素有关。风热外袭或郁火外窜肌肤，化燥生风，肌肤失养均可发生本病。

西医学对本病病因未完全阐明，一般认为与大脑皮层兴奋和抑制过程平衡失调有关。精神因素被认为是主要的诱因，情绪紧张、神经衰弱、焦虑都可促使皮损发生或复发。

【辨证要点】

临床主要根据皮疹特点、全身兼症等进行辨证。

1. 主症　皮肤呈苔藓样改变，阵发性剧痒。

2. 辨兼症　发病初期，仅有瘙痒而无皮疹，或丘疹呈正常皮色或红色，食辛辣食物加重，兼小便短赤，苔薄黄，脉弦数为风热侵袭；兼心烦易怒，每因情志不畅而诱发或加重为肝郁化火；病久丘疹融合成片，皮肤增厚，干燥如皮革样，色素沉着，或有灰白鳞屑，夜间瘙痒加剧，舌淡，苔白，脉细为血虚风燥。

【治疗】

1. 针灸治疗

治法：疏风止痒，清热润燥。以病变局部阿是穴及手阳明、足太阴经穴位为主。

主穴：阿是穴、曲池、合谷、血海、膈俞。

配穴：风热侵袭加外关、风池；肝郁化火加肝俞、太冲；血虚风燥加脾俞、三阴交、足三里。

操作：阿是穴毫针围刺，针尖沿病灶基底部皮下向中心平刺，并可艾灸。

方义：取阿是穴可直达病所，既可散局部的风热郁火，又能疏通患部的经络气血，使患部肌肤得以濡养；曲池、合谷为阳明经穴，可和血通络，祛风止痒；血海、膈俞活血养血，取"治风先治血，血行风自灭"之义。

2. 其他治疗

（1）皮肤针法　皮肤针先轻叩皮损周围，再重叩患处阿是穴以少量出血为度，同时可配合拔罐或艾条灸。

（2）耳针法　选肺、肝、神门、相应病变部位，毫针刺，中等强度刺激，或用小手术刀片轻割相应部位耳穴，以轻度渗血为度。

思考题

风邪的特点是善行而数变，神经性皮炎以皮肤革化呈苔藓样改变和阵发性剧痒为主症，与风邪的主要特点不符合，但临床治疗获效为什么离不开祛风疏风？

答：因为瘙痒是本病的主症，多由风邪郁久，未经发散，蕴伏肌肤所致，治宜祛风疏风以止痒，即"痒自风来，止痒必先疏风"之意。

六、瘾疹

瘾疹是指皮肤上出现成块、成片状风团，以异常瘙痒为特征的过敏性皮肤病。因其时隐时起，遇风易发，故又称为"风疹""风疹块"。起病急、病程短者一般可很快痊愈；病程长、反复发作者则缠绵难愈。本病病位在肌肤腠理，与感受风邪及脏腑气血盛衰关系密切。腠理不固，风邪乘虚而入，遏于肌肤；食用鱼虾荤腥食物，导致胃肠积热，复感风邪，均可使内不得疏泄，外不得透达，郁于肌肤之间而发。基本病机是营卫失和，邪郁腠理。

西医学的急、慢性荨麻疹属于本病范畴。西医认为其发病的主要因素是机体敏感性增强，皮肤真皮表面毛细血管炎性变，出现渗出、出血和水肿所致。

【辨证要点】

临床主要根据风团特点、发病原因、全身兼症等进行辨证。

1. 主症 皮肤上出现风团，发无定处，时发时退，伴有瘙痒，消退后不留痕迹。

2. 辨兼症 发作与天气变化有明显关系，其疹块以露出部位如头面、手足为重，常伴有外感表证为风邪袭表；发作与饮食因素有明显关系，兼脘腹胀痛，恶心呕吐，大便秘结或肠鸣泄泻，小便黄赤，舌质红赤，舌苔黄腻，脉滑数为胃肠积热；风疹反复发作，午后或夜间加剧，兼心烦少寐，口干，手足心热，舌红，少苔，脉细数无力为血虚风燥。

【治疗】

1. 针灸治疗

治法： 疏风清热，活血调营。以手阳明、足太阴经穴为主。

主穴： 合谷、曲池、血海、三阴交、膈俞、委中。

配穴： 风邪袭表加外关、风池；胃肠积热加配足三里、天枢、内庭；血虚风燥加足三里、脾俞。呼吸困难配天突，恶心呕吐配内关。

操作： 毫针刺，用泻法。膈俞、委中可点刺出血。

方义： 合谷、曲池同为阳明经穴，既可疏风解表，又能清泻阳明，故凡瘾疹无论何因所致用之皆有效；血海、三阴交为足太阴经穴位，主血分病，调营活血；膈俞为血之会穴，活血祛风，委中又名血郄，与血海、膈俞同用，可理血和营，取"治风先治血，血行风自灭"之意。诸穴合用共奏疏风清热、活血调营之功。

2. 其他治疗

（1）拔罐法 选神阙穴，拔火罐，留罐5分钟，或用闪罐法反复拔罐至局部充血，每日治疗1次，3次为1个疗程。

（2）耳针法 选神门、肾上腺、肺、枕、胃。每次取3～4穴，毫针刺，中等强度刺激。亦可用埋针法或压丸法。

（3）皮肤针法 选风池、血海、夹脊（胸2～5、骶1～4）。用皮肤针沿经轻叩，急性者每日1次，慢性者隔日1次，每次叩打20分钟，穴区重叩至点状出血。

思考题

现代研究表明刺络拔罐对本病有较好的治疗效果，其作用机制是什么？

答：刺络拔罐刺血可直接排出组胺、肽酯白三烯、内皮素等刺激神经感受器的生化物质，并通过神经-血管-体液的调节，在改善血液循环的基础上，阻断了致敏源引起的反应过程。

七、蛇串疮

蛇串疮是以突发单侧簇集状水疱，呈带状分布，并伴有烧灼刺痛为主症的病证，又称"蛇丹""蜘蛛疮""缠腰火丹"等。本病病位在皮部，主要与肝、脾相关。多由于情志内伤，或饮食失节而致肝胆火盛，脾经湿热内蕴，复又外感火热时邪，毒热交阻经络，凝结于肌肤、脉络而成。年老体弱者，常因血虚肝旺，气血凝滞，而致疼痛剧烈，病程迁延。

西医学的带状疱疹属于本病范畴。

【辨证要点】

临床主要根据疱疹特点、全身兼症等进行辨证。

1. 主症　皮肤呈单侧带状分布的灼热刺痛，皮色发红，继则出现簇集性粟粒大小丘状疱疹。

2. 辨经络　以腰、胁部多见，属于肝、脾两经。疱疹发于皮肤，即经络学中的皮部。

3. 辨兼症　兼疱疹色鲜红，灼热疼痛，疱壁紧张，口苦，心烦，易怒，脉弦数为肝胆火盛；兼疹色淡红，起黄白水疱，渗水糜烂，身重腹胀，苔黄腻，脉滑数为脾胃湿热；或皮疹消退局部疼痛不止，或见有色素沉着，兼心烦不寐，精神萎靡，舌质暗，苔白，脉弦细为气滞血瘀。

【治疗】

1. 针灸治疗

治法：清热燥湿，解毒止痛。以局部阿是穴及相应夹脊穴为主。

主穴：阿是穴、相应夹脊穴、合谷、曲池。

配穴：肝胆火盛加太冲、支沟；脾胃湿热加内庭、阴陵泉；气滞血瘀加血海、三阴交。

操作：毫针刺，用泻法，强刺激。疱疹局部阿是穴用围针法，即疱疹带的头、尾各刺一针，两旁则根据疱疹带的大小选取数点，向疱疹带中央沿皮平刺。

方义：局部阿是穴围针刺或点刺拔罐可引火毒外出。本病是由疱疹病毒侵害神经根所致，取相应的夹脊穴，直针毒邪所留之处，可泻火解毒、通络止痛，正符合《内经》所言："凡治病必先治其病所从生者也。"合谷、曲池合用疏导阳明经气，以清解邪毒。

2. 其他治疗

（1）皮肤针法　疱疹后遗的神经痛者，可在局部用皮肤针叩刺后，加艾条灸。

（2）刺络拔罐法　取疱疹处及周围皮肤，用三棱针刺破疱疹，使疱内液体流出，并拔火罐，令出血。

（3）耳针法　选胰、胆、肾上腺、神门、肝。毫针刺，强刺激，捻转 3～5 分钟，每次留针 30～60 分钟，每日 1 次。

（4）穴位注射　选肝俞、足三里、相应夹脊穴。用维生素 B_1 和 B_{12} 注射液，每次每穴注射 0.5mL，每日或隔日 1 次。

（5）激光照射法　用氦-氖激光仪分区散焦照射皮损局部，距离 40～60cm，每分区照射 10 分钟。

思考题

针灸治疗带状疱疹后遗神经痛有独特的优势，临床上有哪些治疗方法？

答：针刺治疗带状疱疹后遗神经痛有明显的疗效，在取穴上，多以病变局部皮损区及神经支配相应节段华佗夹脊穴为主，再配以辨证取穴，体现"以痛为腧"的取穴原则。辨证论治仍是针灸治疗的特色。在刺法上，多采用阿是穴围刺，或配合以三棱针刺血拔罐、灸法、穴位注射、理疗、内服外用药物等。

八、疔疮

疔疮因形如粟，根脚坚硬如钉，故称疔疮。好发于面部和手足，因好发部位与形状不同而有人中疔、蛇头疔、虎口疔、迎香疔、托盘疔、唇疔及发于四肢呈红丝显露的红丝疔等名称。本病病位在肌肤。多由肌肤不洁、破损，火毒邪热侵袭蕴结肌肤；或恣食肥甘、酗酒等，使脏腑蕴热，毒从内发所致。基本病机是火毒蕴结肌肤。若毒热内盛，流窜经络，内攻脏腑则易出现高热、神昏谵语等"疔疮走黄"危候。

西医学的颜面部疖、痈，急性甲沟炎，脓性指头炎，急性淋巴管炎等均属本病范畴。西医学认为本病是由金黄色葡萄球菌感染所致的急性化脓性炎症。

【辨证要点】

临床上多根据疔疮的部位、病势、病情程度等进行辨证。

1. 主症 患处皮肤粟米样红疖，根深坚硬，状如钉头且红肿热痛。

2. 辨经络 发于面部人中沟，属督脉病证；发于面部迎香穴处，属足阳明经病证；发于食指端，属手阳明经病证；发于拇指端，为手太阴经病证；发于足底部，为足少阴肾经病证，依此类推。

3. 辨常证、变证 属于常证者，初起疮形小如粟米，根深坚硬如钉，始觉麻痒不适，疼痛较轻，继则脓疮增大，红肿灼热，疼痛加剧，恶寒发热，舌红，苔黄，脉数等，为火毒流传经络。其中，发于四肢者，或可见红线隐隐于皮下，并迅速向上走窜，形成"红丝疔"。属于变证者，疔疮兼见寒战、高热、烦躁、神昏、谵语、头痛、呕吐，为疔疮内攻脏腑之危候，称为"疔疮走黄"。

【治疗】

1. 针刺治疗

治法：清热解毒。以督脉、手阳明经穴为主。

主穴：灵台、大椎、合谷、曲池、委中。

配穴：①局部取穴，发于面部迎香穴处加迎香，发于手加商阳，发于足加内庭。②循经远部取穴，如发于面部加商阳、内庭。③经脉首尾配穴，如发于迎香穴处配对侧的商阳，发于食指端配对侧的迎香，发于拇指端配中府。④若为红丝疔，从红丝终点依次点刺到起点，泄其恶血；若为疔疮走黄，配十二井、大椎、曲泽点刺出血；若为火毒流传经络，配曲池、大椎。⑤高热配大椎、十宣、十二井；神昏配水沟、十二井。

操作：毫针泻法，强刺激，或点刺出血。

方义：督脉为阳脉之海，泻督脉可清泻火热之毒，故取灵台、大椎能清泄诸阳经郁热，为治疗疔疮的经验效穴；合谷、曲池为手阳明大肠经穴，阳明经多气多血，循行上达面部，可泻阳明火毒，亦可解肌表之毒邪，对颜面部疔疮更为适宜；委中别名"血郄"，刺络出血可清泄血分蕴热而达凉血活血、消肿止痛之功。

2. 其他治疗

（1）三棱针法 在背部肩胛间区寻找丘疹样阳性反应点 3～5 处，用三棱针挑刺表皮，挑断白色纤维，使出血 3～4 滴。每日 1 次。

（2）耳针法 选神门、肾上腺、皮质下、耳尖、耳背静脉、疔疮发生的相应部位，毫针刺，中强刺激；或用耳穴压丸法；或耳尖及耳背静脉点刺出血。

思考题

疔疮走黄如何治疗？

答：疔疮走黄是中医外科的危重证候，相当于西医学的脓毒败血症。对此治疗要掌握时机，在出现走黄先兆时，积极治疗，防止传变。

九、痄腮

痄腮又称"蛤蟆瘟""大头瘟"，是以发热、耳下腮部肿胀疼痛为特征的一种急性传染性疾病。本病全年均可发病，多见于冬、春季节，好发于学龄前后儿童。本病病位在面部，与少阳、阳明经脉相关。少阳经脉行耳下，阳明经脉过腮部，风热疫毒之邪从口鼻而入，遏阻少阳、阳明经脉，郁而不散，蕴结于耳下腮部而发病。少阳与厥阴相表里，足厥阴之脉循少腹络阴器，若受邪较重则常并发少腹痛、睾丸肿胀。若温毒炽盛，热极生风，内窜心肝，则出现高热、昏迷、痉厥等变证。基本病机是温毒之邪蕴结于少阳、阳明经。

西医学的流行性腮腺炎属于本病范畴。

【辨证要点】

1. 主症 耳下腮部肿胀疼痛，一般是以耳垂为中心，向前、后、下发展，状如梨形，边缘不清；局部皮肤紧张、发亮但不红，触之坚韧有弹性，有轻触痛；咀嚼困难，常伴有发热。

2. 辨兼症 仅觉耳下腮部漫肿疼痛，而无其他见症，或兼恶寒、发热为温毒在表；兼腮部红肿热痛，坚硬拒按，咀嚼困难，伴有高热、咽喉肿痛、大便干结、舌红、苔黄腻、脉滑数为热毒蕴结；兼高热烦渴，或睾丸肿痛，甚则神昏、惊厥为温毒内陷。

【治疗】

1. 针灸治疗

治法：清热解毒，消肿散结。以手少阳、手足阳明经穴为主。

主穴：翳风、颊车、外关、关冲、合谷。

配穴：温毒在表，加风池、少商；热毒蕴结，加商阳、曲池、大椎；温毒内陷，加劳宫、曲泉、大敦；睾丸肿痛，加太冲、曲泉；神昏、惊厥，加水沟、十宣或十二井。

操作：诸穴均用泻法，关冲、少商、商阳、十宣、十二井穴用三棱针点刺出血。

方义：本病以少阳经病变为主，牵及阳明经，故取局部手足少阳之会翳风、足阳明经穴颊车，以宣散患部蕴结之气血；选取手少阳经络穴外关、井穴关冲及手阳明经原穴合谷，以清泄少阳、阳明两经之郁热温毒，疏风解表，清热消肿。关冲点刺出血，清热消肿之力更著。

2. 其他治疗

（1）灯火灸法 选角孙穴，单侧病者取患侧，双侧病者取双侧。一般病情轻者灸治 1 次即可，若肿势不退，次日再灸 1 次。但本法宜病变早期应用。

（2）耳针法 选面颊、肾上腺、耳尖、对屏尖，毫针刺，中度刺激；或用耳穴压丸法；耳尖用三棱针点刺出血。

思考题

腮腺炎有哪些并发症？

答：流行性腮腺炎病毒侵害最多的组织器官是腮腺，但也经常侵犯颌下腺、舌下腺、性腺（睾丸、卵巢）、胰腺。有时还可侵犯中枢神经系统而并发脑炎或脑膜炎，甚至发生偏瘫、截瘫或急性上行性脊髓麻痹，出现听觉和平衡障碍等。针灸治疗腮腺炎有较好疗效，但有严重的并发症时，必须慎重处理，及时采取综合治疗。

十、乳痈

乳痈是以乳房红肿疼痛、排乳不畅，以致结脓成痈为主症的病证。以初产妇为多见，好发于产后 3～4 周，故又有"产后乳痈"之称。本病病位在乳房部，与肝、胃关系密切。足阳明胃经过乳房，足厥阴肝经至乳下。忧思恼怒，肝郁化火；过食厚味，胃经积热；乳头不洁，火毒侵入乳房，均可致乳络不通，结肿成痈。基本病机是胃热肝郁、火毒凝结。

西医学的急性化脓性乳腺炎属于本病范畴。

【辨证要点】

根据局部肿痛特点、全身兼症等进行辨证。

1. 主症　乳房结块、红肿疼痛。初起乳房结块，肿胀疼痛，兼恶寒、发热为气滞热壅（郁乳期）。肿块增大，焮红疼痛，拒按或按之有波动感，时有跳痛，兼高热、大便干结、小便短赤为火毒炽盛（成脓期）。脓溃后排流不畅，肿热不消，疼痛不减，愈合迟缓，兼全身倦怠、乏力为正虚邪恋（溃脓期）。

2. 辨兼症　兼胸闷胀痛、呕逆、纳呆、舌苔薄、脉弦者为肝气郁结；兼口渴、口臭、便秘、苔黄腻、脉弦数者为胃热壅滞；兼肿块增大、焮红疼痛时有跳痛、舌苔黄、脉弦数者为火毒凝结。

【治疗】

1. 针灸治疗

治法：清热解毒，理气散结。以足阳明、足厥阴经穴为主。

主穴：膻中、乳根、期门、肩井、少泽、内关。

配穴：肝气郁结，加太冲、行间；胃热壅滞，加曲池、内庭；火毒凝结，加厉兑、大敦点刺放血；正虚邪恋，加足三里、三阴交；乳房痛甚加少泽、梁丘；恶寒发热，加合谷、曲池；烦躁口苦，加行间。

操作：毫针泻法。膻中向患侧乳房横刺；乳根向上刺入乳房底部；期门、乳根、肩井不得针刺过深，以免伤及内脏。少泽点刺放血。

方义：乳根、膻中均位于乳房局部，膻中为气会，乳根属于胃经，刺之可宽胸理气，疏通局部气血；期门临近乳房，又为肝之募穴，可疏肝、消肿；肩井为治疗乳痈的经验穴，系手足少阳、足阳明、阳维脉交会穴，所交会之经脉均行胸、乳，故可通调诸经之气，使少阳通则郁火散、阳明清则肿痛消，从而收"乳痈刺肩井而极效"之功；少泽系小肠经井穴，有疏通乳腺闭塞、行气活血之功效，善治乳房疾患；内关宽胸理气。

2. 推拿治疗

治法：清热解毒，通络止痛。以足阳明、足厥阴经穴为主。

取穴：膻中、乳根、期门、内关、梁丘、足三里、太冲等。

手法：按揉法、点压法、抹法、摩法、拿捏法。

操作：患者取坐位或仰卧位，暴露患侧乳房，涂以按摩乳。术者先在患部周围施以轻摩法、揉法；再用两手四指托住乳房，两手拇指在肿块上交替抹推数次，方向从肿块上方开始，向下到乳头；最后用左手托住乳房，右手拇指和食指捏拿肿块，由上向下到乳头，根据患者忍受程度，渐渐增强捏拿的力量，如此捏拿数遍。同时可辅以按揉膻中、乳根、灵墟、屋翳、期门、足三里，拿肩井，点按内关、合谷、梁丘、太冲。肝气郁结者，配点按期门、行间；胃热蕴滞者，配点按梁丘、内庭。

3. 其他治疗

（1）三棱针法　在背部肩胛区寻找压不褪色的红色斑点，此为阳性反应点，用三棱针挑刺出血。若阳性反应点不明显，可在患侧膏肓穴上两横指处挑刺。

（2）隔物灸法　取阿是穴，将葱白或大蒜捣烂，敷局部患处，用艾条熏灸 10 ～ 20 分钟。本法适用于乳痈初起尚未成脓时。

思考题

针灸推拿治疗乳痈有哪些注意事项？

答：针灸推拿治疗本病对初起未化脓者有较好疗效，应强调早期治疗，而已化脓患者应考虑转外科治疗。早期应注意与浆细胞性乳腺炎、乳腺结核相鉴别。浆细胞性乳腺炎多发生于未哺乳期妇女，其炎症肿块多发生于乳晕部，乳头内有粉刺样带臭味的分泌物；乳腺结核进展缓慢，疼痛不甚。针灸治疗应辨清发病部位，对临床选穴具有实用意义。推拿手法应轻快柔和，防止损伤皮肤。

十一、肠痈

肠痈是外科常见的急腹症，以转移性的右下腹痛、反跳痛、肌紧张为主症。可发生于任何年龄，多见于青壮年。本病病位在大肠，与脾胃关系密切，多与饮食不节、暴食后剧烈运动、忧思郁怒等因素有关。以上原因皆可引起肠腑局部气血凝滞，郁而化热，积热不散，腐肉成痈。基本病机为肠腑气蕴，热盛肉腐。

西医学的急、慢性阑尾炎属本病范畴。

【辨证要点】

临床主要根据疼痛程度及全身兼症进行辨证。

1. 主症　转移性的右下腹疼痛，疼痛呈持续性、阵发性加剧。右下腹有局限而固定的压痛，甚则出现腹肌紧张、反跳痛。

2. 辨兼症　初起上腹部或脐周作痛，痛势不剧，伴有恶寒发热、恶心呕吐、苔白、脉弦紧为肠腑气结，属轻症；痛处固定不移，痛势剧烈，腹肌紧张拘急，拒按，局部可触及肿物，壮热汗出，便秘或腹泻，小便短赤，脉洪数为热盛肉腐，属重症。

【治疗】

1. 针灸治疗

治法：清热导滞，通腑散结。以足阳明经穴为主。

主穴：天枢、上巨虚、阑尾穴、曲池。

配穴：发热者加合谷、大椎；呕吐加中脘、内关；便秘加腹结、支沟；腹胀加大肠俞、太冲。

操作：毫针刺，用泻法。或用电针，可留针 1 ～ 2 小时。

方义：本病病位在大肠，故取大肠募穴天枢、下合穴上巨虚（合治内腑）以通调肠腑，清泻肠腑积热，阑尾穴是治疗肠痈的经验效穴，三穴合用，有通腑导滞散结之功；曲池为手阳明经之合穴，可清泻肠腑邪热。

2. 其他治疗

（1）电针法　选右天枢、右阑尾，电针刺激，强度以患者能耐受为度，每次 30 ～ 60 分钟，每日 2 次。

（2）耳针法　选阑尾、神门、交感、大肠，毫针刺，中强度刺激，每次留针 30 ～ 60 分钟，每日 1 ～ 2 次。

思考题

现代研究表明，针灸对急性阑尾炎未化脓者疗效较好，其作用机制是什么？

答：针灸治疗的作用机制，一方面是因为能促进阑尾腔潴留物的排空，另一方面是通过针灸治疗改善局部血液循环，促使炎症消退，同时还能增强机体免疫机能。

十二、痔疮

肛门内外出现的小肉状突出物称痔，又称痔核，因痔核常出现肿痛、瘙痒、流水、出血等症，故通称为痔疮。以青壮年、经产妇多见。本病病位在肛门内外，与胃腑、肠腑和膀胱经、督脉关系密切。多因久坐久立、负重远行，或嗜食辛辣肥甘，或长期便秘、泻痢，或劳倦、胎产等导致肛肠气血不调，络脉瘀滞，蕴生湿热而成。基本病机是肛部筋脉横懈。

西医学认为痔疮是直肠下端黏膜下和肛管皮下的静脉丛由于各种原因扩大曲张而形成的静脉团块。根据痔疮发生的位置，分为内痔、外痔、混合痔。

【辨证要点】

根据痔疮状况及全身兼症等进行辨证。

1. 主症　肛门出现小肉状突出物，无症状或仅有肛门坠胀感，也可伴有肛门处疼痛、肿胀和大便出血。

2. 辨兼症　痔核表面呈鲜红色或青紫色，兼肛周潮湿、便血鲜红、口渴、舌红、脉数为湿热下注；肿物脱出或有嵌顿，表面紫暗、糜烂、疼痛剧烈，触痛明显，舌紫暗或有瘀斑，脉弦为气滞血瘀；痔核脱出肛门之外而不能回纳，肛门坠胀，兼面色苍白、心悸、舌淡、脉弱为脾虚下陷。

【治疗】

1. 针灸治疗

治法：清热利湿，化瘀止血。以督脉、足太阳经穴为主。

主穴：长强、会阳、次髎、二白、承山。

配穴：湿热下注加三阴交、阴陵泉；气滞血瘀加太冲、血海；脾虚下陷加灸神阙、百会；便秘加支沟、天枢；肛门肿痛配孔最、飞扬。

操作：长强沿骶尾骨内壁进针 1 ～ 1.5 寸，会阳常规针刺，均要求针感扩散至肛门周围；承山向上斜刺，使针感向上传导；百会可用灸法。

方义：长强属督脉，为督脉之气所发，与会阳、次髎合用，均属近部选穴，可疏导肛门瘀滞之气血；足太阳经别自腨至腘，别入肛中，取承山能清泄肛肠湿热，疏导膀胱经气而消瘀滞；二白为经外奇穴，是治疗痔疮的经验效穴。

2. 其他治疗

（1）**耳针法** 取肛门、直肠、大肠、神门、脾、肾上腺。每次取 2～3 穴，毫针刺，中度刺激，每次留针 20～30 分钟，每日 1 次，10 次为 1 个疗程。

（2）**三棱针法** 在第 7 胸椎至腰骶旁开 1～1.5 寸内寻找痔点（红色丘疹，一个或数个不等），逐一挑破，并挤出血液或黏液，每周 1 次，连续 3～4 次。

思考题

针灸治疗痔疮操作简便易行，安全可靠，其选穴特点有哪些？

答：针灸治疗痔疮有较好的远期疗效，临床选穴多以阳经为主（足太阳为首，督脉次之，手足阳明居后），二白、承山、长强等经验穴应用较多，其次为背俞穴。

第七节 急 症

一、晕厥

晕厥中医学称"厥证"，又称之为"暴厥""卒厥""尸厥"，是以突然昏倒、不省人事、四肢厥冷为主要特点的病证。一般病情轻者昏厥时间较短，苏醒后无偏瘫、失语、口眼㖞斜等后遗症；病情严重者昏厥时间较长，甚至一厥不复而死亡。常与气血不足、恼怒等因素有关。本病病位在脑，与肝、心、脾关系密切。基本病机是体质虚弱或情志过激，导致阴阳之气不相顺接，气血运行失常导致晕厥的发生。

西医学中各种原因引起的晕厥（反射性晕厥、心源性晕厥、脑源性晕厥）、休克、中暑、低血糖昏迷及癔病性昏迷等疾病属于本病范畴。

【辨证要点】

主症 突然昏仆，不省人事，四肢厥冷。轻者昏厥时间较短，数秒至数分钟后恢复清醒；重者昏厥时间较长，但苏醒后无明显后遗症。

（1）**实证** 多因暴怒、外伤引起，兼面赤唇紫、口噤息粗、肢痉握拳。脉伏或沉弦。

（2）**虚证** 多因素体虚弱、疲劳惊恐而致，兼面白唇淡、目陷口张、息微汗出。舌质淡，脉沉微。

【治疗】

1. 针灸治疗

治法：苏厥开窍，以督脉、手厥阴经穴为主。

主穴：水沟、百会、内关、足三里。

配穴：虚证加关元；实证加合谷、太冲。

操作：实证只针不灸，泻法，或百会点刺出血，可用电针；虚证针灸并用，补法，重灸百会。

方义：水沟、百会为督脉穴，是醒脑开窍之要穴；内关为心包经之络穴，可醒神宁心；足三里补益气血，使气血上奉于头以苏厥醒神。

2. 其他治疗

（1）三棱针法　实证选大椎、百会、太阳、委中、十宣，点刺出血。

（2）耳针法　选神门、肾上腺、心、脑、皮质下，毫针刺，强刺激，每次留针 15 ～ 30 分钟。

（3）指针法　用拇指重力掐按水沟、合谷、内关，以患者出现疼痛反应并苏醒为度。

思考题

临床研究表明，醒脑开窍法治疗脑源性晕厥疗效明显，醒脑开窍法针刺水沟的量化指标是什么？

答：量化指标是向鼻中隔方向斜刺，用重雀啄手法至眼球湿润或流泪为度。

二、高热

高热是指体温超过 39℃的急性症状，可见于临床多种疾病。中医学称为"壮热""实热""身大热""日晡潮热"等。高热常与外感风热、暑热或温邪疫毒等因素有关。病位在卫、气、营、血。各种邪毒侵犯机体，或导致肺失清肃，或内入气分，或内犯心包，或内入营血，郁而发热，引起高热之症。

西医学的急性感染性疾病、急性传染病、风湿热、中暑、严重灼伤及部分恶性肿瘤等疾病可见高热。

【辨证要点】

临床主要根据全身兼症进行辨证。

1. 主症　高热，口温在 39℃以上（或腋温 39.5℃、肛温 38.5℃），发病急，病程短。

2. 辨兼症　兼咽喉肿痛、舌红苔黄、脉浮数为风热表证；兼咳嗽、痰黄而稠、咽干、脉数等为肺热证；兼汗出、烦渴引饮、舌红、脉洪数为热在气分；高热夜甚，兼斑疹隐隐、吐血便血、舌绛心烦，甚则出现神昏谵语、抽搐为热入营血。

【治疗】

1. 针灸治疗

治法：清泄热邪。以督脉及手阳明经穴、井穴为主。

主穴：大椎、曲池、合谷、十二井、十宣。

配穴：风热配鱼际、外关；肺热配少商、尺泽；气分热盛配内庭、厉兑；热入营血配中冲、内关；神昏配水沟、内关、三阴交；抽搐配阳陵泉、太冲。

操作：主穴毫针刺，用泻法。大椎、十宣、十二井、尺泽、委中可点刺放血。

方义：大椎属督脉，为诸阳之会，能宣散一身阳热之气，为退热要穴；曲池为手阳明经合穴，配合谷宣肺解表，清泄阳明实热；十二井、十宣皆在四末，为阴阳交接之处，点刺放血具有明显的退热作用。

2. 其他治疗

（1）耳针法　选耳尖、耳背静脉、肾上腺、神门。耳尖、耳背静脉用三棱针点刺放血，余穴用毫针刺，强刺激，留针 15 ～ 30 分钟。

（2）刮痧法　选脊柱两侧和背俞穴。用特制刮痧板或瓷汤匙蘸食油或清水，刮脊柱两侧和背俞穴，刮至皮肤红紫色为度。

思考题

古今文献中均强调大椎是退热的必用穴位，为什么？

答：因为背为阳，大椎位居背之极上而为阳中之阳。大椎总督诸阳，具有统领一身阳气的作用，泻之可祛阳经之邪热。各种热证中，尤其对表实热证疗效显著，为全身退热之首穴。

三、抽搐

抽搐是指以筋脉拘急致四肢不随意的肌肉抽动为主症，或兼有颈项强直、角弓反张、口噤不开等症状的病证。又称"瘛疭""痉"。常与感受六淫疫毒、暴怒、头部外伤、药物中毒、失血伤津等因素有关。本病病位在脑，累及于肝。基本病机是热极生风或虚风内动，致筋脉失养。

本证常见于西医学的高热惊风、急性颅内感染、高血压脑病、破伤风、癫痫、颅脑外伤和癔病等疾病。

【辨证要点】

临床主要根据抽搐的发病原因、全身兼症进行辨证。

1. 主症 以四肢抽搐、颈项强直、角弓反张、口噤不开为特征，严重者伴有昏迷。

2. 辨兼症 起病急骤、高热、舌红、苔黄、脉洪数为热极生风；兼壮热烦躁、昏迷痉厥、喉间痰鸣、牙关紧闭、舌红、苔黄腻、脉滑数为痰热生风；低热，兼手足搐搦、心烦不宁、精神疲倦、舌淡、脉细无力为血虚生风。

【治疗】

1. 针灸治疗

治法：息风止痉。以督脉及手足厥阴经穴为主。

主穴：水沟、内关、合谷、太冲、阳陵泉。

配穴：热极生风加大椎、曲池、十宣；痰热生风加丰隆；血虚生风加血海、足三里。神昏加十宣、涌泉。

操作：主穴毫针刺，用泻法。配穴中大椎刺络拔罐，十宣可点刺出血。

方义：督脉入络脑，为病脊强反折，督脉的水沟可醒脑开窍，定惊止痉；内关助水沟醒脑开窍；合谷、太冲相配，称为"开四关"，是息风止痉的首选穴；阳陵泉为筋会，镇肝息风，缓解痉挛。根据"急则治其标"的原则，先宜息风定惊，然后对因治疗。

2. 其他治疗

（1）耳针法 选皮质下、肝、脾、缘中、耳中、心。每次选用 3 ～ 4 穴，毫针刺，强刺激。

（2）头针法 选顶颞前斜线、顶颞后斜线、顶旁 1 线为主，平刺，每穴捻转 1 ～ 3 分钟，10 分钟行针 1 次，留针 20 ～ 30 分钟，用于发作和缓解期治疗。

思考题

针灸治疗抽搐应注意哪些事项？

答：针灸治疗抽搐应注意根据"急则治其标"的原则，先宜息风定惊，然后再对因治疗。

四、内脏绞痛

内脏绞痛泛指内脏不同部位出现的剧烈疼痛。现将几种临床常见的内脏急性痛症简要叙述如下：

（一）心绞痛

心绞痛是以突然发作的胸骨下部后方或左侧胸前区压榨性或窒息性疼痛，伴心悸、胸闷、气短为特征的疾病。本病属于中医学"胸痹""真心痛""厥心痛""卒心痛"等范畴，常与寒邪内侵、情志失调、饮食不当、年老体虚等因素有关。本病病位在心，与肝、肾、脾、胃有关。各种外邪或脏腑内伤导致的心脉不通、心脉失养、心络不畅，均可导致心绞痛的发生。

西医学中冠心病、心脏神经官能症、急性冠状动脉综合征、X 综合征、风湿热、冠状动脉炎、肥厚型心肌病等均可引起心绞痛。

【辨证要点】

临床主要根据疼痛的特点、全身兼症进行辨证。

1. 主症 突然发作的胸闷、胸骨下部后方或左侧胸前区绞痛、心悸，甚则心痛彻背、喘息不得卧。多在劳累、饱餐、情绪激动下诱发，疼痛一般持续 1～5 分钟，很少超过 15 分钟，并可放射至左肩、左上肢前内侧及左手无名指和小指，伴有面色苍白、表情焦虑、出汗和恐惧感。

2. 辨兼症 刺痛、痛处固定不移，入夜尤甚，兼喘不得卧、唇甲青紫、舌紫暗或有瘀斑、脉涩或结代为气滞血瘀；遇寒诱发或痛剧，兼四肢不温、舌质紫黯、脉弦紧或沉迟为寒邪凝滞；兼胸闷痞满而痛、喘不得卧、喉中痰鸣、舌紫暗苔浊腻、脉沉滑为痰浊阻络；兼胸闷气短、大汗淋漓、形寒肢厥、面色淡白、唇甲青紫或舌淡红、苔白、脉沉细或微软为阳气虚衰。

【治疗】

1. 针灸治疗

治法：通阳行气，活血止痛。以手厥阴、手少阴经穴为主。

主穴：膻中、内关、阴郄、郄门。

配穴：气滞血瘀加血海、太冲；寒邪凝滞加神阙、至阳；痰浊阻络加中脘、丰隆；阳气虚衰加心俞、至阳。

操作：毫针刺，实证用泻法，虚证用补法；膻中向下平刺；寒邪凝滞、阳气虚衰宜用灸法。

方义：内关为手厥阴心包经络穴，与阴维脉相通，能宽胸理气、活血通络，为治疗心绞痛的特效穴；膻中为心包之募穴，为气会，疏调气机，治心胸疾患；郄门、阴郄分别是手厥阴心包经和手少阴心经的郄穴，可行气通络、化瘀止痛。

2. 其他治疗

（1）**耳针法** 取心、小肠、交感、神门、内分泌、胸部相应敏感点。每次选 3～5 穴，强刺激，每次留针 30～60 分钟。

（2）**穴位注射法** 取内关、心俞、厥阴俞。每次 1～2 穴，用复方丹参注射液，每穴注射 2mL，每日 1 次。

思考题

心绞痛病情危急，必须及时救治，临床研究表明内关穴为治疗心绞痛的经验效穴，为什么？

答：内关属心包经，通任脉，是八脉交会穴之一。刺激该穴可宽胸降逆，补益气血。现代研究证实，刺激内关穴可增加冠状动脉血流量，降低心肌耗氧量，缓解心绞痛。

（二）胆绞痛

胆绞痛是一种常见的急腹症，以突发性右上腹胁肋区绞痛，呈阵发性加剧或痛无休止为主要特征。本病属于中医学"胁痛"范畴。胆绞痛常与情志不遂、饮食不节、蛔虫阻滞等因素有关。本病病位在胆，与肝关系密切。基本病机是各种因素导致胆腑气机壅阻，不通则痛。

西医学的多种胆道疾患如急性胆囊炎、急性胆管炎、胆石症、胆道蛔虫病等可见此症。

【辨证要点】

临床主要根据疼痛的特点、全身兼症进行辨证。

1. 主症　突发性右上腹绞痛，呈持续性、阵发性加剧。疼痛部位拒按，并放射至右肩胛区。

2. 辨兼症　兼胁肋胀痛，走窜不定，胸闷嗳气，心烦易怒，舌苔薄白，脉弦紧为肝胆气滞；兼口干口苦，恶心呕吐，黄疸，小便黄，大便秘结，舌苔黄腻，脉弦数为肝胆湿热；突发钻顶样疼痛，呈阵发性，吐蛔，舌苔薄白，脉弦紧为蛔虫妄动。

【治疗】

1. 针灸治疗

治法：疏肝利胆，行气止痛。以足少阳经穴、胆的俞募穴为主。

主穴：胆囊穴、阳陵泉、胆俞、日月。

配穴：肝胆气滞加太冲、丘墟；肝胆湿热加阴陵泉、行间；蛔虫妄动加百虫窝、迎香透四白。发热寒战加曲池、大椎；呕吐加内关、足三里；黄疸加至阳、肝俞、阴陵泉。

操作：毫针刺，用泻法。日月沿肋间隙由内向外斜刺，以免伤及内脏。久留针且间歇行针以保持较强的针感。

方义：胆囊穴为治疗胆腑疾病的经验效穴；阳陵泉为胆之下合穴，"合治内腑"，胆腑有疾，当为首选；胆俞为胆之背俞穴，日月为胆之募穴，俞募相配，可疏肝利胆；迎香透四白为治疗胆道蛔虫病的经验穴。

2. 其他治疗

（1）耳针法　取肝、胰胆、交感、神门、皮质下、耳迷根。急性发作时采用毫针刺，强刺激，持续捻针，每次留针 30～60 分钟；剧痛缓解后再行耳穴贴压法，两耳交替进行。

（2）电针法　胆绞痛发作时，在针刺得气的基础上接通电针仪，用高频连续波强刺激 30 分钟。

（3）穴位注射法　取胆囊穴、胆俞。每次选一对穴，药物选用 654-2 注射液或注射用水，每穴注射 0.5～1mL。

思考题

针灸治疗胆道蛔虫病所引起的疼痛，治法、选穴处方及操作如何？

答：治法为解痉利胆，驱蛔止痛。主穴选迎香透四白、鸠尾透日月、阳陵泉、胆囊穴。操作：毫针刺，用泻法，每次留针 1～2 小时。

（三）肾绞痛

肾绞痛是由泌尿系结石引发的剧痛症，以阵发性剧烈腰部或侧腹部绞痛，并沿输尿管向上或向下放射，伴不同程度的尿痛、尿血为主要特征。本病属于中医学"腰痛""石淋""血淋""砂淋"范畴，常与湿热之邪相关。本病病位在肾，与膀胱、脾关系密切。湿热蕴结下焦，煎熬尿液成石，阻于水道，通降失利导致肾绞痛发生。机体在排石的过程中结石刺激脏腑组织是发生绞痛的直接原因；而结石伤及脏腑组织黏膜、血络则是尿血的主要因素。

西医学认为肾绞痛多见于泌尿系结石病，根据结石部位的不同，有肾结石、输尿管结石、膀胱结石、尿道结石。

【辨证要点】

临床主要根据疼痛的特点、全身兼症进行辨证。

1. 主症　剧烈腰部或侧腹部绞痛，疼痛多呈持续性或间歇性，沿输尿管向髂窝、会阴、阴囊及大腿内侧放射，或出现血尿。

2. 辨兼症　兼小便黄赤浑浊或尿血或有砂石排出，淋漓不畅，舌红、苔黄或黄腻、脉弦紧或弦数者为下焦湿热；尿痛已久，兼排尿乏力、小便断续、神疲乏力、舌淡、苔薄白、脉弦紧为肾气不足。

【治疗】

1. 针灸治疗

治法：清利湿热，通淋止痛。以足太阴经穴、相应背俞穴为主。

处方：肾俞、膀胱俞、中极、京门、三阴交。

配穴：下焦湿热加曲骨、阴陵泉；肾气不足加气海、命门。小便淋漓不畅配水分、水道、三焦俞；尿血配血海、膈俞；尿中砂石配次髎、水道。

操作：中极、京门不可直刺、深刺，以防伤及内脏。余穴常规针刺。

方义：本病病位在肾、膀胱，中极、京门分别为膀胱、肾的募穴，肾俞、膀胱俞为二者背俞穴，俞募相配，可助膀胱气化，清下焦湿热；三阴交通肝、脾、肾，为鼓舞肾气、利尿通淋要穴，又可增强中极清利下焦湿热的作用。

2. 其他治疗

（1）**耳针法**　选肾、输尿管、膀胱、交感、皮质下、三焦，毫针刺，每次留针 20～30 分钟，每日 1 次。

（2）**穴位注射法**　选肾俞、膀胱俞、三焦俞。每次选一对穴，用注射用水或丹参注射液，每穴注射 0.5～1mL。

（3）**腕踝针法**　取下 5 区，单侧腰痛取单边，双侧则取双下 5 区。常规消毒后，用三指持针柄，使针体与皮肤呈 30°角进针，之后将针体贴近皮肤表面，循纵线方向沿皮下进针 1 寸，要求不出现酸、麻、胀、痛等感觉，以胶带固定，留针 24 小时。

思考题

肾绞痛是由泌尿系结石引发的剧痛症，以阵发性剧烈腰部或侧腹部绞痛，并向何处放射？

答：肾绞痛多沿输尿管向髂窝、会阴、阴囊及大腿内侧放射。

经络腧穴速记歌诀

第一节　经络腧穴歌赋

一、手足十二经所属歌

【出处】清·吴谦《医宗金鉴》。

【歌诀】五脏六腑共包络，手足所属三阴阳，太阴足脾手肺脏，阳明足胃手大肠，少阴足肾手心脏，太阳足膀手小肠，厥阴足肝手包络，少阳足胆手焦当。

二、十二经气血多少歌

【出处】明·刘纯《医经小学》。

【歌诀】多气多血经须记，大肠手经足胃经。少血多气有六经，三焦胆肾心脾肺。多血少气心包络，膀胱小肠肝所异。

三、十二经营行次序逆顺歌

【出处】明·张介宾《类经图翼》。

【歌诀】肺大胃脾心小肠，膀肾包焦胆肝续；手阴脏手阳手头，足阴足腹阳头足。

四、十二经穴歌

【出处】明·李梴《医学入门》。

1. 手太阴肺经穴歌

手太阴肺十一穴，中府云门天府诀，侠白尺泽孔最存，列缺经渠太渊涉，鱼际少商如韭叶（左右二十二穴）。

2. 手阳明大肠经穴歌

手阳明穴起商阳，二间三间合谷藏，阳溪偏历温溜长，下廉上廉手三里，曲池肘髎五里近，臂臑肩髃巨骨当，天鼎扶突禾髎接，鼻旁五分号迎香（左右共四十穴）。

3. 足阳明胃经穴歌

四十五穴足阳明，头维下关颊车停，承泣四白巨髎经，地仓大迎对人迎，水突气舍连缺盆，气户库房屋翳屯，膺窗乳中延乳根，不容承满梁门起，关门太乙滑肉门，天枢外陵大巨存，水道归来气冲次，髀关伏兔走阴市，梁丘犊鼻足三里，上巨虚连条口位，下巨虚跳上丰隆，解溪冲阳陷谷中，内庭厉兑经穴终（左右共九十穴）。

4. 足太阴脾经穴歌

二十一穴脾中州，隐白在足大指头，大都太白公孙盛，商丘三阴交可求，漏谷地机阴陵穴，血海箕门冲门开，府舍腹结大横排，腹哀食窦连天溪，胸乡周荣大包随（左右四十二穴）。

5. 手少阴心经穴歌

九穴午时手少阴，极泉青灵少海深，灵道通里阴郄邃，神门少府少冲寻（左右一十八穴）。

6. 手太阳小肠经穴歌

手太阳穴一十九，少泽前谷后溪首，腕骨阳谷养老绳，支正小海肩贞偶，臑俞天宗连秉风，曲垣肩外肩中走，天窗天容上颧髎，听宫耳前珠旁取（左右三十八穴）。

7. 足太阳膀胱经穴歌

足太阳穴六十七，睛明目内红肉藏，攒竹眉冲与曲差，五处上寸半承光，通天络却玉枕昂，天柱后际大筋外，大杼背部第二行，风门肺俞厥阴四，心俞督俞膈俞强，肝胆脾胃俱挨次，三焦肾气海大肠，关元小肠到膀胱，中膂白环仔细量，自从大杼至白环，各各节外寸半长，上髎次髎中复下，一空二空腰髁当，会阳阴尾骨外取，附分侠脊第三行，魄户膏肓与神堂，譩譆膈关魂门九，阳纲意舍仍胃仓，肓门志室胞之肓，二十柱下秩边场，扶承臀横纹中央，殷门浮郄到委阳，委中合阳承筋是，承山飞扬踝跗阳，金门昆仑下仆参，申脉京骨束骨忙，通谷至阴小指旁（左右一百三十四穴）。

8. 足少阴肾经穴歌

足少阴穴二十七，涌泉然谷太溪溢，大钟水泉照海深，复溜交信筑宾实，阴谷膝内附骨后，以上从足走至膝，横骨大赫连气穴，四满中注肓俞脐，商曲石关阴都密，通谷幽门寸半开，折量腹上分十一，步廊神封膺灵墟，神藏或中俞府毕（左右五十四穴）。

9. 手厥阴心包络经穴歌

九穴心包手厥阴，天池天泉曲泽深，郄门间使内关对，大陵劳宫中冲侵（左右一十八穴）。

10. 手少阳三焦经穴歌

二十三穴手少阳，关冲液门中渚旁，阳池外关支沟正，会宗三阳四渎长，天井清冷渊消泺，臑会肩髎天髎堂，天牖翳风瘈脉青，颅息角孙丝竹张，和髎耳门听有常（左右四十六穴）。

11. 足少阳胆经穴歌

少阳之经瞳子髎，四十四穴行迢迢，听会上关颔厌集，悬颅悬厘曲鬓翘，率谷天冲浮白次，窍阴完骨本神邀，阳白临泣目窗辟，正营承灵脑空摇，风池肩井渊腋部，辄筋日月京门标，带脉五枢维道续，居髎环跳风市招，中渎阳关阳陵穴，阳交外丘光明宵，阳辅悬钟丘墟外，足临泣地五侠溪，第四指端窍阴毕（左右八十八穴）。

12. 足厥阴肝经穴歌

一十三穴足厥阴，大敦行间太冲寻，中封蠡沟中都近，膝关曲泉阴包临，五里阴廉羊矢穴，章门常对期门深（左右二十六穴）。

辑者注：羊矢，是经外奇穴，在股内横纹中，属于肝经的孔穴，系急脉之误刊。急脉，据《类经图翼》记载："此穴自《甲乙经》以下，诸书皆无，是遗误也。"

五、奇经八脉经穴歌

1. 任脉穴歌

【出处】明·李梴《医学入门》。

【歌诀】任脉三八起阴会，曲骨中极关元锐，石门气海阴交仍，神阙水分下脘配，建里中上脘相连，巨阙鸠尾蔽骨下，中庭膻中募玉堂，紫宫华盖璇玑夜，天突结喉是廉泉，唇下宛宛承浆舍（二十四穴）。

2. 督脉穴歌

【出处】明·李梴《医学入门》。

【歌诀】督脉中行二十七，长强腰俞阳关密，命门悬枢接脊中，筋缩至阳灵台逸，神道身柱陶道长，大椎平肩二十一，哑门风府脑户深，强间后顶百会率，前顶囟会上星圆，神庭素髎水沟窟，兑端开口唇中央，龈交唇内任督华（二十七穴）。

注：现督脉有 28 个穴位，是因为古时将督脉的中枢穴列入奇穴，现列入经穴之故。

3. 冲脉穴歌

【出处】清·吴谦《医宗金鉴》。

【歌诀】冲脉夹脐起横骨，大气四注肓俞同，商石阴通幽门穴，至胸散布任流行。

注：横骨、大赫、气穴、四满、中注、肓俞、商曲、石关、阴都、通谷、幽门等穴均属冲脉与足少阴肾经的交会穴。此外，足太阴脾经的公孙穴通于冲脉。

4. 带脉穴歌

【出处】清·吴谦《医宗金鉴》。

【歌诀】带起少阳带脉穴，绕行五枢维道间，京门之下居髎上，周回季胁束带然。

注：带脉、五枢、维道、京门、居髎等穴均属带脉与足少阳胆经的交会穴。此外，足少阳胆经的足临泣穴通于带脉。

5. 阳跷脉穴歌

【出处】清·吴谦《医宗金鉴》。

【歌诀】阳跷脉近申仆阳，居髎肩髃巨骨乡，臑俞地仓巨髎泣，终于睛明一穴强。

注：申脉、仆参、附阳、睛明等穴均阳跷脉与足太阳膀胱经的交会穴，居髎穴是阳跷脉与足少阳胆经的交会穴，肩髃、巨骨等穴是阳跷脉与手阳明大肠经的交会穴，臑俞穴是阳跷脉与手太阳小肠经的交会穴，地仓、居髎、承泣等穴均属阳跷脉与足阳明胃经的交会穴。

6. 阴跷脉穴歌

【出处】清·吴谦《医宗金鉴》。

【歌诀】阴跷起于然谷穴，上行照海交信列，三穴原本足少阴，足之太阳睛明接。

注：然谷、照海、交信等穴是阴跷脉与足少阴肾经的交会穴，睛明穴是阴跷脉与足太阳膀胱经的交会穴。

7. 阳维脉穴歌

【出处】清·吴谦《医宗金鉴》。

【歌诀】阳维脉起穴金门，臑俞天髎肩井深，本神阳白并临泣，正营脑空风池巡，风府哑门此二穴，项后入发是其根。

注：金门穴是阳维脉与足太阳膀胱经的交会穴；臑俞穴是阳维脉与手太阳小肠经的交会穴；

天髎穴是阳维脉与手少阳三焦经的交会穴；肩井、本神、阳白、头临泣、正营、脑空、风池等穴均是阳维脉与足少阳胆经的交会穴；风府、哑门等穴是阳维脉与督脉的交会穴。此外，手少阳三焦经的外关穴通于阳维脉。

8.阴维脉穴歌

【出处】清·吴谦《医宗金鉴》。

【歌诀】阴维之穴起筑宾，府舍大横腹哀循，期门天突廉舌本，此是阴维脉维明。

注：筑宾穴是阴维脉与足少阳胆经的交会穴；府舍、大横、腹哀等穴是阴维脉与足太阴脾经的交会穴；期门穴是阴维脉与足厥阴肝经的交会穴；天突、廉泉穴是阴维脉与任脉的交会穴。此外，手厥阴心包经的内关穴通于阴维脉。

六、十五络穴歌

【出处】明·刘纯《医经小学》。

【歌诀】人身络穴一十五，我今逐一从头数，手太阴络为列缺，手少阴络即通里，手厥阴络为内关，手太阳络支正是，手阳明络偏厉当，手少阳络外关位，足太阳络号飞扬，足阳明络丰隆记，足少阳络为光明，足太阴络公孙记，足少阴络名大钟，足厥阴络蠡沟配，阳督之络号长强，阴任之络号尾翳，脾之大络是大包，十五络名君须记。

七、八会穴歌

【出处】明·高武《针灸聚英》。

【歌诀】府会中脘脏章门，筋会阳陵髓绝骨，骨会大杼气膻中，血会膈俞太渊脉。

八、八脉交会穴歌

【出处】明·刘纯《医经小学》。

【歌诀】公孙冲脉胃心胸，内关阴维下总同，临泣胆经连带脉，阳维目锐外关逢；列缺任脉行肺系，阴跷照海膈喉咙，后溪督脉内眦颈，申脉阳跷络亦通。

九、井荥输（原）经合歌

【出处】明·刘纯《医经小学》。

【歌诀】少商鱼际与太渊，经渠尺泽肺相连，商阳二三间合谷，阳溪曲池大肠牵。厉兑内庭陷谷胃，冲阳解溪三里随，隐白大都太白脾，商丘阴陵泉要知。少冲少府属于心，神门灵道少海寻，少泽前谷后溪腕，阳谷小海小肠经。至阴通谷束京骨，昆仑委中膀胱知，涌泉然谷与太溪，复溜阴谷肾所宜。中冲劳宫心包络，大陵间使传曲泽，关冲液门中渚焦，阳池支沟天井索。窍阴侠溪临泣胆，丘墟阳辅阳陵泉，大敦行间太冲看，中封曲泉属于肝。

第二节　刺法灸法歌赋

一、针法歌

【出处】明·杨继洲《针灸大成》。

【歌诀】先说平针法，含针口内温，按揉令气散，掐穴故教深。持针安穴上，令他嗽一声，随嗽归天部，停针再至人。再停归地部，待气候针沉，气若不来至，指甲切其经。次提针向病，针退天地人，补必随经刺，令他吹气频。随吹随左转，逐归天地人，待气停针久，三弹更熨温。出针口吸气，急急闭其门，泻欲迎经取，吸则内其针。吸时须右转，依次进天人，转针仍复吸，依法要停针。出针吹口气，摇动大其门。

二、行针指要歌

【出处】明·杨继洲《针灸大成》。

【歌诀】或针风，先向风府百会中。或针水，水分侠脐上边取。或针结，针着大肠泄水穴。或针劳，须向膏肓及百劳。或针虚，气海丹田委中奇。或针气，膻中一穴分明记。或针嗽，肺俞风门须用灸。或针痰，先针中脘三里间。或针吐，中脘气海膻中补。翻胃吐食一般医，针中有妙少人知。

第三节　针灸治疗歌赋

一、四总穴歌

【出处】明·徐凤《针灸大全》。

【歌诀】肚腹三里留，腰背委中求，头项寻列缺，面口合谷收。

二、孙思邈十三鬼穴歌

【出处】明·徐凤《针灸大全》。

【歌诀】百邪癫狂所为病，针有十三穴须认。凡针之体先鬼宫，次针鬼信无不应。一一从头逐一求，男从左起女从右。一针人中鬼宫停，左边下针右出针。第二手大指甲下，名鬼信刺三分深。三针足大指甲下，名曰鬼垒入二分。四针掌后大陵穴，入针五分为鬼心。五针申脉为鬼路，火针三下七锃锃。第六却寻大杼上，入发一寸名鬼枕。七刺耳垂下五分，名曰鬼床针要温。八针承浆名鬼市，从左出右君须记。九针间使鬼路上，十针上星名鬼堂。十一阴下缝三壮，女玉门头为鬼藏。十二曲池名鬼臣，火针仍要七锃锃。十三舌头当舌中，此穴须名是鬼封。手足两边相对刺，若逢孤穴只单通。此是先师真妙诀，狂猖恶鬼走无踪。

三、马丹阳天星十二穴治杂病歌

【出处】明·徐凤《针灸大全》。

【歌诀】三里内庭穴，曲池合谷接。委中配承山，太冲昆仑穴。环跳与阳陵，通里并列缺。合担用法担，合截用法截。三百六十穴，不出十二诀。治病如神灵，浑如汤泼雪。

其一：三里膝眼下，三寸两筋间。能通心腹胀，善治胃中寒，肠鸣并泄泻，腿肿膝胻酸，伤寒羸瘦损，气蛊及诸般。年过三旬后，针灸眼便宽。取穴当审的，八分三壮安。

其二：内庭次趾外，本属足阳明。能治四肢厥，喜静恶闻声，瘾疹咽喉痛，数欠及牙疼，疟疾不能食，针着便惺惺（针三分，灸三壮）。

其三：曲池拱手取，屈肘骨边求。善治肘中痛，偏风手不收，挽弓开不得，筋缓莫梳头，喉闭促欲死，发热更无休，遍身风癣癞，针著即时瘳（针五分，灸三壮）。

其四：合谷在虎口，两指歧骨间。头疼并面肿，疟病热还寒，齿龋鼻衄血，口噤不开言。针入五分深，令人即便安（灸三壮）。

其五：委中曲腘里，横纹脉中央。腰痛不能举，沉沉引脊梁，酸疼筋莫展，风痹复无常，膝头难伸屈，针入即安康（针五分，禁灸）。

其六：承山名鱼腹，腨肠分肉间。善治腰疼痛，痔疾大便难，脚气并膝肿，辗转战疼酸，霍乱及转筋，穴中刺便安（针七分，灸五壮）。

其七：太冲足大趾，节后二寸中。动脉知生死，能医惊痫风，咽喉并心胀，两足不能行，七疝偏坠肿，眼目似云朦，亦能疗腰痛，针下有神功（针三分，灸三壮）。

其八：昆仑足外踝，跟骨上边寻。转筋腰尻痛，暴喘满冲心，举步行不得，一动即呻吟，若欲求安乐，须于此穴针（针五分，灸三壮）。

其九：环跳在髀枢，侧卧屈足取。折腰莫能顾，冷风并湿痹，腿胯连腨痛，转侧重欷歔。若人针灸后，顷刻病消除（针二寸，灸五壮）。

其十：阳陵居膝下，外廉一寸中。膝肿并麻木，冷痹及偏风，举足不能起，坐卧似衰翁，针入六分止，神功妙不同（灸三壮）。

其十一：通里腕侧后，去腕一寸中。欲言声不出，懊憹及怔忡，实则四肢重，头腮面颊红，虚则不能食，暴喑面无容，毫针微微刺，方信有神功（针三分，灸三壮）。

其十二：列缺腕侧上，次指手交叉。善疗偏头患，遍身风痹麻，痰涎频壅上，口噤不开牙，若能明补泻，应手即如拿（针三分，灸五壮）。

注：本歌原作者为宋·马丹阳，他依据临床经验写成本歌，选穴均为四肢穴，安全方便，疗效可靠。此歌收载于元·王国瑞所著《扁鹊神应针灸玉龙歌》，题为"天星十一穴歌"，后被明·徐凤所著《针灸大全》增加了太冲穴后刊载，并将题目改为"马丹阳天星十二穴治杂病歌"。

四、标幽赋

【出处】金元·窦汉卿《针经指南》。

【歌诀】拯救之法，妙用者针。察岁时于天道，定形气于予心。春夏瘦而刺浅，秋冬肥而刺深。不穷经络阴阳，须逢禁刺。既论脏腑虚实，须向经寻。原夫起自中焦，水初下漏，太阴为始，至厥阴而方终。穴出云门，抵期门而最后。经有十二，别络走三百余支。正侧偃伏，气血有六百余候。手足三阳，手走头而头走足；手足三阴，足走腹而胸走手。要识迎随，须明逆顺。况夫阴阳气血，多少为最。厥阴、太阳，少气多血；太阴、少阴，少血多气；而又气多血少者，少阳之分；气盛血多者，阳明之位。先详多少之宜，次察应至之气。轻滑慢而未来，沉涩紧而已至。既至也，量寒热而留疾。未至也，据虚实而候气。气之至，如鱼吞钓饵之浮沉；气未至，如闲处幽堂之深邃。气至速而效速，气迟至而不治。观夫九针之法，毫针最微，七星上应，众穴主持。本形金也，有蠲邪扶正之道；短长水也，有决凝开滞之机。定刺象木，或斜或正；口藏比火，进阳补羸。循机扪而可塞以象土，实应五行而可知。然是三寸六分，包含妙理；虽细桢于毫发，同贯多岐。可平五脏之寒热，能调六腑之虚实。拘挛闭塞，遣八邪而去矣；寒热痛痹，开四关而已之。凡刺者，使本神朝而后入；即刺也，使本神定而气随。神不朝而勿刺，神已定而可施。定脚处，取气血为主意；下手处，认水木是根基。天、地、人三才也；涌泉同璇玑、百会；上、中、下三部也，大包与天枢、地机。阳跷、阳维并督脉，主肩背腰腿在表之病；阴跷、阴维、任、冲脉，去心腹胁肋在里之凝。二陵、二跷、二交，似续而交五大；两间、两商、两井，相依而别两支。大抵取穴之法，必有分寸，先审自意，次观肉分；或伸屈而得之，或平直而安定。在阳部筋骨之侧，陷下为真。在阴分郄腘之间，动脉相应。取五穴用一穴而必端，取三经用一经而可正。头部与肩部详分，督脉与任脉易定。明标与本，论刺深刺浅之经；住痛移疼，取相交相贯之经。岂不闻脏腑病而求门、海、俞、募之微；经络滞，而求原、别、交会之道。更穷四根、三结，依标本而刺无不痊；但用八法、五门，分主客而刺无不效。八脉始终连八会，本是纪纲；十二经络十二原，是为枢要。一日取六十六穴之法，方见幽微；一时取一十二经之原，始知要妙。原夫补泻之法，非呼吸而在手指；速效之功，要交正而识本经。交经缪刺，左有病而右畔取；泻络远针，头有病而脚上针。巨刺与缪刺各异，微针与妙刺相通。观部分而知经络之虚实，视沉浮而辨脏腑之寒温。且夫先令针耀，而虑针损；次藏口内，而欲针温。目无外视，手如握虎，心无内慕，如待贵人。左手重而多按，欲令气散；右手轻而徐入，不痛之因。空心恐怯，直立侧而多晕；背目沉掐，坐卧平而没昏。推于十干、十变，知孔穴之开阖；论其五行、五脏，察日时之旺衰。伏如横弩，应若发机。阴交阳别而定血晕，阴跷、阳维而下胎衣。痹厥偏枯，迎随俾经络接续；漏崩带下，温补使气血依归。静以久留，停针待之。必准者，取照海治喉中之闭塞；端的处，用大钟治心内之呆痴。大抵疼痛实泻，痒麻虚补。体重节痛而输居，心下痞满而井主。心胀咽痛，针太冲而必除；脾冷胃疼，泻公孙而立愈。胸满腹痛刺内关；胁痛肋疼针飞虎。筋挛骨痛而补魂门，体热劳嗽而泻魄户。头风头痛，刺申脉与金门；眼痒眼痛，泻光明于地五。泻阴郄止盗汗，治小儿骨蒸；刺偏历利小便，医大人水蛊；中风环跳而宜刺。由是午前卯后，太阴生而疾温；离左酉南，月死朔而速冷。循扪弹弩，留吸母而坚长；爪下伸提，疾呼子而嘘短。动退空歇，迎夺右而泻凉；推内进搓，随济左而补暖。慎之！大患危疾，色脉不顺而莫针；寒热风阴，饥饱醉劳而切忌。望不补而晦不泻，弦不夺而朔不济；精其心而穷其法，无灸艾而坏其皮；正其理而求其原，免投针而失其位。避灸处而加四肢，四十有九；禁刺处而除六俞，二十有二。抑又闻高皇抱疾未瘥，李氏刺巨阙而后苏，太子暴死为厥，越人针维会而复醒。肩井、曲池，甄权刺臂痛而复射；悬钟、环跳，华佗刺躄足而立行。秋夫针腰俞而鬼免沉疴，王纂针交俞而妖精立出。取肝俞与命门，使瞽士视秋毫之末；刺少阳与交别，俾聋夫听夏蚋之声。嗟夫！去圣逾远，此道渐坠。或不得意而散其学，或愆其能而犯禁忌。愚庸智浅，难契于玄言。至道渊深，得之者有几？偶述斯言，不敢示诸明达者焉，庶几乎童蒙之心启。

五、百症赋

【出处】明·高武《针灸聚英》。

【歌诀】百症俞穴，再三用心。囟会连于玉枕，头风疗以金针。悬颅、颔厌之中，偏头痛止；强间、丰隆之际，头痛难禁。原夫，面肿虚浮，须仗水沟、前顶；耳聋气闭，全凭听会、翳风。面上虫行有验，迎香可取；耳中蝉噪有声，听会堪攻。目眩兮，支正、飞扬；目黄兮，阳纲、胆俞。攀睛攻少泽、肝俞之所，泪出刺临泣、头维之处。目中漠漠，即寻攒竹、三间；目觉䀮䀮，急取养老、天柱。观其雀目肝气，睛明、行间而细推；审他项强伤寒，温溜、期门而主之。廉泉、中冲，舌下肿疼堪取；天府、合谷，鼻中衄血宜追。耳门、丝竹空，住牙疼于顷刻；颊车、地仓穴，正口㖞于片时。喉痛兮，液门、鱼际去疗；转筋兮，金门、丘墟来医。阳谷、侠溪，颔肿口噤并治；少商、曲泽，血虚口渴同施。通天，去鼻内无闻之苦；复溜，去舌干口燥之悲。哑门、关冲，舌缓不语而要紧；天鼎、间使，失音嗫嚅而休迟。太冲泻唇㖞以速愈，承浆泻牙疼而即移。项强多恶风，束骨相连于天柱；热病汗不出，大都更接于经渠。且如两臂顽麻，少海就傍于三里；半身不遂，阳陵远达于曲池。建里、内关，扫尽胸中之苦闷；听宫、脾俞，去残心下之悲凄。久知胁肋疼痛，气户、华盖有灵；腹内肠鸣，下脘、陷谷能平。胸胁支满何疗，章门、不容细寻；膈疼饮蓄难禁，膻中、巨阙便针。胸满更加噎塞，中府、意舍所行；胸膈停留瘀血，肾俞、巨髎宜征。胸满项强，神藏、璇玑已试；背连腰痛，白环、委中曾经。脊强兮，水道、筋缩；目瞤兮，颧髎、大迎。痓病非颅息而不愈，脐风须然谷而易醒。委阳、天池，腋肿针而速散；后溪、环跳，腿疼刺而即轻。梦魇不宁，厉兑相谐于隐白；发狂奔走，上脘同起于神门。惊悸怔忡，取阳交、解溪勿误；反张悲哭，仗天冲、大横须精。癫疾必身柱、本神之令，发热仗少冲、曲池之津。岁热时行，陶道复求肺俞理；风痫常发，神道须还心俞宁。湿寒湿热下髎定，厥寒厥热涌泉清。寒栗恶寒，二间疏通阴郄暗；烦心呕吐，幽门开彻玉堂明。行间、涌泉，主消渴之肾竭；阴陵、水分，去水肿之脐盈。痨瘵传尸，趋魄户、膏肓之路；中邪霍乱，寻阴谷、三里之程。治疸消黄，谐后溪、劳宫而看；倦言嗜卧，往通里、大钟而明。咳嗽连声，肺俞须迎天突穴；小便赤涩，兑端独泻太阳经。刺长强于承山，善主肠风新下血；针三阴于气海，专司白浊久遗精。且如肓俞、横骨，泻五淋之久积；阴郄、后溪，治盗汗之多出。脾虚谷以不消，脾俞、膀胱俞觅；胃冷食而难化，魂门、胃俞堪责。鼻痔必取龈交，瘿气须求浮白。大敦、照海，患寒疝而善蠲；五里、臂臑，生疬疮而能治。至阴、屋翳，疗痒疾之疼多；肩髃、阳溪，消隐风之热极。抑又论妇人经事改常，自有地机、血海；女子少气漏血，不无交信、合阳。带下产崩，冲门、气冲宜审；月潮违限，天枢、水泉细详。肩井乳痈而极效，商丘痔瘤而最良。脱肛趋百会、尾翳之所，无子搜阴交、石关之乡。中脘主乎积痢，外丘收乎大肠。寒疟兮商阳、太溪验，痃癖兮冲门、血海强。夫医乃人之司命，非志士而莫为；针乃理之渊微，须至人之指教。先究其病源，后攻其穴道，随手见功，应针取效。方知玄里之玄，始达妙中之妙。此篇不尽，略举其要。

六、通玄指要赋

【出处】金元·窦汉卿《针经指南》。

【歌诀】必欲治病，莫如用针。巧运神机之妙，工开圣理之深。外取砭针，能蠲邪而扶正；中含水火，善回阳而倒阴。

原夫络别支殊，经交错综，或沟池溪谷以歧异，或山海丘陵而隙共。斯流派以难揆，在条纲而有统。理繁而昧，纵补泻以何功？法捷而明，曰（yue）迎随而得用。

且如行步难移，太冲最奇。人中除脊膂之强痛，神门去心性之呆痴。风伤项急，始求于风府；头晕目眩，要觅于风池。耳闭须听会而治也，眼痛则合谷以推之。胸结身黄，取涌泉而即可；脑昏目赤，泻攒竹以偏宜。但见两肘之拘挛，仗曲池而平扫；四肢之懈惰，凭照海以消除。牙齿痛，吕细堪治；头项强，承浆可保。太白宣通于气冲，阴陵开通于水道。腹膨而胀，夺内庭兮休迟；筋转而疼，泻承山而在早。大抵脚腕痛，昆仑解愈；股膝疼，阴市能医。痫发癫狂兮，凭后溪而疗理；疟生寒热兮，仗间使以扶持；期门罢胸满血膨而可已，劳宫退胃翻心痛亦何疑！

稽夫大敦去七疝之偏坠，王公谓此；三里却五劳之羸瘦，华佗言斯。固知腕骨祛黄，然骨泻肾，行间治膝肿、目疾，尺泽去肘疼、筋紧。目昏不见，二间宜取；鼻窒无闻，迎香可引。肩井除两臂难住，攒竹疗头疼不忍。咳嗽寒痰，列缺堪治；眵䁾冷泪，临泣尤准。髋骨将腿痛以祛残，肾俞把腰疼而泻尽。以见越人治尸厥于维会，随手而苏；文伯泻死胎于阴交，应针而陨。

圣人于是察麻与痛，分实与虚。实则自外而入也，虚则自内而出欤！故济母而裨其不足，夺子而平其有余。观二十七之经络，一一明辨；据四百四之疾症，件件皆除。故得夭枉都无，跻斯民于寿域；机微已判，彰往古之玄书。

抑又闻心胸病，求掌后之大陵；肩背患，责肘前之三里。冷痹肾余，取足阳明之土；连脐腹痛，泻足少阴之水。脊间心后者，针中渚而立瘥；胁下肋边者，刺阳陵则即止。头项痛，拟后溪以安然；腰背疼，在委中而已矣。夫用针之士，于此理苟能明焉，收祛邪之功，而在人乎捻指

第一节　针灸基础研究进展

一、常见的经络现象

经络现象是指机体由于某种原因引起的，沿古典经络循行路线出现的各种生理、病理现象。这一现象是我国 2000 多年前医学研究者的一个重要发现。目前，人们已通过临床实践及实验研究，科学、客观地描述了多种经络现象，包括循经感传、循经皮肤病、循经感觉障碍和经物理、化学、组织学技术检测出的循经现象等。

1. 循经感传现象　循经感传现象系指用针刺、电脉冲及其他方法刺激穴位时，机体出现酸、胀、麻等特殊感觉从受刺激的穴位开始，沿古典医籍记载的经脉循行路线传导的现象。

2. 循经性感觉障碍现象　循经感觉障碍是指沿着经脉循行路线自发出现的疼痛、异常感觉等现象，是病理状态下的经络现象之一。表现为循经性疼痛，循经出现的其他异常感觉如麻、酸、热、冷、水流感、气流感和蚁行感等，或者表现为感觉过敏、感觉迟钝。感觉障碍分布于体表，呈带状，宽度为 0.3～3cm，当深入体腔时范围增宽，并趋于弥散。其分布既不同于神经、血管走行的路线，也不同于某些神经痛感觉障碍或内脏病变所致的皮肤过敏带，而是与古典的循行路线相吻合；感觉障碍出现频率最高的经脉是膀胱经，其次是大肠经、督脉、胃经和胆经。

3. 循经性皮肤病　循经性皮肤病是由于某些遗传因素，或内外环境的刺激，沿着经脉体表循行路线分布的呈带状的皮肤病。循经性皮肤病包括先天性循经皮肤病（如各种痣、汗孔角化病、鳞状毛囊角化、单纯性血管瘤等）和后天性循经皮肤病（如神经性皮炎、扁平苔藓、湿疹、过敏性紫癜、硬皮病、银屑病、线状色素沉着、带状疱疹、皮下脂肪萎缩等）。这些皮肤病不仅循经性强，有的甚至布满经脉全程。这些皮肤病损可出现于十四正经，其中以肾经为最多见，其次为大肠经、肺经、心经、小肠经、心包经和膀胱经，其他经较少见。

二、经络实质假说

经络理论自《内经》提出以来至今已 2000 多年，并且一直有效地指导着中医临床多科疾病的治疗。但经络的实质是什么？其物质基础又是什么？其结构和功能与西医学的已知结构和功能有何关系？为了解开这一千古之谜，我国成立了经络专门研究机构，投入大量的人力和物力研究经络实质。人们根据人体各种经络现象，从神经系统的分布、结构与功能特点，从心血管系统、生物物理学、数学建模等方面对经络的实质问题进行了深入探索。国内外学者从不同角度对经络的实质提出了各种假说，其中较有代表性的主要包括如下几种：经络与中枢神经系统相关说，经络与周围神经系统相关说，二重反射与轴索反射接力联动说，经络与肌肉相关说，第三平衡论，经络与进化论，细胞间直接通讯说，免疫调节网络说，微循环假说。以上假说大致可概括为以下三种观点：①经络是以神经系统为主要基础，包括血管淋巴系统等已知结构的人体功能调节系统；②经络是独立于神经系统、血管、淋巴等已知结构之外（但又与之密切相关）的另一个机能调节系统；③经络可能是既包括已知结构也包括未知结构的综合功能调节系统。

三、腧穴的现代研究

（一）腧穴形态结构的研究

1. 穴位解剖学观察 人们通过穴位解剖发现，穴位与周围神经有密切关系；腧穴处的神经分布与相关脏器的神经支配同属于相同的脊髓节段，或在该内脏所属的神经支配节段的范围内；穴位结构与血管、淋巴管也有较密切的关系。

2. 穴位组织学观察 近年来，穴位组织学的研究越来越多，有人用蓝点法与改良蓝点法研究穴位组织学，认为血管与针感的产生有一定关系，针感是针感点周围多种神经结构综合性反应的结果。2021 年发表于 *Nature* 的研究结果显示针灸 "足三里" 穴得气的过程可能与 "足三里" 穴对应位置深层富集的一种感觉神经介导 "迷走神经 – 肾上腺" 轴有关。

（二）腧穴生物物理特性的研究

自 20 世纪 50 年代初，日本的中谷义雄率先报道 "良导点" "良导络" 等特殊的皮肤导电现象以来，我国学者在对经穴的生物物理特性，特别是经穴电特性方面相继做了不少工作。大量的资料通过经穴与皮肤电现象，报道了经穴具有特异的电学特性。通过经穴皮温与红外成像，进一步证实了经穴与脏腑功能变化有着密切的关联。除此以外，尚有人利用其他物理方法对穴位的超微弱发光，以及运用超声、低频机械震动（声信息）、辐射场摄影、液晶热像、同位素示踪和各种离子浓度的检测等新技术，对经络和腧穴进行研究，均发现了一些可喜的苗头。

（三）腧穴的三维立体结构

目前，三维重建技术已经广泛应用于腧穴的形态结构研究中，应用三维重建技术可观察腧穴的内部结构及其毗邻组织形态，更加准确、合理、科学地进行腧穴解剖测量，该技术在实际应用中不断与其他新技术相结合，为腧穴应用研究提供了可靠的依据。其中包括运用 CT 扫描仪对女性进行盆部扫描，将原始图像数据进行三维重建；利用依据 "可视人计划"（visible human project，VHP）数据集开发的虚拟人体 VOXEL–MAN 操作平台，进行三维可视化研究；运用色度特征空间的交互式分割方法对肌肉等组织进行分割；对神经血管以数学建模的方式进行重建，并以运行脚本的方式来获取穴位的进针动画等研究。

第二节　针灸临床研究进展

当前，针灸在世界范围内持续发展，针灸临床适应证的不断扩大，针灸临床研究水平不断提高，针灸防治疾病的特点和优势越来越得到国际主流医学的重视，尤其在治疗疑难病证方面显示出极大的应用潜力。近年来针灸临床进展突出表现在以下 3 个方面：①临床多学科采用针灸治疗手段，为针灸临床运用领域的拓展提供了广阔的平台，针灸治疗进一步向临床的重症、疑难症发展，如昏迷的促醒、防治脑血管意外并发症、减轻肿瘤放化疗的毒副作用等；②针灸临床研究水平逐渐提高，针灸临床研究越来越符合循证医学研究规范，*JAMA* 等国际知名杂志刊登针灸研究的相关文章，针灸临床研究的论文 SCI 影响因子逐年提升；③针灸标准化文件发布，标志着针灸规范化建设进一步发展。

一、针灸临床证治进展

（一）神经系统病证

1. 面瘫 成都、天津、青岛 3 个临床研究中心采用多中心、大样本、随机对照的方法纳入 900 例受试者，研究针灸治疗贝尔面瘫最佳介入时机和针灸择期治疗的优势方案。结果显示，针灸治疗贝尔面瘫的最佳介入时机为发病后的 1～3 周，针灸在急性期和静止期介入比恢复期介入效果更好。针灸临床对急性期面瘫的临床研究重点已转向不同选穴、不同针刺方法、不同疗法的组合方案疗效比较性研究。

2. 带状疱疹 针灸能明显降低带状疱疹的疼痛，缩短病程，并对后遗神经痛也有较好的预防效果。除针刺以外，临床大量运用火针、灸法、刺络拔罐的方法。

3. 癫痫 体针取穴以督脉为主，治疗方法有针刺、头针、耳针、穴位注射、穴位埋线等。广东省中山市中医院在癫痫发作期主穴取水沟、百会、合谷、太冲、后溪、申脉、阳陵泉，缓解期取外关、足临泣、风池、大椎、本神、神庭、四神聪、中脘、丰隆、膻中、鸠尾。结果表明，针刺可以显著提高癫痫脑电的基本频率，降低放电的平均波幅及最高波，同时也可以改善癫痫的脑电波形，且针刺干预后癫痫患者的记忆力、注意力及对发作的担忧改善明显。

4. 帕金森病 帕金森病是临床常见的神经系统退行性病变，头针与体针结合的针灸治疗方式有助于改善帕金森病的运动功能及便秘、抑郁、失眠、肌肉疼痛等多种非运动症状。一项来自广东中医药大学的研究表明，与假针灸相比，针灸神庭、印堂、神门、三阴交、四神聪可以降低帕金森病患者汉密尔顿焦虑量表评分，改善患者临床症状及焦虑情况。此外，上海中医药大学附属岳阳中西医结合医院开展了电针治疗帕金森病的多中心临床随机对照研究，发现电针可以改善患者的运动症状及便秘情况，证实了电针治疗帕金森病的临床有效性及安全性。

（二）呼吸系统病证

穴位贴敷明显提高防治咳喘的疗效，改善慢性阻塞性肺疾病气道通气功能。全国普遍推广采用"三伏灸""三伏贴敷"等方法进行冬病夏治，以治疗和预防慢性复发性呼吸系统病证，病种主要为哮喘、慢性阻塞性肺疾病、过敏性鼻炎等。

1. 哮喘 针灸作为一种临床补充替代疗法，在治疗哮喘方面发挥多靶点的调控作用，可以显著缓解哮喘相关症状并改善患者生活质量。一项来自南京中医药大学的文献计量学研究表明，肺俞穴、定喘穴、肾俞穴、足三里穴为针灸治疗慢性持续期哮喘的高频穴位，常见归经为足太阳膀胱经、手太阴肺经、任脉等。

2. 慢性阻塞性肺疾病 成都中医药大学第三附属医院开展了针灸治疗稳定期慢性阻塞性肺疾病肺脾气虚的临床随机对照试验，对照组为常规西药治疗，治疗组在常规西药治疗的基础上联合每周 3 次、连续 6 周的针灸治疗，结果发现治疗 6 周后，与对照组相比，针灸组 Borg 量表评分显著下降，并可以显著改善患者 6 分钟步行距离、肺功能和血氧饱和度，提示针灸作为一种补充替代疗法，配合西药使用可以进一步提升慢性阻塞性肺疾病患者的运动耐量，改善患者临床症状。

3.过敏性鼻炎 吉林中西医结合医院开展针灸治疗过敏性鼻炎的临床研究对照试验，其中对照组为中药治疗，试验组为针灸风门、迎香、上星、合谷、大椎等穴联合中药治疗，结果发现两种疗法均可改善患者临床症状，但以针灸联合中药治疗对临床症状及生活质量的改善程度更为显著。

（三）消化道系统病证

1.慢性功能性便秘 针灸优选方案治疗功能性便秘临床规范化研究结果显示，电针天枢穴治疗功能性便秘临床疗效肯定，深刺天枢治疗较浅刺治疗具有起效快、治疗期间作用稳定的优点。对于病理更为复杂的便秘患者，取穴范围更广，长针深刺八髎穴具有明显的促进排便效应。2012年广安门医院在 *BioMed Central* 报道针刺治疗功能性便秘的大样本随机对照研究，研究结论：针刺对功能性便秘有效，合募俞穴配伍组较募俞穴配伍组、合穴 – 下合穴配伍组、莫沙比利药物组具有治疗优势。

2.炎症性肠病 灸法较多用于慢性溃疡性结肠炎、克罗恩病的治疗，常用隔药饼灸、隔姜灸、麦粒灸、灸盒灸等。上海中医药大学附属岳阳中西医结合医院开展了针灸治疗对西药不响应或响应不佳的轻中度活动性克罗恩病患者的随机对照临床试验，证实针灸能有效改善活动期克罗恩病患者临床症状，与肠道抗炎菌数量增加、肠道屏障功能的增强及循环中 Th1/Th17 相关细胞因子的调节有关。

3.功能性消化不良 成都中医药大学牵头的多中心针刺治疗 FDRCT 研究发现，在入组 4 周时经穴组症状积分改善值、NDI 生活质量评分的疗效优于非经非穴组，入组 8 周时，本经（胃经）经穴组疗效优于他经（胆经）经穴组，且本经（胃经）特定穴组疗效优于本经（胃经）非特定穴组。餐后不适综合征是功能性消化不良一种最常见的临床亚型。北京中医药大学牵头的临床多中心研究表明，与假针灸相比，针灸可提高餐后不适综合征三种临床主要症状（餐后饱胀、上腹胀和早饱）的缓解率和消除率，每周三次针灸治疗 4 周的疗效可以维持至 12 周。

4.肠易激综合征 针灸的双向调节效应在治疗肠易激综合征（IBS）方面发挥积极作用。江苏省中医院将 IBS 患者随机分为针灸组与西药组，其中针灸组选择相同的选穴方案（百会、印堂、太冲、足三里、三阴交、天枢、上巨虚），西药组以临床便秘为主或以泄泻为主分别给予不同药物，结果发现两种治疗方法均可以降低 IBS 症状严重程度评分，改善患者临床症状。

（四）泌尿生殖系统病证

1.慢性前列腺炎、前列腺增生 天津泌尿外科研究所对针灸治疗慢性前列腺炎的 Meta 分析结果指出，针灸在治疗慢性前列腺炎方面的良好效果。中国中医科学院广安门医院等三家医院采用前瞻性多中心随机对照研究，选取轻中度良性前列腺增生患者 175 例，随机分成电针中髎、会阳组和口服盐酸特拉唑嗪组，治疗 4 周后，电针组在改善国际前列腺症状评分（IPSS）、最大尿流率（Qmax）、残余尿（PVR）、泌尿症状困扰积分（BS）、24 小时憋尿困难次数、夜尿次数方面均优于药物组。在治疗后 6 个月、18 个月随访，电针组改善 IPSS、Qmax、PVR 方面仍然优于药物组。

2.压力性尿失禁 中国中医科学院广安门医院牵头在国内 12 家医院开展的电针治疗女性压力性尿失禁的临床多中心随机对试验，评估腰骶部电针（中髎、会阳）对女性压力性尿失禁患者的临床疗效及安全性，结果表明，与假电针相比，腰骶部 6 周的电针治疗在改善患者漏尿量方面的优势更为显著。

3. 围绝经综合征 佛山市南海区沙头医院灸脐治疗女性更年期综合征，证实灸脐可以升高血清雌二醇（E_2）水平，明显改善烦躁易怒、记忆力减退、胸闷、乏力、皮肤感觉异常、心悸等症状，疗效明显优于口服利维爱、钙剂、谷维素片对症药物治疗。

4. 不孕症 近年来针灸治疗不孕症的报道明显增加，针灸主要运用于治疗排卵功能障碍和输卵管炎症及阻塞。临床选用三阴交、关元、中极、子宫穴频次最高，针灸方法多样。治疗时间节点受到关注：排卵功能障碍一般于月经周期第 12 ~ 14 天（排卵期）开始治疗，其他病因的不孕症一般在月经干净后第 3 ~ 5 天开始治疗。

5. 针刺介入体外受精–胚胎移植（IVF-ET） 澳大利亚学者报道针刺提高试管授精妇女生产率的随机对照临床研究：1168 例样本中发现存在 7% 生产率的差异，差异具有统计学意义。山东中医药大学第二附属医院生殖科对接受 IVF-ET 助孕的患者在给予促性腺激素释放激素激动剂长方案的基础上，观察加用电针干预的治疗效果。结果发现，加用电针干预减少促性腺激素用量，提高受精率、优质胚胎率、临床妊娠率。进一步观察电针对不同辨证分型的影响，结果发现，肾虚型、肝郁型的受精率、种植率、临床妊娠率显著高于痰湿型。南京中医药大学与南京鼓楼医院生殖中心联合研究观察发现，针刺辅助麻醉下取卵和单纯度冷丁镇痛都具有较理想的镇痛效果。南京医科大学第一附属医院观察经阴道 B 超引导下穿刺取卵术中应用耳针镇痛方法的作用，术前 10 分钟开始采用耳穴电针刺激至手术结束，结果镇痛效果、获卵数与术前 10 分钟肌内注射哌替啶 50mg 比较，差异无统计学意义。

（五）内分泌、代谢病证

1. 单纯性肥胖 临床已形成多种针灸减肥方法，如电针、耳针、皮肤针、芒针、埋线、针刀、拔罐、穴位注射和器械按摩，都被证明有较好的减肥效果。一般认为多法合用优于单法，辨证取穴优于专方。山东中医药大学等人对近 20 年针灸治疗单纯性肥胖的取穴规律进行分析，结果发现针灸在治疗单纯性肥胖时多选胃经、任脉、脾经、膀胱经腧穴并结合辨证及随症选穴，其中主穴多为天枢、中脘、足三里、三阴交、大横、丰隆等穴；在辨证取穴方面，胃肠实热常结合内庭、曲池等穴，脾虚湿阻常结合阴陵泉、丰隆等穴，脾肾阳虚常结合脾俞、肾俞等穴；月经不调、便秘、食欲亢进等为单纯性肥胖的临床常见伴随症状，根据症状配合选用支沟、地机、内庭等穴。

2. 高脂血症 针灸治疗高脂血症常选丰隆、内关、足三里、三阴交、关元、神阙等穴，艾灸既可降低低密度脂蛋白，又能升高高密度脂蛋白胆固醇，艾灸对高脂血症引起的动脉粥样硬化、冠心病、高血压、脂肪肝、肝硬化有一定预防作用。目前针灸临床已经开始关注艾灸疗程、施灸持续时间、间隔时间对降脂效果的影响，以及艾灸调脂与西药效应的差异等。

（六）运动系统病证

运动系统疾病是针灸临床最常见的病种之一。临床多以局部取穴为主，配合远道选穴。治疗方法多样，包括毫针、电针、灸法、穴位注射、拔罐、刺络放血、皮内埋针及综合疗法，多数报道表明优于单纯药物治疗。近年来，火针、腹针、浮针、热敏灸等特色疗法治疗运动系统病证的报道显著增加。

1. 颈椎病 针灸对于颈椎病显示出较好的即时镇痛效应，选穴以百劳、风池、大椎、颈部夹脊穴、中渚为主，多用针灸综合方法。广东省中医院用临床随机对照方法完成观察共 150 例，治疗组接受常规针刺治疗，对照组接受假针刺处理。以 Northwick Park 颈痛量表（NPQ）作为主要疗效指标，以 SF-36 生活质量量表作为次要疗效指标。疗效评估分别在治疗前、治疗后、随访 1 个月后、随访 3 个月后共 4 个时点进行。结果：在各观察时点，治疗组的 NPQ 评分均低于对照组，SF-36 量表的精神健康、社会功能、躯体疼痛和精力评分高于对照组；躯体疼痛、生理机能、生理职能的 SF-36 量表评分与 NPQ 评分具有较高的相关性。结果说明，针灸治疗颈椎病有良好即时效应和中长期疗效，并且可以缩短疗程。

2. 肩关节周围炎 针刺、温针灸、电针、针刀等多种针灸疗法可用于改善肩关节疼痛水平及活动功能，是肩周炎临床治疗重要辅助措施之一。湖南省人民医院采用温针灸肩髃、肩髎、肩贞、阿是穴等穴治疗肩关节周围炎患者，发现可以改善患者视觉疼痛模拟量表（VAS）评分及治疗前后肩关节活动度，具有很好的临床推广意义。

3. 膝骨性关节炎 在北京中医药大学发表的研究中，将膝骨性关节炎患者随机分为电针、手针和或假针灸组，接受每周 3 次、持续 8 周的干预，发现与假针灸相比，电针和手针在均可改善膝骨关节炎患者临床症状，但以电针改善疼痛效果更为明显且起效更快。

（七）传染性病证

1. 艾滋病 上海市公共卫生临床中心在西药抗反转录病毒治疗（HAART）基础上加灸天枢、神阙、中脘、关元 4 穴，治疗 3 个月后，灸法可提高 HAART 的疗效，虽不能在西药基础上提高 $CD^{4+}T$ 细胞水平，但对提高总淋巴细胞计数有一定的作用。

2. 肺结核 针灸治疗复治性肺结核是在针灸治疗结核病传统经验基础上的拓展。青岛市胸科医院中医科采用隔蒜灸辅助治疗复治肺结核，加快了痰菌转阴及病灶吸收，明显改善乏力、盗汗、咳嗽等临床症状。

3. 病毒性肝炎 长期进行麦粒灸治疗乙型肝炎，可改善临床症状和体征；明确改善肝大、脾大、肝硬化、腹水；提高乙肝表面抗原、e 抗原、核心抗体的转阴率。

4. 新型冠状病毒感染 新型冠状病毒感染根据其发病特点属于中医"时病瘟疫"范畴，病位在肺，病邪多为温热疫毒。针灸等中医药方法在新冠肺炎的"防护－治疗－康复"多阶段中发挥治疗作用。上海中医药大学附属岳阳中西医结合医院的多名医生在负压病房中采用针刺合谷、内关、曲池、列缺、足三里、太冲等穴位作为新冠肺炎辅助治疗手段，发现具有改善症状、缩短病程、调节情绪等作用。

（八）肿瘤

针灸治疗除了用于抑制肿瘤疼痛、疲乏、纳差等并发症以外，还应用于减轻化放疗的毒副反应、预防复发等方面。体针和耳针都可明显抑制癌症疼痛，艾灸多用于化疗后的不良反应和提高患者免疫功能。复旦大学研究发现针灸合谷、气海、足三里、太溪、三阴交等穴可以改善肺癌患者疲乏症状，并认为针灸可能是癌症姑息治疗辅助治疗的一种安全可行的方法。北京中医医院肿瘤科针刺内关、中脘、足三里等穴位，对于中晚期肿瘤患者起到调节胃肠道功能和保护胃黏膜、减轻药物胃肠道效果的作用。吉林省桦甸市人民医院用隔姜灸加以针刺，使得恶性肿瘤末次化疗患者轻中度白细胞减少者，白细胞达正常的时间为 3 ~ 7 天。广东省中医院肿瘤科采用针刺疗法治疗化疗后所致周围神经系统毒性，缩短了化疗所致周围神经毒性的自愈时间。

（九）五官科病证

1. 眼干燥症 中国中医科学院针灸研究所等单位采用局部和远端选穴相结合，取睛明、攒竹、太阳、曲池等，针刺配合无烟温和灸与雀啄灸结合的方法进行治疗，结果治疗后的泪液分泌量、泪膜破裂时间、症状评分、视功能评分及泪液镜分级比较，差异均有统计学意义。首都医科大学附属北京同仁医院用雷火灸治疗眼干燥症，雷火灸在改善干燥感、异物感及整体症状方面优于人工泪液治疗。

2. 突发性耳聋　北京天坛医院在对比观察针刺、电针、针刺加穴位注射、电针加穴位注射对突发性感音神经性耳聋的疗效，结果发现电针加穴位注射疗效最好，与其他三种治疗方法比较差异均有统计学意义，同时观察到针灸的干预时机、病情的轻重程度、患者年龄都关系到本病的预后。

（十）情志类疾病

1. 抑郁症　针灸治疗抑郁症具有起效快、副作用小等优势。北京中医药大学主持的多中心、大样本、随机对照研究结果显示，电针和手针操作都能在治疗抑郁症中取得显著疗效，二者疗效都明显优于抗抑郁药。针灸不仅能明显改善患者焦虑／躯体化症状、睡眠障碍及阻滞症状，起效快捷，而且能明显降低药物副反应，改善患者生活质量。近年来针灸在治疗继发性抑郁症也显示出良好的效果。北京中医药大学使用五羟色胺再摄取抑制剂联合电针或针刺百会、印堂、风府、风池、大椎、内关、三阴交等穴位，发现可以改善中度至重度抑郁症患者的症状和生活质量。

2. 失眠　针灸不仅对原发性失眠具有很好疗效，在治疗抑郁症失眠、围绝经期失眠、脑卒中后失眠等继发性失眠中也得到临床广泛应用。上海市中医医院采用电针百会、印堂、神庭、安眠、神门、内关、三阴交穴治疗抑郁症失眠患者，发现可以改善患者匹兹堡睡眠质量指数评分和汉密尔顿抑郁量表评分，是改善患者焦虑及抑郁症状的较为安全有效的方法。上海中医药大学附属岳阳中西医结合医院采用针灸肾俞、肝俞、期门、京门穴治疗围绝经期失眠患者，发现也可以改善患者睡眠效率和总睡眠时间，并降低睡眠觉醒次数。

（十一）针灸镇痛临床研究

针灸镇痛研究是国际高质量大样本针灸临床试验的热点领域，以针灸治疗的止痛效应为主要研究内容，比较集中的病证包括腰／颈痛、慢性头痛／偏头痛、膝关节骨性关节炎。

1. 偏头痛　成都中医药大学领衔的针灸预防和治疗偏头痛发作的临床试验，采用多中心、单盲、随机对照的研究方法，发现180例急性偏头痛患者在针刺经穴与非穴干预后，头痛强度随时间变化趋势在2小时后差异有统计学意义，并具有临床意义。480名偏头痛患者被随机分配到本经（少阳经）特定穴组、本经（少阳经）非特定穴组、他经（胃经）经穴组及非经非穴组，接受20次电针治疗后，不同腧穴针刺的3组在4周观察期内偏头痛发作天数均少于非经非穴组，但差异无统计学意义；在8周时头痛发作天数、发作频率、强度和偏头痛特异性生活质量评分才显示出经穴的疗效优于非穴；16周时，本经（少阳经）经穴组疗效显著优于他经（胃经）经穴，且本经（少阳经）特定穴组优于本经（少阳经）非特定穴组，提示经穴效应具有相对性、循经性和持续性。首都医科大学附属北京中医医院等5家医院用单盲、双模拟、随机对照试验方法，发现针灸组在减少偏头痛发作的天数、减少疼痛强度和改善生活质量等方面比氟桂利嗪组更有效。

2. 癌痛　无论是针刺、艾灸、耳穴、穴位注射对于癌痛都有较好的止痛疗效，联合应用则镇痛作用更强。穴位的选择以足三里、合谷、内关和阿是穴较多，加上根据原发病变和疼痛部位循经选穴及相应背俞穴、夹脊穴。河北哈励逊国际和平医院用传统毫针治疗160例癌痛患者，病种包括食管癌、胃癌、肺癌、肝癌、胰腺癌等，以主诉分级法评价疼痛等级，其疗效统计表明针刺对癌痛的总体有效率达 85.35%。

3. 类风湿关节炎　厦门大学对针灸治疗类风湿关节炎随机对照研究进行 Meta 分析，纳入分析包括温针灸、电针刺、火针等，选择的对照药物主要为甲胺蝶呤、吲哚美辛、中药等。结果针灸组（纯针灸治疗）总有效率达 90.1%，疗效显著优于单纯药物对照组，而且未发现不良反应出现。安徽中医药大学研究发现，与雷公藤多苷片治疗相比较，隔姜灸在关节疼痛、肿胀、压痛的个数与程度均明显降低，晨僵时间明显缩短；隔姜灸治疗后，RBC、HGB 明显高于治疗前，PLT、RF、ESR、CRP 指数较治疗前有明显降低。在隔姜灸不同疗程疗效的对比研究中，60 天的疗程在改善临床症状体征、实验室指标方面明显优于 30 天的疗程。

4. 痛风　针灸治疗痛风的选穴以病痛关节局部为主，多种针灸方法有机配合。青海大学医学院研究人员临床证明，火针刺血疗法是治疗足部急性痛风性关节炎的有效方法，疗效与出血量有关，出血量多者疗效好。采用火针治疗痹证具有疗程短的特点，治疗 3 次的有效率、平均治愈时间明显优于毫针组；对病程超过 3 年患者，火针疗效也优于毫针组。

5. 分娩疼痛　北京中医药大学等单位随机将入选的病例分为空白组、安慰组和电针组，经剔除各组中剖宫产病例，共观察了 286 例自然分娩的病例各产程所需时间。对全部病例用视觉模糊评分法量化针刺前后分娩疼痛的程度，针刺治疗时机选择在宫口扩张 2 ～ 3cm 时。电针组选取三阴交穴，安慰组进行假针刺与假电针刺激，空白组不作任何治疗。结果分娩疼痛程度电针组疼痛程度最轻，电针组第一产程活跃期时间最短。

二、针灸标准化建设

我国针灸领域的标准化建设工作逐年走向系统化、规范化，各标准申报及发布机构间逐步建立联动工作机制。世界针灸学会联合会标准化工作委员会（简称 WFAS 标委）负责世界针灸行业组织标准化工作，全国针灸标准化技术委员会（SAC/TC475）负责针灸国际标准和国家标准的提案汇总与申报工作，中国针灸学会标准化工作委员会（简称中针标委）负责针灸团体标准化工作。对腧穴定位、针灸临床基本操作及服务模式进行了规范与统一，促进针灸国际化与现代化。

截至 2021 年 11 月 30 日，国家市场监督管理总局（曾称国家质量监督检验检疫总局）、中国国家标准化管理委员会发布针灸国家标准共 40 项，其中针灸技术操作规范 28 项，穴位标准 6 项，器具标准 3 项，术语标准、指南通则、门诊管理标准各 1 项。国家药品监督管理局发布《三棱针》《电针治疗仪》等 6 项针灸器具行业标准。中国针灸学会发布《循证针灸临床实践指南》等团体标准 55 项目，中华中医药学会发布《中医治未病技术操作规范》系列相关团体标准 22 项。

以上针灸标准化项目的颁布与实施对针灸临床的医疗行为进行了行业规范，为针灸临床的进一步发展奠定了基础。与药物治疗相比较，针灸作为体表的刺激方法具有鲜明的治疗特色与独特的安全性。针灸的效应特征与作用途径尚不清晰，如何在效应明确的基础之上寻找具有针对性的疾病病理及针灸作用规律，将是针灸研究的长期内容，是临床病证不断拓展的基础，在此基础之上形成标准的规范化治疗方案是针灸临床的发展方向，是针灸要融入西医学的必要条件。针灸面临着良好的发展机遇，但同样也面临着严峻的挑战。

三、针灸临床研究的思考与展望

1. 针刺临床研究目标更多地集中于如何确定针灸治疗的特异性，尤其是经穴的特异性是争议的焦点和研究的主要目标之一，如针刺治疗偏头痛的经穴是否具有特异性？相应的，假针（安慰针）如何设立？而对于针灸特异性的疗效争论，引发了 RCT 是否适用于针灸临床研究的思考，也对针灸临床研究的设计提出了更高的要求，即如何设计试验方案使之更适合针灸临床特点。

2.关于针灸的标准化问题，在针灸学科领域，由于临床的需要，各种治疗方法变化多端，缺乏标准化的统一。如何从纷繁复杂的针灸操作方法中提炼出符合临床研究规范，又能切合针灸临床实践的科学问题，是提高针灸临床科学研究水平的基本要求。

3.针灸疗效评价标准采取与国际一致的疗效标准，是判断针灸是否具有疗效的优势从而作为临床备选治疗方案的基本要求，是针灸能否走向国际化的另一个关键技术环节。

推拿学现代研究进展

第一节 推拿基础研究进展

一、推拿手法的脊柱力学效应研究

手法力学效应研究主要是阐释手法作用力引起的应力变化规律，是对手法直接作用的研究。其重点主要集中在脊柱整复手法的力学效应方面，涉及手法的安全性和有效性研究。随着计算机模拟及可视化技术等新技术的出现，手法及对脊柱生物力学的研究有了新的发展，使得以非侵入性的手段研究解剖结构的动力学变化成为现实。

1. 腰椎手法 应用生物力学方法和三维有限元模型，模拟斜扳手法、坐位旋转和牵扳手法，比较其腰椎内部结构的变化时发现，模拟手法作用时椎间盘与相邻神经根之间有一相对位移，这可能是手法治疗机制；通过有限元及配套影像方法，建立能准确反映第 4 腰椎与第 5 腰椎间（L4 ~ L5）小关节实际状况的有限元模型，得出对有明显退变的腰椎，使用前屈旋转手法时以轻巧手法为宜的结论；通过使用腰椎 CT 片，以 Mimics 软件系统逐层重建，建立 L4 ~ L5 的三维有限元模型，带入参数进行计算性分析时得出向健侧旋转优于向患侧旋转，且腰椎椎管狭窄患者不宜使用旋转手法，前屈角度不宜太大的结论；通过有限元法了解进行斜扳手法时腰椎间盘的内在应力及位移分布的特点，结果显示椎间盘的应力远小于后部结构，从椎间盘中心到右侧有一个向后的扭转矢量，使椎间盘产生变形。以上结果证明，腰椎斜扳手法对椎间盘是安全的，并且在椎间盘突出的对侧进行手法操作更为合理，椎管狭窄的患者不宜使用腰椎斜扳法。还有学者应用三维有限元模型分别模拟斜扳手法、坐位旋转和牵扳手法三种腰部推拿手法的状态，发现椎间盘髓核内压力以坐位旋转手法最高，牵扳手法最低为负值；3 种手法小关节合力无明显差别；斜扳手法和坐位旋转手法外层纤维环应力最大，牵扳手法内层纤维环应力最大，3 种手法在椎间盘的后外侧均有位移。

2. 颈椎手法 通过声响检测技术对颈椎旋转手法进行研究，认为推扳力的大小与"咔嗒"声发生无直接关系，在旋转手法时，采用一定的轴向牵引力量能减少咔嗒声响次数，增加单次声响比例，在正骨复位中能提高复位的准确性及针对性；通过在体力学技术对旋提手法进行研究，认为体质指数是颈椎旋提手法操作的影响因素之一，左右手施行旋转手法时作用力特征（包括预加载力、最大作用力、扳动力）是相近的，旋转手法从缓慢上牵开始到扳动操作结束整个过程具有一定的规律性：扳动力的大小取决于预加载力的大小，随后采用运动捕抓系统进行手法操作轨迹的动态捕抓，初步获得了手法的运动力学参数。

3. 胸椎手法 胸椎手法目前临床上以掌按法为主。通过压力检测系统来实时显示并记录术者在使用双掌叠按法以不同的施力部位作用于受试者胸背部时，存在于术者手掌与受试者胸背皮肤之间压力的变化情况，认为胸椎双掌叠按法，术者采用豌豆骨按压时的作用力较大；通过研究胸椎掌按法作用时"咔嗒"声响与最大按压力的量效关系，认为胸椎掌按时按压力大小和"咔嗒"声响的发生没有直接关系；通过手法整复胸椎小关节错缝所致"咔嗒"声和即时镇痛疗效间的关系，认为拔伸下胸椎掌按手法治疗胸椎小关节错缝的疗效优于胸椎掌按法治疗，"咔嗒"声响与即时镇痛疗效无关，和棘突错动感有密切关系。

二、推拿手法的细胞力学效应研究

机械力对细胞生物学行为的影响是目前细胞生物学领域研究的重要内容之一，将其引入推拿学领域具有重要意义，有助于从细胞力学层面研究手法治病的作用机制。手法作用时一般对腧穴组织产生压力、摩擦力、牵张力、剪切力等刺激，这些刺激对细胞产生的力学效应的生物学基础主要有：①手法对力学敏感细胞如骨细胞、软骨细胞、成纤维细胞、骨骼肌细胞、血管内皮细胞等的刺激。通过手法力学刺激能经过与各种细胞结合产生多类型丰富的转换结果，从而启动机体多种生理调节功能。②细胞结构的应力完整性，其关键表现在细胞膜和细胞骨架是否完整。当机械力刺激细胞引起细胞形变时，细胞骨架的张力完整性可实现机械力在细胞内传递分布并将力学信号最终表现在效应点上。③整合素的作用，整合素是细胞表面应力受体之一，是外力传向细胞骨架的通道，介导细胞与细胞外基质间的黏附。细胞通过其表面的整合素受体对机械力及时响应，以张力整合的形式将力学信号有选择性地转换到细胞的不同结构部件，细胞受力刺激后，将刺激转变成相应信号传入胞内，引起一系列应答反应。④第二信使系统的作用，细胞感受机械应力的刺激后可生成一系列的第二信使分子，如 Ca^{2+} 和 cAMP 等。钙离子将胞外的各种信号传递至细胞内，引起细胞内信号的级联反应，进而调节细胞增殖及分化。细胞内的第二信使 cAMP 可广泛调节细胞的生理活动。机械力可使胞内 cAMP 浓度增高，与应力刺激诱导的细胞增殖密切相关。以上生物学要素的存在为模拟手法力学刺激奠定细胞效应基础。

手法力学刺激细胞时产生的力学效应在于力学信号向生物信号的转导。其机制可能是通过激活细胞钙通道、张力整合系统等将信号传入胞核从而对细胞进行调控。且力学效应的产生与肥大细胞密切相关，肥大细胞对组胺的释放量随手法时间增加而增加，组胺会影响肥大细胞和神经系统的相互效应，这为从细胞学角度解释手法作用机制提供依据。

三、推拿手法的组织损伤修复作用研究

1. 推拿手法对神经组织的损伤修复作用 以对周围神经损伤的作用为例，采用经典神经夹持损伤法，制造坐骨神经损伤大鼠模型。造模后第 7 天开始用按摩推拿手法模拟仪进行干预，依次刺激右侧（损伤侧）殷门、承山、阳陵泉；手法模拟为点法、拨法、揉法；刺激力量为 4N；每法每穴 1 分钟，每只大鼠每日治疗 3 穴 3 法总计 9 分钟，1 日 1 次。经过 20 次干预后发现，坐骨神经损伤大鼠脊髓中特异性蛋白质分子 NGF（可诱导神经元的生长、存活、分化，同时对于神经元的退行性改变具有保护作用，在神经损伤后的再生与修复过程中也具有重要作用）表达显著升高，并提高 NGF 高亲和受体 TrkA（NGF 与 TrkA 受体结合后可以介导神经细胞的多个过程，如神经元的存活、再生，神经轴突的定向生长、突触重塑，神经递质的表达）的表达，从而激活 NGF 与 TrkA 结合后介导的神经再生机制。同时，推拿治疗还可以降低 NGF 低亲和力受体 P75NTR 的表达，从而抑制 NGF 与 P75NTR 结合后介导的神经凋亡机制。说明推拿治疗周围神

经损伤的起效机理之一是通过影响 NGF 及其受体的表达含量，进而影响 NGF 对受体的选择来实现的。通过对大鼠甩尾热痛阈的分析，从行为学角度探寻推拿对坐骨神经损伤后的肢体感觉功能恢复的良性促进作用时发现，推拿可以延长机体对热痛刺激的反应时间，进一步提示推拿在坐骨神经损伤后可以有效地保护脊髓背角感觉神经元，并抑制神经损伤后所出现的神经源性疼痛，为揭示推拿促进神经修复的机制提供理论支持。

2. 推拿对骨骼肌损伤修复作用的研究　推拿在肌肉组织损伤尤其是骨骼肌损伤的修复作用中，有着广泛的应用和明显的治疗效果。虽然推拿在骨骼肌修复中可以调节炎症、改善血供、减少组织痉挛，从而减轻疼痛这一作用被认可，但是其详尽的分子生物学机制仍然未知，其细胞水平的研究目前还处在起始阶段。有研究者对按摩促进兔损伤股四头肌修复的体内研究中发现，按摩治疗有助于增强琥珀酸脱氢酶和钾 – 钠 ATP 酶的活性，从而增强细胞的有氧代谢，加速受损肌组织的修复与损伤康复；且按摩对结蛋白和 α – 肌动蛋白（结蛋白、α – 肌动蛋白的表达有利于肌纤维骨架成分的恢复与受损肌原纤维的修复）的表达有一定促进作用。还有研究者发现，按摩可促进骨骼肌损伤早期胰岛素样生长因子 IGF–I 和碱性成纤维细胞生长因子的高表达，从而有效地促进了肌纤维和损伤组织周围血管的再生，有效防止肌细胞的萎缩、退化及坏死；且按摩能有效减少转移生长因子 TGF–β1 及 I 型胶原的表达，减少损伤修复过程中瘢痕的过度形成以达到促进功能恢复的目的。通过研究大鼠骨骼肌急性损伤恢复过程中，按摩对肌卫星细胞激活的关键因子—氧化氮合酶（nNOS）和肝细胞生长因子（HGF mRNA）表达的影响发现，按摩可以有效阻止肌肉组织炎症的发展，提高肌卫星细胞中 nNOS、HGF mRNA 表达水平，促进了肌卫星细胞的激活和增殖，从而加速了骨骼肌损伤的修复。随着研究水平的不断提高，推拿对骨骼肌损伤修复的分子生物学机制还会不断被发现，为推拿促进骨骼肌损伤修复提供更全面的理论支持。

第二节　推拿临床研究进展

推拿作为临床治疗的常用手段之一，广泛应用于镇痛和临床各个系统的疾病中。现将近年来关于推拿的临床研究进展简要介绍如下。

一、推拿镇痛机制研究

目前关于推拿镇痛的机制研究集中在脊髓水平、疼痛相关神经递质两个方面，而临床研究主要以后者为主。

1. 推拿减少致痛物质的含量　过往研究发现，存在于外周组织中的去甲肾上腺素（NA）、多巴胺（DA）及乙酰胆碱（ACh）等具有强烈的致痛作用。已有许多学者以腰椎间盘突出症患者或者其他软组织损伤患者为观察对象，发现患者血浆中以上几种物质的含量较正常人均有不同程度的升高，而采取不同的推拿手法治疗后，其含量显著降低。5– 羟色胺（5-HT）是一类兴奋性的神经递质，有研究表明中枢中的 5-HT 具有镇痛效应，而外周组织中的 5-HT 具有明显的致痛作用。有学者发现，腰椎间盘突出症患者血浆中 5-HT 水平较正常人升高，而推拿可以显著降低血中的 5-HT。P 物质（substance P，SP）作为一种神经递质广泛存在于神经系统和外周组织。有研究表明，周围组织中的 SP 具有致痛效应，而中枢中的 SP 作用相反。有学者以腰椎间盘突出症患者为观察对象，发现经推拿治疗后患者血浆中的 SP 水平较治疗前显著下降，疼痛症状明显缓解。另外，有学者以感冒头痛、全身肌肉酸痛、颈项强直患者为观察对象，观察患者推拿治疗前后白细胞、淋巴细胞及红细胞计数，发现推拿可能促使机体产生类似于阿司匹林的物质从而达到解热镇痛的效果。亦有学者以痛风高尿酸血症患者为例，发现经推拿治疗后，患者症状缓解明显，血浆中尿酸值显著下降。

2. 推拿增加镇痛递质的释放　β-内啡肽（β-EP）属于内源性阿片系统的一种，具有较强的镇痛作用。有学者以中医学"以痛为腧"的理论为指导，发现实按压痛点的腰椎间盘突出症患者血浆 β-EP 明显升高，且优于以斜扳法治疗的患者。也有学者以四指推法治疗腰椎间盘突出症患者，其结果与前者一致。

综上所述，推拿可以显著下调患者体内外周组织中的致痛物质的水平或者增加镇痛递质的释放，从而达到镇痛的效果。

二、推拿对心脑血管系统疾病的作用研究

一般认为，推拿可以增强血管弹性，改善血循环和大脑皮质功能，从而对心脑血管疾病具有良性调节作用。

1. 推拿对高血压的作用研究　有临床研究表明，推拿可以刺激血管调节中枢，使外周血管扩张，能够降低高血压患者的血压。也有学者研究发现，推拿肩颈部可以刺激颈动脉窦压力感受器，通过中枢调节，兴奋迷走神经，从而降低心率，减少心输出量，使血压下降。有学者认为，推拿治疗高血压的机制可能在于改善血管内皮细胞的功能，增加 NO 的合成与释放，通过下丘脑-垂体-肾上腺轴，降低平滑肌细胞对血管内皮收缩因子的反应性，缓解血管紧张，达到降压的目的。

2. 推拿对冠心病的作用研究　推拿治疗冠心病的机制主要在于改善心脏泵血功能，增加每搏输出量，促进血循环。有学者在临床研究中发现，冠心病患者经推拿治疗后，Q-S2 波长延长，左室射血时间延长，喷血前期/喷血时间缩短，表明患者心功能有了明显改善。也有学者研究发现，经推拿治疗后患者心率减缓，等容收缩时间减短。亦有学者以穴位推拿配合整脊疗法治疗颈型冠心病，通过对 T2-T5 节段交感神经节及颈上、中、下交感神经节进行手法整复，能有效改善冠心病患者的症状。

3. 推拿对脑部病变的作用研究　推拿对于脑部病变的治疗优势主要在于后期康复方面，许多临床试验已经证实推拿可以显著提高脑卒中患者的肌力水平。有学者研究发现，推拿可以降低脑梗死患者血液中已经升高的胆固醇和甘油三酯等物质的水平。有学者通过 fMRI 研究发现，一指禅推法推右侧太溪穴可以激活右顶叶中央后回、右边缘叶海马旁回等多个脑区。还有学者以痉挛性小儿脑瘫患者为观察目标，发现推拿可以显著降低患者血中升高的 TNF-α 及 IL-6，并提高 IL-10，提示推拿可能通过下调促炎性因子和升高抗炎性因子的表达，平衡促-抗炎性因子的平衡状态来治疗痉挛性脑瘫。

三、推拿对呼吸系统疾病的作用研究

1. 推拿治疗哮喘　目前临床上已证实推拿对多种类型的哮喘有明显的治疗作用。有学者以缓解期小儿哮喘患者为对象，采用健脾益肾推拿法治疗 6 个月，结果发现治疗组患者外周血中嗜酸性粒细胞计数比对照组显著降低，慢性气道炎症明显缓解。还有研究发现，推拿可以提升哮喘患者血中 IgG、IgA 及 IgM 的水平，可能与激活局部免疫器官发生应答，通过神经与体液调节，增强了机体的防御能力。也有研究发现，推拿可以缓解哮喘患者气道高反应性和降低患者血中 IgE、EOS 水平。还有学者从血液循环和脊柱生物力学方面来研究推拿对哮喘的治疗作用。

2. 推拿治疗呼吸道感染、肺炎　小儿推拿辅助治疗小儿肺炎具有很好的疗效。临床观察研究

发现推拿具有促进气血运行、扩张局部毛细血管的作用。有学者研究发现，推拿可以消除小儿肺部啰音，改善肺部影像学改变。

四、推拿对消化系统疾病的作用研究

推拿对于消化系统疾病的治疗作用明确，目前临床上针对腹痛、腹胀、腹泻及便秘的研究比较广泛。

1. 推拿治疗腹痛　推拿有改善腹部血液循环、促进胃肠蠕动、消除腹胀气等功能。有学者发现，推拿腹部或背俞穴，能够提高胃肠道对蛋白质、淀粉的消化能力，解除胃肠道痉挛，降低胆囊张力，促进胆汁排泄，抑制胆道平滑肌痉挛，缓解胆绞痛等。还有学者研究发现，推拿可以降低胃溃疡患者的胃液量和胃蛋白酶活性，因此具有抗溃疡的作用。

2. 推拿治疗腹泻、便秘　推拿对于胃肠道功能具有双向调节作用。针对腹泻，有学者认为推拿可以通过调中理气以达到健脾止泻的效果。还有学者发现穴位推拿可以增加胃肠激素和生长激素的分泌，降低肠道应激激素，升高血清 5-HT 水平，从而增加自然杀伤细胞的活性和提高机体免疫力。对于便秘，推拿可以增强胃肠蠕动，增加肠道水液渗出，从而达到通腑去积的功效。

五、推拿对运动系统疾病的作用研究

1. 推拿对骨骼肌的作用　研究发现推拿可以增强骨骼肌减少症患者的肌力，提高患者伸膝速度，并缩短肌电时间，从而促进骨骼肌同步化收缩速度。柔和的推拿手法可以加强骨骼肌蛋白合成和促进极度疲劳或运动后肌肉超收缩混乱结构的恢复，消除肌肉疲劳。还有研究表明，推拿可以增加肌肉的糖含量，也可以促使肌肉放松，肌肉黏滞性减少，可引起周围血管扩张，血流量增大，增强对肌肉组织氧的供应。推拿可促进损伤部位新生毛细血管的形成和成熟，促进骨骼肌卫星细胞的增殖，使成纤维细胞转化为纤维细胞，促进胶原纤维合成。推拿还可松解损伤组织间的粘连，改善局部血液循环，增加血流量，促进新陈代谢。但损伤后过早推拿会引起损伤组织的继发性出血。

2. 推拿对关节、肌腱、韧带等的作用　临床研究表明，运用缓慢舒展肌筋法推拿能改善异常的颈椎、腰椎生理曲度，纠正骶髂关节排列紊乱。此外，有研究表明手法能起到引流散瘀的作用，可有效地减少关节腔积液，从而减少滑膜炎和关节粘连等后遗症的发生。

以推拿手法对腰椎间盘突出症的治疗为例，从其临床报道来看治疗主要是传统常规推拿手法、牵引、整脊、踩跷、点穴等多种治疗手段相结合的综合疗法。治疗机制大体为减轻椎间盘对神经根的压迫，松解粘连，抗局部感染和镇痛。虽然推拿对椎间盘突出症的治疗整体有效，但由于所选用的疗效标准多为患者的主观感觉症状，所采用的推拿手法亦不相同，因此临床疗效亦有差异。

近年来，港澳台专业人士在按摩手法对于运动系统疾病的治疗调理方面也有特色和差异。如台湾吴定国创筋膜正骨术是以弧形运动及互动等待，使筋骨膜自然回复。使用拉力造弧，用张力调骨的方法由骨位的改变造势，将所有肌肉群上的力卸掉，使整组调理系统在最软状态下归位。台湾黄东煜等将太极、咏春等身形步法及中线理论等融于整个按摩操作实践过程之中，与传统的按摩形态有一些差异，值得进行学术探讨。

六、推拿对机体免疫功能的作用研究

近年来大量研究表明，推拿治疗疾病可能是通过调节机体免疫系统功能来实现，其调节主要

体现在免疫分子和免疫细胞方面。

在免疫分子方面，有学者以慢性肾小球肾炎患者为对象，发现经推拿治疗后，患者 IgA、IgG、IgM 水平升高，且明显优于对照组。还有学者以哮喘儿童为对象，发现推拿可以提高患儿体液中的 IgA、IgM 和补体 C 的水平，能显著增强机体的抗病能力。亦有研究针对运动员，发现经腰背部推拿治疗后，受试者血中 aIL-2R、IL-6 等较治疗前显著降低。

在免疫细胞方面，有研究以慢性疲劳综合征患者为对象，施以按腹、揉腹、运腹、推腹等手法，发现较治疗前，患者 CD^{3+}、CD^{4+} 水平明显升高，而 CD^{8+} 也降至正常水平。此外，国外也有学者发现推拿可以提高白血病患儿体内的免疫细胞数量，从而增强机体免疫力。

丰富推拿针对各种疾病治疗作用的理论，为临床治疗提供依据，才能更有效地指导临床实践。因此，关于推拿的临床研究是十分重要的。目前临床上关于推拿的作用机理的研究并不深入，提高临床人员科研水平，解决患者配合度等多方面因素的限制，是进一步开展研究的关键。

附录四
自我保健推拿

　　保健推拿是指以中医理论为指导，运用一定的推拿手法作用在体表特定部位或穴位，以达到防治疾病、强身健体、延年益寿目的一种保健方法。作为一种良性、有序、具有双向调节保健作用的物理刺激，可对机体进行全面调整，无痛苦无创伤，无毒副作用，不受时间、地点的限制，值得临床推广应用。

　　常用的保健推拿分辨证保健推拿、分部保健推拿、体质分型保健推拿等，保健推拿可以由他人操作，也可以自己操作，由自己操作的称自我保健推拿。本章重点介绍自我保健推拿中的分部保健推拿法，分头面部、颈项部、胸腹部、腰背部、上肢部和下肢部论述。

一、头面部

【基本操作】

　　1. 掌按头部　用双手掌根分别置于头两侧的颞部，对称性地用力按揉约 1 分钟。

　　2. 按揉脑空　双掌置于头两侧，用两手拇指螺纹面分别按揉两侧脑空穴，约半分钟，以局部酸胀为度。

　　3. 点按风池　双掌置于头两侧，用两手拇指指端分别点按两侧风池穴，约半分钟，以局部酸胀为度。

　　4. 叩击头部　双手五指自然分开，弯曲成钩状，用指尖交替叩击，从前发际处叩至后发际处，反复操作 3 ～ 5 遍。

　　5. 扫散颞部　双手五指自然分开，弯曲成钩状，用五指指面分别扫散头部颞侧，自前向后推擦 8 ～ 10 遍。

　　6. 分抹前额　双手食指屈曲成弓状，用屈曲的食指桡侧缘着力分抹前额，自内向外，自下到上，从印堂穴至神庭穴，依次推抹 8 ～ 10 遍。

　　7. 指抹眉弓　双掌置面部，用两手食指、中指螺纹面分抹眉弓，自两眉头凹陷处的攒竹穴，沿眉弓经鱼腰穴至眉梢处，由内向外推抹 8 ～ 10 遍。

　　8. 按揉太阳　用两手拇指螺纹面分别按揉两侧太阳穴，约半分钟，以局部酸胀为度。

　　9. 点按眼部　用两手食指或中指螺纹面依次点按两侧晴明、攒竹、鱼腰、丝竹空、承泣、四白穴，每穴约半分钟，以局部酸胀为度。

　　10. 轮刮眼眶　双眼轻闭，两手拇指螺纹面按住两侧太阳穴，食指屈曲成弓状，用屈曲的食指桡侧缘轻抹眼眶，自上眼眶，经上眼睑，下眼睑至下眼眶，从内向外，依次推抹 8 ～ 10 遍。

　　11. 熨眼　双眼轻闭，两手掌心搓热后，趁热分别置于两眼球上，慢慢向下压，待眼球有微胀感时将手抬起，反复操作 3 ～ 5 遍。

12. 揉搓鼻部　用一手食指与中指腹重叠依次点按印堂、山根、水沟穴，每穴约半分钟；用两手食指或中指依次按揉两侧迎香、颊车、下关穴，每穴约半分钟，以局部酸胀为度；接着，两手食指和中指伸直并拢，分别从两侧迎香穴向上搓擦两侧鼻旁至鼻根部 8 ～ 10 遍，使局部产生温热感。

13. 叩齿　口唇轻闭，用舌在上、下齿及齿龈处依次舔摩 3 ～ 5 遍，然后，轻轻叩击上下牙齿 24 ～ 36 次。

14. 按摩耳部　两手食指、中指自然分开，中指置于听宫穴，食指置于翳风穴，两手食、中指同时按揉两穴，约半分钟；用两手屈曲的食指桡侧缘与拇指指腹分别置于耳郭前后，自耳尖起沿耳轮搓摩至耳垂，自上而下 8 ～ 10 遍；用两手的拇指和食指分别捏住两耳耳垂，先揉捏，再稍用力向下牵拉 8 ～ 10 次。

15. 鸣击天鼓　用双手掌心紧按两侧耳孔两手，食指中指交替弹击头后枕骨部 24 ～ 36 次；接着，手指紧按头后枕骨部，掌心先用力按耳孔处，再突然放开，连续开闭 8 ～ 10 次。

16. 搓手浴面　将两手搓热置于面部，用掌尺侧着力，自下颌，沿两鼻旁经两眼内侧搓擦至前额，再以两掌桡侧着力，经耳前搓擦至下颌，如洗脸状反复搓擦 8 ～ 10 遍。

【保健作用】

舒经通络，行气活血；醒神通窍，聪耳明目。能加速头面部血液循环，改善新陈代谢，增强记忆力，常用于防治外感或内伤引起的头痛、头昏、目赤肿痛、面神经麻痹、近视、弱视、耳鸣、耳聋、鼻塞不通、外耳冻伤等病证。头为诸阳之会，与全身脏腑经脉关系密切，故头面部保健推拿还可以润泽皮肤，使面色红润、皮肤柔嫩，预防面部容颜衰老；可以激发人体潜能，提高机体的整体抗病能力。

二、颈项部

【基本操作】

1. 按揉颈项　双手掌分别置于颈项两侧，食指、中指、无名指自然伸直并拢，用三指指面分别按揉颈项部肌群，自脑空穴向下，经风池、天柱、大杼穴，从上而下依次按揉 3 ～ 5 遍；两手指面重叠，用食指、中指、无名指三指指面按揉头后正中线，自百会穴向下，经后顶、强间、脑户、风府、哑门至大椎穴，从上而下依次按揉 3 ～ 5 遍。

2. 弹拨项肌　食指、中指、无名指自然伸直并拢，用三指指面分别弹拨颈项部肌群，自风池穴向下至大杼穴，从上而下依次弹拨 3 ～ 5 遍。

3. 搓摩项部　双手十指交叉相握置于头后项部，使手掌掌心自然位于同侧风池穴处，用双掌及指面着力来回搓摩项部，自风池穴向下至大椎穴平面，边搓摩边向下移动，从上而下操作 3 ～ 5 遍，以局部温热感为度。同时配合颈部前屈、后伸的主动运动 3 ～ 5 次。

4. 拿揉颈肌　双手拇指与食、中、无名、小指四指相对用力，用轻柔的四指拿揉法分别作用于颈项两侧的胸锁乳突肌，自耳后乳突沿肌腹向下至胸锁关节处，边拿揉边向下移动，从上到下操作 3 ～ 5 遍。同时配合颈部左右侧屈和后伸的主动运动 3 ～ 5 次。

5. 推摩桥弓　手握空拳，以一手拇指桡侧缘及大鱼际肌处推摩对侧桥弓穴，沿胸锁乳突肌肌腹，自上而下推抹 8 ～ 10 遍。右手推摩左侧桥弓穴，左手推摩右侧桥弓穴，双手交替进行。

6. 叩击肩井　手握空拳，以一手拳面有节律地叩击对侧肩井穴 10 ～ 20 次。右手叩击左侧肩井穴，左手叩击右侧肩井穴，双手交替进行。

【保健作用】

温经通络，行气活血，解痉止痛。能促进颈项及头面部血液循环，缓解颈项部肌肉痉挛，并能适度调节血压。常用于防治头痛、眩晕、落枕、颈项肌劳损、颈椎病、前斜角肌综合征、高血压等病证。颈项部为头与躯干、四肢交接之处，与全身气血津液的流注和输布关系密切，故颈项部保健推拿还可改善头部的血液供应、润泽头面部皮肤、防治面部容颜衰老、防治老年性痴呆等老年病的发生。另外，可以调节位于颈部胸锁乳突肌内侧的血压化学感受器和压力感受器，故拿揉颈肌、推摩桥弓对血压具有双向调节的作用，可防治高血压、心动过速等病证。《幼科铁镜》云："肩井穴是大关津，掐此开通血气行，各处推完将此掐，不愁气血不周身。"故叩击肩井穴具有很好的舒筋通络作用，可用于防治肩关节周围炎等不通之症。

三、胸腹部

【基本操作】

1. 点按天突　右手或左手食指屈曲成钩状，以食指指端向下向里点按天突穴 8～10 次，以局部酸胀感向下放散为度。

2. 搓擦胸部　右手或左手指掌自然并拢伸直，用拇指桡侧缘及大鱼际沿胸骨自上而下搓擦，从璇玑穴，经膻中穴至中脘穴，反复搓擦 8～10 遍，以局部温热感为度。

3. 指揉膻中　右手或左手掌指关节自然屈曲，用中指指端或螺纹面着力于膻中穴，按揉 20～30 次，以局部酸胀感为度。

4. 搓摩胁肋　两手指掌自然伸直并拢，两掌紧贴两侧胁肋部相对用力做前后往返快速搓摩，边搓摩边向下移动，自上而下 3～5 遍，以局部温热感为度。

5. 摩腹　指掌自然伸直并拢，双掌重叠置于腹部，顺时针方向摩腹 24～36 次。

6. 掌推腹部　指掌自然伸直并拢，双掌重叠，用掌根直推腹部，从剑突下，沿任脉经中脘、神阙、气海、关元推至中极穴，自上而下 8～10 遍。

7. 按揉中脘　用右手或左手的食指或中指螺纹面按揉中脘穴 2～3 分钟。

8. 揉脐及天枢　双掌重叠，使掌心劳宫穴位于神阙穴处，用掌根按揉 1～2 分钟，以局部温热感为度；双掌分开，使两掌心分别位于两侧的天枢穴处，同时着力按揉 1～2 分钟。

9. 振腹　指掌自然伸直并拢，双掌重叠置于腹部，使掌心劳宫穴位于神阙穴处，前臂强力地静止性用力，振腹 1～2 分钟，以腹部振动感为度。

10. 掌拍胸腹　两手掌指关节自然屈曲成虚掌，用虚掌交替拍击胸腹部，自上而下 8～10 遍。

【保健作用】

宽胸利膈，止咳平喘；疏肝解郁，健脾和胃；理气消食，润肠通便；培肾固本，补益元气。能促进膈肌运动及胃肠道蠕动，缓解支气管平滑肌痉挛，促进脂肪代谢，调节内分泌紊乱。常用于防治咳嗽、胸闷、胸痛、心悸、喘促；咽喉肿痛、梅核气、抑郁症；呃逆、嗳气、呕吐、胃痛、腹痛、便秘；肥胖、遗精、阳痿、遗尿、小便频数、月经不调等病证。胸腹部为五脏六腑之居所，任脉所过，与全身脏腑气血津液的储藏和输布关系密切，故胸腹部保健推拿还可促进五脏六腑的津液供养，增强五脏六腑的生理功能，调节其病理改变，防治脏腑功能失调，延缓病理性衰老的发生。另外，腹部至少有任脉、足少阴肾经、足阳明胃经、足太阴脾经、足厥阴肝经经过，摩腹、振腹及按揉胸腹部穴位还可以有效激发人体经脉之经气，激发人体潜能，提高机体的抗病能力。

四、腰背部

【基本操作】

1. 按揉腰部 两上肢后伸，掌指自然伸直并拢，用两掌掌根分别按揉腰背部两侧肌群，自上而下 3～5 遍。

2. 点按肾俞 两手自然握拳，用拇指或食指掌指关节分别点按两侧肾俞穴，约 1 分钟，以局部酸胀为度。

3. 捶振腰背 手握空拳，两上肢后伸，用两手拳眼交替捶振腰背部，自命门至长强穴，肾俞至环跳穴，从上到下，从中间至两旁，反复捶振 3～5 遍，以局部振动感为度。

4. 搓摩腰部 两手指掌自然伸直并拢，两掌紧贴腰骶部做上下往返的快速搓摩，边搓摩边配合腰部前屈、后伸的主动运动 3～5 次。

5. 横擦腰骶 双掌重叠，以手掌掌面置于一侧髂后上棘上方，横向摩擦至对侧，反复推擦 8～10 遍，以局部温热感为度。

【保健作用】

温阳益气，壮腰健肾；引火归原，培肾固本。能促进腰背部的血液循环，改善腰背肌新陈代谢，增强腰背肌肌力，缓解腰背肌肌肉痉挛，调节内分泌紊乱。常用于防治腰椎退行性骨关节炎、腰椎间盘突出症、腰肌劳损、第三腰椎横突综合征、骶髂关节损伤等腰背部疾患及遗尿、遗精、阳痿、早泄、前列腺炎、月经不调、耳鸣、耳聋、视力减退、脱发、失眠、痔疮等病证。腰背部正中为督脉所过，可"总督一身之阳"，两侧的足太阳膀胱经分布着与五脏六腑功能密切相关的背俞穴，故腰背部保健推拿还可促进五脏六腑功能的正常发挥，尤其是肝肾的功能，故点按肾俞、搓摩腰部、横擦腰骶等操作可以防治脏腑功能失调，防治生殖系统疾病，激发人体阳脉之经气，提高机体的抗病能力。

五、上肢部

【基本操作】

1. 按揉肩井 用一手的食指或中指螺纹面按揉对侧肩井穴 1～2 分钟，以局部酸胀感沿肩部及同侧上肢放散为度。左右手交替进行。

2. 提拿肩部 用一手拇指与其余四指相对用力提拿对侧肩部肌群，自冈上肌，经肩井、肩髃穴，至肩峰下的三角肌肌腹 3～5 遍。左右手交替进行。

3. 掌擦肩前 用一手掌心紧贴对侧肩前部体表，反复推擦，以局部透热为度。左右手交替进行。

4. 搓摩上肢 以一手手掌置于对侧上肢肩峰前下方，沿上臂内侧、肘部、前臂内侧、腕关节、手掌面自上而下搓摩至五指指面，再沿五指背面、掌背、前臂外侧、肘部、上臂外侧自下而上搓摩至肩峰外侧，往返操作 3～5 遍。左右手交替进行。

5. 提拿臂肘 以一手拇指与其余四指相对用力提拿上臂、肘部、前臂至腕关节，自上而下操作 3～5 遍。左右手交替进行。

6. 掌擦肘腕 以一手的手掌心依次推擦对侧肘关节和腕关节，同时配合肘或腕关节的主动屈伸运动 3～5 次。以关节局部透热为度。左右手交替进行。

7. 点按腧穴　以一手拇指或食指指端依次点按对侧上肢的臂臑、曲池、手三里、外关、内关、神门、合谷、劳宫等腧穴，每穴约半分钟，以局部酸胀感为度。左右手交替进行。

8. 搓捻掌指　用一手拇指指面与屈曲的食指桡侧缘相对用力做如捻线状的快速搓捻动作，自掌指关节近端向远端，经指间关节捻至指尖，从拇指到小指，依次操作 3 ～ 5 遍。左右手交替进行。

9. 拔伸指间关节　用一手拇指指面与屈曲的食指桡侧缘相对用力夹住另一手的手指，先轻摇掌指及指间关节，再做相反方向的拔伸，从拇指到小指，依次操作 3 ～ 5 遍。左右手交替进行。

【保健作用】

疏经通络，滑利关节；理筋整复，解痉止痛。能促进肩及上肢部的血液循环，改善新陈代谢，缓解肌肉痉挛，增强关节周围韧带及肌肉的弹性和张力，松解关节粘连。常用于防治头项强痛、肩臂挛痛不遂、肩关节粘连、肩部肌肉萎缩等肩部病证，以及网球肘、学生肘、腕管综合征、类风湿性关节炎、指间关节扭挫伤、屈指肌腱腱鞘炎等上肢部病证。上肢部内侧面为手太阴、厥阴、少阴三阴经所过，故按揉内关、神门、阴郄等穴可防治胸闷、胸痛、胃痛、胁痛、心悸、腹痛、失眠、健忘等病证。上肢部外侧面为手太阳、阳明和少阳等手三阳经所过，故按揉肩井穴还可防治乳痈、乳汁不下等病证；按揉曲池、外关、合谷等穴可防治牙痛、呕吐、口疮、口臭等病证。

六、下肢部

【基本操作】

1. 拿揉股前　用一手拇指与其余四指相对用力拿揉大腿前后侧肌群，从髀关穴拿揉至膝关节上方，自上而下反复操作 3 ～ 5 遍。左右下肢交替进行。

2. 按揉委中　屈膝屈髋，以一手食、中、无名指指腹按揉一侧膝部的委中穴 1 ～ 2 分钟，以局部酸胀为度。左右侧下肢交替进行。

3. 按揉足三里　用一手拇指螺纹面按揉同侧下肢的足三里穴 1 ～ 2 分钟，以局部酸胀为度。左右侧下肢同时或交替进行。

4. 点按三阴交　用一手的拇指端点法或屈拇指点法点按同侧下肢的三阴交穴 10 ～ 20 次，以局部酸胀为度。左右侧下肢同时或交替进行。

5. 提拿小腿　用一手的拇指与其余四指相对用力，提拿同侧腓肠肌，自上而下 8 ～ 10 遍，以局部酸胀为度。左右侧下肢交替进行。

6. 摇踝关节　正坐，将一侧下肢的小腿放在另一侧下肢的膝关节以上，一手握住足踝部，另一手抓住足前部，做旋转摇动 10 ～ 20 次。左右侧下肢交替进行。

7. 拔伸足趾　正坐，将一侧下肢的小腿放在另一侧下肢的膝关节以上，一手握住足掌，另一手用拇、食二指捏住足趾的远端逐渐向外拔伸，从大趾至小趾，依次进行，反复操作 3 ～ 5 遍。左右侧下肢交替进行。

8. 擦涌泉　正坐，将一侧下肢的小腿放在另一侧下肢的膝关节以上，一手握住踝部，另一手用小鱼际紧贴足心，快速用力搓擦，以局部发热为度。左右侧下肢交替进行。

9. 拍击下肢　取坐位，用双手掌根或虚掌相对用力拍击下肢，从上到下每侧下肢操作 3 ～ 5 遍。左右侧下肢交替进行。

【保健作用】

疏经通络，滑利关节；理筋整复，解痉止痛。能促进髋部及下肢部的血液循环，改善新陈代谢，缓解肌肉痉挛，增强膝、踝关节周围韧带的弹性和张力，松解关节粘连。常用于防治腰痛、坐骨神经痛、下肢痿痹、风湿性关节炎、膝关节增生性关节炎、小腿腓肠肌痉挛、踝关节扭伤、趾间关节屈伸不利等下肢部病证。下肢部内侧面为足太阴、厥阴、少阴三阴经所过，故按揉血海、阴陵泉、三阴交等穴可防治胸胁胀满、脘腹胀痛、痛经、月经不调、不孕症、遗精、阳痿、遗尿等病证。下肢部外侧面为足太阳、阳明和少阳等足三阳经所过，故按揉阳陵泉、委中、足三里等穴还可防治胃痛、呕吐、泄泻、腹胀、遗尿、便秘等病证；擦涌泉可引火归原、镇静安神，防治心悸、失眠、多梦、五心烦热、头痛、头昏、咽喉肿痛、便秘等病证。

推拿功法

　　推拿功法，是指锻炼者为获得从事推拿专业工作的机体功能和负荷能力而选用的特定锻炼方法。锻炼者通过对特定功法长期、反复的刻苦锻炼，达到增强体质、提高推拿手法的功力技巧、增加手法临床医疗效果的目的，即所谓的"一分功夫，一分疗效"。它是一种主动性的自我调整过程，机体通过对身心的自我锻炼，进入积极地调整、修复状态，从而起到防治疾病和强身健体的作用。常用的推拿功法有易筋经、少林内功、八段锦、五禽戏等，本章重点介绍易筋经。

一、易筋经

　　易筋经中的"易"为改变、变化、改良之意；"筋"是筋脉，为肌肉、肌腱、韧带、筋膜、关节等的总称；"经"为方法、经验、学问。通俗地说，它是一种可以改变筋脉的方法，锻炼者通过发挥主观能动作用，以一定的姿势，借呼吸诱导，逐步加强筋脉和脏腑的功能，"久练可内强外壮"。

　　易筋经最初是仿效劳动人民舂谷、载运、进仓、收囤等各种农活姿势编制而成的一套形象的锻炼方法，安全有效，不受场地限制，故历史悠久，流传甚广。目前已有的版本中，以章氏辑本《易筋经》为最早，成书于清道光三年（1823）。现运用较多，并具代表性的是清光绪七年（1881）清代王祖源摹刻《内功图说》中介绍的"十二势"，具有"动作和呼吸密切配合，始终采用静止性用力"等特点。锻炼时要求做到松静自然、准确柔和、持之以恒。

第一势　韦驮献杵势

　　【原文】立身期正直，环拱手当胸，气定神皆敛，心澄貌亦恭。

　　【预备】并步，两目平视前方，头如顶物，口微开，舌抵上腭，上颏微向里收，神情安详。含胸，直腰拔背，蓄腹收臀，提肛松肩，两臂自然下垂于身体两侧，中指贴近裤缝，屈膝，不可挺直，两脚相靠，足尖并拢。

　　【功势】

　　1. 两臂展平　左脚向左平跨出一步，与肩等宽。两膝微挺，五趾着地。两臂同时外展至与肩平，掌心向下。肘、腕、指自然伸直，不可硬挺。

　　2. 抱掌合拢　两掌心向前，慢慢合拢。曲肘，两臂与腕徐徐内收，腕、肘、肩相平，十指相对。又称合掌胸前或童子拜佛。

　　3. 旋臂指胸　两臂内旋，指尖对胸（与天突穴相平），停留 1～2 分钟。

　　4. 环拱抱球　两臂徐徐拉开，双手在胸前抱成球状，沉肩垂肘，掌心内凹，十指微屈，指端相对，相距 4 ～ 5 寸。又称拱手抱球势。可定势练习 3 ～ 30 分钟。

5. 收势　先深吸气，然后徐徐呼出，两手同时缓慢落于体侧，收左脚回预备姿势。

【要领】两足之距等肩，全身放松，头如顶物，口微开，舌抵上腭，上身端正，两肩松开，蓄腹收臀，两掌心相对，拱手抱球。全神贯注，心平气静，自然呼吸，气沉丹田。

第二势　横胆降魔杵势

【原文】足趾挂地，两手平开，心平气静，目瞪口呆。

【预备】同韦驮献杵势。

【功势】

1. 两手下按　左脚向左平跨一步，与肩同宽，两手用力下按，掌心朝地，指端向前，肘挺直，腕背伸，两目平视前方。

2. 提掌前推　两手翻掌上提至胸，拇指外侧着力，徐徐向前推出，高与肩平。

3. 两手平开　两手同时向左右分开，以拇指外侧着力为主。两臂伸直呈一字分开。肩、肘、腕相平，似双手横担势。

4. 翻掌提踵　两手同时翻掌，掌心向下。膝挺直，足跟提起，足趾着地，两目圆睁，闭嘴咬牙。定势练习 3 ～ 15 分钟。

5. 收势　先深吸气，然后徐徐呼出，并慢慢放下两手及两足跟，闭目片刻。

【要领】两手平开，与肩一字平，两足跟提起，脚尖着力。两肩沉重，如负重担。深长呼吸。心平气静，"目瞪口呆"。

第三势　掌托天门势

【原文】掌托天门目上观，足尖着地立身端；力周腿胁浑如植，咬紧牙关不放宽；舌可生津将腭抵，鼻能调息觉心安；两拳缓缓收回处，用力还将夹重看。

【预备】同韦驮献杵势。

【功势】

1. 平步静息　左脚向左横跨一步，与肩同宽，平心静气。

2. 提掌胸前　两手同时上提至胸前，旋腕转掌，四指并拢，掌心向下、内凹，两手指端相对，相距 1 ～ 2 寸，不高于肩。

3. 翻掌托举　两手同时翻掌，掌心朝天，上举过头，两手之指端相距约 1 寸，四指并拢，指端相对，拇指外分，两手之虎口相对成四边形。

4. 提踵上观　头向后仰，两目注视掌背，两膝微挺，足跟提起，前掌着实，自然呼吸，定势练习 3 ～ 5 分钟。

5. 收势　先深吸气，然后徐徐呼出，两手同时缓慢落于体侧，收左脚回预备姿势。

【要领】两臂上举，不宜过分贯力；两目上视掌背，实属内视，不需过分仰头，即从天门观两手背（初练习者一时难以做到，这需要一个过程。如果过分仰头，势必头昏脑胀，且站立不稳）。脚尖着地要求至足跟不能再升为止，初练者可不抬足跟。足跟抬起时要微微向两侧分开些，使三阳之气血上升，合络督脉。督脉阳气均衡，背后三关（玉枕、夹脊、尾闾）自然流畅，姿势也就平稳了。此外，全力要充分放松，使气血随心所指。两臂切忌贯力，否则不能持久，提肛、咬牙、舌抵上腭以通督、任脉。

第四势　摘星换斗势

【原文】只手擎天掌覆头，更从掌内注双眸，鼻端吸气频调息，用力回收左右侔。

【预备】同韦驮献杵势。

【功势】

1. 握拳护腰　两手握拳，拇指紧握于拳心内，两拳提至腰侧，拳心向上，平心静气。

2. 丁步下蹲　右足向前跨半步，两足相隔一拳，成丁字步势。左腿弯曲下蹲，右足尖着地，足跟提起离地约2寸，身体不可前倾后仰，不可左右歪斜。双手同时动作，左手握空拳，靠于腰眼，右手垂于右大腿内侧。

3. 按腰钩手　左手握虚拳靠于腰眼，右手五指并拢屈曲如钩状，屈腕沿胸向上举起，至身体右侧，离前额右侧约一拳（10cm）。

4. 目注掌心　右手指端向右略偏，头同时略向右侧抬起，双目注视掌心，紧吸慢呼，使气下沉，两腿前虚后实。定势练习2～15分钟。

5. 收势　紧吸慢呼，同时还原至立正姿势。左右交换，要求相同。

【要领】单手高举，五指须捏齐，屈腕如钩状，离前额约1拳。肘向胸前，指端向外，头微偏，松肩。两目注视掌心是关键。舌抵上腭，口微开，呼吸调匀，臀微收。双腿成丁字步，前虚后实。前腿虚中带实，负重量30%～40%；后腿实中求虚，负重量60%～70%。换步时，前足向后退半步，动作左右相同。

第五势　倒拽九牛尾势

【原文】两胲（腿）后伸前屈，小腹运气放松，用力在于两膀，观拳须注双瞳。

【预备】同韦驮献杵势。

【功势】

1. 握拳护腰　左腿向左平跨一步（较肩宽），足尖内扣，成开立步势。两手握拳护腰，拳心向上，平心静气，双目平视前方。

2. 马步提掌　屈膝下蹲成马步，两拳上提至胸前，由拳化掌，成抱球状（如韦驮献杵势）。头端平，目前视，前胸微挺，后背如弓，沉腰屈膝，两脚踏实，松肩垂肘。

3. 左右分推　旋转两掌，使掌心各向左右，坐腕（四指并拢朝天，拇指外分，成八字掌）徐徐向左右分推，至肘直。松肩、挺肘、腕背伸，肩、肘、腕相平。定势练习1～2分钟。

4. 弓步拽紧　身体向左转侧，成左弓右箭步。两上肢同时动作，握拳在胸前交叉，左上肢外旋，屈肘成半圆状，手握空拳用力，掌心对面，高不过肩，双目注拳，肘不过膝，膝不过足尖。右上肢内旋后伸，双手同时扭转用力。上身正直，沉腰收臀，鼻息调匀。定势练习2～8分钟。

5. 收势　深吸一口气，徐徐呼出，身体转正，还原成立正姿势。左右交换，姿势相同。

【要领】两腿前弓后箭，前肘微屈，似半圆形，呈外旋向后用力，拳高不过眉，肘不过膝，膝不过足尖。后肘微屈，呈内旋向前用力，两臂同时扭转用力，如绞绳状。双目注拳心（内视劳宫），重心下沉，鼻息调匀，少腹藏气含蓄，运气于丹田。

第六势　出爪亮翅势

【原文】挺身兼怒目，推手向当前，用力收回处，功须七次全。

【预备】同韦驮献杵势。

【功势】

1. 并步握拳　并步直立。两手拇指握固于掌心向内，立拳护腰。

2. 提掌前推　两手缓缓上提至胸，由拳变掌，掌心向上，拇指桡侧用力外展，向前推出，高与肩平，至两臂伸直。

3. 内旋翻掌　两手缓缓旋腕翻掌，掌心向下，拇指相对，四指并拢，肩、肘、腕、掌相平。

4. 坐腕亮翅　两腕尽力背伸，成坐腕翘指，肘直腕伸，十指用力外分，使劲贯于指端。头如顶物，两目视指端，挺胸收腹，膝直足实，气欲沉。吸收呼推，如此反复 7 次。

5. 收势　两手握拳收回至腰间，随深呼气，拳变为掌，两手慢慢落下，回预备势。随呼收势。

【要领】头如顶物，两目视指端，挺胸收腹，膝直足实，气欲沉。肘直腕伸，力贯指端。吸收呼推，收推动作要圆活而缓慢。

第七势　九鬼拔马刀势

【原文】侧首弯肱，抱顶及颈；自头收回，弗嫌力猛；左右相轮，身直气静。

【预备】同韦驮献杵势。

【功势】

1. 提掌胸前　左脚向左横跨一步，与肩同宽，成开立步势。两手四指并拢，掌心向上，指端相对，同时上提至胸前，高不过肩。

2. 上举下按　两手同时旋腕，右手掌心朝天，上举过头，肘关节伸直，腕背伸，指端向左。左手下按，掌心向下，指端向右。

3. 抱颈按背　右手屈肘落下，抱住头枕及颈项，头略向前俯。左手翻掌尽量上提，掌心向前，紧按背部。

4. 与项争力　颈部用力上抬，使头后仰，右手掌用力下按，肘弯欲尽力向上，使二力抗争，左手五指欲紧按。定势练习 2～8 分钟。

5. 收势　深呼吸，随呼气缓慢收回。左右交换，要求相同。

【要领】上举下按，两手肘直腕伸，指端分别向左右。与项争力，颈部端直，不可歪斜，头后仰，用力与掌、肘臂对抗用力相争。左右轮换，身直气静。

第八势　三盘落地势

【原文】上腭坚撑舌，张眸意注牙；足开蹲似踞，手按猛如拿；两掌翻齐起，千斤重有加；瞪睛兼闭口，起立足无斜。

【预备】同韦驮献杵势。

【功势】

1. 双手叉腰　左足向左横开一步，两足之距较肩略宽，足尖微向内收。屈膝下蹲，两手叉腰。平心静气，双目平视。

2. 马步下蹲　屈膝下蹲，成马步势。头端平，目前视。前胸微挺，后背如拔，松肩，屈膝，两脚踏实。

3. 仰掌上托　两掌心朝上如托重物，徐徐上托与肩平，两手相距与肩等宽。

4. 翻掌拿紧　两掌翻转掌心朝下，慢慢下覆，拇指与四指分开，虎口朝内，如握物状，悬空于膝盖上部（或虚掌置于膝盖），上身正直，两肩松开，两肘向内。两目平视，呼吸自然。定势练习 1～5 分钟。

5. 收势　深吸一口气，然后徐徐呼出，身体缓缓站直，收势。

【要领】上身正直，头如顶物，两目平视，舌抵上腭，鼻息调匀，前胸微挺，后背如拔，松肩，两肘略向里内旋。双足踏实，重心放在两脚之间，屈膝 90°～120°，膝不过足尖。双掌上托如托千斤，双手下按如按水中浮球。

第九势　青龙探爪势

【原文】青龙探爪，左从右出，修士效之，掌平气实；力周肩背，围收过膝；两目注平，息调心谧。

【预备】同韦驮献杵势。

【功势】

1. 仰拳护腰　左腿向左平跨一步，两足之宽约与肩等宽，成开立站势。两手成仰拳护腰，身立正直，头端平，目前视。

2. 探爪伸指　左上肢仰掌向右前上方伸探，掌高过肩，随势身略向右转侧，面向右前方，松肩直肘，腕勿屈曲，右拳仍做仰拳护腰势。目视左掌，两足踏实勿移。定势练习 3～10 分钟。

3. 俯身撑地　左手大拇指向掌心屈曲，左臂内旋，翻掌心向下，俯身屈腰，随势推掌至地。膝直，足跟勿离地，昂首，目前视，呼吸自然。

4. 围收过膝　左掌离地，围左膝上收至腰，成仰拳护腰势，缓缓起身立直。左右交换，要求相同。

5. 收势　深呼吸，随呼收势。

【要领】探爪伸指，须仰掌向侧前上方伸探，掌高过肩，手臂充分伸展，松肩直肘，腕勿屈曲，力注五指。俯身屈腰，须推掌至地，膝直，足跟勿离地。昂首，目前视，呼吸自然，不屏气。

第十势　饿虎扑食势

【原文】两足分蹲身似倾，屈伸左右腿相更；昂头胸作探前势，偃背腰还似砥平；鼻息调元均出入，指尖着地赖支撑；降龙伏虎神仙事，学得真形也卫生。

【预备】同韦驮献杵势。

【功势】

1. 弓步探爪　左足向左跨出一大步，屈左腿，右足蹬直，成左弓右箭步势。双手同时由腰侧向前做扑伸动作，掌心向前，伸腕，十指呈虎爪状。

2. 撑掌叠足　两手指掌撑地，置于左足前，掌心悬空，指端向前。左足收于右足跟上，双足呈跟背相叠。

3. 后收提臀　身体向后收回提臀，双足踏紧，臀高背低，胸腹微收，两臂伸直，蓄势待发。

4. 前探偃还　全身后收，屈膝屈髋，臀部突起，头、胸、腹、腿依次紧贴地面，向前呈弧形推送，至抬头挺胸，沉腰收臀位，双目前视。再依次由腿、腹、胸、头紧贴地面，向后呈弧形收回，成臀高背低位。如此成波浪形往返动作，势如饿虎扑食。配合呼吸，后收吸气，前探呼气。

5. 收势　随呼吸徐徐起立，左右交换，要求相同。

【要领】前探偃还动作，往返成波浪起伏状，须紧贴地面而行。两肘和两膝伸直时不能硬挺，切忌用力过猛。吸气时全身向后收缩，臀部突起，胸腹内收，以一股柔和的悬劲，呼气时身向前推送（吸起呼落），力求平稳，应量力而行，切勿屏气。

第十一势　打躬击鼓势

【原文】两手齐持脑，垂腰至膝间；头惟探胯下，口更啮牙关；掩耳聪教塞，调元气自闲；舌尖还抵腭，力在肘双弯。

【预备】同韦驮献杵势。

【功势】

1. 展臂抱枕　左足向左横开一步，足尖内扣，宽与肩平。两手仰掌徐徐向左右而上，成左右平举势。头如顶物，目向前视，松肩直肘，腕勿屈曲，立身正直，腕、肘、肩相平。

2. 屈膝下蹲　上势屈肘，十指交叉相握，以掌心抱持后脑。勿挺腹凸臀。

3. 直膝弯腰　由上势，屈膝下蹲成马裆势。

4. 击鸣天鼓　缓慢伸直两膝，弯腰俯身，两手用力使头压向胯下，两膝不得屈曲，足跟勿离地。与此同时左右各鸣天鼓 24 次。

5. 收势　直腰，松手，随呼吸返回预备姿势。

第十二势　掉尾摇头势

【原文】膝直膀伸，推手至地；瞪目昂头，凝神一志；起而顿足，二十一次；左右伸肱，以七为志；更作坐功，盘膝垂眦，口注于心，息调于鼻，定静乃起，厥功维备。

【预备】同韦驮献杵势。

【功势】

1. 握指上托　两手仰掌由胸前徐徐上举过顶，双目视掌，随掌上举而渐移。身立正直。

2. 左右侧俯　十指交叉相握，旋腕反掌上托，掌心朝天，两肘欲直，目向前平视。

3. 后仰似弓　仰身，腰向后弯，上肢随之而往，目上视。

4. 前俯推掌　俯身向前，推掌至地，并向左右推拉各 7 次。昂首瞪目，膝直，足跟勿离地。

5. 收势　随呼吸起身直腰，两手徐徐收回至预备势。

【要领】十指交叉相握，上举肘须直，身向前俯，掌须直推至地，以膝直、肘直为要；昂首、瞪目。

二、少林内功

少林内功是内功推拿的基础功法之一，原为武术强身壮体的基本功，后经历代辗转相传，至清朝末年逐渐被内功推拿流派吸收和利用，作为该派培养医师身体素质的专业功法及临床配合手法治疗的一种医疗功法。

少林内功不强调吐纳，也不强调意守，而是讲究以力贯气，即所谓的"练气不见气，以力带气，气贯四肢"。在锻炼中要求上下肢及腰背部肌肉用"霸力"，也就是用足气力；五趾抓地，脚跟踏实，下肢挺直，脚尖内扣，两股用力内夹；躯干要挺拔，做到挺胸，拔背，小腹微收，下颏内收；两上肢在进行各种锻炼时，要劲凝于肩、臂、肘、腕、指；呼吸自然，与动作相互协调。长期习练，可使食欲增加，改善睡眠，可用于防治消化不良、神经衰弱等病证。

（一）基本裆势

1. 站裆势

（1）立正，左足向左方跨出一步，与肩等宽或略宽于肩，足尖略内扣成内八字；五趾抓地，足跟踏实，运用霸力站稳，外静而内动，劲由上贯下注于足，呈落地生根之势。

（2）头如顶物，两目平视前方。前胸微挺，拔背，小腹微收。两上臂后伸，肘伸直，腕背伸，四指并拢，拇指外展，双掌展平。两臂内旋，使四指内扣，成"直臂撑掌势"。精神贯注，呼吸自然或腹式呼吸。

【要领】本势为少林内功的主要站桩功，要求做到三直四平。三直：臀直、腰直、腿直。四平：头端平、肩平、掌平、脚平。两脚尖内扣，运用霸力，夹肩、挺肘、伸腕、翻掌、立指，挺胸收腹，舌抵上腭，呼吸自然，两目平视前方。

2. 马裆势

（1）立正，左足向左方平开一步，屈膝下蹲，两足间距离较肩为宽，两膝和两脚尖微向内扣，两脚跟略向外蹬，足尖成内八字形。

（2）两上臂后伸，肘直腕背伸，拇指分展，四指并拢，或两手平放于两胯处，虎口向内。上体挺胸，收腹微前倾，重心放于两腿之间，头如顶物，两目平视前方，呼吸自然。

【要领】本势为锻炼下肢的基本功，要求做到沉腰屈膝，挺胸收腹，两目平视前方，呼吸自然或腹式呼吸。

3. 弓箭裆势

（1）立正，身体向右旋，右足向右前方跨出一大步，距离可根据自己身高取其自然。在前之右腿屈膝半蹲，膝与足成垂直线，足尖略向内扣；左腿在后，膝关节挺直，足略向外撇，足跟必须着地，成前弓后箭之势。

（2）上身略向前倾，重心下沉，两臀微收，两臀后伸成直臂撑掌势。或两手叉腰，虎口向内，蓄势待发，全神贯注，两目平视前方，呼吸自然。

【要领】本势为站桩功的重要功势之一。要求做到前弓后箭，重心下沉，挺胸收腹，呼吸自然。

4. 磨裆势　右弓步，上身略向前倾，重心下沉，两臀微收，两手仰掌护腰。

（1）左手化俯掌屈肘向左上方推出，掌根及臂外侧运动慢慢向左方磨转，同时身随其意向右旋转，右弓步演变成左弓步，左手变仰掌护腰。

（2）右手化俯掌屈肘向左上方推出，掌根及臂外侧运动慢慢向右方磨转，同时身随其意向右旋转，左弓步演变成右弓步，右手变仰掌护腰。

【要领】本势前弓后箭，重心下沉，上肢蓄力，缓慢磨转。

5. 亮裆势　同弓箭裆势。

（1）双手自腰间向前上方推出亮掌，指端相对，掌心朝上，目注掌背，上身略前倾，重心下沉。

（2）换步时身体向后转，两手掌收回，由腰部向后，左右相同。

【要领】本势预备姿势为弓箭裆，上举亮掌，目注掌背，换步身体后转，两手掌收回。

6. 并裆势

（1）立正，两足跟微向外蹬，足尖并拢，五趾抓地，用力宜匀。

（2）两手挺肘伸腕，略向后伸，掌心向下，四指并拢，拇指外分，两目平视前方。

【要领】同站裆势。

7. 大裆势

（1）左足向左横开一大步，膝直足实，脚尖略内扣，成内八字。

（2）两手后伸，肘直腕伸，虎口相对，四指并拢。

【要领】同站裆势。

8. 悬裆势

（1）并步站立，左足向左方横开一大步，屈膝半蹲，两足之距较马裆势宽。

（2）两手后伸，肘直腕伸，拇指外分，四指并拢，动作与马裆势相同，故又称大马裆（图7-13）。

【要领】同马裆势。

9. 低裆势

（1）立正站立，脚尖并拢，五趾着地，足跟外蹬，呈内八字。

（2）屈膝下蹲，上身下沉，臀部后坐不可着地，故又有蹲裆势之称。同时两手握拳前上举，肘关节微屈，拳心相对，两目平视前方。

【要领】屈膝下蹲，上身下沉，臀不着地，握拳上举，两肘微屈，拳心相对。

10. 坐裆势

（1）两足交叉，盘膝而坐，足外侧着地，上身微前倾，故又称之为坐盘功架。

（2）两手掌心朝下，手腕背伸，使身体保持平衡，两目平视前方。

【要领】盘膝而坐，足外侧着地，上身微前倾。

（二）基本功势动作

第一势 前推八匹马

（1）取站裆或指定的裆势。两手屈肘，直掌于两胁。

（2）两手掌心相对，四指并拢，拇指伸直，劲蓄于肩臂指端，使两臂慢慢运力前推，以肩关节与手掌呈直线为度。胸微挺，臀略收，头勿盼顾，两目平视前方，呼吸自然。

（3）手臂运动，拇指上翘，其余四指指端力求与手臂成一直线，缓慢屈肘，收于两胁。

（4）由直掌转化为俯掌下按，两臂后伸，恢复原裆势。

【要领】指臂蓄力，立指运气缓慢前推，两目平视，呼吸自然。

第二势 倒拉九头牛

（1）取站裆或指定的裆势。两上肢屈肘，直掌于两胁。

（2）两手掌沿两胁前推，边推边将前臂逐渐内旋，手臂完全伸直时，虎口正好朝下。四指并拢，拇指用力外展，肘、腕伸直，力求与肩相平。

（3）五指向内屈曲回收，由掌化拳如握物状，目注于拳心，旋臂，拳眼朝上，再用力回收，化直掌于两胁，身体微前倾，臀部略收。

（4）由直掌转化为俯掌下按，两臂后伸，恢复原裆势。

【要领】直掌旋推，劲注于掌心，肘腕伸直，力求与肩平，紧紧后拉，两目平视，呼吸自然。

第三势　单掌拉金环

（1）取站裆或指定的裆势。两手屈肘，直掌于两胁。

（2）右手掌向前推出，边推边将前臂内旋，虎口朝下，手掌心朝外，四指并拢，拇指外展，臀欲蓄劲，掌侧着力，肘腕伸直，松肩，身体正直，两目平视，呼吸自然。

（3）五指回收握拳，劲注于拳心，旋腕，拳眼朝上，用力紧紧内收，化直掌护胁。左右手动作相同。

（4）由直掌化俯掌下按，两臂向后伸，恢复原裆势。

【要领】同"倒拉九头牛"。

第四势　凤凰展翅

（1）取弓箭裆或指定裆势。两手屈肘，慢慢至上胸成为立掌交叉。

（2）由立掌化为俯掌，缓慢用力向左右分开，两上肢尽力伸直，形如展翅，四指并拢，拇指外展，指欲上翘，头如顶物，两目平视，上身微前倾，切勿抬肩，呼吸自然。

（3）两掌旋腕，屈肘内收，两臂蓄劲着力，慢慢收回，使手掌心逐渐相对，于胸前成立掌交叉。

（4）由上胸之立掌转化为俯掌下按，两臂后伸，恢复原裆势。

【要领】立掌交叉，用力外展，如飞鸟展翅，肩肘腕平，蓄劲内收。

第五势　霸王举鼎

（1）取弓箭裆势或指定的裆势。屈肘，仰掌于腰部。

（2）仰掌慢慢上托，臂内旋，手掌心朝天，过于肩部手掌根外展，指端由左右向内旋转，虎口相对，如托重物，缓慢上举，肘部要挺，指端相对，拇指外分，四指并拢，两目平视，呼吸自然。

（3）旋腕翻掌，手指端朝上，掌侧相对，拇指外展，蓄力而下，逐渐收于腰部。

（4）在腰部之仰掌转化为俯掌下按，两臂后伸同原裆势。

【要领】仰掌上托，过肩旋腕翻掌，手指端相对，挺肘上举，回收旋腕，翻掌直下，手指端朝上，掌侧相对。

第六势　顺水推舟

（1）取马裆势或指定的裆势。两肘屈曲，直掌于两胁。

（2）两直掌缓慢从两胁向前推出，边推边掌根外展，虎口朝下，拇指外分，四指并拢，由外向内旋转，手指尖相对，肘逐渐伸直，腕欲屈曲，似环形，头勿低，身勿倾，力求肩肘掌相平。

（3）两手手指慢慢向左右外旋，恢复直掌，四指并拢，拇指运劲后翘，手指端着力，屈肘蓄力收回，置于两胁。

（4）由直掌转化为俯掌下按，两臂后伸，成直臂撑掌势，或恢复原裆势。

【要领】直掌运劲向前慢推时，旋腕手指尖相对，挺肘形似推舟。

第七势　怀中抱月

（1）取悬裆势或指定的裆势。两手屈肘，仰掌于腰部。

（2）两仰掌由腰部上提，化立掌在上胸部交叉，缓慢向左右外分，肘欲直，手指端朝左右，掌心朝前与肩相平。

（3）两指端向下，手掌心朝内，慢慢蓄劲，上身微前倾，两手势如抱物，由上而下，再由下而上慢慢抄起，仍直掌回收，交叉于上胸部。

（4）由上胸部立掌化俯掌下按，两臂后伸，恢复原裆势。

【要领】两手仰掌上提，立掌交叉，左右外分，掌心朝前，肩肘腕相平，手指端向下，手掌心朝内，上身略向前倾，同时将两臂由下而上慢慢抄起，其势如同抱月。

第八势　仙人指路

（1）取并裆势或指定的裆势。两手屈肘，仰掌于腰部。

（2）右仰掌上提至胸前，立掌而出，四指并拢，拇指外展伸直，手心内凹呈瓦楞掌，肘臂运劲立掌向前方推出，用力要均匀。

（3）推直后屈腕握拳，蓄劲内收，边收边外旋前臂，仰掌于腰部，左手动作与右手相同。

（4）由仰掌转化为俯掌下按，两臂后伸，成直臂撑掌势，或恢复原裆势。

【要领】仰掌上提，立掌于胸前，手掌心内凹，如同瓦楞，臂指运劲，用力前推，旋腕握拳后拉。

第九势　平手托搭

（1）取大裆势或指定的裆势。两肘屈曲，仰掌于胁部。

（2）两仰掌慢慢向前方运劲推出，边推边拇指向左右外侧倾斜，保持掌平，如同托物在手，直至手与肩相平。

（3）拇指运动向左右外侧倾斜，四指用力伸平，屈肘缓慢蓄劲收于两胁。

（4）由仰掌转化为俯掌下按，两臂后伸，成直臂撑掌势，或恢复原裆势。

【要领】仰掌运动前推，大指向外倾斜，肘直掌平如同托物。

第十势　运掌合瓦

（1）取大裆势或指定的裆势。两手屈肘，仰掌于腰部。

（2）右手由仰掌化为俯掌，运劲于臂贯指向前推出，肩欲松开，肘伸直，指端向前，掌心朝下，蓄势待发。

（3）右手旋腕变仰掌慢慢收回，待近胸时左仰掌化俯掌在右仰掌上交叉，掌心相合，再慢慢向前推出，手掌心向下，右仰掌收于腰部。

（4）左手旋腕变仰掌慢慢收回，两手化俯掌下按，两臂后伸，成直臂撑掌势，或恢复原裆势。

【要领】仰掌运劲向前推，肩松肘直，指端朝前。

第十一势　风摆荷叶

（1）取弓箭裆或指定的裆势。两肘屈曲，仰掌于腰部。

（2）两臂后伸，提肘，两手仰掌从胁部向前上方推出；至胸部，左掌在右掌上相叠，再运劲向前方推出。然后，缓慢向左右分开，肩、肘、掌相平，成直线形；拇指外侧着力，两手平托呈水平线，头如顶物，两目平视，呼吸自然。

（3）两仰掌慢慢合拢回收，至胸部右下左上，交叉相叠，收于腰部。

（4）由仰掌转化为俯掌下按，两臂后伸，成直臂撑掌势，或恢复原裆势。

【要领】两仰掌交叉前推，外旋挺肘拉开，肩、肘、腕掌相平。

第十二势　两手托天

（1）取悬裆势或指定的裆势。两肘屈曲，仰掌于腰部。

（2）两手仰掌上托，手掌心朝天，缓慢上举。手指端着力，肩松肘直，两目平视，头如顶物，呼吸自然。

（3）掌根外旋，四指并拢分向左右，蓄力慢慢而下，至胸部旋腕变仰掌，收于腰部。

（4）由仰掌化俯掌下按，两臂后伸，恢复原裆势。

【要领】两手仰掌上托，掌心朝天，指端运劲，松肩挺肘，两目平视。

第十三势　单凤朝阳

（1）取并裆势或指定的裆势。两肘屈曲，仰掌于腰部。

（2）左仰掌旋腕化为俯掌，屈肘向胸部左上方运力外展，再缓慢运向右下方，屈肘运劲上抄做半圆形，收回腰部。

（3）右手动作与左手相同，方向相反。

（4）由仰掌化俯掌下按，两臂后伸，恢复原裆势。

【要领】旋腕化掌，蓄力外展，缓慢下运，形似半圆。

第十四势　海底捞月

（1）取大马裆势或指定的裆势。两肘屈曲，仰掌于腰部。

（2）两手仰掌上提，经胸前慢慢高举，并向左右分开，旋腕翻掌，掌心向下，同时腰前俯，腿不可屈，脚用霸力，两手掌由上而下逐渐合拢，两掌心向上似抱物，蓄劲待发。

（3）两臂运劲，掌心指端着力，缓慢抄起，用抱力慢慢提至胸部成仰掌，收于腰部，上体随势而直，两目平视，呼吸自然。

（4）由仰掌化俯掌下按，两臂后伸，恢复原裆势。

【要领】仰掌上提，胸前高举，左右分开，旋腕翻掌，腰俯腿直，掌心向上，形如抱月，两臂运劲，指端着力，缓慢抄起。

第十五势　顶天抱地

（1）取大裆势或指定的裆势。两肘屈曲，仰掌于腰部。

（2）两手仰掌上托，过于肩部旋腕翻掌，手掌根外翻，指端内旋相对，慢慢上举，待推足后，旋腕翻掌，缓慢向左右分开下抄，同时腰向前俯，两手掌逐渐并拢，拇指外展，两手掌相叠（右掌在上）。掌背尽量靠底，蓄势待发。

（3）两手掌如抬重物，缓慢上提至胸部成仰掌，收回腰部，上体随势而直，两目平视，呼吸自然。

（4）两仰掌转化为俯掌下按，两臂后伸，恢复原裆势。

【要领】两手仰掌上托，过肩旋腕翻掌，手掌心朝上，指端相对，两手翻掌分开下抄，腰向前俯，两手掌合拢相叠，如抱物上提。

第十六势　力劈华山

（1）取弓箭裆势或指定的裆势。屈肘，在胸前成立掌交叉（左在右上或右在左上）。

（2）两立掌慢慢向左右分推，两肩松开，肘部微屈，四指并拢，拇指后翘，手掌心向前，力求呈水平线。

（3）两臂同时用力下劈，连续3次，头勿转侧，两目平视，呼吸自然，待劈完最后一次，两手回收，仰掌护腰。

（4）由仰掌化俯掌下按，两臂后伸，恢复原裆势。

【要领】立掌交叉，左右分推，用力下劈，两目平视。

第十七势　三起三落

（1）取并裆势或指定的裆势。两手屈肘，直掌于两胁。

（2）两膝屈曲下蹲，两手同时前推，手掌心相对，四指并拢，拇指运劲后伸。要保持原势要求，头勿随势俯仰摇动，两目平视，呼吸自然。

（3）两掌向前推足后，再用劲回收，同时慢慢起立，待立直时两手掌正好收至两胁，往返三次，用力均匀。

（4）由直掌转化为俯掌下按，两臂后伸，恢复原裆势。

【要领】指臂蓄力，前推下蹲，用劲回收，随之立起。

第十八势　乌龙钻洞

（1）取大弓箭裆。屈肘，直掌于两胁。

（2）两直掌并行，手掌心相对，缓慢前推，边推边掌心向下逐渐化成俯掌，指端向前，上身随势前俯，两足内扣。

（3）推足后旋腕，蓄力而收，边收边掌心慢慢朝上，由俯掌化为仰掌护腰。

（4）由仰掌转化为俯掌下按，两臂后伸，恢复原裆势。

【要领】直掌逐渐化为俯掌，上身随势前俯，推足后，逐渐化为仰掌蓄力而收。

第十九势　饿虎扑食

（1）取大弓箭裆。两手屈肘，仰掌护腰。

（2）两仰掌化为直掌前推，同时两前臂内旋，两手腕背伸，虎口向下，手指尖相对，腰随势前俯，前腿待势而发，后腿使劲勿松。

（3）五指内收握拳，旋腕，拳眼朝上，屈肘紧收，仰掌护腰。

（4）由仰掌转化为俯掌下按，两臂后伸，恢复原裆势。

【要领】仰掌旋推，腰向前俯，劲注掌心，屈肘紧收。

三、五禽戏

五禽戏的起源可以追溯到我国4000多年前的远古时代。五禽戏运动能"摇筋骨，动肢节""导气令和，引体令柔"。五禽戏是在中医学的五行、脏腑、经络学说基础上，结合五禽的秉性特点，使之既有整体的健身作用，又有每一戏的特定功效。即效仿虎之威猛、鹿之安舒、熊之沉稳、猿之灵巧、鸟之轻盈的动作，使人体筋骨活络，肢体舒展，血脉疏通，气息调畅，而达到祛病强身、延年益寿的目的，特别是对颈椎、胸椎、腰椎等部位关节的锻炼作用明显。

1. 虎举　两腿开立，与肩同宽，两手自然下垂于体侧，手指撑开，虎口撑圆，十指第一、二关节弯曲内扣，成"虎爪"状，掌心向下，目视两掌。随后两手臂外旋，小指先弯曲，其余四指依次弯曲握拳，两拳沿体前缓慢上提至肩前时，松开变掌，举至头顶后，弯曲成"虎爪"状，胸腹充分展开。再握拳下拉至肩前时，松开变掌，下拉至腹前，十指撑开，掌心向下，含胸松腰。重复数次后，两手自然垂于体侧，目视前方。

2. 虎扑　两手握空拳，上提至胸前，两拳变"虎爪"状，掌心向下，向上、向前划弧，上身随之前俯，挺胸塌腰，目视前方。然后向下划弧至两膝外侧，同时两脚屈膝成弓步。随后两掌握空拳上提，带动两膝伸直，送髋，身体重心移向右脚，左腿屈膝、提起，向前迈一步，脚跟着地，成左虚步，两拳上提过肩后变"虎爪"状，随上身前倾，向前、向下划弧至膝前两侧。然后上身抬起，左脚收回，开步站立，两手自然垂于体侧。两脚左右交替做虎扑，重复数次。

3. 鹿抵　两腿微屈，重心移至右腿，左脚向左前方划弧迈步，脚跟着地；两手握空拳，向身体右侧摆动，拳心向下，与肩齐，视右拳，目随手动。重心前移，左腿脚尖外展踏实，屈膝前顶，右腿伸直踏地；同时，身体左转，两拳五指伸展，中指、无名指再弯曲扣紧，拇指用力外张，食指和小指伸直，成"鹿角"状。两臂向上、向左后方划弧摆动，左臂屈肘外展，肘抵左腰侧；右臂微屈举至头顶，向左后方伸抵，掌心向外，指尖朝外，目视右脚跟。随后，身体转回，收回左脚，开步站立；同时两臂向上、向右下划弧，两手变空拳下落于体侧，目视前方。左右交替，重复数次。

4. 鹿奔　左脚向前屈膝前跨，重心在前，右腿伸直成左弓步；同时两手握空拳，两臂向前划弧，至体前平举，与肩平、同肩宽，拳心向下，目视前方。重心后移，左膝伸直，全脚着地，右腿屈膝支撑全身，低头、弓背、收腹；同时两臂内旋前伸，拳背相对，拳变"鹿角"状。随后两手再变握空拳，松肩沉肘，两臂外旋，下落于体侧；同时重心前移，上身抬起，成左弓步，收回左脚，开步直立，目视前方。两脚左右交替，重复数次。

5. 熊运　两手自然下垂于体侧，手握空拳，大拇指压在食指指端，其余四指弯曲、并拢，虎口撑圆，呈"熊掌"状。虎口相对，目视两拳。以腰、腹为轴，上身做顺时针摇转；同时两掌以肚脐为中心，在腹部做顺时针划弧；目随上体摇转而环视。然后上体逆时针摇转，两掌逆时针划弧。重复数次。

6. 熊晃　身体重心右移，左髋向上收体，牵动左脚离地，左膝微屈，两手成"熊掌"状；重心前移，左脚向左前方顺势落地，脚尖朝前，全脚着地踏实，右腿伸直；身体以腰为轴右转，带动左臂向前摆动，右臂向后摆动，左掌摆至右膝前上方，右掌摆至体后；目视左前方。重心后坐，右腿屈膝，左腿伸直，身体左转，带动两臂前后划弧摆动，右掌摆至左膝前上方，左掌摆至体后。重心前移，左腿屈膝，右腿伸直，身体右转，左掌摆至右膝前上方，右掌摆至体后。左右交替，重复数次。

7. 猿提 两臂内旋，手掌在腹前背屈，五指伸直分开，再撮拢捏紧成"猿钩"状。屈臂上提至胸前，两肩上耸，收腹提肛；脚跟提起，头向左转，目随头动，目视左侧。头转正，沉肩松腕，舒腹落肛，脚跟着地；"猿钩"变掌，掌心向下，两掌下按落于腹前；目视前方。头分别向左右转动，重复数次。

8. 猿摘 左脚向左后方撤步，脚尖点地，右腿屈膝，重心落于右腿；同时左手成"猿钩"状，置于腰间，右手成掌向右前方摆起，掌心向下。右掌向下经腹前向左上方划弧，摆至头左侧，掌心向内。同时重心后移，左脚踏实，屈膝下蹲，右脚虚步收至左脚内侧，脚尖点地成右丁步。目随右掌动，当右掌划至头侧时，转头注视右前上方。右掌内旋，掌心向下按至左髋侧，目随右掌。右脚向右前方迈出，重心前移，右腿伸直；左腿蹬伸，脚尖点地。同时右掌经腹前向右上方划弧，摆至右上侧变"猿钩"。左掌向前、向上伸展，举至头前上方屈腕，似"采摘"，目视左掌。左掌变拇指抵掐无名指根节内侧，其余四指屈拢轻握成"握固"；屈肘回收至左耳旁，掌心向上，五指分开，成"托桃"状。右手变掌，顺势下落，经腹前向左划弧至左肘下方捧托。同时重心后移，左腿屈膝，右脚回收至左脚内侧，脚尖点地，目视左掌。左右交替，重复数次。

9. 鸟伸 两腿微屈下蹲，两掌掌心向下，指尖向前，在腹前相叠。两掌向上抬至头顶前上方；同时两腿伸直，挺胸、塌腰，身体向前微倾；目视前下方。两腿微屈下蹲，两掌相叠下按至腹前，左右分开，五指伸直，拇指、食指、小指向上翘起，中指、无名指并拢微微向下，形似"鸟翅"，向身体侧后方摆起，掌心向上；重心左移，左脚蹬地，右脚向后抬起伸直；抬头、挺胸、塌腰，目视前方。蹬腿左右交替，重复数次。

10. 鸟飞 两腿微屈下蹲，两掌成"鸟翅"状合于腹前，掌心相对。右腿伸直独立，左腿屈膝抬起，小腿自然下垂，脚尖向下；同时两掌向两侧展开，略高于肩，拳心向下，目视前方。左脚下落，脚尖着地，两腿微屈，两掌合于腹前。右腿再伸直独立，左腿屈膝抬起，两掌经体侧向上划弧举至头顶，掌背相对，指尖向上。左脚下落、踏实，两腿微屈，两掌经体侧向下划弧，合于腹前。左右腿交替独立，重复数次。

四、八段锦

八段锦是从宋代流传至今的一种以肢体运动为主的导引术。八段锦功法能柔筋健骨、养气壮力，从而达到行气活血、疏通经络、调理脏腑功能的作用。八段锦功法能加强血液循环、改善神经体液调节功能，对腹腔脏器有柔和的按摩作用，对神经系统、心血管系统、消化系统、呼吸系统及运动器官都有良好的调节作用，是一种较好的强身健体的气功功法。

八段锦共计8势，其预备势为：两膝微屈开立，约与肩同宽；两臂前屈，两掌捧于腹前，指尖相对，掌心向内；全身放松，目视前方。

1. 两手托天理三焦 两掌五指分开在腹前交叉，掌心向上，两掌慢慢上提至胸前，内旋翻掌向上托起，掌心向上，举至头顶上方；同时两腿缓缓挺膝伸直；仰头，目视掌背。然后十指慢慢分开，两臂向体侧划弧下落，两掌捧于腹前，掌心向上；两膝微屈；两手托天理三焦，目视前方。

2. 左右开弓似射雕 左脚向左侧跨一步，徐缓屈膝半蹲成马步；屈肘，两掌右外左内交叉于胸前，左手拇指、食指撑开呈八字，其余三指一、二指节屈收成八字掌，左臂内旋，向左侧平推，立掌，掌心向左；同时右掌屈指成"爪"，向右拉至肩前，犹如开弓射箭之势，谓"左开弓"；目视左手方向。动作稍停。右手成掌向上、向右、向下划弧，同时左手成掌向下回落，捧于腹前；左脚收回成预备势；目视前方。左右交替，做"右开弓"。

3. 调理脾胃需单举　开腿直立，两掌抬至胸前，掌心向内。左臂外旋翻掌上托，过面部后，左臂内旋上举至头顶左上方，肘微屈，掌心向上，指尖朝右；同时右臂内旋翻掌下按，至右髋外侧，肘微屈，掌心向下，指尖朝前；目视前方，谓"左举手"。然后两臂收回，两掌捧于腹前。左右交替，做"右举手"。

4. 五劳七伤往后瞧　开腿直立，两臂伸直下垂，掌心向后，指尖向下，目视前方。两臂充分外旋，掌心向外；头慢慢向左后转，目视左后方。然后，两臂内旋，目视前方，复原。再做右转头。

5. 摇头摆尾去心火　开步直立，比肩略宽，两掌内旋上托至头顶，微屈肘，掌心向上，指尖相对；目视前方。两腿慢慢屈膝半蹲成马步；两掌向外侧下落，两掌扶按于膝上，肘微屈，拇指侧向后。上身先向右弧形摆动，随之俯身；目视右脚。然后上身由右向前、向左、向后弧形摇动；目视右脚。上身右移成马步，目视前方。左右交替做摇摆。

6. 两手攀足固肾腰　开步直立，与肩同宽；两臂向前、向上举至头顶，掌心向前；目视前方。两臂外旋至掌心相对，屈肘，两掌下按于胸前，掌心向下，指尖相对；目视前方。两臂外旋，两掌顺腋下后插，掌心向内，沿后背两侧向下摩运至臀部；上身再慢慢前屈弯腰，两掌随之沿腿后向下摩运，至脚面抓握片刻；抬头，目视前下方。

7. 攒拳怒目增气力　左脚向左开步，两腿缓慢屈膝下蹲成马步；两拳握固，抱于腰侧，拳心向上；目视前方。左拳向前缓慢用力击出，左臂内旋，掌眼朝上，与肩同高；瞪目怒视前方。左拳变掌，向左环绕成掌心向上后，抓握成拳，再缓慢收抱于腰侧；目视前方。左右交替做攒拳怒目。

8. 背后七颠百病消　并步直立，两掌自然垂于体侧；目视前方。两脚跟尽量上提，头用力上顶。然后两脚跟下落，轻震地面。

全国中医药行业高等教育"十四五"规划教材

全国高等中医药院校规划教材（第十一版）

教材目录

注：凡标☆号者为"核心示范教材"。

（一）中医学类专业

序号	书 名	主 编		主编所在单位	
1	中国医学史	郭宏伟	徐江雁	黑龙江中医药大学	河南中医药大学
2	医古文	王育林	李亚军	北京中医药大学	陕西中医药大学
3	大学语文	黄作阵		北京中医药大学	
4	中医基础理论☆	郑洪新	杨 柱	辽宁中医药大学	贵州中医药大学
5	中医诊断学☆	李灿东	方朝义	福建中医药大学	河北中医药大学
6	中药学☆	钟赣生	杨柏灿	北京中医药大学	上海中医药大学
7	方剂学☆	李 冀	左铮云	黑龙江中医药大学	江西中医药大学
8	内经选读☆	翟双庆	黎敬波	北京中医药大学	广州中医药大学
9	伤寒论选读☆	王庆国	周春祥	北京中医药大学	南京中医药大学
10	金匮要略☆	范永升	姜德友	浙江中医药大学	黑龙江中医药大学
11	温病学☆	谷晓红	马 健	北京中医药大学	南京中医药大学
12	中医内科学☆	吴勉华	石 岩	南京中医药大学	辽宁中医药大学
13	中医外科学☆	陈红风		上海中医药大学	
14	中医妇科学☆	冯晓玲	张婷婷	黑龙江中医药大学	上海中医药大学
15	中医儿科学☆	赵 霞	李新民	南京中医药大学	天津中医药大学
16	中医骨伤科学☆	黄桂成	王拥军	南京中医药大学	上海中医药大学
17	中医眼科学	彭清华		湖南中医药大学	
18	中医耳鼻咽喉科学	刘 蓬		广州中医药大学	
19	中医急诊学☆	刘清泉	方邦江	首都医科大学	上海中医药大学
20	中医各家学说☆	尚 力	戴 铭	上海中医药大学	广西中医药大学
21	针灸学☆	梁繁荣	王 华	成都中医药大学	湖北中医药大学
22	推拿学☆	房 敏	王金贵	上海中医药大学	天津中医药大学
23	中医养生学	马烈光	章德林	成都中医药大学	江西中医药大学
24	中医药膳学	谢梦洲	朱天民	湖南中医药大学	成都中医药大学
25	中医食疗学	施洪飞	方 泓	南京中医药大学	上海中医药大学
26	中医气功学	章文春	魏玉龙	江西中医药大学	北京中医药大学
27	细胞生物学	赵宗江	高碧珍	北京中医药大学	福建中医药大学

序号	书 名	主 编		主编所在单位	
28	人体解剖学	邵水金		上海中医药大学	
29	组织学与胚胎学	周忠光	汪 涛	黑龙江中医药大学	天津中医药大学
30	生物化学	唐炳华		北京中医药大学	
31	生理学	赵铁建	朱大诚	广西中医药大学	江西中医药大学
32	病理学	刘春英	高维娟	辽宁中医药大学	河北中医药大学
33	免疫学基础与病原生物学	袁嘉丽	刘永琦	云南中医药大学	甘肃中医药大学
34	预防医学	史周华		山东中医药大学	
35	药理学	张硕峰	方晓艳	北京中医药大学	河南中医药大学
36	诊断学	詹华奎		成都中医药大学	
37	医学影像学	侯 键	许茂盛	成都中医药大学	浙江中医药大学
38	内科学	潘 涛	戴爱国	南京中医药大学	湖南中医药大学
39	外科学	谢建兴		广州中医药大学	
40	中西医文献检索	林丹红	孙 玲	福建中医药大学	湖北中医药大学
41	中医疫病学	张伯礼	吕文亮	天津中医药大学	湖北中医药大学
42	中医文化学	张其成	臧守虎	北京中医药大学	山东中医药大学
43	中医文献学	陈仁寿	宋咏梅	南京中医药大学	山东中医药大学
44	医学伦理学	崔瑞兰	赵 丽	山东中医药大学	北京中医药大学
45	医学生物学	詹秀琴	许 勇	南京中医药大学	成都中医药大学
46	中医全科医学概论	郭 栋	严小军	山东中医药大学	江西中医药大学
47	卫生统计学	魏高文	徐 刚	湖南中医药大学	江西中医药大学
48	中医老年病学	王 飞	张学智	成都中医药大学	北京大学医学部
49	医学遗传学	赵丕文	卫爱武	北京中医药大学	河南中医药大学
50	针刀医学	郭长青		北京中医药大学	
51	腧穴解剖学	邵水金		上海中医药大学	
52	神经解剖学	孙红梅	申国明	北京中医药大学	安徽中医药大学
53	医学免疫学	高永翔	刘永琦	成都中医药大学	甘肃中医药大学
54	神经定位诊断学	王东岩		黑龙江中医药大学	
55	中医运气学	苏 颖		长春中医药大学	
56	实验动物学	苗明三	王春田	河南中医药大学	辽宁中医药大学
57	中医医案学	姜德友	方祝元	黑龙江中医药大学	南京中医药大学
58	分子生物学	唐炳华	郑晓珂	北京中医药大学	河南中医药大学

（二）针灸推拿学专业

序号	书 名	主 编		主编所在单位	
59	局部解剖学	姜国华	李义凯	黑龙江中医药大学	南方医科大学
60	经络腧穴学☆	沈雪勇	刘存志	上海中医药大学	北京中医药大学
61	刺法灸法学☆	王富春	岳增辉	长春中医药大学	湖南中医药大学
62	针灸治疗学☆	高树中	冀来喜	山东中医药大学	山西中医药大学
63	各家针灸学说	高希言	王 威	河南中医药大学	辽宁中医药大学
64	针灸医籍选读	常小荣	张建斌	湖南中医药大学	南京中医药大学
65	实验针灸学	郭 义		天津中医药大学	

序号	书名	主编		主编所在单位	
66	推拿手法学☆	周运峰		河南中医药大学	
67	推拿功法学☆	吕立江		浙江中医药大学	
68	推拿治疗学☆	井夫杰	杨永刚	山东中医药大学	长春中医药大学
69	小儿推拿学	刘明军	邰先桃	长春中医药大学	云南中医药大学

（三）中西医临床医学专业

序号	书名	主编		主编所在单位	
70	中外医学史	王振国	徐建云	山东中医药大学	南京中医药大学
71	中西医结合内科学	陈志强	杨文明	河北中医药大学	安徽中医药大学
72	中西医结合外科学	何清湖		湖南中医药大学	
73	中西医结合妇产科学	杜惠兰		河北中医药大学	
74	中西医结合儿科学	王雪峰	郑健	辽宁中医药大学	福建中医药大学
75	中西医结合骨伤科学	詹红生	刘军	上海中医药大学	广州中医药大学
76	中西医结合眼科学	段俊国	毕宏生	成都中医药大学	山东中医药大学
77	中西医结合耳鼻咽喉科学	张勤修	陈文勇	成都中医药大学	广州中医药大学
78	中西医结合口腔科学	谭劲		湖南中医药大学	
79	中药学	周祯祥	吴庆光	湖北中医药大学	广州中医药大学
80	中医基础理论	战丽彬	章文春	辽宁中医药大学	江西中医药大学
81	针灸推拿学	梁繁荣	刘明军	成都中医药大学	长春中医药大学
82	方剂学	李冀	季旭明	黑龙江中医药大学	浙江中医药大学
83	医学心理学	李光英	张斌	长春中医药大学	湖南中医药大学
84	中西医结合皮肤性病学	李斌	陈达灿	上海中医药大学	广州中医药大学
85	诊断学	詹华奎	刘潜	成都中医药大学	江西中医药大学
86	系统解剖学	武煜明	李新华	云南中医药大学	湖南中医药大学
87	生物化学	施红	贾连群	福建中医药大学	辽宁中医药大学
88	中西医结合急救医学	方邦江	刘清泉	上海中医药大学	首都医科大学
89	中西医结合肛肠病学	何永恒		湖南中医药大学	
90	生理学	朱大诚	徐颖	江西中医药大学	上海中医药大学
91	病理学	刘春英	姜希娟	辽宁中医药大学	天津中医药大学
92	中西医结合肿瘤学	程海波	贾立群	南京中医药大学	北京中医药大学
93	中西医结合传染病学	李素云	孙克伟	河南中医药大学	湖南中医药大学

（四）中药学类专业

序号	书名	主编		主编所在单位	
94	中医学基础	陈晶	程海波	黑龙江中医药大学	南京中医药大学
95	高等数学	李秀昌	邵建华	长春中医药大学	上海中医药大学
96	中医药统计学	何雁		江西中医药大学	
97	物理学	章新友	侯俊玲	江西中医药大学	北京中医药大学
98	无机化学	杨怀霞	吴培云	河南中医药大学	安徽中医药大学
99	有机化学	林辉		广州中医药大学	
100	分析化学（上）（化学分析）	张凌		江西中医药大学	

序号	书名	主编		主编所在单位	
101	分析化学（下）（仪器分析）	王淑美		广东药科大学	
102	物理化学	刘 雄	王颖莉	甘肃中医药大学	山西中医药大学
103	临床中药学☆	周祯祥	唐德才	湖北中医药大学	南京中医药大学
104	方剂学	贾 波	许二平	成都中医药大学	河南中医药大学
105	中药药剂学☆	杨 明		江西中医药大学	
106	中药鉴定学☆	康廷国	闫永红	辽宁中医药大学	北京中医药大学
107	中药药理学☆	彭 成		成都中医药大学	
108	中药拉丁语	李 峰	马 琳	山东中医药大学	天津中医药大学
109	药用植物学☆	刘春生	谷 巍	北京中医药大学	南京中医药大学
110	中药炮制学☆	钟凌云		江西中医药大学	
111	中药分析学☆	梁生旺	张 彤	广东药科大学	上海中医药大学
112	中药化学☆	匡海学	冯卫生	黑龙江中医药大学	河南中医药大学
113	中药制药工程原理与设备	周长征		山东中医药大学	
114	药事管理学☆	刘红宁		江西中医药大学	
115	本草典籍选读	彭代银	陈仁寿	安徽中医药大学	南京中医药大学
116	中药制药分离工程	朱卫丰		江西中医药大学	
117	中药制药设备与车间设计	李 正		天津中医药大学	
118	药用植物栽培学	张永清		山东中医药大学	
119	中药资源学	马云桐		成都中医药大学	
120	中药产品与开发	孟宪生		辽宁中医药大学	
121	中药加工与炮制学	王秋红		广东药科大学	
122	人体形态学	武煜明	游言文	云南中医药大学	河南中医药大学
123	生理学基础	于远望		陕西中医药大学	
124	病理学基础	王 谦		北京中医药大学	
125	解剖生理学	李新华	于远望	湖南中医药大学	陕西中医药大学
126	微生物学与免疫学	袁嘉丽	刘永琦	云南中医药大学	甘肃中医药大学
127	线性代数	李秀昌		长春中医药大学	
128	中药新药研发学	张永萍	王利胜	贵州中医药大学	广州中医药大学
129	中药安全与合理应用导论	张 冰		北京中医药大学	
130	中药商品学	闫永红	蒋桂华	北京中医药大学	成都中医药大学

（五）药学类专业

序号	书名	主编		主编所在单位	
131	药用高分子材料学	刘 文		贵州医科大学	
132	中成药学	张金莲	陈 军	江西中医药大学	南京中医药大学
133	制药工艺学	王 沛	赵 鹏	长春中医药大学	陕西中医药大学
134	生物药剂学与药物动力学	龚慕辛	贺福元	首都医科大学	湖南中医药大学
135	生药学	王喜军	陈随清	黑龙江中医药大学	河南中医药大学
136	药学文献检索	章新友	黄必胜	江西中医药大学	湖北中医药大学
137	天然药物化学	邱 峰	廖尚高	天津中医药大学	贵州医科大学
138	药物合成反应	李念光	方 方	南京中医药大学	安徽中医药大学

序号	书 名	主 编		主编所在单位	
139	分子生药学	刘春生	袁 媛	北京中医药大学	中国中医科学院
140	药用辅料学	王世宇	关志宇	成都中医药大学	江西中医药大学
141	物理药剂学	吴 清		北京中医药大学	
142	药剂学	李范珠	冯年平	浙江中医药大学	上海中医药大学
143	药物分析	俞 捷	姚卫峰	云南中医药大学	南京中医药大学

（六）护理学专业

序号	书 名	主 编		主编所在单位	
144	中医护理学基础	徐桂华	胡 慧	南京中医药大学	湖北中医药大学
145	护理学导论	穆 欣	马小琴	黑龙江中医药大学	浙江中医药大学
146	护理学基础	杨巧菊		河南中医药大学	
147	护理专业英语	刘红霞	刘 娅	北京中医药大学	湖北中医药大学
148	护理美学	余雨枫		成都中医药大学	
149	健康评估	阚丽君	张玉芳	黑龙江中医药大学	山东中医药大学
150	护理心理学	郝玉芳		北京中医药大学	
151	护理伦理学	崔瑞兰		山东中医药大学	
152	内科护理学	陈 燕	孙志岭	湖南中医药大学	南京中医药大学
153	外科护理学	陆静波	蔡恩丽	上海中医药大学	云南中医药大学
154	妇产科护理学	冯 进	王丽芹	湖南中医药大学	黑龙江中医药大学
155	儿科护理学	肖洪玲	陈偶英	安徽中医药大学	湖南中医药大学
156	五官科护理学	喻京生		湖南中医药大学	
157	老年护理学	王 燕	高 静	天津中医药大学	成都中医药大学
158	急救护理学	吕 静	卢根娣	长春中医药大学	上海中医药大学
159	康复护理学	陈锦秀	汤继芹	福建中医药大学	山东中医药大学
160	社区护理学	沈翠珍	王诗源	浙江中医药大学	山东中医药大学
161	中医临床护理学	裘秀月	刘建军	浙江中医药大学	江西中医药大学
162	护理管理学	全小明	柏亚妹	广州中医药大学	南京中医药大学
163	医学营养学	聂 宏	李艳玲	黑龙江中医药大学	天津中医药大学
164	安宁疗护	邸淑珍	陆静波	河北中医药大学	上海中医药大学
165	护理健康教育	王 芳		成都中医药大学	
166	护理教育学	聂 宏	杨巧菊	黑龙江中医药大学	河南中医药大学

（七）公共课

序号	书 名	主 编		主编所在单位	
167	中医学概论	储全根	胡志希	安徽中医药大学	湖南中医药大学
168	传统体育	吴志坤	邵玉萍	上海中医药大学	湖北中医药大学
169	科研思路与方法	刘 涛	商洪才	南京中医药大学	北京中医药大学
170	大学生职业发展规划	石作荣	李 玮	山东中医药大学	北京中医药大学
171	大学计算机基础教程	叶 青		江西中医药大学	
172	大学生就业指导	曹世奎	张光霁	长春中医药大学	浙江中医药大学

序号	书 名	主 编		主编所在单位	
173	医患沟通技能	王自润	殷 越	大同大学	黑龙江中医药大学
174	基础医学概论	刘黎青	朱大诚	山东中医药大学	江西中医药大学
175	国学经典导读	胡 真	王明强	湖北中医药大学	南京中医药大学
176	临床医学概论	潘 涛	付 滨	南京中医药大学	天津中医药大学
177	Visual Basic 程序设计教程	闫朝升	曹 慧	黑龙江中医药大学	山东中医药大学
178	SPSS 统计分析教程	刘仁权		北京中医药大学	
179	医学图形图像处理	章新友	孟昭鹏	江西中医药大学	天津中医药大学
180	医药数据库系统原理与应用	杜建强	胡孔法	江西中医药大学	南京中医药大学
181	医药数据管理与可视化分析	马星光		北京中医药大学	
182	中医药统计学与软件应用	史周华	何 雁	山东中医药大学	江西中医药大学

（八）中医骨伤科学专业

序号	书 名	主 编		主编所在单位	
183	中医骨伤科学基础	李 楠	李 刚	福建中医药大学	山东中医药大学
184	骨伤解剖学	侯德才	姜国华	辽宁中医药大学	黑龙江中医药大学
185	骨伤影像学	栾金红	郭会利	黑龙江中医药大学	河南中医药大学洛阳平乐正骨学院
186	中医正骨学	冷向阳	马 勇	长春中医药大学	南京中医药大学
187	中医筋伤学	周红海	于 栋	广西中医药大学	北京中医药大学
188	中医骨病学	徐展望	郑福增	山东中医药大学	河南中医药大学
189	创伤急救学	毕荣修	李无阴	山东中医药大学	河南中医药大学洛阳平乐正骨学院
190	骨伤手术学	童培建	曾意荣	浙江中医药大学	广州中医药大学

（九）中医养生学专业

序号	书 名	主 编		主编所在单位	
191	中医养生文献学	蒋力生	王 平	江西中医药大学	湖北中医药大学
192	中医治未病学概论	陈涤平		南京中医药大学	
193	中医饮食养生学	方 泓		上海中医药大学	
194	中医养生方法技术学	顾一煌	王金贵	南京中医药大学	天津中医药大学
195	中医养生学导论	马烈光	樊 旭	成都中医药大学	辽宁中医药大学
196	中医运动养生学	章文春	邹建卫	江西中医药大学	成都中医药大学

（十）管理学类专业

序号	书 名	主 编		主编所在单位	
197	卫生法学	田 侃	冯秀云	南京中医药大学	山东中医药大学
198	社会医学	王素珍	杨 义	江西中医药大学	成都中医药大学
199	管理学基础	徐爱军		南京中医药大学	
200	卫生经济学	陈永成	欧阳静	江西中医药大学	陕西中医药大学
201	医院管理学	王志伟	翟理祥	北京中医药大学	广东药科大学
202	医药人力资源管理	曹世奎		长春中医药大学	
203	公共关系学	关晓光		黑龙江中医药大学	

序号	书 名	主 编		主编所在单位	
204	卫生管理学	乔学斌	王长青	南京中医药大学	南京医科大学
205	管理心理学	刘鲁蓉	曾 智	成都中医药大学	南京中医药大学
206	医药商品学	徐 晶		辽宁中医药大学	

（十一）康复医学类专业

序号	书 名	主 编		主编所在单位	
207	中医康复学	王瑞辉	冯晓东	陕西中医药大学	河南中医药大学
208	康复评定学	张 泓	陶 静	湖南中医药大学	福建中医药大学
209	临床康复学	朱路文	公维军	黑龙江中医药大学	首都医科大学
210	康复医学导论	唐 强	严兴科	黑龙江中医药大学	甘肃中医药大学
211	言语治疗学	汤继芹		山东中医药大学	
212	康复医学	张 宏	苏友新	上海中医药大学	福建中医药大学
213	运动医学	潘华山	王 艳	广东潮州卫生健康职业学院	黑龙江中医药大学
214	作业治疗学	胡 军	艾 坤	上海中医药大学	湖南中医药大学
215	物理治疗学	金荣疆	王 磊	成都中医药大学	南京中医药大学